医用高等数学

主　编　张明慧
副主编　钱　俊　李淑龙　徐莹莹

电子工业出版社.
Publishing House of Electronics Industry
北京·BEIJING

内 容 简 介

本教材是为适应我国医学高等教育改革与发展的需求，结合医学专业所需的数学基础知识及对学生综合素养的要求，由"国家级一流本科课程"团队精心编写的．

本教材强调数学在医学领域的应用，通过引入丰富的医学案例和数学建模内容，着力培养学生运用数学工具分析和解决医学实际问题的能力．教材特别介绍了 MATLAB 软件及其应用方法，积极探索将计算机技术融入医用高等数学教学中．此外，本教材注重体现数学学科的历史与文化价值，特设"沿着历史学数学"拓展阅读内容，将数学知识置于人类文明发展的广阔背景中，梳理其发展脉络，介绍伟大数学家的杰出贡献，帮助学生在掌握知识的同时提升人文素养与学习兴趣．

全书分为 8 章，主要内容包括：函数和极限、一元函数微分学、一元函数积分学、多元函数微积分、微分方程基础、概率论基础、线性代数初步和 MATLAB 入门．

本教材可供高等医学院校本科生使用，也可供医学工作者参考．

未经许可，不得以任何方式复制或抄袭本书之部分或全部内容。

版权所有，侵权必究。

图书在版编目（CIP）数据

医用高等数学 / 张明慧主编 ． -- 北京：电子工业
出版社，2025. 9. -- ISBN 978-7-121-50919-3

Ⅰ. R311

中国国家版本馆 CIP 数据核字第 2025Y1B822 号

责任编辑：张小乐

印　　刷：河北鑫兆源印刷有限公司

装　　订：河北鑫兆源印刷有限公司

出版发行：电子工业出版社

　　　　　北京市海淀区万寿路 173 信箱　邮编　100036

开　　本：787×1 092　1/16　印张：19.25　字数：493 千字

版　　次：2025 年 9 月第 1 版

印　　次：2025 年 9 月第 1 次印刷

定　　价：59.80 元

凡所购买电子工业出版社图书有缺损问题，请向购买书店调换。若书店售缺，请与本社发行部联系，联系及邮购电话：(010)88254888，88258888。

质量投诉请发邮件至 zlts@phei.com.cn，盗版侵权举报请发邮件至 dbqq@phei.com.cn。

本书咨询联系方式：zhxl@phei.com.cn。

前　　言

近年来，数学思想与方法在医学领域的应用日益广泛，并取得了显著成效．对许多疾病的发病机制与发展进程、分布特征与传播规律，以及诊断与治疗等问题的深入研究，都离不开数学模型的支持，这些模型有助于将问题的分析提升到理论化的高度．随着现代医学逐步向数量化、精准化方向发展，越来越多的数学思想与方法将在医学领域中得到广泛应用，这也对医学人才的数学素养提出了更高的要求．

本教材依据高等学校非数学类专业数学课程教学指导委员会制定的《医科类本科数学基础课程教学基本要求》编写，供普通高等医学院校医学专业学生使用．在编写过程中，充分借鉴了国内外现有教材的优点，注重与高中阶段所学数学知识的衔接，力求内容选择适当、结构编排合理、文字叙述通俗易懂、医学特色突出．此外，书中特别介绍了MATLAB软件及其应用方法，旨在有效提升学生的计算机应用能力，为其今后的学习与科研打下坚实基础．

全书分为8章，主要内容包括：函数和极限、一元函数微分学、一元函数积分学、多元函数微积分、微分方程基础、概率论基础、线性代数初步和MATLAB入门．每章均配有习题，可帮助学生巩固理论知识、掌握基本方法；书中融入了丰富的医学应用案例，有助于提升学生分析和解决实际问题的能力；此外，前7章特别设置了"沿着历史学数学"拓展阅读栏目，通过介绍重要数学概念的发展历程和杰出数学家的探索精神，在传授知识的同时培养学生的科学素养和人文情怀，激励学生将个人成长融入建设"健康中国"的时代使命．

参与本教材编写的人员均为长期从事医用高等数学教学的一线教师．其中，第1章至第3章由张明慧编写，第4章和第8章由徐莹莹编写，第5章和第6章由钱俊编写，第7章由李淑龙编写，全书由张明慧统稿．依托本教材，课程团队所建设的"医用高等数学"课程先后获评"广东省一流本科课程"和"国家级一流本科课程"，并在"智慧树"平台建设了共享课，在教学质量与课程建设方面取得了显著成果．

为方便学习与应用，书中对部分结论仅给出最终结果，省略了详细的推导过程；相关医学案例的融入旨在突出基本数学模型在实际问题中的应用价值．尽管编者在内容的组织与编写上力求科学、严谨，但仍可能存在不足之处，希望广大读者批评指正．

编　者

2025 年 6 月

目　　录

第一章

📖 拓展阅读

中国古代的极限
思想

函数和极限

函数是变量之间相互联系、相互制约关系的抽象表示，是事物运动、变化及相互影响的复杂关系在数量方面的反映．微积分研究的主要对象是函数，而极限是研究函数的重要方法和工具．本章内容主要包括函数、极限和函数的连续性等基本概念，以及它们的主要性质．

🔬 第一节 函 数

一、函数的概念

1. 常量与变量

医学与其他自然科学一样，在观察和研究某一变化过程时，常常会遇到两种不同的量，一种是在该变化过程中保持不变的量，称为**常量**（constant）；另一种是在该变化过程中可以取不同数值的量，称为**变量**（variable）．例如，加热一个密闭容器中的气体时，气体的体积和分子个数保持不变，是常量，而气体的温度和压强在变化，是变量．

一个量究竟是常量还是变量，不是绝对的，要根据具体过程和具体条件来确定．同一个量，在某一过程或条件下可以认为是常量，而在另一过程或条件下可能是变量．例如，人的身高，在研究少儿发育成长的过程中是变量，而在研究成人的健康状况时通常是常量．

常量也可被看作一种特殊的变量，即在某一过程中，该变量都取相同的数值．

在同一变化过程中，变量之间常常是相互联系、彼此制约的，而函数关系表达的是变量之间的依赖关系．

2. 函数的定义

首先回顾一下**映射**的概念：设 X 和 Y 是两个非空集合，若存在一个法则 f，使得对 X 中的每个元素 x，在 Y 中有唯一确定的元素 y 与之对应，则称 f 为从 X 到 Y 的映射，记作 $f:X \to Y$．

由映射概念可以给出函数的概念：

定义 1-1　设数集 $D \subset \mathbf{R}$，则称映射 $f: D \to \mathbf{R}$ 为定义在 D 上的函数，通常记作 $y = f(x)$，$x \in D$，其中 x 为**自变量**（independent variable），y 为**因变量**（dependent variable），D 为**定义域**（domain），记作 D_f，即 $D_f = D$.

在函数的定义中，对每个 $x \in D$，按对应法则 f，总有唯一确定的值 y 与之对应，这个值称为函数 f 在 x 处的函数值，记作 $f(x)$，即 $y = f(x)$. 因变量 y 与自变量 x 之间的这种依赖关系通常称为函数关系. 函数值 $f(x)$ 的全体所构成的集合称为函数 f 的**值域**（range），记作 R_f 或 $f(D)$，即 $R_f = f(D) = \{y \mid y = f(x), x \in D\}$.

映射规律和定义域是函数概念中的两大要素，两个函数只有当它们的映射（对应）规律和定义域都完全相同时，才认为是两个相同的函数. 在函数的定义中，映射（对应）规律是用记号 f 表示的，它具有广泛的含义，其表达方式通常有公式法、图像法和表格法；函数的定义域在实际应用中是由问题的实际意义确定的，在不考虑函数的实际意义时，定义域是使函数的解析表达式有意义的一切实数所构成的数集.

下面举几个医学中函数的例子.

例 1-1　在出生后 $1 \sim 6$ 个月内，正常婴儿的体重近似满足以下关系式：
$$y = 3 + 0.6x.$$
式中，x 表示婴儿的月龄，是自变量；y 表示其体重（kg），是 x 的函数. 函数的定义域为 $[1, 6]$. 这是用公式法表达的函数关系. 若不考虑该问题的实际意义，函数 $f(x) = 3 + 0.6x$ 的定义域为 $(-\infty, +\infty)$.

例 1-2　监护仪自动记录了某患者一段时间内体温 T 的变化曲线，如图 1-1 所示. 在

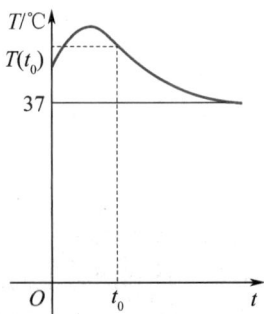

图 1-1

这段时间的任意时刻 t 都能读出患者体温 T 的值，即患者体温 T 是时间 t 的一个函数 $T = T(t)$. 这是用图像法表达的函数关系. 如果记录的是静卧在床的健康人的体温（$T = 37℃$），它仍然是 t 的函数，此时无论 t 取何值，T 的取值总是 $37℃$，反映在图像上则是平行于 t 轴的直线.

例 1-3　某地区统计了某年 1—12 月当地流行性出血热的发病率，如表 1-1 所示. 可以看出，对每一个月份 t，都有一个发病率 y 与之对应. y 是 t 的函数，其定义域为 1—12 月，对应规律如表 1-1 所示，这是用表格法表达的函数关系.

表 1-1

t/月份	1	2	3	4	5	6	7	8	9	10	11	12
y/‰	16.6	8.3	7.1	6.5	7.0	10.0	2.5	3.5	5.7	10.0	17.1	7.0

二、函数的几种简单特性

1. 有界性

设函数 $f(x)$ 的定义域为 D，数集 $X \subset D$，如果存在数 K_1，使得

$$f(x) \leqslant K_1$$

对任意 $x \in X$ 都成立，那么称函数 $f(x)$ 在 X 上**有上界**，而 K_1 称为函数 $f(x)$ 在 X 上的一个上界．如果存在数 K_2，使得

$$f(x) \geqslant K_2$$

对任意 $x \in X$ 都成立，那么称函数 $f(x)$ 在 X 上**有下界**，而 K_2 称为函数 $f(x)$ 在 X 上的一个下界．若 $f(x)$ 在 X 上既有上界又有下界，则称函数 $f(x)$ 在 X 上**有界**（bounded）；否则，称函数 $f(x)$ 在 X 上**无界**（unbounded）．

函数 $f(x)$ 在 X 上有界的充分必要条件是：存在正数 M，使得对任意 $x \in X$，都有 $|f(x)| \leqslant M$ 成立．

例如，函数 $y = \sin x$ 在其定义域 $(-\infty, +\infty)$ 内有界；函数 $y = \dfrac{1}{x}$ 在区间 $(1, +\infty)$ 内有界，但在区间 $(0,1)$ 内无界．

2. 单调性

设函数 $f(x)$ 的定义域为 D，区间 $I \subset D$，如果对区间 I 内的任意两点 x_1 和 x_2，当 $x_1 < x_2$ 时，恒有

$$f(x_1) < f(x_2),$$

那么称函数 $f(x)$ 在区间 I 上是单调增加的；如果对区间 I 内的任意两点 x_1 和 x_2，当 $x_1 < x_2$ 时，恒有

$$f(x_1) > f(x_2),$$

那么称函数 $f(x)$ 在区间 I 上是单调减少的．

单调增加和单调减少的函数统称为**单调函数**（monotone function）．

例如：函数 $f(x) = 2^x$ 在区间 $(-\infty, +\infty)$ 内是单调增加的；函数 $f(x) = x^2$ 在区间 $(-\infty, 0]$ 内是单调减少的，而在区间 $[0, +\infty)$ 内是单调增加的．

3. 奇偶性

设函数 $f(x)$ 的定义域 D 关于原点对称，如果对任意 $x \in D$，

$$f(-x) = f(x)$$

恒成立，那么称 $f(x)$ 为**偶函数**（even function）；如果对任意 $x \in D$，

$$f(-x) = -f(x)$$

恒成立，那么称 $f(x)$ 为**奇函数**（odd function）．

例如，函数 $y = \sin x$ 是奇函数，函数 $y = \cos x$ 是偶函数，函数 $y = \sin x + \cos x$ 既非奇函数，也非偶函数．

偶函数的图形关于 y 轴对称，而奇函数的图形关于原点对称．

4. 周期性

设函数 $f(x)$ 的定义域为 D，如果存在一个正数 l，使得对任意 $x \in D$ 有 $(x \pm l) \in D$，且

$$f(x + l) = f(x)$$

恒成立，那么称 $f(x)$ 为**周期函数**（periodic function），l 称为函数的周期．通常所说的周期

函数的周期是指最小正周期.

例如，函数 $y = \sin x$ 和 $y = \cos x$ 都是周期函数，周期均为 2π.

三、复合函数

在后续的学习中会经常遇到由两个函数构成的复合函数，例如，函数 $T = \dfrac{1}{2}mv^2$ 与 $v = gt$ 复合成 $T = \dfrac{1}{2}mg^2t^2$. 一般说来，有如下定义.

定义 1-2　假设函数 $y = f(u)$ 的定义域为 U，函数 $u = \varphi(x)(x \in X)$ 的值域为 $\widetilde{U}$，如果 $\widetilde{U}$ 包含在 U 中，那么可以在 X 上定义一个函数
$$y = f[\varphi(x)], \quad x \in X,$$
该函数称为由 $y = f(u)$ 和 $u = \varphi(x)$ 构成的**复合函数**，变量 u 称为**中间变量**.

例 1-4　设 $f(x) = x^2$，$g(x) = \dfrac{x}{1-x}$，试求：$f[g(x)], f[f(x)], g[f(x)], g[g(x)]$.

解
$$f[g(x)] = \left(\frac{x}{1-x}\right)^2, \quad f[f(x)] = (x^2)^2 = x^4,$$

$$g[f(x)] = \frac{x^2}{1-x^2}, \quad g[g(x)] = \frac{\dfrac{x}{1-x}}{1 - \dfrac{x}{1-x}} = \frac{x}{1-2x}.$$

考虑复合函数时，必须注意"函数 $u = \varphi(x)$ 的值域 $\widetilde{U}$ 包含在 $y = f(u)$ 的定义域 U 中"这一要求. 例如，函数 $y = \arcsin u$ 与 $u = 2 + x^2$ 不能复合，因为 $y = \arcsin u$ 的定义域为 $[-1, 1]$，$u = 2 + x^2$ 的值域为 $[2, +\infty)$，没有一个 $u = \varphi(x)$ 落在 $y = f(u)$ 的定义域中.

有时还会遇到中间变量不止一个的复合函数.

例 1-5　试通过 $y = \ln u$，$u = \arctan v$，$v = x + 1$，求出 y 关于 x 的复合函数.

解　由 $y = \ln u$，$u = \arctan v$，$v = x + 1$，得到 y 关于 x 的复合函数 $y = \ln \arctan(x + 1)$，其定义域为 $(-1, +\infty)$.

以上是将多个函数"合成"为一个表达式，而在后面的很多计算问题中，往往需要把复合函数的中间变量找出来，把它"分解"为若干个**基本初等函数**或由它们通过四则运算而得到**简单函数**，以便于利用公式进行计算.

例 1-6　将下列复合函数"分解"为简单函数：

(1) $y = a\sin(bx + c)$；

(2) $y = \dfrac{a}{1 + 2^{kx}}$；

(3) $y = \ln(1 + \sqrt{1 + \cos^2 x})$.

解　(1) $y = a\sin(bx + c)$ 可以看作由 $y = a\sin u$ 和 $u = bx + c$ 复合而成.

(2) $y = \dfrac{a}{1 + 2^{kx}}$ 可以看作由 $y = \dfrac{a}{u}$，$u = 1 + 2^v$，$v = kx$ 复合而成.

（3）$y = \ln(1 + \sqrt{1 + \cos^2 x})$ 可以看作由 $y = \ln u$，$u = 1 + \sqrt{v}$，$v = 1 + w^2$，$w = \cos x$ 复合而成.

四、基本初等函数和初等函数

以下五类函数称为**基本初等函数**（basic elementary function）：

（1）幂函数　　$y = x^a$　（a 为任意实数）；

（2）指数函数　$y = a^x$　（$a > 0, a \neq 1$）；

（3）对数函数　$y = \log_a x$　（$a > 0, a \neq 1$）；

（4）三角函数　$y = \sin x$，$y = \cos x$，$y = \tan x$，$y = \cot x$ 等；

（5）反三角函数　$y = \arcsin x$，$y = \arccos x$，$y = \arctan x$，$y = \text{arccot}\, x$ 等.

定义 1-3　由常数和**基本初等函数**经过有限次四则运算和有限次复合步骤所构成并可用一个解析式表示的函数，称为**初等函数**.

例如，多项式函数 $y = a_0 x^n + a_1 x^{n-1} + \cdots + a_n$，有理函数 $y = \dfrac{a_0 x^m + a_1 x^{m-1} + \cdots + a_m}{b_0 x^n + b_1 x^{n-1} + \cdots + b_n}$ 是初等函数，$y = \sqrt[3]{\ln(\sin^2 x)}$ 也是初等函数.

五、分段函数

有些函数在其定义域内，对于自变量 x 的不同取值，无法用一个统一的解析式来表示，而必须采用两个或两个以上的式子来表示，这类函数称为**分段函数**. 分段函数在实际医学问题中也是常见的.

例 1-7　设某药物的每日用药剂量为 y（单位：mg），对于 16 岁以上的患者，每日用药剂量为一常数，设为 2 mg；而对于 16 岁以下的患者，每日用药剂量 y 正比于年龄 x，比例系数为 0.125 mg/岁，其函数关系（见图 1-2）为

$$y = \begin{cases} 0.125x, & 0 < x < 16, \\ 2, & x \geqslant 16. \end{cases}$$

这里，每日用药剂量 y 是关于年龄 x 的函数，但其函数关系是用两个解析式表示的.

值得注意的是，分段函数是一个函数，而不是两个或多个函数. 求分段函数的函数值时，不同范围内的自变量的值要代入相应范围内的函数表达式进行运算. 分段函数一般不属于初等函数；不过，在不同段内的表达式，通常由初等函数表示.

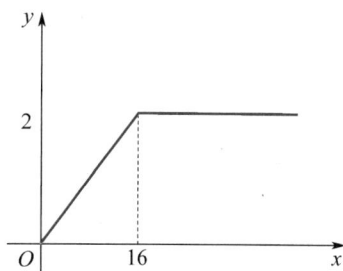

图 1-2

例 1-8　设 $f(x) = \max\{|x|, x^2\} = \begin{cases} x^2, & x < -1 \text{ 或 } x > 1, \\ -x, & -1 \leqslant x < 0, \\ x, & 0 \leqslant x \leqslant 1. \end{cases}$

求 $f(-2)$，$f(-0.5)$，$f(0.5)$，$f(1.2)$.

解　　　　　$f(-2) = (-2)^2 = 4,\quad f(-0.5) = -(-0.5) = 0.5,$
$f(0.5) = 0.5,\quad f(1.2) = 1.2^2 = 1.44.$

第二节　极　　限

一、极限的概念

极限是描述在自变量的某个变化过程中，函数值变化趋势的重要数学概念. 自变量的变化过程通常有两种情形：自变量趋于无穷大；自变量趋于有限数值.

1. 自变量 $x \to \infty$ 时函数的极限

定义 1-4　当自变量 x 的绝对值无限增大时，若函数 $f(x)$ 无限趋于一个常数 A，则称当 x 趋于无穷大时，函数 $f(x)$ 以 A 为极限，记作

$$\lim_{x \to \infty} f(x) = A \text{ 或 } f(x) \to A\,(x \to \infty).$$

例 1-9　设 $f(x) = \dfrac{1}{x^2}$，则 x 的绝对值越大，函数 $f(x)$ 的值就越接近 0，所以

$$\lim_{x \to \infty} f(x) = \lim_{x \to \infty} \frac{1}{x^2} = 0.$$

如果当 $x \to \infty$ 时，函数 $f(x)$ 不趋于任何常数，则称当 $x \to \infty$ 时，$f(x)$ 的极限不存在. 例如，函数 $y = \sin x$ 和 $y = x^2$ 在 $x \to \infty$ 时极限均不存在. 对于 $y = \sin x$，在 $x \to \infty$ 的过程中，函数值始终在 -1 和 $+1$ 之间来回波动，并不趋于任何定值. 而对于 $y = x^2$，在 $x \to \infty$ 的过程中，函数值无限增大，即不趋于任何定值，但是"函数值趋于无穷大"是一种可以预期其发展态势的过程，故在形式上仍可以记作

$$\lim_{x \to \infty} f(x) = \lim_{x \to \infty} x^2 = \infty.$$

有时需要区分是 $x \to +\infty$ 还是 $x \to -\infty$.

例 1-10　设 $f(x) = \arctan x$. 则当 $x \to -\infty$ 时 $f(x) \to -\dfrac{\pi}{2}$；当 $x \to +\infty$ 时 $f(x) \to +\dfrac{\pi}{2}$.

故分别记作 $\lim\limits_{x \to -\infty} \arctan x = -\dfrac{\pi}{2}$ 和 $\lim\limits_{x \to +\infty} \arctan x = +\dfrac{\pi}{2}$.

2. 自变量 $x \to x_0$ 时函数的极限

定义 1-5　设函数 $y = f(x)$ 在 x_0 点附近有定义（在 x_0 点可以无定义），若自变量 $x(x \neq x_0)$ 无论以怎样的方式趋于 x_0，函数 $f(x)$ 都无限趋于一个常数 A，则称常数 A 为函数 $f(x)$ 当 $x \to x_0$ 时的**极限**，记作

$$\lim_{x \to x_0} f(x) = A \text{ 或 } f(x) \to A\,(\text{当 } x \to x_0 \text{ 时}).$$

如果当 $x \to x_0$ 时，函数 $f(x)$ 不趋于任何常数，则称当 $x \to x_0$ 时，$f(x)$ 的极限不存在.

例如，函数 $y = \sin \dfrac{1}{x}$ 在 $x \to 0$ 的过程中，函数值在 -1 和 $+1$ 之间无限次地波动，并不趋于任何定值，故 $\lim\limits_{x \to 0} \sin \dfrac{1}{x}$ 不存在. 又如，函数 $y = \dfrac{1}{x}$ 在 $x \to 0$ 的过程中，函数值的绝对值无限增大，故 $\lim\limits_{x \to 0} \dfrac{1}{x}$ 也不存在，但形式上仍可记作 $\lim\limits_{x \to 0} \dfrac{1}{x} = \infty$.

需要注意以下几点：

（1）定义函数 $f(x)$ 当 $x \to x_0$ 时的极限时，没有要求 $f(x)$ 在 x_0 点有定义. 即使 $f(x)$ 在 x_0 点有定义，极限值与函数值也未必相等.

例如，在 $x = 1$ 处函数 $f(x) = \dfrac{x^2 - 1}{x - 1}$ 没有定义，但是当 $x \to 1$ 时 $f(x)$ 的极限存在，且 $\lim\limits_{x \to 1} f(x) = 2$.

又如，函数 $f(x) = \begin{cases} x + 1, & x \neq 1 \\ 1, & x = 1 \end{cases}$ 在 $x = 1$ 处有定义，但是 $\lim\limits_{x \to 1} f(x) = 2 \neq f(1)$.

（2）$x \to x_0$ 的方式是任意的，即 x 既可以从 x_0 的左侧趋于 x_0，也可以从 x_0 的右侧趋于 x_0. 当 $x \to x_0$ 时 $f(x)$ 的极限为 A，是指 x 无论以怎样的方式趋于 x_0 时，$f(x)$ 都无限趋于 A.

如果当 x 从 x_0 的左侧趋于 x_0 时，函数 $f(x)$ 无限趋于 A，则称 A 为函数 $f(x)$ 在 x_0 处的**左极限**，记作

$$\lim_{x \to x_0^-} f(x) = A.$$

同理，如果当 x 从 x_0 的右侧趋于 x_0 时，函数 $f(x)$ 无限趋于 A，那么称 A 为函数 $f(x)$ 在 x_0 处的**右极限**，记作

$$\lim_{x \to x_0^+} f(x) = A.$$

左极限和右极限统称为**单侧极限**.

显然，**函数 $f(x)$ 在 x_0 处极限存在的充分必要条件是函数在 x_0 处的左右极限均存在且相等**. 若至少有一个单侧极限不存在，或者两个单侧极限不相等，则在此处函数的极限不存在.

例 1-11　讨论函数 $f(x) = \dfrac{|x|}{x}$ 当 $x \to 0$ 时的极限.

解　由

$$\lim_{x \to 0^-} f(x) = \lim_{x \to 0^-} \frac{|x|}{x} = \lim_{x \to 0^-} \frac{-x}{x} = -1,$$

$$\lim_{x \to 0^+} f(x) = \lim_{x \to 0^+} \frac{|x|}{x} = \lim_{x \to 0^+} \frac{x}{x} = 1,$$

可知 $\lim\limits_{x \to 0^-} f(x) \neq \lim\limits_{x \to 0^+} f(x)$，故当 $x \to 0$ 时，$f(x)$ 的极限不存在.

例 1-12　证明当 $x \to 0$ 时，函数 $f(x) = \begin{cases} x - 1, & x < 0, \\ 0, & x = 0, \\ x + 1, & x > 0 \end{cases}$ 的极限不存在.

证　因为

$$\lim_{x \to 0^-} f(x) = \lim_{x \to 0^-} (x - 1) = -1,$$

$$\lim_{x \to 0^+} f(x) = \lim_{x \to 0^+} (x + 1) = 1,$$

$$\lim_{x \to 0^-} f(x) \neq \lim_{x \to 0^+} f(x),$$

所以当 $x \to 0$ 时函数的极限不存在.

定理 1-1（极限的局部保号性）　如果 $\lim\limits_{x \to x_0} f(x) = A$，且 $A > 0$（或 $A < 0$），那么就存在点 x_0 的某一去心邻域，当 x 在该邻域内时，有 $f(x) > 0$ ［或 $f(x) < 0$］.

3. 数列的极限

若函数 $f(n)$ 的定义域是正整数集（ $n \in \mathbf{N}^+$），当 n 从小到大取值时，全体对应函数值的排列

$$f(1), f(2), \cdots, f(n), \cdots$$

称为**数列**（sequence of numbers）. 通常用 a_n 表示 $f(n)$，且称 a_n 为数列的第 n 项，亦称为**通项**（general term）. 用 $\{a_n\}$ 记此数列.

当 $n \to \infty$ 时，数列 $\{a_n\}$ 的极限可类比函数 $f(x)$ 当自变量 $x \to +\infty$ 时的情形. 由此可以得出如下定义.

定义 1-6　对数列 $\{a_n\}$，当 $n \to \infty$ 时，若 a_n 无限趋于一个常数 A，则称 n 趋于无穷大时，$\{a_n\}$ 以 A 为极限，记作

$$\lim_{n \to \infty} a_n = A \text{ 或 } a_n \to A(n \to \infty).$$

否则，称 $\lim\limits_{n \to \infty} a_n$ 不存在.

例 1-13　判断 $a_n = \dfrac{(-1)^n}{n}$，$b_n = \dfrac{n}{n+1}$，$c_n = \dfrac{1 + (-1)^n}{2}$ 的极限是否存在.

解　$\lim\limits_{n \to \infty} a_n = \lim\limits_{n \to \infty} \dfrac{(-1)^n}{n} = 0$，$\lim\limits_{n \to \infty} b_n = \lim\limits_{n \to \infty} \dfrac{n}{n+1} = 1.$

由于 $\{c_n\} = \{0, 1, 0, 1, \cdots\}$，可知 $\{c_n\}$ 的极限不存在.

4. 极限存在判别准则

准则 I（夹逼准则）　在同一极限过程中，如果三个函数 $f_1(x)$，$f(x)$，$f_2(x)$ 满足 $f_1(x) \leqslant f(x) \leqslant f_2(x)$，且 $\lim f_1(x) = \lim f_2(x) = A$，则 $\lim f(x)$ 存在，且

$$\lim f(x) = A.$$

例 1-14　用夹逼准则求 $\lim\limits_{x \to \infty} \dfrac{x + \sin^2 x^2}{x^2}$.

解　由 $0 \leftarrow \dfrac{1}{x} < \dfrac{x + \sin^2 x^2}{x^2} < \dfrac{x + |x|}{x^2} < \dfrac{2}{|x|} \to 0$，可知 $\lim\limits_{x \to \infty} \dfrac{x + \sin^2 x^2}{x^2} = 0$.

准则 II（单调有界准则）　单调有界数列必有极限.

如果数列 $\{a_n\}$ 满足 $a_1 \leqslant a_2 \leqslant \cdots a_n \leqslant \cdots$（单调增加），或者 $a_1 \geqslant a_2 \geqslant \cdots a_n \geqslant \cdots$（单调减少），且对一切 n 都有 $|a_n| \leqslant M$（有界），那么该数列的极限必定存在.

单调有界准则对函数极限同样有效. 例如，$|\arctan x| \leqslant \dfrac{\pi}{2}$，且当 $x \to \pm\infty$ 时 $\arctan x$ 是单调的，所以 $x \to \pm\infty$ 时 $\arctan x$ 的极限存在，$\lim\limits_{x \to \pm\infty} \arctan x = \pm\dfrac{\pi}{2}$.

二、无穷小量与无穷大量

1. 无穷小量和无穷大量的定义

定义 1-7 如果当 $x \to x_0$（或 $x \to \infty$）时，函数 $f(x)$ 的极限为零，则称 $f(x)$ 为当 $x \to x_0$（或 $x \to \infty$）时的**无穷小量**（infinitesimal），简称为无穷小.

例如，因为 $\lim\limits_{x \to \infty} \dfrac{1}{x} = 0$，所以函数 $\dfrac{1}{x}$ 为当 $x \to \infty$ 时的无穷小；因为 $\lim\limits_{x \to 1}(x - 1) = 0$，所以函数 $x - 1$ 为当 $x \to 1$ 时的无穷小.

定义 1-8 如果当 $x \to x_0$（或 $x \to \infty$）时，函数 $f(x) \to \infty$，则称 $f(x)$ 为当 $x \to x_0$（或 $x \to \infty$）时的**无穷大量**（infinity），简称为无穷大.

无论是无穷大量还是无穷小量，本质上都是变量，且均与自变量 x 特定的极限过程相关联. 例如，函数 $\dfrac{1}{x}$ 当 $x \to \infty$ 时为无穷小量，当 $x \to 0$ 时为无穷大量；而当 $x \to 1$ 时，因为 $\dfrac{1}{x} \to 1$，所以此时 $\dfrac{1}{x}$ 既非无穷小也非无穷大. 此外，任何非零常数，无论其绝对值多大或多小，都不是无穷小量或无穷大量，但**零是唯一可以作为无穷小量的常数**.

2. 无穷小定理及其性质

本节讨论的极限的性质和运算法则对 $x \to x_0$ 或 $x \to \infty$ 都是成立的. 对自变量 x 的同一极限过程，若函数 $f(x)$ 为无穷大量，则 $\dfrac{1}{f(x)}$ 为无穷小量；反之，若 $f(x)$ 为无穷小量，且 $f(x) \neq 0$，则 $\dfrac{1}{f(x)}$ 为无穷大量.

定理 1-2 当 $x \to x_0$（或 $x \to \infty$）时，函数 $f(x)$ 具有极限 A 的充分必要条件是 $f(x) = A + \alpha$，其中 α 是同一变化过程 $x \to x_0$（或 $x \to \infty$）时的无穷小量. 例如，因为 $\dfrac{1 + x^3}{2x^3} = \dfrac{1}{2} + \dfrac{1}{2x^3}$，且 $\lim\limits_{x \to \infty} \dfrac{1}{2x^3} = 0$，所以 $\lim\limits_{x \to \infty} \dfrac{1 + x^3}{2x^3} = \dfrac{1}{2}$.

性质 1 有限个无穷小量的代数和或乘积仍是无穷小量.

性质 2 有界函数或常数与无穷小量的乘积是无穷小量.

例 1-15 证明 $\lim\limits_{x \to \infty} \dfrac{\sin x}{x} = 0$.

证 当 $x \to \infty$ 时，$\dfrac{1}{x} \to 0$ 是无穷小量；$\sin x$ 满足 $|\sin x| \leqslant 1$，是有界函数，因此，$\dfrac{\sin x}{x}$ 是有界函数与无穷小量的乘积. 由性质 2 可知，当 $x \to \infty$ 时，$\dfrac{\sin x}{x} \to 0$，即 $\lim\limits_{x \to \infty} \dfrac{\sin x}{x} = 0$.

3. 无穷小量的比较与阶

无穷小量是一类以零为极限的变量，不同的无穷小量趋于零的速度不同. 例如，当 $x \to \infty$ 时，$\dfrac{1}{x^2}$ 趋于零的速度比 $\dfrac{1}{x}$ 趋于零的速度快.

定义 1-9　设函数 $f = f(x)$，$g = g(x)$ 均为同一极限过程的无穷小量，且 $g(x) \neq 0$，

(1) 若 $\lim \dfrac{f}{g} = 0$，则称 f 是比 g 较高阶的无穷小量，记作 $f = o(g)$；

(2) 若 $\lim \dfrac{f}{g} = c (c \neq 0)$，则称 f 与 g 是同阶无穷小量；当 $c = 1$ 时，称 f 与 g 是等价无穷小量，记作 $f \sim g$；

(3) 若 $\lim \dfrac{f}{g} = \infty$，则称 f 是比 g 较低阶的无穷小量；

(4) 若 $\lim \dfrac{f}{g^k} = c (c \neq 0)$，则称 f 是关于 g 的 k 阶无穷小量.

若 $f \sim \bar{f}$，$g \sim \bar{g}$，且 $\lim \dfrac{\bar{f}}{\bar{g}}$ 存在，则 $\lim \dfrac{f}{g} = \lim \dfrac{\bar{f}}{\bar{g}}$. 这表明，在求两个无穷小量之比的极限时，分子和分母都可以用各自的等价无穷小量进行代换.

三、极限的四则运算

下面讨论极限的四则运算法则，这些法则以定理的形式给出，极限符号 $\lim$（下面不注明 x 的具体变化过程）统一表示自变量 x 的同一变化过程.

定理 1-3　如果 $\lim f(x) = A$，$\lim g(x) = B$，那么

(1) $\lim[f(x) \pm g(x)] = \lim f(x) \pm \lim g(x) = A \pm B$；

(2) $\lim f(x) \cdot g(x) = \lim f(x) \cdot \lim g(x) = A \cdot B$；

(3) $\lim \dfrac{f(x)}{g(x)} = \dfrac{\lim f(x)}{\lim g(x)} = \dfrac{A}{B} (B \neq 0)$.

证　(1) 因为 $\lim f(x) = A$，$\lim g(x) = B$，根据极限与无穷小量的关系，有
$$f(x) = A + \alpha, \quad g(x) = B + \beta,$$
其中，α 和 β 均为无穷小量. 于是
$$f(x) \pm g(x) = (A + \alpha) \pm (B + \beta) = (A \pm B) + (\alpha \pm \beta),$$
即 $f(x) \pm g(x)$ 可表示为常数 $(A \pm B)$ 与无穷小量 $(\alpha \pm \beta)$ 的代数和，因此
$$\lim[f(x) \pm g(x)] = \lim f(x) \pm \lim g(x) = A \pm B.$$
同理可证 (2)、(3).

推论 1　如果 $\lim f(x)$ 存在，而 c 为常数，则 $\lim[cf(x)] = c \lim f(x)$.

推论 2　如果 $\lim f(x)$ 存在，而 n 为正整数，则 $\lim[f(x)]^n = [\lim f(x)]^n$.

例 1-16　求 $\lim\limits_{x \to 1}(2x - 1)$.

解　$\lim\limits_{x \to 1}(2x - 1) = \lim\limits_{x \to 1} 2x - \lim\limits_{x \to 1} 1 = 2 \lim\limits_{x \to 1} x - 1 = 2 \times 1 - 1 = 1$.

例 1-17　求 $\lim\limits_{x \to 2} \dfrac{x^3 - 1}{x^2 - 5x + 3}$.

解　$\lim\limits_{x \to 2} \dfrac{x^3 - 1}{x^2 - 5x + 3} = \dfrac{\lim\limits_{x \to 2}(x^3 - 1)}{\lim\limits_{x \to 2}(x^2 - 5x + 3)} = \dfrac{2^3 - 1}{2^2 - 10 + 3} = -\dfrac{7}{3}.$

例 1-18　求 $\lim\limits_{x \to 3} \dfrac{x - 3}{x^2 - 9}.$

解　$\lim\limits_{x \to 3} \dfrac{x - 3}{x^2 - 9} = \lim\limits_{x \to 3} \dfrac{x - 3}{(x - 3)(x + 3)} = \lim\limits_{x \to 3} \dfrac{1}{x + 3} = \dfrac{\lim\limits_{x \to 3} 1}{\lim\limits_{x \to 3}(x + 3)} = \dfrac{1}{6}.$

例 1-19　求 $\lim\limits_{x \to 3} \dfrac{\sqrt{x + 1} - 2}{x - 3}.$

解

$$\lim\limits_{x \to 3} \dfrac{\sqrt{x + 1} - 2}{x - 3} = \lim\limits_{x \to 3} \dfrac{(\sqrt{x + 1} - 2)(\sqrt{x + 1} + 2)}{(x - 3)(\sqrt{x + 1} + 2)}$$

$$= \lim\limits_{x \to 3} \dfrac{x - 3}{(x - 3)(\sqrt{x + 1} + 2)} = \dfrac{1}{4}.$$

四、两个重要极限

1. $\lim\limits_{x \to 0} \dfrac{\sin x}{x} = 1$

函数 $\dfrac{\sin x}{x}$ 对任意 $x \neq 0$ 都有定义. 图 1-3 中的圆为单位圆, $BC \perp OA$, $DA \perp OA$. 圆心

角 $\angle AOB = x \left(0 < x < \dfrac{\pi}{2}\right)$. 显然 $\sin x = CB$, $x = \overset{\frown}{AB}$, $\tan x =$

$AD.$ 因为 $S_{\triangle AOB} < S_{扇形AOB} < S_{\triangle AOD}$, 所以 $\dfrac{1}{2}\sin x < \dfrac{1}{2}x < \dfrac{1}{2}\tan x,$

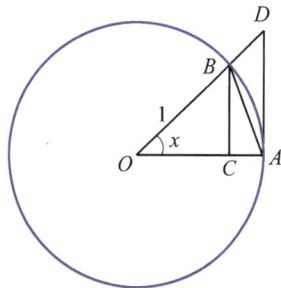

图 1-3

即 $\sin x < x < \tan x.$ 不等号各边均除以 $\sin x$, 有 $1 < \dfrac{x}{\sin x} <$

$\dfrac{1}{\cos x}$ 或 $\cos x < \dfrac{\sin x}{x} < 1.$ 注意, 当 $-\dfrac{\pi}{2} < x < 0$ 时, 此不等

式也成立. 而 $\lim\limits_{x \to 0} \cos x = 1$, 根据夹逼准则, $\lim\limits_{x \to 0} \dfrac{\sin x}{x} = 1.$

例 1-20　求 $\lim\limits_{x \to 0} \dfrac{\tan x}{x}.$

解　$\lim\limits_{x \to 0} \dfrac{\tan x}{x} = \lim\limits_{x \to 0} \dfrac{\sin x}{x} \cdot \dfrac{1}{\cos x} = \lim\limits_{x \to 0} \dfrac{\sin x}{x} \cdot \lim\limits_{x \to 0} \dfrac{1}{\cos x} = 1.$

例 1-21　求 $\lim\limits_{x \to 0} \dfrac{1 - \cos x}{x^2}.$

解　$\lim\limits_{x \to 0} \dfrac{1 - \cos x}{x^2} = \lim\limits_{x \to 0} \dfrac{2\sin^2 \dfrac{x}{2}}{x^2} = \dfrac{1}{2}\lim\limits_{x \to 0} \dfrac{\sin^2 \dfrac{x}{2}}{\left(\dfrac{x}{2}\right)^2} = \dfrac{1}{2}\lim\limits_{x \to 0} \left(\dfrac{\sin \dfrac{x}{2}}{\dfrac{x}{2}}\right)^2 = \dfrac{1}{2} \times 1^2 = \dfrac{1}{2}.$

2. $\lim\limits_{x \to \infty} \left(1 + \dfrac{1}{x}\right)^x = e$

考虑 x 取正整数 n 且 $n \to +\infty$ 的情形. 设 $x_n = \left(1 + \dfrac{1}{n}\right)^n$, 对于正整数 n, 应用二项式定理可以证明该数列是单调有界的. 而由准则 II 可知单调有界数列必有极限, 记此极限为 e, 即 $\lim\limits_{n \to \infty} \left(1 + \dfrac{1}{n}\right)^n = e$. 可以证明, 当 x 取实数且 $x \to +\infty$ 或 $x \to -\infty$ 时, 函数 $\left(1 + \dfrac{1}{x}\right)^x$ 的极限均存在且等于 e, 即 $\lim\limits_{x \to \infty} \left(1 + \dfrac{1}{x}\right)^x = e$. e 为无理数, 其值为 2.718 281 828 459 045···.

以 e 为底的对数函数 $\log_e x$ 称为**自然对数** (nature logarithm), 记作 $\ln x$.

例 1-22 求 $\lim\limits_{x \to \infty} \left(1 - \dfrac{1}{x}\right)^x$.

解 令 $t = -x$, 当 $x \to \infty$ 时, $t \to \infty$. 于是
$$\lim\limits_{x \to \infty} \left(1 - \frac{1}{x}\right)^x = \lim\limits_{t \to \infty} \left(1 + \frac{1}{t}\right)^{-t} = \lim\limits_{t \to \infty} \frac{1}{\left(1 + \dfrac{1}{t}\right)^t} = \frac{1}{e}.$$

或
$$\lim\limits_{x \to \infty} \left(1 - \frac{1}{x}\right)^x = \lim\limits_{x \to \infty} \left(1 + \frac{1}{-x}\right)^{-x(-1)} = \left[\lim\limits_{x \to \infty} \left(1 + \frac{1}{-x}\right)^{-x}\right]^{-1} = e^{-1}.$$

例 1-23 求 $\lim\limits_{x \to \infty} \left(1 + \dfrac{1}{8x}\right)^{3x}$.

解
$$\lim\limits_{x \to \infty} \left(1 + \frac{1}{8x}\right)^{3x} = \lim\limits_{x \to \infty} \left[\left(1 + \frac{1}{8x}\right)^{8x}\right]^{\frac{3}{8}} = e^{\frac{3}{8}}.$$

第三节 函数的连续性

在生命科学领域, 普遍存在着连续变化的生理现象, 比如体温的升降、血液的循环、机体的生长等. 这些现象的数学表征, 在本质上体现了函数的连续性.

一、连续函数的概念

1. 函数的增量

设变量 u 从它的一个初值 u_1 变到终值 u_2, 终值与初值的差 $u_2 - u_1$ 就称为变量 u 的**增量** (increment) 或**改变量** (change), 记作 Δu, 即 $\Delta u = u_2 - u_1$.

设函数 $y = f(x)$ 在点 x_0 的某一邻域内是有定义的, 当自变量 x 在该邻域内从 x_0 变到 $x_0 + \Delta x$ 时, 函数 y 相应地从 $f(x_0)$ 变到 $f(x_0 + \Delta x)$, 函数 y 的对应增量为
$$\Delta y = f(x_0 + \Delta x) - f(x_0).$$

2. 函数连续性的定义

定义 1-10 设函数 $y = f(x)$ 在点 x_0 的某一邻域内有定义，如果当自变量的增量 $\Delta x = x - x_0$ 趋于零时，对应的函数的增量 $\Delta y = f(x_0 + \Delta x) - f(x_0)$ 也趋于零，即

$$\lim_{\Delta x \to 0} \Delta y = 0 \quad \text{或} \quad \lim_{x \to x_0} f(x) = f(x_0),$$

则称函数 $y = f(x)$ 在点 x_0 处**连续**（continuous），称 x_0 为 $f(x)$ 的**连续点**（continuous point）.

函数 $y = f(x)$ 在点 x_0 处连续的充分必要条件是同时满足：

（1）$f(x)$ 在 x_0 处有定义；

（2）$f(x)$ 在 x_0 处的极限存在；

（3）$f(x)$ 在 x_0 处的极限值等于 $f(x)$ 在 x_0 处的函数值.

如果 $\lim_{x \to x_0^-} f(x) = f(x_0)$，则称 $y = f(x)$ 在点 x_0 处**左连续**；如果 $\lim_{x \to x_0^+} f(x) = f(x_0)$，则称 $y = f(x)$ 在点 x_0 处**右连续**. **函数 $y = f(x)$ 在点 x_0 处连续的充分必要条件是函数 $y = f(x)$ 在点 x_0 处左连续且右连续**，即

$$\lim_{x \to x_0^-} f(x) = f(x_0) = \lim_{x \to x_0^+} f(x).$$

3. 函数在区间上的连续性

若函数 $f(x)$ 在开区间 (a, b) 内的每一点处都连续，则称 $f(x)$ 在开区间 (a, b) 内连续，或称 $f(x)$ 为开区间 (a, b) 内的**连续函数**（continuous function），若函数 $f(x)$ 在开区间 (a, b) 内连续，同时在区间左端点 $x = a$ 处右连续，在右端点 $x = b$ 处左连续，则称 $f(x)$ 在闭区间 $[a, b]$ 上连续，或称 $f(x)$ 为闭区间 $[a, b]$ 上的**连续函数**.

连续函数举例：

（1）函数 $f(x) = \sqrt{x}$ 在区间 $(0, +\infty)$ 内是连续的.

（2）函数 $y = \sin x$ 在区间 $(-\infty, +\infty)$ 内是连续的.

证 设 x 为区间 $(-\infty, +\infty)$ 内的任意一点，则有 $\Delta y = \sin(x + \Delta x) - \sin x = 2\sin\dfrac{\Delta x}{2}\cos\left(x + \dfrac{\Delta x}{2}\right)$，因为当 $\Delta x \to 0$ 时，Δy 是无穷小量与有界函数的乘积，所以 $\lim_{\Delta x \to 0} \Delta y = 0$. 这就证明了函数 $y = \sin x$ 在区间 $(-\infty, +\infty)$ 内的任意一点 x 处都是连续的.

（3）函数 $y = \cos x$ 在区间 $(-\infty, +\infty)$ 内是连续的.

直观地理解，连续函数的图像是一条连绵不断的曲线，该曲线称为**连续曲线**（continuous curve）.

二、函数的间断点

1. 函数间断点的定义

设函数 $f(x)$ 在点 x_0 的某去心邻域内有定义，如果函数 $f(x)$ 满足下列 3 种情况之一：

（1）在点 x_0 处没有定义；

（2）虽然在点 x_0 处有定义，但 $\lim_{x \to x_0} f(x)$ 不存在；

（3）虽然在点 x_0 处有定义且 $\lim\limits_{x \to x_0} f(x)$ 存在，但 $\lim\limits_{x \to x_0} f(x) \neq f(x_0)$，

则称函数 $f(x)$ 在点 x_0 处不连续，且 x_0 称为函数 $f(x)$ 的**间断点**（discontinuous point）或不连续点．

2. 间断点的分类

设 x_0 是函数 $f(x)$ 的间断点，如果左极限 $f(x_0^-)$ 和右极限 $f(x_0^+)$ 均存在，则称 x_0 为函数 $f(x)$ 的**第一类间断点**．除第一类间断点以外的其他间断点均称为**第二类间断点**．在第一类间断点中，左、右极限相等者称为**可去间断点**，不相等者称为**跳跃间断点**．

例 1-24　判断函数 $y = f(x) = \begin{cases} x, & x \neq 1, \\ 2, & x = 1 \end{cases}$ 在 $x = 1$ 处的连续性．

解　因为 $\lim\limits_{x \to 1} f(x) = \lim\limits_{x \to 1} x = 1$，$f(1) = 2$，$\lim\limits_{x \to 1} f(x) \neq f(1)$，所以 $x = 1$ 是函数 $f(x)$ 的间断点．如果改变函数 $f(x)$ 在 $x = 1$ 处的定义，令 $f(1) = 1$，则函数 $f(x)$ 在 $x = 1$ 处连续，所以 $x = 1$ 是该函数的可去间断点（见图 1-4）．

例 1-25　讨论函数 $f(x) = \begin{cases} -x, & x \leq 0, \\ 1+x, & x > 0 \end{cases}$ 在 $x = 0$ 处的连续性．

解　因为 $\lim\limits_{x \to 0^-} f(x) = 0$，$\lim\limits_{x \to 0^+} f(x) = 1$，$\lim\limits_{x \to 0^-} f(x) \neq \lim\limits_{x \to 0^+} f(x)$，所以 $x = 0$ 是函数的间断点，且函数 $f(x)$ 的图形在 $x = 0$ 处产生跳跃现象，称 $x = 0$ 为函数 $f(x)$ 的**跳跃间断点**（见图 1-5）．

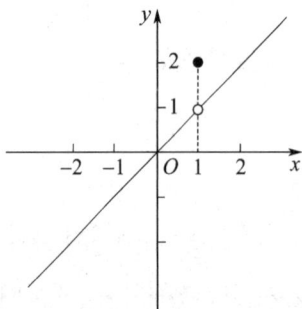

图 1-4

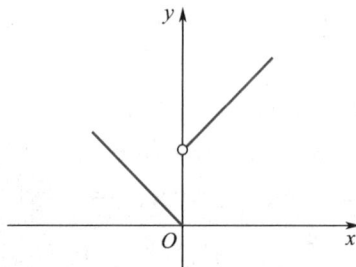

图 1-5

例 1-26　讨论函数 $f(x) = \begin{cases} \dfrac{1}{x}, & x > 0, \\ x, & x \leq 0 \end{cases}$ 在 $x = 0$ 处的连续性．

解　因为 $\lim\limits_{x \to 0^-} f(x) = 0$，$\lim\limits_{x \to 0^+} f(x) = +\infty$，所以 $x = 0$ 为函数的第二类间断点．这种情况称为无穷间断点（见图 1-6）．

例 1-27　函数 $y = \sin\dfrac{1}{x}$ 在 $x = 0$ 处无定义，因此 $x = 0$ 是该函数的间断点．当 $x \to 0$ 时，函数值在 -1 与 +1 之间无限次振荡，因此 $x = 0$ 称为函数 $\sin\dfrac{1}{x}$ 的**振荡间断点**（见图 1-7）．显然，振荡间断点属于第二类间断点．

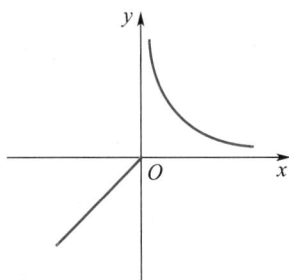

图 1-6

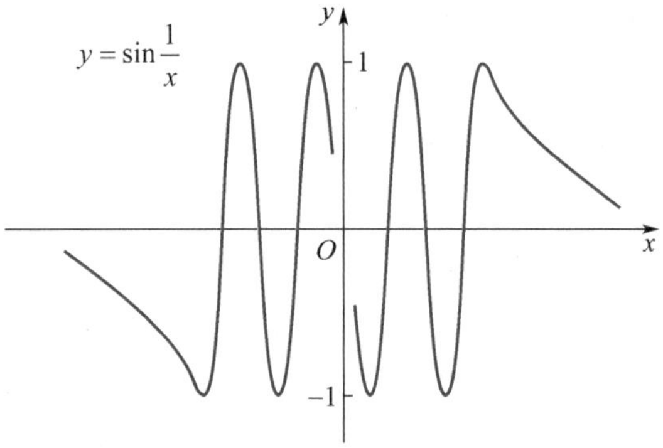

图 1-7

三、初等函数的连续性

由极限的四则运算法则及连续函数的定义，可以证明：

定理 1-4 设函数 $f(x)$ 和 $g(x)$ 在点 x_0 处连续，则函数

$$f(x) \pm g(x), \quad f(x) \cdot g(x), \quad \frac{f(x)}{g(x)} \quad [\text{当} g(x_0) \neq 0 \text{时}]$$

在点 x_0 处也连续.

定理 1-5 (复合函数的连续性) 若函数 $u = \varphi(x)$ 在点 x_0 处连续，且 $u_0 = \varphi(x_0)$，又函数 $y = f(u)$ 在点 u_0 处连续，则复合函数 $y = f[\varphi(x)]$ 在点 x_0 处连续.

定理 1-5 的结论可写成

$$\lim_{x \to x_0} f[\varphi(x)] = f[\varphi(x_0)] = f[\lim_{x \to x_0} \varphi(x)].$$

这表明定理 1-5 条件成立时，极限符号"lim"和函数符号"f"可以交换次序.

可以证明，**基本初等函数在其定义域内都是连续的**. 再由初等函数的定义及定理 1-4、定理 1-5，可以得出结论：**一切初等函数在其定义区间内都是连续的**. 定义区间是指包含在定义域内的区间. 特别地，任意初等函数 $f(x)$ 在其定义区间内点 x_0 处的极限等于该点的函数值 $f(x_0)$.

例 1-28 讨论函数 $y = \sin \dfrac{1}{x}$ 的连续性.

解 函数 $y = \sin \dfrac{1}{x}$ 是由 $y = \sin u$ 和 $u = \dfrac{1}{x}$ 复合而成的.

由于当 $-\infty < u < +\infty$ 时 $\sin u$ 是连续的，当 $-\infty < x < 0$ 和 $0 < x < +\infty$ 时 $\dfrac{1}{x}$ 是连续的，因此，函数 $\sin \dfrac{1}{x}$ 在无限区间 $(-\infty, 0)$ 和 $(0, +\infty)$ 内是连续的.

例 1-29 求 $\lim\limits_{x \to 3} \sqrt{\dfrac{x-3}{x^2-9}}$.

解
$$\lim_{x \to 3} \sqrt{\frac{x-3}{x^2-9}} = \sqrt{\lim_{x \to 3} \frac{x-3}{x^2-9}} = \sqrt{\frac{1}{6}}.$$

例 1-30　求 $\lim\limits_{x\to\frac{\pi}{2}} \ln\sin x$.

解　初等函数 $f(x) = \ln\sin x$ 在 $x_0 = \dfrac{\pi}{2}$ 处有定义，所以 $\lim\limits_{x\to\frac{\pi}{2}}\ln\sin x = \ln\sin\dfrac{\pi}{2} = 0$.

例 1-31　求 $\lim\limits_{x\to 0} \dfrac{\sqrt{1+x^2}-1}{x}$.

解
$$\lim\limits_{x\to 0}\frac{\sqrt{1+x^2}-1}{x} = \lim\limits_{x\to 0}\frac{(\sqrt{1+x^2}-1)(\sqrt{1+x^2}+1)}{x(\sqrt{1+x^2}+1)}$$
$$= \lim\limits_{x\to 0}\frac{x}{\sqrt{1+x^2}+1} = \frac{0}{2} = 0.$$

例 1-32　求 $\lim\limits_{x\to 0} \dfrac{\log_a(1+x)}{x}$.

解
$$\lim\limits_{x\to 0}\frac{\log_a(1+x)}{x} = \lim\limits_{x\to 0}\log_a(1+x)^{\frac{1}{x}} = \log_a e = \frac{1}{\ln a}.$$

例 1-33　求 $\lim\limits_{x\to 0} e^{\frac{\sin x}{x}}$.

解　因为 $\lim\limits_{x\to 0}\dfrac{\sin x}{x} = 1$，而函数 $y = e^u$ 在 $u = 1$ 处连续，所以
$$\lim\limits_{x\to 0} e^{\frac{\sin x}{x}} = e^{\lim\limits_{x\to 0}\frac{\sin x}{x}} = e^1 = e.$$

四、闭区间上连续函数的性质

对于在区间 I 上有定义的函数 $f(x)$，如果存在点 $x_0 \in I$，使得对于任意 $x \in I$ 都有 $f(x) \leqslant f(x_0)$ [或 $f(x) \geqslant f(x_0)$]，则称 $f(x_0)$ 为函数 $f(x)$ 在区间 I 上的**最大值**（或**最小值**）.

例如，函数 $f(x) = 1 + \sin x$ 在区间 $[0,2]$ 上有最大值 2 和最小值 0，但函数 $f(x) = x$ 在开区间 (a,b) 内既无最大值又无最小值.

定理 1-6（最值定理）　在闭区间上连续的函数在该区间上一定能取得它的最大值和最小值.

最值定理说明，若函数 $f(x)$ 在闭区间 $[a,b]$ 上连续，则至少存在一点 $\xi_1 \in [a,b]$，使得 $f(\xi_1)$ 为 $f(x)$ 在 $[a,b]$ 上的最大值，且至少存在一点 $\xi_2 \in [a,b]$，使得 $f(\xi_2)$ 为 $f(x)$ 在 $[a,b]$ 上的最小值.

注意：如果函数在开区间内连续，或函数在闭区间上有间断点，那么函数在该区间上不一定有最大值或最小值.

例如，在开区间 (a,b) 内考察函数 $y = x$.

又如，以下函数在闭区间 $[0,2]$ 上既无最大值也无最小值：
$$y = f(x) = \begin{cases} -x+1, & 0 \leqslant x < 1, \\ 1, & x = 1, \\ -x+3, & 1 < x \leqslant 2. \end{cases}$$

定理 1-7（介值定理）　设函数 $f(x)$ 在闭区间 $[a,b]$ 上连续，且 $f(a) \neq f(b)$，则对于任意介于 $f(a)$ 和 $f(b)$ 之间的数值 C，在开区间 (a,b) 内至少存在一点 ξ，使得

$$f(\xi) = C.$$

介值定理的几何意义：连续曲线 $y = f(x)$ 与水平直线 $y = C$ 至少有一个交点（见图 1-8）.

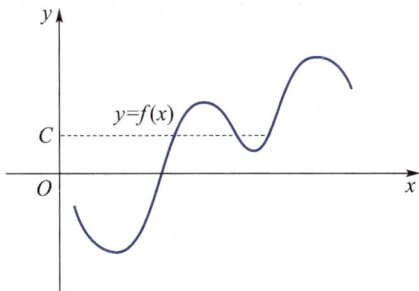

图 1-8

推论 1　在闭区间上的连续函数必能取得介于最大值和最小值之间的任何值.

若存在 x_0 使 $f(x_0) = 0$，则称 x_0 为函数 $f(x)$ 的零点.

推论 2（零点定理）　设函数 $f(x)$ 在闭区间 $[a,b]$ 上连续，且 $f(a)$ 与 $f(b)$ 异号，那么在开区间 (a,b) 内至少存在一点 ξ，使得

$$f(\xi) = 0.$$

此时，ξ 称为函数 $f(x)$ 的零点，ξ 即为方程 $f(x) = 0$ 的根.

例 1-34　证明方程 $x^3 - 4x^2 + 1 = 0$ 在区间 $(0,1)$ 内至少有一个根.

证　由于函数 $f(x) = x^3 - 4x^2 + 1$ 在闭区间 $[0,1]$ 上连续，且 $f(0) = 1 > 0$，$f(1) = -2 < 0$，根据零点定理，在区间 $(0,1)$ 内至少有一点 ξ，使得 $f(\xi) = 0$，即 $\xi^3 - 4\xi^2 + 1 = 0$ $(0 < \xi < 1)$. 这表明 ξ 是方程 $x^3 - 4x^2 + 1 = 0$ 在区间 $(0,1)$ 内的一个根.

零点定理只是一个定性的定理，首先，它保证了根的存在性，但不排除在区间 (a,b) 内还有其他的点 x_0 也使 $f(x_0) = 0$ 成立；其次，它没有说明这些零点存在的具体位置.

习　题　一

1. 下列各题中的两个函数是否相同？为什么？

（1）$y = x$，$y = \sqrt{x^2}$；　　　　（2）$y = \lg x^2$，$y = 2\lg x$；　　　（3）$y = 1$，$y = \sec^2 x - \tan^2 x$.

2. 求下列函数的定义域.

（1）$y = \dfrac{1}{x} - \sqrt{1 - x^2}$；　　（2）$y = \dfrac{1}{|x| - x}$；　　　　　（3）$y = \sqrt{\sin x} + \sqrt{16 - x^2}$；

（4）$y = \ln(x + \sqrt{x^2 + 1})$；　（5）$y = \dfrac{1}{\lg x}$；　　　　　　（6）$y = \arcsin \dfrac{x - 2}{5 - x}$.

3. 设 $f(x)$ 的定义域为 $[0,1]$，分别指出 $f(x^2)$，$f(\sin x)$，$f(x + a)$ $(a > 0)$ 的定义域.

4. 下列函数中的哪些是偶函数，哪些是奇函数，哪些既非偶函数又非奇函数？

（1）$y = x^2(1 - x^2)$；　　　　（2）$y = 2x^2 - x^3$；

（3）$y = x(x - 1)(x + 1)$；　（4）$y = \sin x - \cos x + 1$.

5. 设函数 $f(x) = \begin{cases} -1, & x < 0, \\ 0, & x = 0, \\ 2x, & x > 0. \end{cases}$ 求 $f(-2)$, $f(0)$, $f(2)$, 并画出函数的图形.

6. 设婴儿出生时的平均体重为 3 000 g, 从出生至 6 个月, 每月长 600 g; 6 个月至 12 个月, 每月长 500 g. 试写出婴儿从出生至 1 岁其体重与月龄的函数关系式. 若某婴儿刚满 10 个月, 试估计其体重.

7. 将下列复合函数分解成基本初等函数或基本初等函数的和、差、积、商.

(1) $y = \sin 2x$;　　　　　　(2) $y = \cos^2 x$;　　　　　　(3) $y = \sqrt[3]{(1+x)^2}$;

(4) $y = \sin^3 \dfrac{x}{2}$;　　　　　(5) $y = \lg \tan \dfrac{x}{2}$;　　　　(6) $y = e^{\tan \frac{1}{x}}$;

(7) $y = \arcsin \dfrac{1-x}{1+x}$;　　(8) $y = \ln \sqrt{\dfrac{1-x}{1+x}}$;　　(9) $y = \sqrt{\ln \dfrac{1-x}{1+x}}$.

8. 计算下列极限.

(1) $\lim\limits_{x \to 0} \dfrac{x^2 - 2x + 1}{x^2 - 1}$;　　(2) $\lim\limits_{x \to 1} \dfrac{x^2 - 2x + 1}{x^2 - 1}$;　　(3) $\lim\limits_{x \to \infty} \dfrac{x^2 - 2x + 1}{x^2 - 1}$;

(4) $\lim\limits_{x \to \infty} \left(1 + \dfrac{1}{x}\right)\left(1 - \dfrac{1}{x^2}\right)$;　(5) $\lim\limits_{x \to \infty} \dfrac{x^2 - 1}{2x^2 - x - 1}$;　(6) $\lim\limits_{x \to \infty} \dfrac{100x^2 + 1}{x^3 - 100x}$;

(7) $\lim\limits_{x \to 1} \left(\dfrac{1}{1-x} - \dfrac{3}{1-x^3}\right)$;　(8) $\lim\limits_{x \to 0} \dfrac{\sqrt{x+1} - 1}{x}$;　(9) $\lim\limits_{x \to 4} \dfrac{\sqrt{1+2x} - 3}{\sqrt{x} - 2}$;

(10) $\lim\limits_{x \to +\infty} \left(\sqrt{x^2 + x} - \sqrt{x^2 - x}\right)$.

9. 计算下列极限.

(1) $\lim\limits_{x \to 0} \dfrac{\sin \alpha x}{x} (\alpha \neq 0)$;　(2) $\lim\limits_{x \to 0} \dfrac{\tan 3x}{x}$;　　(3) $\lim\limits_{x \to 0} \dfrac{\sin 2x}{\sin 5x}$;

(4) $\lim\limits_{x \to 0} \dfrac{1 - \cos 2x}{x \sin x}$;　　(5) $\lim\limits_{x \to 0} x \cot x$;　　　(6) $\lim\limits_{t \to 0} \dfrac{\arctan t}{t}$;

(7) $\lim\limits_{x \to \frac{\pi}{2}} \dfrac{\cos x}{x - \dfrac{\pi}{2}}$.

10. 计算下列极限.

(1) $\lim\limits_{x \to 0} (1 - x)^{\frac{1}{x}}$;　　　(2) $\lim\limits_{x \to 0} (1 + 2x)^{\frac{1}{x}}$;　　(3) $\lim\limits_{x \to \infty} \left(\dfrac{x}{1+x}\right)^x$;

(4) $\lim\limits_{x \to 0} \left(1 + \dfrac{x}{2}\right)^{\frac{x-1}{x}}$;　(5) $\lim\limits_{x \to \infty} \left(1 - \dfrac{1}{x}\right)^{kx}$ (k 为正整数).

11. 求函数 $f(x) = \dfrac{\sin x}{|x|}$ 当 $x \to 0$ 时的左、右极限, 并说明当 $x \to 0$ 时的极限是否存在.

12. 求符号函数

$$\operatorname{sgn} x = \begin{cases} -1, & x < 0, \\ 0, & x = 0, \\ 1, & x > 0 \end{cases}$$

当 $x \to 0$ 时的左、右极限，并说明当 $x \to 0$ 时的极限是否存在.

13. 已知 n 次静脉注射某药后，血药浓度的最高水平和最低水平分别为

$$C_{\max} = \frac{a(1-r^n)}{1-r}, \quad C_{\min} = \frac{ar(1-r^n)}{1-r},$$

其中，$r = e^{-kT}$，a, k 和 T 均为正常数. 试求 $n \to +\infty$ 时 $C_{\max}$ 和 $C_{\min}$ 的极限；若临床要求血药浓度达到稳定状态（极限浓度）时，最高血药浓度和最低血药浓度分别为 α 和 β，则 a 和 T 应取何值？

14. 两个无穷小量的商是否一定是无穷小量？举例说明.

15. 求下列极限.

(1) $\lim\limits_{x \to 0} \left(x^2 \sin \dfrac{1}{x} \right)$;　　　　　　(2) $\lim\limits_{x \to \infty} \dfrac{\arctan x}{x}$.

16. 求下列极限.

(1) $\lim\limits_{x \to \infty} \dfrac{x^2}{2x+1}$;　　　　(2) $\lim\limits_{x \to \infty} (x^2 - 100x + 1)$;　　(3) $\lim\limits_{x \to 2} \dfrac{x^3 + 2x^2}{(x-2)^2}$.

17. 当 $x \to 0$ 时，无穷小量 x 与下列无穷小量是否同阶？是否等价？

(1) $x^4 + \sin 2x$;　　　　　(2) $x^3 + 1\,000x^2$;　　　　(3) $\dfrac{2}{\pi} \cos\left[\dfrac{\pi}{2}(1-x)\right]$.

18. 当 $x \to 0$ 时，$2x - x^2$ 与 $x^2 - x^3$ 相比，哪一个是高阶无穷小量？

19. 当 $x \to 1$ 时，无穷小量 $1-x, 1-x^3, \dfrac{1}{2}(1-x^2)$ 是否同阶？是否等价？

20. 研究下列函数的连续性并画出函数的图形.

(1) $f(x) = \begin{cases} x^2, & 0 \leqslant x \leqslant 1, \\ 2-x, & 1 < x \leqslant 2; \end{cases}$　　　(2) $f(x) = \begin{cases} x, & -1 \leqslant x \leqslant 1, \\ 1, & x < -1 \text{ 或 } x > 1. \end{cases}$

21. a 取何值时，函数

$$f(x) = \begin{cases} x+a, & x \leqslant 0, \\ \dfrac{1-\cos x}{x^2}, & x > 0 \end{cases}$$

在 $(-\infty, +\infty)$ 内为连续函数？

22. 指出下列函数的间断点，并说明间断点的类型.

(1) $f(x) = \dfrac{x-1}{x^2 + x - 2}$;　　　(2) $f(x) = \begin{cases} x-1, & x \leqslant 1, \\ 3-x, & x > 1. \end{cases}$

23. 指出函数 $f(x) = \dfrac{x}{\tan x}$ 的间断点.

24. 计算下列极限.

(1) $\lim\limits_{x \to 1} \sqrt{x^2 + 2x + 3}$;　　　(2) $\lim\limits_{x \to 0} (e^x + \cos x)$;　　　(3) $\lim\limits_{x \to 0} \ln \dfrac{\sin x}{x}$;

(4) $\lim\limits_{x \to \infty} e^{\frac{1}{x}}$;　　　　　(5) $\lim\limits_{x \to 0} \dfrac{\tan x - \sin x}{x^3}$;　　　(6) $\lim\limits_{x \to \infty} \left(1 + \dfrac{1}{x}\right)^{\frac{x}{2}}$;

(7) $\lim\limits_{x \to \infty} \left(\dfrac{x + 2a}{x - a}\right)^x$;　　　(8) $\lim\limits_{x \to e} \left(\dfrac{1}{x-e} \ln \dfrac{x}{e}\right)$.

25. 证明方程 $x^5 - 3x = 1$ 至少有一个根介于 1 和 2 之间.

第二章

一元函数微分学

拓展阅读

17 世纪：微积分的创立

微积分学是微分学和积分学的统称，是高等数学的核心内容．导数和微分构成了微分学的主体．本章从实际问题出发，抽象出导数的概念，归纳其意义，阐述相应的计算方法和理论框架，最终回到微分学的实际应用．

第一节　导　数　概　念

为了说明微分学的基本概念——导数，首先讨论两个问题：瞬时速度和切线问题．这两个问题在历史上都与导数概念的形成有密切的关系．

一、引例

1. 变速直线运动的变化率——瞬时速度

设一质点沿直线做非匀速运动，如何确定该质点在某一时刻 t_0 的瞬时速度呢？

设函数 $s = f(t)$ 表示质点从某一时刻开始到时刻 t 所经过的路程，则质点在 t_0 时刻所经过的路程为 $s_0 = f(t_0)$，当时间变量由 t_0 变为 $t_0 + \Delta t$ 时，质点在时间间隔 Δt 内所经历的路程为 $\Delta s = f(t_0 + \Delta t) - f(t_0)$．

若 Δt 很小，可将 Δt 内质点的运动视为匀速运动，其平均速度为

$$\bar{v} = \frac{\Delta s}{\Delta t} = \frac{f(t_0 + \Delta t) - f(t_0)}{\Delta t}.$$

该比值可被视为质点在 t_0 时刻的瞬时速度的近似值，显然，Δt 越小，该近似值的近似程度就越好．当 $\Delta t \to 0$ 时，如果 $\bar{v}$ 的极限存在，设为 $v(t_0)$，则

$$v(t_0) = \lim_{\Delta t \to 0} \frac{\Delta s}{\Delta t} = \lim_{\Delta t \to 0} \frac{f(t_0 + \Delta t) - f(t_0)}{\Delta t}.$$

极限值 $v(t_0)$ 称为质点在 t_0 时刻的瞬时速度．瞬时速度 $v(t_0)$ 反映了质点在时刻 t_0 运动的快慢程度．换言之，瞬时速度 $v(t_0)$ 反映了路程 $s = f(t)$ 相对于时间 t 在 t_0 时刻的变化率．

2. 切线问题

设曲线 C 上有一点 M（见图 2-1），在点 M 外另取 C 上的一点 N，作割线 MN．当点 N 沿曲线 C 趋于点 M 时，如果割线 MN 绕点 M 旋转而趋于极限位置 MT，则称直线 MT 为曲线 C 在点 M 处的切线．

设曲线 C 由函数 $y = f(x)$ 表示．要确定曲线在点 M，即 (x_0, y_0) 处的切线，只要确定切线的斜率即可．为此，在点 M 外另取曲线 C 上的一点 $N(x, y)$，于是割线 MN 的斜率为

$$\tan \varphi = \frac{y - y_0}{x - x_0} = \frac{\Delta y}{\Delta x} = \frac{f(x_0 + \Delta x) - f(x_0)}{\Delta x},$$

其中，φ 为割线 MN 的倾角．当点 N 沿曲线 C 趋于点 M 时，$x \to x_0$．如果当 $x \to x_0$ 时上式的极限存在，设为 k，即

$$k = \tan \alpha = \lim_{\Delta x \to 0} \frac{\Delta y}{\Delta x} = \lim_{x \to x_0} \frac{f(x) - f(x_0)}{x - x_0},$$

图 2-1

则极限 k 为割线斜率的极限，即切线的斜率，其中 α 是切线 MT 的倾角．于是，通过点 $M(x_0, f(x_0))$ 且以 k 为斜率的直线 MT 便是曲线 C 在点 M 处的切线．

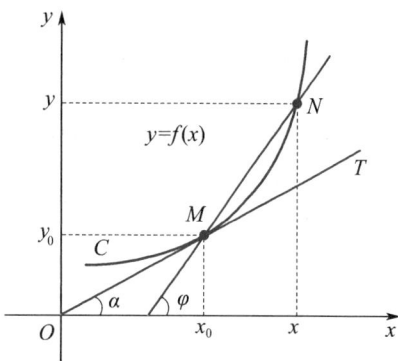

二、导数的定义及几何意义

1. 函数在一点处的导数与导函数

从上面所讨论的两个问题看出，非匀速直线运动的速度和切线的斜率都归结为极限

$$\lim_{x \to x_0} \frac{f(x) - f(x_0)}{x - x_0}.$$

令 $\Delta x = x - x_0$，则 $\Delta y = f(x_0 + \Delta x) - f(x_0) = f(x) - f(x_0)$，$x \to x_0$ 相当于 $\Delta x \to 0$，于是 $\lim\limits_{x \to x_0} \dfrac{f(x) - f(x_0)}{x - x_0}$ 成为

$$\lim_{\Delta x \to 0} \frac{\Delta y}{\Delta x} \quad \text{或} \quad \lim_{\Delta x \to 0} \frac{f(x_0 + \Delta x) - f(x_0)}{\Delta x}.$$

定义 2-1 设函数 $y = f(x)$ 在点 x_0 的某个邻域内有定义，当自变量 x 在 x_0 处取得增量 Δx（点 $x_0 + \Delta x$ 仍在该邻域内）时，相应地，函数 y 取得增量 $\Delta y = f(x_0 + \Delta x) - f(x_0)$．如果当 $\Delta x \to 0$ 时，Δy 与 Δx 之比的极限存在，则称函数 $y = f(x)$ 在点 x_0 处**可导**（derivable），并称这个极限为函数 $y = f(x)$ 在点 x_0 处的**导数**，记作 $f'(x_0)$，即

$$f'(x_0) = \lim_{\Delta x \to 0} \frac{\Delta y}{\Delta x} = \lim_{\Delta x \to 0} \frac{f(x_0 + \Delta x) - f(x_0)}{\Delta x}.$$

也可记作 $y'\big|_{x=x_0}$，$\dfrac{\mathrm{d}y}{\mathrm{d}x}\Big|_{x=x_0}$ 或 $\dfrac{\mathrm{d}f(x)}{\mathrm{d}x}\Big|_{x=x_0}$．

函数 $f(x)$ 在点 x_0 处可导，也可表述为 $f(x)$ 在点 x_0 处具有导数或导数存在．

导数的定义式也可取不同的形式，常见的有

$$f'(x_0) = \lim_{h \to 0} \frac{f(x_0 + h) - f(x_0)}{h}, \quad f'(x_0) = \lim_{x \to x_0} \frac{f(x) - f(x_0)}{x - x_0}.$$

在实际中，需要讨论各种具有不同意义的变量的变化"快慢"问题，反映在数学上即为函数的变化率问题．导数是函数变化率的精确数学描述．它抽象掉自变量和因变量的具体几何或物理意义，纯粹从数量关系上刻画变化率的本质：因变量增量与自变量增量之比 $\dfrac{\Delta y}{\Delta x}$ 是因变量 y 在以 x_0 和 $x_0 + \Delta x$ 为端点的区间上的平均变化率，而导数 $f'(x_0)$ 则是因变量在点 x_0 处的变化率，它反映了因变量随自变量的变化而变化的快慢程度．

如果极限 $\lim\limits_{\Delta x \to 0} \dfrac{f(x_0 + \Delta x) - f(x_0)}{\Delta x}$ 不存在，则称函数 $y = f(x)$ 在点 x_0 处不可导．

如果不可导的原因是 $\lim\limits_{\Delta x \to 0} \dfrac{f(x_0 + \Delta x) - f(x_0)}{\Delta x} = \infty$，则称函数 $y = f(x)$ 在点 x_0 处的导数为无穷大．

如果函数 $y = f(x)$ 在开区间 I 内的每一点处都可导，则称函数 $f(x)$ 在开区间 I 内可导．此时，对于任意 $x \in I$，都唯一对应 $f(x)$ 的一个确定的导数值，由此构成一个新的函数．该函数称为原函数 $y = f(x)$ 的**导函数**（derived function），记作 y'，$f'(x)$，$\dfrac{\mathrm{d}y}{\mathrm{d}x}$ 或 $\dfrac{\mathrm{d}f(x)}{\mathrm{d}x}$．

导函数 $f'(x)$ 简称导数，其定义式为

$$f'(x) = \lim_{\Delta x \to 0} \frac{f(x + \Delta x) - f(x)}{\Delta x}.$$

函数 $f(x)$ 在点 x_0 处的导数 $f'(x_0)$ 等于导函数 $f'(x)$ 在 $x = x_0$ 处的函数值，即

$$f'(x_0) = f'(x)\big|_{x=x_0}.$$

例 2-1　求函数 $f(x) = C$（C 为常数）的导数．

解　$f'(x) = \lim\limits_{h \to 0} \dfrac{f(x + h) - f(x)}{h} = \lim\limits_{h \to 0} \dfrac{C - C}{h} = 0$，　即 $(C)' = 0$．

例 2-2　求 $f(x) = \dfrac{1}{x}$ 的导数．

解　$f'(x) = \lim\limits_{h \to 0} \dfrac{f(x + h) - f(x)}{h} = \lim\limits_{h \to 0} \dfrac{\dfrac{1}{x + h} - \dfrac{1}{x}}{h} = \lim\limits_{h \to 0} \dfrac{-h}{h(x + h)x}$

$\qquad\quad = -\lim\limits_{h \to 0} \dfrac{1}{(x + h)x} = -\dfrac{1}{x^2}$．

例 2-3　求 $f(x) = \sqrt{x}$ 的导数．

解
$$f'(x) = \lim_{h \to 0} \frac{f(x+h) - f(x)}{h} = \lim_{h \to 0} \frac{\sqrt{x+h} - \sqrt{x}}{h}$$
$$= \lim_{h \to 0} \frac{h}{h(\sqrt{x+h} + \sqrt{x})} = \lim_{h \to 0} \frac{1}{\sqrt{x+h} + \sqrt{x}} = \frac{1}{2\sqrt{x}}.$$

例 2-4 求函数 $f(x) = x^n$（n 为正整数）在 $x = a$ 处的导数.

解
$$f'(a) = \lim_{x \to a} \frac{f(x) - f(a)}{x - a} = \lim_{x \to a} \frac{x^n - a^n}{x - a}$$
$$= \lim_{x \to a}(x^{n-1} + ax^{n-2} + \cdots + a^{n-1})$$
$$= na^{n-1}.$$

将上述结果中的 a 换成 x，得 $f'(x) = nx^{n-1}$，即 $(x^n)' = nx^{n-1}$.

更一般地，有 $(x^\mu)' = \mu x^{\mu-1}$，其中 μ 为常数.

例 2-5 求函数 $f(x) = \sin x$ 的导数.

解
$$f'(x) = \lim_{h \to 0} \frac{f(x+h) - f(x)}{h} = \lim_{h \to 0} \frac{\sin(x+h) - \sin x}{h}$$
$$= \lim_{h \to 0} \frac{1}{h} \cdot 2\cos\left(x + \frac{h}{2}\right)\sin\frac{h}{2}$$
$$= \lim_{h \to 0} \cos\left(x + \frac{h}{2}\right) \cdot \frac{\sin\dfrac{h}{2}}{\dfrac{h}{2}}$$
$$= \cos x.$$

即
$$(\sin x)' = \cos x.$$

用类似的方法可求得
$$(\cos x)' = -\sin x.$$

例 2-6 求函数 $f(x) = a^x(a > 0, a \neq 1)$ 的导数.

解
$$f'(x) = \lim_{h \to 0} \frac{f(x+h) - f(x)}{h} = \lim_{h \to 0} \frac{a^{x+h} - a^x}{h}$$
$$= a^x \lim_{h \to 0} \frac{a^h - 1}{h} \xlongequal{\text{令} a^h - 1 = t} a^x \lim_{t \to 0} \frac{t}{\log_a(1+t)}$$
$$= a^x \frac{1}{\log_a e} = a^x \ln a.$$

即
$$(a^x)' = a^x \ln a.$$

特别地，有
$$(e^x)' = e^x.$$

例 2-7 求函数 $f(x) = \log_a x(a > 0, a \neq 1)$ 的导数.

解
$$f'(x) = \lim_{h \to 0} \frac{f(x+h) - f(x)}{h} = \lim_{h \to 0} \frac{\log_a(x+h) - \log_a x}{h}$$
$$= \lim_{h \to 0} \frac{1}{h} \cdot \log_a\left(\frac{x+h}{x}\right) = \frac{1}{x} \lim_{h \to 0} \frac{x}{h} \cdot \log_a\left(1 + \frac{h}{x}\right)$$
$$= \frac{1}{x} \lim_{h \to 0} \log_a\left(1 + \frac{h}{x}\right)^{\frac{x}{h}}$$
$$= \frac{1}{x} \log_a e = \frac{1}{x \ln a}.$$

即
$$(\log_a x)' = \frac{1}{x \ln a}.$$

特别地, 有
$$(\ln x)' = \frac{1}{x}.$$

2. 单侧导数

极限 $\lim\limits_{h \to 0} \dfrac{f(x+h) - f(x)}{h}$ 存在的充分必要条件是极限 $\lim\limits_{h \to 0^-} \dfrac{f(x+h) - f(x)}{h}$ 和 $\lim\limits_{h \to 0^+} \dfrac{f(x+h) - f(x)}{h}$ 都存在且相等.

函数 $f(x)$ 在点 x_0 处的左导数为 $f'_-(x_0) = \lim\limits_{h \to 0^-} \dfrac{f(x+h) - f(x)}{h}$;

函数 $f(x)$ 在点 x_0 处的右导数为 $f'_+(x_0) = \lim\limits_{h \to 0^+} \dfrac{f(x+h) - f(x)}{h}$.

左导数和右导数统称为**单侧导数**.

导数与左、右导数的关系如下:

函数 $f(x)$ 在点 x_0 处可导的充分必要条件是左导数 $f'_-(x_0)$ 和右导数 $f'_+(x_0)$ 都存在且相等.

如果函数 $f(x)$ 在开区间 (a,b) 内可导, 且右导数 $f'_+(a)$ 和左导数 $f'_-(b)$ 都存在, 则说 $f(x)$ 在闭区间 $[a,b]$ 上可导.

例 2-8　求函数 $f(x) = |x|$ 在 $x = 0$ 处的导数.

解
$$f'_-(0) = \lim_{h \to 0^-} \frac{f(0+h) - f(0)}{h} = \lim_{h \to 0^-} \frac{|h|}{h} = -1,$$
$$f'_+(0) = \lim_{h \to 0^+} \frac{f(0+h) - f(0)}{h} = \lim_{h \to 0^+} \frac{|h|}{h} = 1,$$

因为 $f'_-(0) \neq f'_+(0)$, 所以函数 $f(x) = |x|$ 在 $x = 0$ 处不可导.

3. 导数的几何意义

函数 $y = f(x)$ 在点 x_0 处的导数 $f'(x_0)$ 在几何上表示曲线 $y = f(x)$ 在点 $M(x_0, f(x_0))$ 处的切线的斜率 (见图 2-1), 即
$$f'(x_0) = \tan \alpha,$$

其中, α 为切线的倾角.

如果 $y = f(x)$ 在点 x_0 处的导数为无穷大, 此时曲线 $y = f(x)$ 的割线以垂直于 x 轴的直线 $x = x_0$ 为极限位置, 即曲线 $y = f(x)$ 在点 $M(x_0, f(x_0))$ 处具有垂直于 x 轴的切线 $x = x_0$.

由直线的点斜式方程可知, 曲线 $y = f(x)$ 在点 $M(x_0, y_0)$ 处的切线方程为
$$y - y_0 = f'(x_0)(x - x_0).$$

过切点 $M(x_0, y_0)$ 且与切线垂直的直线称为曲线 $y = f(x)$ 在点 M 处的法线. 若 $f'(x_0) \neq 0$, 则法线的斜率为 $-\dfrac{1}{f'(x_0)}$, 法线方程为
$$y - y_0 = -\frac{1}{f'(x_0)}(x - x_0).$$

例 2-9 求等边双曲线 $y = \dfrac{1}{x}$ 在点 $\left(\dfrac{1}{2}, 2\right)$ 处的切线的斜率，并写出在该点处的切线方程和法线方程.

解 $y' = -\dfrac{1}{x^2}$，所求切线及法线的斜率分别为

$$k_1 = \left(-\frac{1}{x^2}\right)\Big|_{x=\frac{1}{2}} = -4, \quad k_2 = -\frac{1}{k_1} = \frac{1}{4}.$$

所求切线方程为 $y - 2 = -4\left(x - \dfrac{1}{2}\right)$，即 $4x + y - 4 = 0$.

所求法线方程为 $y - 2 = \dfrac{1}{4}\left(x - \dfrac{1}{2}\right)$，即 $2x - 8y + 15 = 0$.

例 2-10 求曲线 $y = x\sqrt{x}$ 通过点 $(0, -4)$ 的切线方程.

解 设切点的横坐标为 x_0，则切线的斜率为

$$f'(x_0) = (x^{\frac{3}{2}})'\Big|_{x=x_0} = \frac{3}{2}x^{\frac{1}{2}}\Big|_{x=x_0} = \frac{3}{2}\sqrt{x_0}.$$

所求切线方程可设为

$$y - x_0\sqrt{x_0} = \frac{3}{2}\sqrt{x_0}(x - x_0).$$

根据题目要求，点 $(0, -4)$ 在切线上，因此

$$-4 - x_0\sqrt{x_0} = \frac{3}{2}\sqrt{x_0}(0 - x_0),$$

解得 $x_0 = 4$. 于是，所求切线方程为

$$y - 8 = 3(x - 4), \quad 即 \ 3x - y - 4 = 0.$$

三、函数可导与连续的关系

设函数 $y = f(x)$ 在点 x_0 处可导，即

$$\lim_{\Delta x \to 0} \frac{\Delta y}{\Delta x} = f'(x_0)$$

存在，则

$$\lim_{\Delta x \to 0} \Delta y = \lim_{\Delta x \to 0} \frac{\Delta y}{\Delta x} \cdot \Delta x = \lim_{\Delta x \to 0} \frac{\Delta y}{\Delta x} \cdot \lim_{\Delta x \to 0} \Delta x = f'(x_0) \cdot 0 = 0.$$

也就是说，函数 $y = f(x)$ 在点 x_0 处是连续的. 因此，如果函数 $y = f(x)$ 在点 x 处可导，则函数在该点必连续.

然而，一个函数在某点连续却不一定在该点处可导. 下面举例说明.

例 2-11 函数 $f(x) = \sqrt[3]{x}$ 在区间 $(-\infty, +\infty)$ 内连续，但在 $x = 0$ 处不可导. 这是因为函数在 $x = 0$ 处的导数为无穷大，即

$$\lim_{h \to 0} \frac{f(0+h) - f(0)}{h} = \lim_{h \to 0} \frac{\sqrt[3]{h} - 0}{h} = +\infty.$$

第二节　求导法则

一、函数四则运算的求导法则

如果函数 $u = u(x)$ 和 $v = v(x)$ 在点 x 处具有导数，那么它们的和、差、积、商（除分母为零的点外）都在点 x 处可导，并且

法则 1　$[u(x) \pm v(x)]' = u'(x) \pm v'(x)$；

法则 2　$[u(x) \cdot v(x)]' = u'(x)v(x) + u(x)v'(x)$；

法则 3　$\left[\dfrac{u(x)}{v(x)}\right]' = \dfrac{u'(x)v(x) - u(x)v'(x)}{v^2(x)}$.

法则 1、法则 2 可推广到任意有限个可导函数的情形．例如，设 $u = u(x)$，$v = v(x)$，$w = w(x)$ 均可导，则有

$$(u + v - w)' = u' + v' - w',$$
$$(uvw)' = [(uv)w]' = (uv)'w + (uv)w'$$
$$= (u'v + uv')w + uvw'$$
$$= u'vw + uv'w + uvw',$$

即

$$(uvw)' = u'vw + uv'w + uvw'.$$

在法则 2 中，如果 $v = C$（C 为常数），则有

$$(Cu)' = Cu'.$$

例 2-12　$y = 2x^3 - 5x^2 + 3x - 7$，求 y'.

解　$y' = (2x^3 - 5x^2 + 3x - 7)' = (2x^3)' - (5x^2)' + (3x)' - (7)'$

$= 2(x^3)' - 5(x^2)' + 3(x)'$

$= 2 \cdot 3x^2 - 5 \cdot 2x + 3$

$= 6x^2 - 10x + 3.$

例 2-13　$f(x) = x^3 + 4\cos x - \sin \dfrac{\pi}{2}$，求 $f'(x)$ 和 $f'\left(\dfrac{\pi}{2}\right)$.

解

$$f'(x) = (x^3)' + (4\cos x)' - \left(\sin \dfrac{\pi}{2}\right)'$$
$$= 3x^2 - 4\sin x,$$
$$f'\left(\dfrac{\pi}{2}\right) = \dfrac{3}{4}\pi^2 - 4.$$

例 2-14　$y = e^x(\sin x + \cos x)$，求 y'.

解

$$y' = (e^x)'(\sin x + \cos x) + e^x(\sin x + \cos x)'$$
$$= e^x(\sin x + \cos x) + e^x(\cos x - \sin x)$$
$$= 2e^x\cos x.$$

例 2-15　$y = \tan x$，求 y'.

解　　　　$y' = (\tan x)' = \left(\dfrac{\sin x}{\cos x}\right)' = \dfrac{(\sin x)'\cos x - \sin x(\cos x)'}{\cos^2 x}$

$$= \dfrac{\cos^2 x + \sin^2 x}{\cos^2 x} = \dfrac{1}{\cos^2 x} = \sec^2 x.$$

即　　　　　　　　　　　　　$(\tan x)' = \sec^2 x.$

例 2-16　$y = \sec x$，求 y'.

解　　　　$y' = (\sec x)' = \left(\dfrac{1}{\cos x}\right)' = \dfrac{(1)'\cos x - 1 \cdot (\cos x)'}{\cos^2 x}$

$$= \dfrac{\sin x}{\cos^2 x} = \sec x \tan x.$$

即　　　　　　　　　　　　　$(\sec x)' = \sec x \tan x.$

用类似的方法，还可求得余切函数和余割函数的导数公式：

$$(\cot x)' = -\csc^2 x, \quad (\csc x)' = -\csc x \cot x.$$

二、反函数的求导法则

定理 2-1　如果函数 $x = f(y)$ 在某区间 I_y 内单调、可导，且 $f'(y) \neq 0$，则其反函数 $y = f^{-1}(x)$ 在对应区间 $I_x = \{x \mid x = f(y), y \in I_y\}$ 内也可导，并且

$$[f^{-1}(x)]' = \dfrac{1}{f'(y)} \quad 或 \quad \dfrac{\mathrm{d}y}{\mathrm{d}x} = \dfrac{1}{\dfrac{\mathrm{d}x}{\mathrm{d}y}}.$$

证　由于 $x = f(y)$ 在 I_y 内单调、可导（从而连续），因此其反函数 $y = f^{-1}(x)$ 存在，且 $f^{-1}(x)$ 在 I_x 内也单调、连续.

任取 $x \in I_x$，设 x 的增量为 $\Delta x(\Delta x \neq 0, x + \Delta x \in I_x)$. 由 $y = f^{-1}(x)$ 的单调性可知

$$\Delta y = f^{-1}(x + \Delta x) - f^{-1}(x) \neq 0,$$

于是

$$\dfrac{\Delta y}{\Delta x} = \dfrac{1}{\dfrac{\Delta x}{\Delta y}}.$$

因为 $y = f^{-1}(x)$ 连续，所以

$$\lim_{\Delta x \to 0} \Delta y = 0.$$

从而

$$[f^{-1}(x)]' = \lim_{\Delta x \to 0} \dfrac{\Delta y}{\Delta x} = \lim_{\Delta y \to 0} \dfrac{1}{\dfrac{\Delta x}{\Delta y}} = \dfrac{1}{f'(y)}.$$

上述结论可简述为：反函数的导数等于直接函数导数的倒数.

例 2-17　设函数 $x = \sin y$, $y \in \left[-\dfrac{\pi}{2}, \dfrac{\pi}{2}\right]$ 为直接函数，则其反函数为 $y = \arcsin x$.

函数 $x = \sin y$ 在开区间 $\left(-\dfrac{\pi}{2}, \dfrac{\pi}{2}\right)$ 内单调、可导，且 $(\sin y)' = \cos y > 0$. 因此，根据反函数的求导法则，在对应区间 $I_x = (-1, 1)$ 内有

$$(\arcsin x)' = \frac{1}{(\sin y)'} = \frac{1}{\cos y} = \frac{1}{\sqrt{1 - \sin^2 y}} = \frac{1}{\sqrt{1 - x^2}}.$$

类似地，有 $\qquad\qquad\qquad (\arccos x)' = -\dfrac{1}{\sqrt{1 - x^2}}.$

例 2-18　设函数 $x = \tan y$, $y \in \left(-\dfrac{\pi}{2}, \dfrac{\pi}{2}\right)$ 为直接函数，则其反函数为 $y = \arctan x$.

函数 $x = \tan y$ 在区间 $\left(-\dfrac{\pi}{2}, \dfrac{\pi}{2}\right)$ 内单调、可导，且 $(\tan y)' = \sec^2 y \neq 0$. 因此，根据反函数的求导法则，在对应区间 $I_x = (-\infty, +\infty)$ 内有

$$(\arctan x)' = \frac{1}{(\tan y)'} = \frac{1}{\sec^2 y} = \frac{1}{1 + \tan^2 y} = \frac{1}{1 + x^2}.$$

类似地，有 $\qquad\qquad\qquad (\operatorname{arccot} x)' = -\dfrac{1}{1 + x^2}.$

例 2-19　设函数 $x = a^y (a > 0, a \neq 1)$ 为直接函数，则其反函数为 $y = \log_a x$. 函数 $x = a^y$ 在区间 $I_y = (-\infty, +\infty)$ 内单调、可导，且 $(a^y)' = a^y \ln a \neq 0$. 因此，根据反函数的求导法则，在对应区间 $I_x = (0, +\infty)$ 内有

$$(\log_a x)' = \frac{1}{(a^y)'} = \frac{1}{a^y \ln a} = \frac{1}{x \ln a}.$$

至此，我们已经推导出所有基本初等函数的导数，那么如何求由基本初等函数构成的更复杂的初等函数的导数？例如，如何求函数 $\ln(\tan x)$ 和 e^{x^3} 的导数？

三、复合函数的求导法则

定理 2-2　如果函数 $u = g(x)$ 在点 x 处可导，函数 $y = f(u)$ 在 $u = g(x)$ 处可导，则复合函数 $y = f[g(x)]$ 在点 x 处可导，且导数为

$$\frac{\mathrm{d}y}{\mathrm{d}x} = f'(u) \cdot g'(x) \quad \text{或} \quad \frac{\mathrm{d}y}{\mathrm{d}x} = \frac{\mathrm{d}y}{\mathrm{d}u} \cdot \frac{\mathrm{d}u}{\mathrm{d}x}.$$

证　当函数 $u = g(x)$ 在点 x 的某邻域内为常数时，$y = f[\varphi(x)]$ 也为常数，此时导数为零，结论自然成立.

当函数 $u = g(x)$ 在点 x 的某邻域内不为常数时，$\Delta u \neq 0$，此时有

$$\frac{\Delta y}{\Delta x} = \frac{f[g(x + \Delta x)] - f[g(x)]}{\Delta x} = \frac{f[g(x + \Delta x)] - f[g(x)]}{g(x + \Delta x) - g(x)} \cdot \frac{g(x + \Delta x) - g(x)}{\Delta x}$$

$$= \frac{f(u + \Delta u) - f(u)}{\Delta u} \cdot \frac{g(x + \Delta x) - g(x)}{\Delta x},$$

$$\frac{\mathrm{d}y}{\mathrm{d}x} = \lim_{\Delta x \to 0} \frac{\Delta y}{\Delta x} = \lim_{\Delta u \to 0} \frac{f(u + \Delta u) - f(u)}{\Delta u} \cdot \lim_{\Delta x \to 0} \frac{g(x + \Delta x) - g(x)}{\Delta x}$$

$$= f'(u) \cdot g'(x).$$

例 2-20 $y = \mathrm{e}^{x^3}$，求 $\dfrac{\mathrm{d}y}{\mathrm{d}x}$.

解 函数 $y = \mathrm{e}^{x^3}$ 可看作由 $y = \mathrm{e}^u$ 和 $u = x^3$ 复合而成，因此

$$\frac{\mathrm{d}y}{\mathrm{d}x} = \frac{\mathrm{d}y}{\mathrm{d}u} \cdot \frac{\mathrm{d}u}{\mathrm{d}x} = \mathrm{e}^u \cdot 3x^2 = 3x^2 \mathrm{e}^{x^3}.$$

例 2-21 $y = \sin \dfrac{2x}{1 + x^2}$，求 $\dfrac{\mathrm{d}y}{\mathrm{d}x}$.

解 函数 $y = \sin \dfrac{2x}{1 + x^2}$ 是由 $y = \sin u$ 和 $u = \dfrac{2x}{1 + x^2}$ 复合而成的，因此

$$\frac{\mathrm{d}y}{\mathrm{d}x} = \frac{\mathrm{d}y}{\mathrm{d}u} \cdot \frac{\mathrm{d}u}{\mathrm{d}x} = \cos u \cdot \frac{2(1 + x^2) - (2x)2}{(1 + x^2)^2} = \frac{2(1 - x^2)}{(1 + x^2)^2} \cdot \cos \frac{2x}{1 + x^2}.$$

当熟练掌握复合函数的求导法则后，可省略中间变量的书写步骤.

例 2-22 $y = \ln \sin x$，求 $\dfrac{\mathrm{d}y}{\mathrm{d}x}$.

解 $\dfrac{\mathrm{d}y}{\mathrm{d}x} = (\ln \sin x)' = \dfrac{1}{\sin x} \cdot (\sin x)' = \dfrac{1}{\sin x} \cdot \cos x = \cot x.$

例 2-23 $y = \sqrt[3]{1 - 2x^2}$，求 $\dfrac{\mathrm{d}y}{\mathrm{d}x}$.

解 $\dfrac{\mathrm{d}y}{\mathrm{d}x} = \left[(1 - 2x^2)^{\frac{1}{3}} \right]' = \dfrac{1}{3} (1 - 2x^2)^{-\frac{2}{3}} \cdot (1 - 2x^2)' = \dfrac{-4x}{3\sqrt[3]{(1 - 2x^2)^2}}.$

复合函数的求导法则可以推广到多个中间变量的情形. 例如，设 $y = f(u)$，$u = \varphi(v)$，$v = \psi(x)$，则

$$\frac{\mathrm{d}y}{\mathrm{d}x} = \frac{\mathrm{d}y}{\mathrm{d}u} \cdot \frac{\mathrm{d}u}{\mathrm{d}x} = \frac{\mathrm{d}y}{\mathrm{d}u} \cdot \frac{\mathrm{d}u}{\mathrm{d}v} \cdot \frac{\mathrm{d}v}{\mathrm{d}x}.$$

例 2-24 $y = \ln \cos \mathrm{e}^x$，求 $\dfrac{\mathrm{d}y}{\mathrm{d}x}$.

解

$$\frac{\mathrm{d}y}{\mathrm{d}x} = (\ln \cos \mathrm{e}^x)' = \frac{1}{\cos \mathrm{e}^x} \cdot (\cos \mathrm{e}^x)'$$

$$= \frac{1}{\cos \mathrm{e}^x} \cdot (- \sin \mathrm{e}^x) \cdot (\mathrm{e}^x)'$$

$$= - \mathrm{e}^x \tan \mathrm{e}^x.$$

例 2-25 血管中血液流速 v 遵循**泊肃叶定律**（Poiseuille's law），其表达式为

$$v = \frac{\rho}{4\lambda \eta}(R^2 - r^2).$$

其中，R 为血管半径，v 为血管横截面上距离中轴线 r 处的血液流速，ρ、λ、η 为物理常数. 已知阿司匹林具有舒张微血管的作用. 假定患者遵医嘱服用了两片阿司匹林，在随后的一段时间里，动脉血管的半径以速率 $\dfrac{\mathrm{d}R}{\mathrm{d}t} = 2 \times 10^{-4} \text{ cm/min}$ 扩张. 求动脉中血液流速 v 关于时间 t 的变化率.

解　由于 v 由 R 决定，而 R 随时间 t 变化，故 v 是 t 的复合函数，有

$$\frac{\mathrm{d}v}{\mathrm{d}t} = \frac{\mathrm{d}v}{\mathrm{d}R} \frac{\mathrm{d}R}{\mathrm{d}t}.$$

由泊肃叶定律得 $\dfrac{\mathrm{d}v}{\mathrm{d}R} = \dfrac{R\rho}{2\lambda\eta}$，将 $\dfrac{\mathrm{d}v}{\mathrm{d}t}$ 代入其中，得

$$\frac{\mathrm{d}v}{\mathrm{d}t} = \frac{\mathrm{d}v}{\mathrm{d}R} \frac{\mathrm{d}R}{\mathrm{d}t} = \frac{R\rho}{2\lambda\eta} \cdot 2 \times 10^{-4}.$$

若某处的血管半径 $R = 0.02\,\mathrm{cm}$，$\rho = 4\lambda\eta$，则此处血液流速的变化率为

$$v'|_{R=0.02} = 8 \times 10^{-6}\,\mathrm{cm/min}.$$

四、隐函数的求导法则

例 2-26　联系肌纤维长度 l 与肌纤维收缩速率 v 的关系式为

$$(a+v)(b+l) = c \quad (a > 0, b > 0, c > 0),$$

其中，a,b,c 为生理或物理常数，这是一个关于变量 l 和 v 的隐函数．

形如例 2-26，如果联系两个变量 x 和 y 的关系式是由方程 $F(x,y) = 0$ 确定的，则称此关系式为**隐函数**（implicit function）．在隐函数中，变量 x 和 y 是平等的，彼此相互制约．如果能够从中解析出函数 $y = f(x)$，则称该隐函数可显化为**显函数**（explicit function）．例如，例 2-26 中的关系式可显化为

$$v = \frac{c}{b+l} - a,$$

这是一个显函数．

将隐函数转化成显函数的过程称为隐函数的显化．显化过程有时是困难的，甚至是不可能的．但在实际问题中，即使无法显化隐函数，仍需要计算其导数．因此，我们希望有一种方法，不论隐函数能否显化，都能直接由方程求出其确定的隐函数的导数．这样的求导过程称为**隐函数求导**．下面通过例子来具体说明．

例 2-27　求由方程 $e^y + xy - e = 0$ 确定的隐函数 y 的导数．

解　在方程两边分别对 x 求导，得

$$(e^y)' + (xy)' - (e)' = (0)', \quad \text{即 } e^y y' + y + xy' = 0,$$

从而

$$y' = -\frac{y}{x + e^y} \quad (x + e^y \neq 0).$$

例 2-28　求由方程 $y^5 + 2y - x - 3x^7 = 0$ 确定的隐函数 $y = f(x)$ 在 $x = 0$ 处的导数 $y'|_{x=0}$．

解　在方程两边分别对 x 求导，得

$$5y^4 \cdot y' + 2y' - 1 - 21x^6 = 0,$$

从而

$$y' = \frac{1 + 21x^6}{5y^4 + 2}.$$

因为当 $x = 0$ 时，由原方程得 $y = 0$，所以

$$y'\big|_{x=0} = \frac{1+21x^6}{5y^4+2}\bigg|_{x=0} = \frac{1}{2}.$$

例 2-29 求椭圆 $\dfrac{x^2}{16} + \dfrac{y^2}{9} = 1$ 在点 $\left(2, \dfrac{3}{2}\sqrt{3}\right)$ 处的切线方程.

解 在椭圆方程的两边分别对 x 求导, 得

$$\frac{x}{8} + \frac{2}{9}y \cdot y' = 0.$$

从而

$$y' = -\frac{9x}{16y}.$$

当 $x=2$ 时, $y = \dfrac{3}{2}\sqrt{3}$, 代入上式得到所求切线的斜率

$$k = y'\big|_{x=2} = -\frac{\sqrt{3}}{4}.$$

所求的切线方程为

$$y - \frac{3}{2}\sqrt{3} = -\frac{\sqrt{3}}{4}(x-2), \quad 即 \sqrt{3}\,x + 4y - 8\sqrt{3} = 0.$$

五、对数求导法则

对数求导法的基本步骤是先对 $y = f(x)$ 两边取对数, 再求出 y 关于 x 的导数. 对数求导法特别适用于求幂指函数 $y = [u(x)]^{v(x)}$ 的导数, 以及多因子之积和商的导数.

例 2-30 求函数 $y = x^{\sin x}(x > 0)$ 的导数.

解 1 对函数两边取对数, 得

$$\ln y = \sin x \cdot \ln x.$$

上式两边对 x 求导, 得

$$\frac{1}{y}y' = \cos x \cdot \ln x + \sin x \cdot \frac{1}{x},$$

从而

$$y' = y\left(\cos x \cdot \ln x + \sin x \cdot \frac{1}{x}\right) = x^{\sin x}\left(\cos x \cdot \ln x + \frac{\sin x}{x}\right).$$

解 2 这种幂指函数的导数也可按下面的方法求出:

$$y = x^{\sin x} = \mathrm{e}^{\sin x \cdot \ln x},$$

$$y' = \mathrm{e}^{\sin x \cdot \ln x}(\sin x \cdot \ln x)' = x^{\sin x}\left(\cos x \cdot \ln x + \frac{\sin x}{x}\right).$$

例 2-31 求函数 $y = \sqrt{\dfrac{(x-1)(x-2)}{(x-3)(x-4)}}$ 的导数.

解 先对函数两边取对数 (假定 $x > 4$), 得

$$\ln y = \frac{1}{2}\big[\ln(x-1) + \ln(x-2) - \ln(x-3) - \ln(x-4)\big].$$

上式两边对 x 求导, 得

$$\frac{1}{y}y' = \frac{1}{2}\left(\frac{1}{x-1} + \frac{1}{x-2} - \frac{1}{x-3} - \frac{1}{x-4}\right).$$

从而

$$y' = \frac{y}{2}\left(\frac{1}{x-1} + \frac{1}{x-2} - \frac{1}{x-3} - \frac{1}{x-4}\right).$$

当 $x < 1$ 时，$y = \sqrt{\dfrac{(1-x)(2-x)}{(3-x)(4-x)}}$；当 $2 < x < 3$ 时，$y = \sqrt{\dfrac{(x-1)(x-2)}{(3-x)(4-x)}}$. 将它们分别代入上式，可以得到不同的化简结果.

严格来说，本题应分 $x > 4$，$x < 1$，$2 < x < 3$ 三种情况讨论，但结果都是一样的.

六、初等函数的导数

我们已经推导出了所有基本初等函数的导数. 由于任何初等函数都是通过基本初等函数的有限次四则运算和复合得到的，因此，利用函数四则运算和复合运算的求导法则，便可计算出所有初等函数的导数. 为便于查阅，将基本初等函数导数公式汇总于表 2-1 中；函数四则运算求导法则及复合函数求导法则如表 2-2 所示.

表 2-1　基本初等函数导数公式

$(C)' = 0$（C 为常数）	$(x^\mu)' = \mu x^{\mu-1}$（μ 为实数）
$(\cos x)' = -\sin x$	$(\sin x)' = \cos x$
$(\tan x)' = \sec^2 x$	$(\cot x)' = -\csc^2 x$
$(\sec x)' = \sec x \tan x$	$(\csc x)' = -\csc x \cot x$
$(a^x)' = a^x \ln a$	$(e^x)' = e^x$
$(\log_a x)' = \dfrac{1}{x \ln a}$	$(\ln x)' = \dfrac{1}{x}$
$(\arcsin x)' = \dfrac{1}{\sqrt{1-x^2}}$	$(\arccos x)' = -\dfrac{1}{\sqrt{1-x^2}}$
$(\arctan x)' = \dfrac{1}{1+x^2}$	$(\operatorname{arccot} x)' = -\dfrac{1}{1+x^2}$

表 2-2　函数四则运算及复合函数求导法则

$[u(x) \pm v(x)]' = u'(x) \pm v'(x)$ $[u(x) \cdot v(x)]' = u'(x)v(x) + u(x)v'(x)$	$\left[\dfrac{u(x)}{v(x)}\right]' = \dfrac{u'(x)v(x) - u(x)v'(x)}{v^2(x)}$
$y = f(u)$，$u = g(x)$，$y = f[g(x)]$，则 $\dfrac{dy}{dx} = f'(u) \cdot g'(x)$ 或 $\dfrac{dy}{dx} = \dfrac{dy}{du} \cdot \dfrac{du}{dx}$	

七、高阶导数

一般而言，函数 $y = f(x)$ 的导数 $y' = f'(x)$ 仍为关于 x 的函数，称 $y' = f'(x)$ 的导数为函数 $y = f(x)$ 的**二阶导数**，记作 y''，$f''(x)$ 或 $\dfrac{d^2 y}{dx^2}$，　即

$$y'' = (y')', \quad f''(x) = [f'(x)]', \quad \frac{\mathrm{d}^2 y}{\mathrm{d} x^2} = \frac{\mathrm{d}}{\mathrm{d} x}\left(\frac{\mathrm{d} y}{\mathrm{d} x}\right).$$

相应地，称 $y = f(x)$ 的导数 $f'(x)$ 为**一阶导数**. 类似地，二阶导数的导数称为三阶导数，三阶导数的导数称为四阶导数，……. 一般地，$(n-1)$ 阶导数的导数称为 n 阶导数，分别记作

$$y''', \ y^{(4)}, \ \cdots, \ y^{(n)} \qquad \text{或} \qquad \frac{\mathrm{d}^3 y}{\mathrm{d} x^3}, \ \frac{\mathrm{d}^4 y}{\mathrm{d} x^4}, \ \cdots, \ \frac{\mathrm{d}^n y}{\mathrm{d} x^n}.$$

函数 $f(x)$ 具有 n 阶导数，也常说成函数 $f(x)$ 为 n **阶可导**. 如果函数 $f(x)$ 在点 x 处具有 n 阶导数，那么函数 $f(x)$ 在点 x 的某一邻域内必定具有所有低于 n 阶的导数. 二阶及二阶以上的导数统称为**高阶导数**（high order derivative）.

例 2-32　$y = ax + b$，求 y''.

解　　　　　　　　　　　　$y' = a, \quad y'' = 0.$

例 2-33　$s = \sin \omega t$，求 s''.

解　　　　　　　$s' = \omega \cos \omega t, \quad s'' = -\omega^2 \sin \omega t.$

例 2-34　证明：函数 $y = \sqrt{2x - x^2}$ 满足关系式 $y^3 y'' + 1 = 0$.

证　因为　　　　　　$y' = \dfrac{2 - 2x}{2\sqrt{2x - x^2}} = \dfrac{1 - x}{\sqrt{2x - x^2}},$

$$y'' = \frac{-\sqrt{2x - x^2} - (1 - x)\dfrac{2 - 2x}{2\sqrt{2x - x^2}}}{2x - x^2} = \frac{-2x + x^2 - (1 - x)^2}{(2x - x^2)\sqrt{2x - x^2}}$$

$$= -\frac{1}{(2x - x^2)^{\frac{3}{2}}} = -\frac{1}{y^3},$$

所以　　　　　　　　　　　　$y^3 y'' + 1 = 0.$

例 2-35　求函数 $y = \mathrm{e}^x$ 的 n 阶导数.

解　　　　　$y' = \mathrm{e}^x, \ y'' = \mathrm{e}^x, \ y''' = \mathrm{e}^x, \ y^{(4)} = \mathrm{e}^x, \ \cdots$

一般地，有

$$y^{(n)} = \mathrm{e}^x, \qquad \text{即} (\mathrm{e}^x)^{(n)} = \mathrm{e}^x.$$

例 2-36　求正弦函数与余弦函数的 n 阶导数.

解　　　　　$y = \sin x,$

$$y' = \cos x = \sin\left(x + \frac{\pi}{2}\right),$$

$$y'' = \cos\left(x + \frac{\pi}{2}\right) = \sin\left(x + \frac{\pi}{2} + \frac{\pi}{2}\right) = \sin\left(x + 2 \cdot \frac{\pi}{2}\right),$$

$$y''' = \cos\left(x + 2 \cdot \frac{\pi}{2}\right) = \sin\left(x + 2 \cdot \frac{\pi}{2} + \frac{\pi}{2}\right) = \sin\left(x + 3 \cdot \frac{\pi}{2}\right),$$

$$y^{(4)} = \cos\left(x + 3 \cdot \frac{\pi}{2}\right) = \sin\left(x + 4 \cdot \frac{\pi}{2}\right),$$

$$\cdots$$

一般地，有

$$y^{(n)} = \sin\left(x + n \cdot \frac{\pi}{2}\right), \quad 即 (\sin x)^{(n)} = \sin\left(x + n \cdot \frac{\pi}{2}\right).$$

用类似的方法可得 $(\cos x)^{(n)} = \cos\left(x + n \cdot \frac{\pi}{2}\right)$.

例 2-37　求函数 $\ln(1 + x)$ 的 n 阶导数.

解　　　　　　$y = \ln(1 + x), \quad y' = (1 + x)^{-1}, \quad y'' = -(1 + x)^{-2},$

$$y''' = (-1)(-2)(1 + x)^{-3}, \quad y^{(4)} = (-1)(-2)(-3)(1 + x)^{-4}, \cdots$$

一般地, 有

$$y^{(n)} = (-1)(-2)\cdots(-n+1)(1+x)^{-n} = (-1)^{n-1}\frac{(n-1)!}{(1+x)^n},$$

即　　　　　　　　　$[\ln(1 + x)]^{(n)} = (-1)^{n-1}\frac{(n-1)!}{(1+x)^n}.$

例 2-38　求幂函数 $y = x^\mu$ (μ 为任意常数) 的 n 阶导数公式.

解　　　　　　　　　　　　　$y' = \mu x^{\mu-1},$

$$y'' = \mu(\mu - 1)x^{\mu-2},$$

$$y''' = \mu(\mu - 1)(\mu - 2)x^{\mu-3},$$

$$y^{(4)} = \mu(\mu - 1)(\mu - 2)(\mu - 3)x^{\mu-4},$$

$$\cdots$$

一般地, 有

$$y^{(n)} = \mu(\mu - 1)(\mu - 2)\cdots(\mu - n + 1)x^{\mu-n},$$

即　　　　　　$(x^\mu)^{(n)} = \mu(\mu - 1)(\mu - 2)\cdots(\mu - n + 1)x^{\mu-n}.$

当 $\mu = n$ 时, 得到

$$(x^n)^{(n)} = n(n - 1)(n - 2)\cdots 3 \times 2 \times 1 = n!.$$

而　　　　　　　　　　　　　$(x^n)^{(n+1)} = 0.$

如果函数 $u = u(x)$ 和 $v = v(x)$ 在点 x 处均具有 n 阶导数, 那么显然函数 $u(x) \pm v(x)$ 在点 x 处也具有 n 阶导数, 且

$$(u \pm v)^{(n)} = u^{(n)} \pm v^{(n)}.$$

但乘积 $u(x) \cdot v(x)$ 的 n 阶导数并不如此简单. 由

$$(uv)' = u'v + uv',$$

首先得出

$$(uv)'' = u''v + 2u'v' + uv'',$$

$$(uv)''' = u'''v + 3u''v' + 3u'v'' + uv'''.$$

用数学归纳法可以证明

$$(uv)^{(n)} = u^{(n)} + nu^{n-1}v' + \frac{n(n-1)}{2!}u^{(n-2)}v'' + \cdots + \frac{n(n-1)\cdots(n-k+1)}{k!}u^{(n-k)}v^{(k)} + \cdots + uv^{(n)}$$

即　　　　　　　　　　$(uv)^{(n)} = \sum_{k=0}^{n} C_n^k u^{(n-k)} v^{(k)}.$

上式称为**莱布尼茨**（Leibniz）**公式**.

例 2-39　$y = x^2 e^{2x}$, 求 $y^{(20)}$.

解　设 $u = e^{2x}, \quad v = x^2,$ 则

$$(u)^{(k)} = 2^k e^{2x} \quad (k = 1, 2, \cdots, 20).$$

$$v' = 2x, \quad v'' = 2, \quad (v)^{(k)} = 0 \quad (k = 3, 4, \cdots, 20),$$

代入莱布尼茨公式, 得

$$y^{(20)} = (uv)^{(20)}$$

$$= 2^{20} e^{2x} \cdot x^2 + 20 \cdot 2^{19} e^{2x} \cdot 2x + \frac{20 \times 19}{2!} 2^{18} e^{2x} \cdot 2$$

$$= 2^{20} e^{2x} (x^2 + 20x + 95).$$

八、由参数方程确定的函数的求导法则

设 $t \in I$ 时, $x = \alpha(t)$, $y = \beta(t)$, 如果通过 $x = \alpha(t)$ 能够反过来确定 $t = \alpha^{-1}(x)$, 则称函数 $y = f(x)$ 是由参数方程

$$\begin{cases} x = \alpha(t), \\ y = \beta(t), \end{cases} \quad t \in I$$

表示的. 若 $\alpha'(t)$ 和 $\beta'(t)$ 都存在且 $\alpha'(t) \neq 0$, 则由复合函数和反函数求导法则, 可得复合函数 $y = \beta(t) = \beta[\alpha^{-1}(x)] = f(x)$ 关于 x 的导数为

$$f'(x) = \frac{dy}{dt} \cdot \frac{dt}{dx} = \beta'(t) \cdot \frac{1}{\alpha'(t)} = \frac{\beta'(t)}{\alpha'(t)}.$$

例 2-40　求椭圆 $\begin{cases} x = a\cos t, \\ y = b\sin t \end{cases}$ 在参数 $t = \dfrac{\pi}{4}$ 点处的切线方程.

解
$$\frac{dy}{dx} = \frac{(b\sin t)'}{(a\cos t)'} = \frac{b\cos t}{-a\sin t} = -\frac{b}{a}\cot t.$$

所求切线的斜率为
$$\left. \frac{dy}{dx} \right|_{t=\frac{\pi}{4}} = -\frac{b}{a}.$$

切点的坐标为
$$x_0 = a\cos\frac{\pi}{4} = \frac{\sqrt{2}}{2}a, \quad y_0 = b\sin\frac{\pi}{4} = \frac{\sqrt{2}}{2}b.$$

切线方程为
$$y - \frac{\sqrt{2}}{2}b = -\frac{b}{a}\left(x - \frac{\sqrt{2}a}{2}\right), \quad 即 \ bx + ay - \sqrt{2}ab = 0.$$

例 2-41　抛射体运动轨迹的参数方程为 $\begin{cases} x = v_1 t, \\ y = v_2 t - \dfrac{1}{2}gt^2, \end{cases}$ 求抛射体在时刻 t 的运动速度的大小和方向.

解　先求速度的大小. 速度的水平分量与垂直分量分别为

$$x'(t) = v_1, \quad y'(t) = v_2 - gt,$$

所以抛射体在时刻 t 的运动速度的大小为

$$v = \sqrt{[x'(t)]^2 + [y'(t)]^2} = \sqrt{v_1^2 + (v_2 - gt)^2}.$$

再求速度的方向. 设 α 为切线的倾角，则轨道的切线方向为

$$\tan \alpha = \frac{\mathrm{d}y}{\mathrm{d}x} = \frac{y'(t)}{x'(t)} = \frac{v_2 - gt}{v_1}.$$

第三节 微 分

一、微分的概念

设 $y = f(x)$ 是连续函数，当 $\Delta x \to 0$ 时 $\Delta y \to 0$. 如果导数 $y' = f'(x)$ 存在，当 $y' \neq 0$ 时，Δy 与 Δx 是同阶无穷小量；当 $y' = 0$ 时，Δy 是比 Δx 高阶的无穷小量. 对于充分小却不为零的 Δx，如何计算 $\Delta y = f(x_0 + \Delta x) - f(x_0)$ 是我们经常遇到的现实问题. 如果函数 $y = f(x)$ 具有复杂的表达式，则一般很难精确计算. 这时通常退而求其次，希望知道 Δy 大概为多少，并且能够简便地计算其近似值，这就引出了一些新的概念和方法.

例 2-42 一块正方形金属薄片受温度变化的影响，其边长由 x_0 变为 $x_0 + \Delta x$，如图 2-2 所示，则此金属薄片的面积改变了多少？

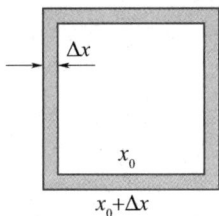

设此正方形的边长为 x，面积为 A，则 A 为 x 的函数 $A = x^2$. 金属薄片的面积改变量为

$$\Delta A = (x_0 + \Delta x)^2 - (x_0)^2 = 2x_0\Delta x + (\Delta x)^2.$$

数学意义：从上式可以看出，ΔA 分为两部分，第一部分 $2x_0\Delta x$ 是 Δx 的线性函数；第二部分 $(\Delta x)^2$（当 $\Delta x \to 0$ 时）是比 Δx 高阶的无穷小量，即 $(\Delta x)^2 = o(\Delta x)$. 由此可见，如果边长改变很微小，即 $|\Delta x|$ 很小，第一部分 $2x_0\Delta x$ 是面积改变量 ΔA 的主要部分，可近似代替 ΔA.

图 2-2

定义 2-2 设函数 $y = f(x)$ 在某区间内有定义，x_0 及 $x_0 + \Delta x$ 属于该区间. 如果函数增量

$$\Delta y = f(x_0 + \Delta x) - f(x_0)$$

可表示为

$$\Delta y = A\Delta x + o(\Delta x),$$

其中，A 是不依赖于 Δx 的常数，$o(\Delta x)$ 是比 Δx 高阶的无穷小量，则称函数 $y = f(x)$ 在点 x_0 处**可微**（differentiable），并称 $A\Delta x$ 为函数 $y = f(x)$ 在点 x_0 处对应于自变量增量 Δx 的**微分**（differential），记作 $\mathrm{d}y$，即

$$\mathrm{d}y = A\Delta x.$$

函数 $y = f(x)$ 在任意点 x 处的微分，称为函数 $f(x)$ 的**微分**，记作 $\mathrm{d}y$ 或 $\mathrm{d}f(x)$. 根据定义，函数 $y = f(x)$ 的微分具有以下两个重要的性质：

（1）$\mathrm{d}y$ 总与 Δx 成正比，是 Δx 的一次函数，称为 Δy 的**线性部分**.

（2）当 $\Delta x \to 0$ 时，$\Delta y - \mathrm{d}y = o(\Delta x)$ 是 Δx 的高阶无穷小量，即 $\mathrm{d}y$ 是 Δy 的**主要部分**.

综合以上两点，称 $\mathrm{d}y$ 为 Δy 的**线性主部**.

下面讨论函数可微的条件. 设函数 $f(x)$ 在点 x_0 处可微, 则按定义有 $\Delta y = A\Delta x + o(\Delta x)$, 两边同除以 Δx, 得

$$\frac{\Delta y}{\Delta x} = A + \frac{o(\Delta x)}{\Delta x}.$$

于是, 当 $\Delta x \to 0$ 时, 由上式得

$$A = \lim_{\Delta x \to 0} \frac{\Delta y}{\Delta x} = f'(x_0).$$

因此, 如果函数 $f(x)$ 在点 x_0 处可微, 则 $f(x)$ 在点 x_0 处也一定可导, 且 $A = f'(x_0)$.

反之, 如果 $f(x)$ 在点 x_0 处可导, 即

$$\lim_{\Delta x \to 0} \frac{\Delta y}{\Delta x} = f'(x_0)$$

存在, 根据极限与无穷小量的关系, 上式可写成

$$\frac{\Delta y}{\Delta x} = f'(x_0) + \alpha,$$

其中, $\alpha \to 0 (\Delta x \to 0)$, 由此可得

$$\Delta y = f'(x_0)\Delta x + \alpha\Delta x,$$

因为 $\alpha\Delta x = o(\Delta x)$, 且 $f'(x_0)$ 不依赖于 Δx, 故上式相当于

$$\Delta y = A\Delta x + o(\Delta x),$$

所以 $f(x)$ 在点 x_0 处也可微.

综上所述, **函数 $f(x)$ 在点 x_0 处可微的充分必要条件是函数 $f(x)$ 在点 x_0 处可导**, 且当 $f(x)$ 在点 x_0 处可微时, 其微分一定为

$$\mathrm{d}y = f'(x_0)\Delta x.$$

例 2-43　求函数 $y = x^2$ 在 $x = 1$ 和 $x = 3$ 处的微分.

解　函数 $y = x^2$ 在 $x = 1$ 处的微分为

$$\mathrm{d}y = (x^2)'\big|_{x=1}\Delta x = 2\Delta x.$$

函数 $y = x^2$ 在 $x = 3$ 处的微分为

$$\mathrm{d}y = (x^2)'\big|_{x=3}\Delta x = 6\Delta x.$$

例 2-44　求函数 $y = x^3$ 当 $x = 2$, $\Delta x = 0.02$ 时的微分.

解　先求函数在任意点 x 处的微分:

$$\mathrm{d}y = (x^3)'\Delta x = 3x^2\Delta x.$$

再求函数当 $x = 2$, $\Delta x = 0.02$ 时的微分:

$$\mathrm{d}y\big|_{x=2,\Delta x=0.02} = 3x^2\Delta x\big|_{x=2,\Delta x=0.02} = 3 \times 2^2 \times 0.02 = 0.24.$$

通常把自变量 x 的增量 Δx 称为**自变量的微分**, 记作 $\mathrm{d}x$, 即 $\mathrm{d}x = \Delta x$. 因此函数 $y = f(x)$ 的微分又可记作

$$\mathrm{d}y = f'(x)\mathrm{d}x.$$

从而有

$$\frac{\mathrm{d}y}{\mathrm{d}x} = f'(x).$$

也就是说, **函数的微分 $\mathrm{d}y$ 与自变量的微分 $\mathrm{d}x$ 之商等于该函数的导数**. 因此, 导数也称为"**微商**".

二、微分的几何意义

如图 2-3 所示，在横坐标轴上取一点 x_0 及其增量 Δx，对应曲线 $y = f(x)$ 上的两点分别为 $M_0(x_0, f(x_0))$ 和 $M(x_0 + \Delta x, f(x_0 + \Delta x))$. 过点 M_0 和点 M 分别向 x 轴作垂线，过点 M_0 作平行于 x 轴的直线，与过点 M 的垂线相交于点 N，此时有 $M_0N = \Delta x$. 再过点 M_0 作曲线 $y = f(x)$ 的切线 M_0T，与垂线 MN 相交于点 P. 容易看出，

$$\frac{NP}{M_0N} = \tan \alpha = \text{切线 } M_0T \text{ 的斜率} = f'(x_0),$$

或
$$NP = f'(x_0)M_0N = f'(x_0)\Delta x = \mathrm{d}y.$$

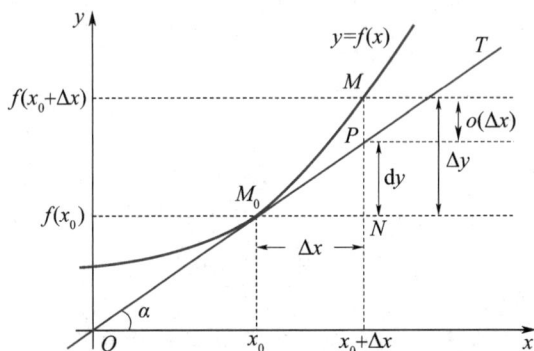

图 2-3

一般地，函数 $y = f(x)$ 的微分 $\mathrm{d}y$ 等于曲线 $y = f(x)$ 在点 x 处切线上纵坐标的增量. 用函数的微分 $\mathrm{d}y$ 近似代替函数的增量 Δy，本质上是用点 x 处切线上纵坐标的增量 NP 代替函数曲线纵坐标的增量 NM，二者之差为 $PM = NM - NP = \Delta y - \mathrm{d}y = o(\Delta x)$. 也可以说，在曲边三角形 $\widetilde{\triangle}M_0MN$ 中，曲边 M_0M 被直角三角形 $\triangle M_0PN$ 的斜边 M_0P 代替.

三、微分的基本公式与运算法则

从函数的微分表达式 $\mathrm{d}y = f'(x)\mathrm{d}x$ 可以看出，计算函数的微分可分为两步：计算函数的导数 $f'(x)$；乘以自变量的微分 $\mathrm{d}x$. 由此可推导出如表 2-3 所示的基本初等函数的微分公式和如表 2-4 所示的函数四则运算求微分法则.

表 2-3　基本初等函数的微分公式

$\mathrm{d}(C) = 0$（C 为常数）	$\mathrm{d}(x^{\mu}) = \mu x^{\mu-1}\mathrm{d}x$（$\mu$ 为实数）
$\mathrm{d}(\cos x) = -\sin x\mathrm{d}x$	$\mathrm{d}(\sin x) = \cos x\mathrm{d}x$
$\mathrm{d}(\tan x) = \sec^2 x\mathrm{d}x$	$\mathrm{d}(\cot x) = -\csc^2 x\mathrm{d}x$
$\mathrm{d}(\sec x) = \sec x\tan x\mathrm{d}x$	$\mathrm{d}(\csc x) = -\csc x\cot x\mathrm{d}x$

$d(a^x) = a^x \ln a dx$	$d(e^x) = e^x dx$
$d(\log_a x) = \dfrac{1}{x \ln a} dx$	$d(\ln x) = \dfrac{1}{x} dx$
$d(\arcsin x) = \dfrac{1}{\sqrt{1-x^2}} dx$	$d(\arccos x) = -\dfrac{1}{\sqrt{1-x^2}} dx$
$d(\arctan x) = \dfrac{1}{1+x^2} dx$	$d(\text{arccot } x) = -\dfrac{1}{1+x^2} dx$

表 2-4 函数四则运算求微分法则

求 导 法 则	微 分 法 则
$(u \pm v)' = u' \pm v'$	$d(u \pm v) = du \pm dv$
$(Cu)' = Cu'$	$d(Cu) = Cdu$
$(u \cdot v)' = u'v + uv'$	$d(u \cdot v) = vdu + udv$
$\left(\dfrac{u}{v}\right)' = \dfrac{u'v - uv'}{v^2}(v \neq 0)$	$d\left(\dfrac{u}{v}\right) = \dfrac{vdu - udv}{v^2}(v \neq 0)$

例 2-45 已知 $y = \sin(2x + 1)$，求 dy.

解 把 $2x + 1$ 看成中间变量 u，则有

$$dy = d(\sin u) = \cos u du = \cos(2x + 1)d(2x + 1)$$
$$= \cos(2x + 1) \cdot 2dx = 2\cos(2x + 1)dx.$$

在求复合函数的导数时，可以不写出中间变量.

例 2-46 已知 $y = \ln(1 + e^{x^2})$，求 dy.

解

$$dy = d\ln(1 + e^{x^2}) = \frac{1}{1 + e^{x^2}} d(1 + e^{x^2}) = \frac{1}{1 + e^{x^2}} \cdot e^{x^2} d(x^2)$$

$$= \frac{1}{1 + e^{x^2}} \cdot e^{x^2} \cdot 2x dx = \frac{2x e^{x^2}}{1 + e^{x^2}} dx.$$

例 2-47 已知 $y = e^{1-3x}\cos x$，求 dy.

解 应用积的微分法则，得

$$dy = d(e^{1-3x}\cos x) = \cos x d(e^{1-3x}) + e^{1-3x} d(\cos x)$$
$$= (\cos x)e^{1-3x}(-3dx) + e^{1-3x}(-\sin x dx)$$
$$= -e^{1-3x}(3\cos x + \sin x)dx.$$

例 2-48 在括号中填入适当的函数，使下列等式成立：

（1）$d(\quad) = xdx$；

（2）$d(\quad) = \cos \omega t dt$.

解 （1）因为 $d(x^2) = 2xdx$，所以

$$xdx = \frac{1}{2} d(x^2) = d\left(\frac{1}{2} x^2\right), \quad 即 d\left(\frac{1}{2} x^2\right) = xdx.$$

因此

$$d\left(\frac{1}{2} x^2 + C\right) = xdx \quad (C \text{ 为任意常数}).$$

（2）因为 $d(\sin \omega t) = \omega\cos \omega t dt$，所以

$$\cos \omega t \mathrm{d}t = \frac{1}{\omega} \mathrm{d}(\sin \omega t) = \mathrm{d}\left(\frac{1}{\omega} \sin \omega t\right).$$

因此 $\qquad \mathrm{d}\left(\frac{1}{\omega} \sin \omega t + C\right) = \cos \omega t \mathrm{d}t \quad (C \text{ 为任意常数}).$

设函数 $y = f(x)$ 有导数 $y' = f'(x)$，那么

（1）若 x 是自变量，则 $\mathrm{d}y = y'\mathrm{d}x = f'(x)\mathrm{d}x$；

（2）若 x 不是自变量，而是自变量 t 的函数 $x = \varphi(t)$，则 y 是自变量 t 的复合函数，由复合函数的求导法则可得

$$y' = \frac{\mathrm{d}y}{\mathrm{d}t} = f'(x)\varphi'(t),$$

从而复合函数的微分为

$$\mathrm{d}y = f'(x)\varphi'(t)\mathrm{d}t.$$

根据 x 与 t 的函数关系，上式中 $\varphi'(t)\mathrm{d}t = \mathrm{d}x$，故有

$$\mathrm{d}y = f'(x)\mathrm{d}x.$$

由此可见，无论 x 是自变量还是中间变量，微分形式 $\mathrm{d}y = f'(x)\mathrm{d}x$ 保持不变，这一性质称为**一阶微分形式不变性**. 该性质在后续的积分方法中起到重要作用.

例 2-49 已知 $y = \mathrm{e}^{ax+bc^2}$，求 $\mathrm{d}y$.

解 令 $u = ax + bx^2$ 则 $y = \mathrm{e}^u$，利用一阶微分形式不变性，得

$$\mathrm{d}y = (\mathrm{e}^u)'\mathrm{d}u = \mathrm{e}^u \mathrm{d}(ax + bx^2)$$
$$= \mathrm{e}^{ax+bx^2}(a + 2bx)\mathrm{d}x.$$

例 2-50 已知 $y = \mathrm{e}^{-ax}\sin bx$，求 $\mathrm{d}y$.

解 令 $\mathrm{e}^{-ax} = u$，$\sin bx = v$，则

$$\mathrm{d}y = \mathrm{d}(uv) = u\mathrm{d}v + v\mathrm{d}u$$
$$= \mathrm{e}^{-ax}\mathrm{d}(\sin bx) + \sin bx \mathrm{d}(\mathrm{e}^{-ax})$$
$$= \mathrm{e}^{-ax}b\cos bx \mathrm{d}x + \sin bx \mathrm{e}^{-ax}(-a)\mathrm{d}x$$
$$= \mathrm{e}^{-ax}(b\cos bx - a\sin bx)\mathrm{d}x.$$

需要特别指出的是，一阶微分形式不变性仅指微分的形式保持不变. 当 x 为自变量时，$\mathrm{d}x = \Delta x$ 严格成立；但当 x 为中间变量时，x 的变化取决于 t，其微分 $\mathrm{d}x = \varphi'(t)\mathrm{d}t$ 仅是 Δx 的线性主部，二者并不相等. 因此，场合不同，$\mathrm{d}x$ 的含义也不同.

四、微分的应用

对函数 $y = f(x)$，由函数的增量与函数微分的近似关系式 $\Delta y \approx \mathrm{d}y$，即

$$\Delta y = f(x_0 + \Delta x) - f(x_0) \approx \mathrm{d}y = f'(x_0)\Delta x,$$

可推导出近似式

$$f(x_0 + \Delta x) \approx f(x_0) + \mathrm{d}y = f(x_0) + f'(x_0)\Delta x.$$

1. 近似计算

例 2-51 有一批半径为 $1\,\mathrm{cm}$ 的球，为了提高球表面的光洁度，需要镀上一层铜，镀层厚度为 $0.01\,\mathrm{cm}$. 试估算每只球需用多少克铜（铜的密度为 $8.9\,\mathrm{g/cm^3}$）.

解　已知球体体积公式为 $V = \dfrac{4}{3}\pi R^3$, $R_0 = 1 \text{ cm}$, $\Delta R = 0.01 \text{ cm}$. 镀层体积为

$$\Delta V = V(R_0 + \Delta R) - V(R_0) \approx V'(R_0)\Delta R = 4\pi R_0^2 \Delta R$$

$$\approx 4 \times 3.14 \times (1\text{cm})^2 \times 0.01 \text{ cm} \approx 0.13 \text{ cm}^3.$$

因此，镀每只球需用的铜约为

$$m = \rho \Delta V \approx 0.13 \text{ cm}^3 \times 8.9 \text{ g/cm}^3 \approx 1.157 \text{ g}.$$

例 2-52　利用微分计算 $\sin 30°30'$ 的近似值.

解　已知 $30°30' = \dfrac{\pi}{6} + \dfrac{\pi}{360}$, $x_0 = \dfrac{\pi}{6}$, $\Delta x = \dfrac{\pi}{360}$.

$$\sin 30°30' = \sin(x_0 + \Delta x) \approx \sin x_0 + \Delta x \cos x_0$$

$$= \sin \frac{\pi}{6} + \cos \frac{\pi}{6} \times \frac{\pi}{360}$$

$$= \frac{1}{2} + \frac{\sqrt{3}}{2} \times \frac{\pi}{360} \approx 0.5076.$$

即

$$\sin 30°30' \approx 0.5076.$$

2. 误差估计

在生产实践中，经常需要测量各种数据. 然而有些数据不易直接测量，这时可通过测量其他相关数据，再根据理论公式计算出所要测量的数据. 由于测量仪器精度、测量条件和测量方法等因素的影响，测得的数据往往存在误差，从而导致结果也存在误差，这种误差称为**间接测量误差**.

下面讨论如何用微分来估计间接测量误差.

绝对误差与相对误差：如果某个量的精确值为 A, 近似值为 a, 则 $|A - a|$ 称为 a 的**绝对误差**，而绝对误差 $|A - a|$ 与 $|a|$ 的比值 $\dfrac{|A - a|}{|a|}$ 称为 a 的**相对误差**.

在实际应用中，某个量的精确值往往无法知晓，于是绝对误差和相对误差也就无法求得. 但是可以根据测量仪器精度等确定误差范围. 如果某个量的精确值是 A, 测得其近似值是 a, 又知误差不超过 δ_A: $|A - a| \leq \delta_A$, 则 δ_A 称为测量 A 的**绝对误差限**, $\dfrac{\delta_A}{|a|}$ 称为测量 A 的**相对误差限**.

例 2-53　设测得圆钢截面的直径 $D = 60.03 \text{ mm}$, 测量 D 的绝对误差限 $\delta_D = 0.05 \text{ mm}$. 利用公式 $A = \dfrac{\pi}{4}D^2$ 计算圆钢的截面积时，试估计面积的误差.

解

$$\Delta A \approx \mathrm{d}A = A' \cdot \Delta D = \frac{\pi}{2}D \cdot \Delta D,$$

$$|\Delta A| \approx |\mathrm{d}A| = \frac{\pi}{2}D \cdot |\Delta D| \leq \frac{\pi}{2}D \cdot \delta_D.$$

已知 $D = 60.03 \text{ mm}$, $\delta_D = 0.05 \text{ mm}$, 因此

$$\delta_A = \frac{\pi}{2}D \cdot \delta_D = \frac{\pi}{2} \times 60.03 \text{ mm} \times 0.05 \text{ mm} \approx 4.715 \text{ mm}^2,$$

$$\frac{\delta_A}{A} = \frac{\frac{\pi}{2}D \cdot \delta_D}{\frac{\pi}{4}D^2} = 2 \cdot \frac{\delta_D}{D} = 2 \times \frac{0.05 \text{ mm}}{60.03 \text{ mm}} \approx 0.17\%.$$

若已知 A 由函数 $y = f(x)$ 确定: $A = y$, 测量 x 的绝对误差限为 δ_x, 由 $\Delta y \approx \mathrm{d}y = y'\Delta x$, 有

$$|\Delta y| \approx |\mathrm{d}y| = |y'| \cdot |\Delta x| \leqslant |y'| \cdot \delta_x,$$

所以测量 y 的绝对误差限 $\delta_y = |y'| \cdot \delta_x$, 测量 y 的相对误差限为

$$\frac{\delta_y}{|y|} = \left| \frac{y'}{y} \right| \cdot \delta_x.$$

第四节　中值定理与导数的应用

一、微分中值定理

定理 2-3 [费马 (Fermat) 引理]　设函数 $f(x)$ 在点 x_0 的某邻域 $U(x_0)$ 内有定义, 且在 x_0 处可导, 如果对任意 $x \in U(x_0)$, 有

$$f(x) \leqslant f(x_0) \quad (\text{或} f(x) \geqslant f(x_0)),$$

那么 $f'(x_0) = 0$.

证　不妨设 $x \in U(x_0)$, $f(x) \leqslant f(x_0)$ (如果 $f(x) \geqslant f(x_0)$, 证明类似). 因此, 对于 $x_0 + \Delta x \in U(x_0)$, 有 $f(x_0 + \Delta x) \leqslant f(x_0)$.

当 $\Delta x > 0$ 时, $\dfrac{f(x_0 + \Delta x) - f(x_0)}{\Delta x} \leqslant 0$;

当 $\Delta x < 0$ 时, $\dfrac{f(x_0 + \Delta x) - f(x_0)}{\Delta x} \geqslant 0$.

根据函数 $f(x)$ 在点 x_0 处可导的条件及极限的保号性, 得到

$$f'(x_0) = f'_+(x_0) = \lim_{\Delta x \to 0^+} \frac{f(x_0 + \Delta x) - f(x_0)}{\Delta x} \leqslant 0,$$

$$f'(x_0) = f'_-(x_0) = \lim_{\Delta x \to 0^-} \frac{f(x_0 + \Delta x) - f(x_0)}{\Delta x} \geqslant 0.$$

因此, $f'(x_0) = 0$.

定理 2-4 [罗尔 (Rolle) 定理]　如果函数 $y = f(x)$ 在闭区间 $[a,b]$ 上连续, 在开区间 (a,b) 内可导, 且有 $f(a) = f(b)$, 那么在 (a,b) 内至少存在一点 ξ, 使得 $f'(\xi) = 0$.

证　若 $f(x)$ 为常函数, 则 $f'(x) = 0$, 结论显然成立.

若 $f(x)$ 不为常函数, 根据闭区间上连续函数的最值定理, $f(x)$ 在 $[a,b]$ 上存在最大值 M 或最小值 m, 且 m 与 M 中至少有一个不等于 $f(a)$. 不妨设 $M \neq f(a)$, 则在 (a,b) 内至少有一点 ξ, 使得 $f(\xi) = M$. 由于 $\xi \in (a,b)$, 故 $f'(\xi)$ 存在, 由费马引理可知, $f'(\xi) = 0$.

例 2-54 设 $f(x)$ 在 $[0,1]$ 上连续，在 $(0,1)$ 内可导，且 $f(0)=f(1)=0$，$f\left(\dfrac{1}{2}\right)=1$，试证：至少存在一点 $\xi \in (0,1)$，使 $f'(\xi)=1$.

证 令 $F(x)=f(x)-x$，则 $F(0)=0$，$F\left(\dfrac{1}{2}\right)=\dfrac{1}{2}$，$F(1)=-1$. 由闭区间上连续函数的零点定理可知，存在 $\eta \in \left(\dfrac{1}{2},1\right)$，使 $F(\eta)=0$. 再由罗尔定理可知，至少存在一点 $\xi \in (0,\eta) \subset (0,1)$，使 $F'(\xi)=0$，即 $f'(\xi)=1$.

例 2-55 在不求出函数 $f(x)=(x-1)(x-2)(x-3)(x-4)$ 的导数的情况下，说明方程 $f'(x)=0$ 有几个实根，并指出它们所在的区间.

解 由罗尔定理的结论知 $f'(\xi)=0$，即 ξ 是方程 $f'(x)=0$ 的根.

因为 $f(x)$ 在 $(-\infty,+\infty)$ 上连续且可导，所以 $f(x)$ 在 $[1,2],[2,3],[3,4]$ 上连续且可导，并满足
$$f(1)=f(2)=f(3)=f(4)=0,$$
由罗尔定理可知，存在 $\xi_1 \in (1,2)$，$\xi_2 \in (2,3)$，$\xi_3 \in (3,4)$，使得
$$f'(\xi_1)=0,\quad f'(\xi_2)=0,\quad f'(\xi_3)=0.$$
即 $f'(x)=0$ 至少有 3 个实根. 由于 $f'(x)$ 是三次方程，其实根个数不超过 3 个，故 $f'(x)=0$ 有 3 个实根，分别在区间 $(1,2),(2,3),(3,4)$ 内.

罗尔定理中的条件 $f(a)=f(b)$ 相当特殊，使其应用受到限制. 若取消该等值条件，但仍保留其余两个条件，并相应地调整结论，即可推导出微分学中十分重要的拉格朗日中值定理.

定理 2-5 [拉格朗日（Lagrange）中值定理] 如果函数 $f(x)$ 在闭区间 $[a,b]$ 上连续，在开区间 (a,b) 内可导，那么在 (a,b) 内至少存在一点 ξ，使得
$$f'(\xi)=\frac{f(b)-f(a)}{b-a}.$$

证 引入辅助函数 $\varphi(x)=f(x)-f(a)-\dfrac{f(b)-f(a)}{b-a}(x-a)$. 容易验证函数 $\varphi(x)$ 满足罗尔定理的条件：$\varphi(a)=\varphi(b)=0$，$\varphi(x)$ 在闭区间 $[a,b]$ 上连续，在开区间 (a,b) 内可导，且
$$\varphi'(x)=f'(x)-\frac{f(b)-f(a)}{b-a}.$$
根据罗尔定理，在开区间 (a,b) 内至少有一点 ξ，使得 $\varphi'(\xi)=0$，即
$$f'(\xi)-\frac{f(b)-f(a)}{b-a}=0.$$
由此得
$$\frac{f(b)-f(a)}{b-a}=f'(\xi).$$

公式 $f'(\xi)=\dfrac{f(b)-f(a)}{b-a}$ 也可写作 $f(b)-f(a)=f'(\xi)(b-a)$.

设在点 x 处存在增量 Δx，得到点 $x+\Delta x$，在以 x 和 $x+\Delta x$ 为端点的区间上应用拉格

朗日中值定理，有

$$f(x + \Delta x) - f(x) = f'(x + \theta \Delta x) \cdot \Delta x \quad (0 < \theta < 1),$$

即 $\Delta y = f'(x + \theta \Delta x) \cdot \Delta x$. 该式准确地表达了 Δy 和 Δx 这两个增量间的关系.

我们知道，函数的微分 dy 是函数的增量 Δy 的近似表达式，一般来说，以 dy 近似代替 Δy 时所产生的误差只有当 $\Delta x \to 0$ 时才趋于 0；而拉格朗日中值定理给出了自变量取有限增量 Δx($|\Delta x|$ 不一定很小) 时函数增量 Δy 的准确表达式. 拉格朗日中值定理在微分学中占有重要地位，又称为**微分中值定理**. 在某些问题中，当自变量 x 取有限增量 Δx 而需要函数增量的准确表达式时，拉格朗日中值定理就显出其价值.

由图 2-4 可以看出，$\dfrac{f(b) - f(a)}{b - a}$ 表示弦 AB 的斜率，而 $f'(\xi)$ 表示曲线在点 C 处切线的斜率. 因此，拉格朗日中值定理的几何意义可表述为，如果曲线 $y = f(x)$ 在除端点外的每一点都有不平行于 y 轴的切线，则曲线上至少存在一点，使得该点的切线平行于两端点的连线，即

$$f'(\xi) = \frac{f(b) - f(a)}{b - a}.$$

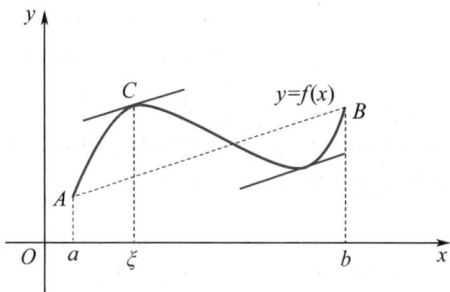

图 2-4

在生物动力学研究中，拉格朗日中值定理表明：对于连续的参数变化过程，至少存在某一时刻的瞬时变化率等于平均变化率，这就是拉格朗日中值定理在医学中的实际意义.

作为拉格朗日中值定理的应用，有如下推论：

推论 1 如果函数 $f(x)$ 在区间 I 上的导数恒为零，那么 $f(x)$ 在区间 I 上为常函数.

证 在区间 I 上任取两点 x_1 和 $x_2(x_1 < x_2)$，应用拉格朗日中值定理，得到

$$f(x_2) - f(x_1) = f'(\xi)(x_2 - x_1) \quad (x_1 < \xi < x_2).$$

由假定条件可知，$f'(\xi) = 0$，所以 $f(x_2) - f(x_1) = 0$，即

$$f(x_2) = f(x_1).$$

因为 x_1 和 x_2 是区间 I 上任意两点，所以上式表明：$f(x)$ 在区间 I 上的所有函数值相等，即 $f(x)$ 在区间 I 上为常函数.

推论 2 若 $x \in (a, b)$ 时 $f'(x) \equiv g'(x)$，则 $f(x) = g(x) + C$(C 为常数，$a < x < b$).

例 2-56 证明当 $x > 0$ 时，$\dfrac{x}{1 + x} < \ln(1 + x) < x$.

证 设 $f(x) = \ln(1 + x)$，显然 $f(x)$ 在区间 $[0, x]$ 上满足拉格朗日中值定理的条件. 根据拉格朗日中值定理，有

$$f(x) - f(0) = f'(\xi)(x - 0), \quad 0 < \xi < x.$$

由于 $f(0) = 0$，$f'(x) = \dfrac{1}{1+x}$，因此上式即为

$$\ln(1+x) = \frac{x}{1+\xi}.$$

又由 $0 < \xi < x$，得

$$\frac{x}{1+x} < \ln(1+x) < x.$$

例 2-57 证明 $\arcsin x + \arccos x = \dfrac{\pi}{2}$.

证 设 $f(x) = \arcsin x + \arccos x$，则

$$f'(x) = (\arcsin x)' + (\arccos x)' = \frac{1}{\sqrt{1-x^2}} + \frac{-1}{\sqrt{1-x^2}} \equiv 0,$$

故 $f(x) = C$. 取 $x = 0$，有 $f(0) = \arcsin 0 + \arccos 0 = 0 + \dfrac{\pi}{2} = C$，$C = \dfrac{\pi}{2}$.

二、洛必达法则

当 $x \to x_0$（或 $x \to \infty$）时，如果函数 $f(x)$ 和 $g(x)$ 都为无穷小量（或无穷大量），则 $\lim \dfrac{f(x)}{g(x)}$ 可能存在也可能不存在，称 $\lim \dfrac{f(x)}{g(x)}$ 为 "$\dfrac{0}{0}$" 型 $\left(\text{或} "\dfrac{\infty}{\infty}" \text{型}\right)$ **不定式**（indefinite form）. 不定式还有另外一些类型，分别表示为

$$0 \cdot \infty, \quad 1^\infty, \quad 0^0, \quad \infty^0, \quad \infty - \infty.$$

当函数 $f(x)$ 和 $g(x)$ 均可导且 $\lim \dfrac{f'(x)}{g'(x)}$ 存在时，可通过 $f(x)$ 和 $g(x)$ 的导数来计算 "$\dfrac{0}{0}$" 型 $\left(\text{或} "\dfrac{\infty}{\infty}" \text{型}\right)$ 不定式.

1. 洛必达法则 I

先讨论 "$\dfrac{0}{0}$" 型不定式的极限.

定理 2-6 如果函数 $f(x)$ 和 $g(x)$ 满足下述条件：
（1）当 $x \to x_0$（或 $x \to \infty$）时，函数 $f(x)$ 和 $g(x)$ 都趋于 0；
（2）在点 x_0 的邻域内（点 x_0 除外），$f'(x)$ 和 $g'(x)$ 均存在且 $g'(x) \neq 0$；
（3）$\lim \dfrac{f'(x)}{g'(x)}$ 存在或为无穷大，

则有

$$\lim \frac{f(x)}{g(x)} = \lim \frac{f'(x)}{g'(x)}.$$

例 2-58 求 $\lim\limits_{x \to \pi} \dfrac{1 + \cos x}{\tan^2 x}$.

解　此题属"$\dfrac{0}{0}$"型不定式的极限，由洛必达法则得

$$原式 = \lim_{x \to \pi} \frac{-\sin x}{2\tan x \sec^2 x} = \lim_{x \to \pi} \frac{-\cos^3 x}{2} = \frac{1}{2}.$$

例 2-59　求 $\displaystyle\lim_{x \to +\infty} \dfrac{\dfrac{\pi}{2} - \arctan x}{\dfrac{1}{x}}$.

解　由洛必达法则得

$$原式 = \lim_{x \to +\infty} \frac{-\dfrac{1}{1+x^2}}{-\dfrac{1}{x^2}} = \lim_{x \to +\infty} \frac{x^2}{1+x^2} = 1.$$

2. 洛必达法则 Ⅱ

再讨论"$\dfrac{\infty}{\infty}$"型不定式的极限.

定理 2-7　如果函数 $f(x)$ 和 $g(x)$ 满足下述条件：

（1）当 $x \to x_0$（或 $x \to \infty$）时，函数 $f(x)$ 和 $g(x)$ 都趋于 ∞；

（2）在点 x_0 的邻域内（点 x_0 除外），$f'(x)$ 和 $g'(x)$ 均存在且 $g'(x) \neq 0$；

（3）$\lim \dfrac{f'(x)}{g'(x)}$ 存在或为无穷大，

则有

$$\lim \frac{f(x)}{g(x)} = \lim \frac{f'(x)}{g'(x)}.$$

例 2-60　求 $\displaystyle\lim_{x \to +\infty} \dfrac{\ln x}{x}$.

解　原式 $= \displaystyle\lim_{x \to +\infty} \dfrac{\dfrac{1}{x}}{1} = 0.$

例 2-61　求 $\displaystyle\lim_{x \to +\infty} \dfrac{\mathrm{e}^x}{x^3}$.

解　原式 $= \displaystyle\lim_{x \to +\infty} \dfrac{\mathrm{e}^x}{3x^2} = \lim_{x \to +\infty} \dfrac{\mathrm{e}^x}{6x} = \lim_{x \to +\infty} \dfrac{\mathrm{e}^x}{6} = \infty.$

3. 其他不定式

对于"$0 \cdot \infty$"型、"$\infty - \infty$"型、"1^∞"型、"0^0"型、"∞^0"型不定式，通常将它们先转化为"$\dfrac{0}{0}$"型或"$\dfrac{\infty}{\infty}$"型后，再使用洛必达法则求解.

例 2-62　求 $\displaystyle\lim_{x \to 0^+} x^\alpha \ln x \,(\alpha > 0)$.

解　此题属"$0 \cdot \infty$"型不定式的极限. 因 $x^\alpha \ln x = \dfrac{\ln x}{x^{-\alpha}}$，故

$$原式 = \lim_{x \to 0^+} \frac{\ln x}{x^{-\alpha}} = \lim_{x \to 0^+} \frac{1}{-\alpha x^{-\alpha}} = \lim_{x \to 0^+} \frac{x^\alpha}{-\alpha} = 0.$$

例 2-63　求 $\lim\limits_{x \to 1}\left(\dfrac{1}{\ln x} - \dfrac{x}{x-1}\right)$.

解　此题属"$\infty - \infty$"型不定式的极限.因 $\dfrac{1}{\ln x} - \dfrac{x}{x-1} = \dfrac{x-1-x\ln x}{(x-1)\ln x}$,　故

$$原式 = \lim_{x \to 1} \frac{x-1-x\ln x}{(x-1)\ln x} = \lim_{x \to 1} \frac{-x}{1+x} = -\frac{1}{2}.$$

例 2-64　求 $\lim\limits_{x \to 0^+} x^{\sin x}$.

解　此题属"0^0"型不定式的极限.因 $x^{\sin x} = \mathrm{e}^{\sin x \ln x}$,　故

$$原式 = \lim_{x \to 0^+} \mathrm{e}^{\sin x \ln x} = \mathrm{e}^{\lim\limits_{x \to 0^-} \sin x \ln x} = \mathrm{e}^{\lim\limits_{x \to 0^+} \frac{\ln x}{\csc x}}$$

$$= \mathrm{e}^{\lim\limits_{x \to 0^+} \frac{\sin x}{x}(-\tan x)} = \mathrm{e}^0 = 1.$$

例 2-65　求 $\lim\limits_{x \to 1} x^{\frac{1}{1-x}}$.

解　此题属"1^∞"型不定式的极限.原式 $= \lim\limits_{x \to 1} \mathrm{e}^{\frac{1}{1-x}\ln x} = \mathrm{e}^{\lim\limits_{x \to 1} \frac{\ln x}{1-x}} = \mathrm{e}^{\lim\limits_{x \to 1} \frac{\frac{1}{x}}{-1}} = \mathrm{e}^{-1}.$

在应用洛必达法则时应注意:

（1）若极限 $\lim\limits_{x \to x_0} \dfrac{f'(x)}{g'(x)}$ 不存在,并不能直接判断原极限 $\lim\limits_{x \to x_0} \dfrac{f(x)}{g(x)}$ 不存在,此时应该用其他方法来判定;

（2）洛必达法则并非万能.例如,$\lim\limits_{x \to +\infty} \dfrac{x + \sin x}{x}$ 虽属"$\dfrac{\infty}{\infty}$"型,但不能用洛必达法则求解.事实上,原式 $= \lim\limits_{x \to +\infty}\left(1 + \dfrac{1}{x}\sin x\right) = 1.$

三、函数的单调性和极值

1. 函数单调性的判定法

如果函数 $y = f(x)$ 在 $[a,b]$ 上单调增加（单调减少）,则其图形为一条沿 x 轴正向上升（下降）的曲线.这时曲线的各点处切线的斜率是非负的（或非正的）,即 $y' = f'(x) \geq 0$（或 $y' = f'(x) \leq 0$）,如图 2-5 和图 2-6 所示.由此可见,函数的单调性与导数的符号有着密切的关系.

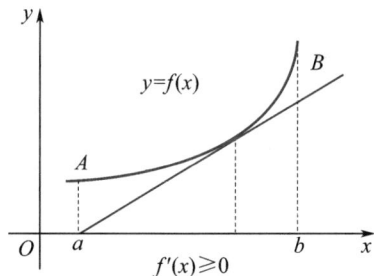

图 2-5

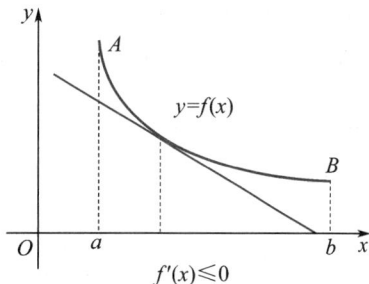

图 2-6

定理 2-8（函数单调性的判定法）　设函数 $y = f(x)$ 在 $[a,b]$ 上连续，在 (a,b) 内可导.

（1）如果在 (a,b) 内 $f'(x) > 0$，那么函数 $y = f(x)$ 在 $[a,b]$ 上单调增加；

（2）如果在 (a,b) 内 $f'(x) < 0$，那么函数 $y = f(x)$ 在 $[a,b]$ 上单调减少.

证　仅证（1）. 在 $[a,b]$ 上任取两点 $x_1, x_2(x_1 < x_2)$，应用拉格朗日中值定理，得到

$$f(x_2) - f(x_1) = f'(\xi)(x_2 - x_1) \quad (x_1 < \xi < x_2).$$

由于在上式中 $x_2 - x_1 > 0$，因此，如果在 (a,b) 内 $f'(x)$ 保持正号，即 $f'(x) > 0$，则有 $f'(\xi) > 0$. 于是

$$f(x_2) - f(x_1) = f'(\xi)(x_2 - x_1) > 0,$$

即
$$f(x_1) < f(x_2),$$

故函数 $y = f(x)$ 在 $[a,b]$ 上单调增加.

判定法中的闭区间换成任意区间（包括无穷区间），定理仍然成立.

例 2-66　判定函数 $y = x - \sin x$ 在 $[0,2\pi]$ 上的单调性.

解　因为在 $(0,2\pi)$ 内 $y' = 1 - \cos x > 0$，由判定法可知函数 $y = x - \sin x$ 在 $[0,2\pi]$ 上单调增加.

例 2-67　讨论函数 $y = e^x - x - 1$ 的单调性.

解　$y' = e^x - 1$. 函数 $y = e^x - x - 1$ 的定义域为 $(-\infty, +\infty)$. 因为在 $(-\infty, 0)$ 内 $y' < 0$，所以函数 $y = e^x - x - 1$ 在 $(-\infty, 0]$ 上单调减少；因为在 $(0, +\infty)$ 内 $y' > 0$，所以函数 $y = e^x - x - 1$ 在 $[0, +\infty)$ 上单调增加.

例 2-68　讨论函数 $y = \sqrt[3]{x^2}$ 的单调性.

解　函数的定义域为 $(-\infty, +\infty)$. 当 $x \neq 0$ 时，函数的导数为 $y' = \dfrac{2}{3\sqrt[3]{x}}\ (x \neq 0)$，函数在 $x = 0$ 处不可导.

当 $x < 0$ 时，$y' < 0$，所以函数在 $(-\infty, 0]$ 上单调减少；

当 $x > 0$ 时，$y' > 0$，所以函数在 $[0, +\infty)$ 上单调增加.

如果函数在定义区间上连续，除有限个导数不存在的点外，导数存在且连续，那么只要用方程 $f'(x) = 0$ 的根及导数不存在的点来划分函数 $f(x)$ 的定义区间，便可保证 $f'(x)$ 在每个子区间内保持符号恒定，从而函数 $f(x)$ 在各子区间上的单调性不变.

例 2-69　确定函数 $f(x) = 2x^3 - 9x^2 + 12x - 3$ 的单调区间.

解　函数的定义域为 $(-\infty, +\infty)$. 函数的导数为

$$f'(x) = 6x^2 - 18x + 12 = 6(x-1)(x-2).$$

导数为零的点有两个：$x_1 = 1$，$x_2 = 2$.

列表分析（见表 2-5，表中 ↗ 表示增加，↘ 表示减少）.

表 2-5

	$(-\infty, 1]$	$[1,2]$	$[2, +\infty)$
$f'(x)$	+	−	+
$f(x)$	↗	↘	↗

函数 $f(x)$ 在区间 $(-\infty, 1]$ 和 $[2, +\infty)$ 上单调增加，在区间 $[1,2]$ 上单调减少.

例 2-70　讨论函数 $y = x^3$ 的单调性.

解　函数的定义域为 $(-\infty, +\infty)$，导数为 $y' = 3x^2$. 除 $x = 0$ 处 $y' = 0$ 外，函数在其余各点处均有 $y' > 0$，因此函数在区间 $(-\infty, 0]$ 及 $[0, +\infty)$ 上均单调增加，从而在整个定义域 $(-\infty, +\infty)$ 上单调增加，且在 $x = 0$ 处存在水平切线.

一般地，如果 $f'(x)$ 在某区间内的有限个点处为零，在其余各点处均为正（或负），那么 $f(x)$ 在该区间仍单调增加（或单调减少）.

例 2-71　证明：当 $x > 1$ 时，$2\sqrt{x} > 3 - \dfrac{1}{x}$.

证　令 $f(x) = 2\sqrt{x} - \left(3 - \dfrac{1}{x}\right)$，则

$$f'(x) = \frac{1}{\sqrt{x}} - \frac{1}{x^2} = \frac{1}{x^2}(x\sqrt{x} - 1).$$

当 $x > 1$ 时，$f'(x) > 0$，因此 $f(x)$ 在 $[1, +\infty)$ 上单调增加，从而当 $x > 1$ 时，$f(x) > f(1)$. 由于 $f(1) = 0$，故 $f(x) > f(1) = 0$，即

$$2\sqrt{x} - \left(3 - \frac{1}{x}\right) > 0,$$

即 $2\sqrt{x} > 3 - \dfrac{1}{x}$ $(x > 1)$.

2. 函数的极值及其求法

定义 2-3　设函数 $f(x)$ 在区间 (a, b) 内有定义，$x_0 \in (a, b)$. 如果在 x_0 的某去心邻域内有 $f(x) < f(x_0)$，则称 $f(x_0)$ 为函数 $f(x)$ 的一个**极大值**（local maximum）；如果在 x_0 的某去心邻域内有 $f(x) > f(x_0)$，则称 $f(x_0)$ 为函数 $f(x)$ 的一个**极小值**（local minimum）. 函数的极大值与极小值统称为函数的**极值**（extreme value），使函数取得极值的点称为**极值点**（extreme point）.

函数的极值是局部概念. 函数 $f(x)$ 在定义域内可能有多个极值，某个极大值也可能小于某个极小值，如图 2-7 所示.

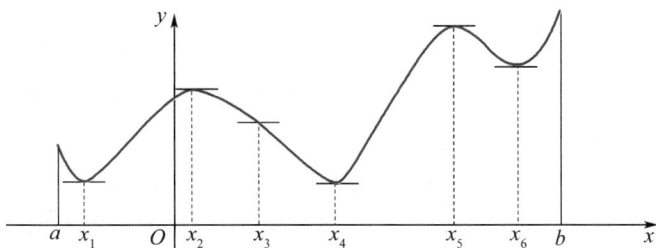

图 2-7

定理 2-9（可导函数极值存在的必要条件）　设函数 $f(x)$ 在点 x_0 处可导，且在点 x_0 处取得极值，则该函数在点 x_0 处的导数为零，即 $f'(x_0) = 0$.

证　假定 $f(x_0)$ 为极大值（极小值的情形类似可证）. 根据极大值的定义，在 x_0 的某去心邻域内，对任何点 x，$f(x) < f(x_0)$ 均成立.

当 $x < x_0$ 时,

$$\frac{f(x) - f(x_0)}{x - x_0} > 0,$$

因此

$$f'(x_0) = \lim_{x \to x_0^-} \frac{f(x) - f(x_0)}{x - x_0} \geq 0;$$

当 $x > x_0$ 时,

$$\frac{f(x) - f(x_0)}{x - x_0} < 0,$$

因此

$$f'(x_0) = \lim_{x \to x_0^+} \frac{f(x) - f(x_0)}{x - x_0} \leq 0;$$

从而得到

$$f'(x_0) = 0.$$

使导数为零的点（方程 $f'(x) = 0$ 的实根）称为函数 $f(x)$ 的 **驻点**（stationary point），函数的驻点与导数不存在的点统称为函数的 **临界点**（critical point）. 定理 2-9 表明：可导函数 $f(x)$ 的极值点必为函数的驻点，但函数 $f(x)$ 的驻点未必是极值点. 例如，函数 $f(x) = x^3$ 在 $x = 0$ 处有 $f'(x) = 0$，但 $x = 0$ 不是极值点.

定理 2-10（第一判别法） 设函数 $f(x)$ 在点 x_0 的邻域内可导，且 $f'(x_0) = 0$.

（1）若当 $x < x_0$ 时 $f'(x) > 0$，当 $x > x_0$ 时 $f'(x) < 0$，则函数 $f(x)$ 在点 x_0 处取得极大值；

（2）若当 $x < x_0$ 时 $f'(x) < 0$；当 $x > x_0$ 时 $f'(x) > 0$，则函数 $f(x)$ 在点 x_0 处取得极小值；

（3）若在点 x_0 的左右两侧 $f'(x)$ 符号不变，则函数 $f(x)$ 在点 x_0 处无极值.

简言之：当 x 在递增经过点 x_0 时，如果 $f'(x)$ 的符号由负变正，那么 $f(x)$ 在点 x_0 处取得极小值；如果 $f'(x)$ 的符号由正变负，那么 $f(x)$ 在点 x_0 处取得极大值；如果 $f'(x)$ 的符号不变，那么 $f(x)$ 在点 x_0 处无极值.

可按下述步骤确定极值点和极值：

（1）求出导数 $f'(x)$；

（2）求出 $f(x)$ 的全部驻点和导数不存在的点；

（3）列表判断 $f'(x)$ 的符号在每个驻点和不可导点邻域内的符号变化，以确定该点是否是极值点，如果是极值点，再根据定理 2-10 判定是极大值还是极小值；

（4）确定所有极值点和极值.

注意：定义域内 $f'(x)$ 不存在的点仍可能是极值点. 例如，$f(x) = |x|$ 在 $x = 0$ 处不可导，但 $f(0) = 0$ 是极小值. 因此，在上述步骤中，驻点和不可导点都要纳入考察范围.

例 2-72 求函数 $f(x) = (x - 4) \sqrt[3]{(x + 1)^2}$ 的极值.

解 （1）$f(x)$ 在 $(-\infty, +\infty)$ 内连续，除 $x = -1$ 外处处可导，且 $f'(x) = \dfrac{5(x - 1)}{3\sqrt[3]{x + 1}}$；

（2）令 $f'(x) = 0$，求得驻点 $x = 1$；$x = -1$ 为 $f(x)$ 的不可导点；

（3）列表判断（见表 2-6）：

表 2-6

x	$(-\infty, -1)$	-1	$(-1,1)$	1	$(1, +\infty)$
$f'(x)$	+	不可导	-	0	+
$f(x)$	↗	0	↘	$-3\sqrt[3]{4}$	↗

因此，函数 $f(x)$ 的极大值为 0，极小值为 $-3\sqrt[3]{4}$.

例 2-73 求函数 $f(x) = (x-5)x^{\frac{2}{3}}$ 的极值.

解 函数的定义域为 $(-\infty, +\infty)$，导数为

$$f'(x) = \frac{5}{3}x^{\frac{2}{3}} - \frac{10}{3}x^{-\frac{1}{3}} = \frac{5}{3}(x-2)x^{-\frac{1}{3}};$$

$f'(x) = 0$ 的点：$x = 2$；

$f'(x)$ 不存在的点：$x = 0$；

列表判断（见表 2-7）：

表 2-7

x	$(-\infty, 0)$	0	$(0,2)$	2	$(2, +\infty)$
$f'(x)$	+	不存在	-	0	+
$f(x)$	↗	极大值	↘	极小值	↗

故 $x = 0$ 是极大值点，极大值为 $f(0) = 0$；$x = 2$ 是极小值点，极小值为 $f(2) = -3\sqrt[3]{4}$.

定理 2-11（第二判别法） 设函数 $f(x)$ 在点 x_0 处具有二阶导数，且 $f'(x_0) = 0$，

（1）当 $f''(x_0) < 0$ 时，函数 $f(x)$ 在点 x_0 处取得极大值；

（2）当 $f''(x_0) > 0$ 时，函数 $f(x)$ 在点 x_0 处取得极小值；

（3）当 $f''(x_0) = 0$ 时，无法判定函数 $f(x)$ 是否在点 x_0 处取得极值.

证 对于情形（1），由于 $f''(x_0) < 0$，按二阶导数的定义有

$$f''(x_0) = \lim_{x \to x_0} \frac{f'(x) - f'(x_0)}{x - x_0} < 0.$$

根据函数极限的局部保号性，存在 x_0 的去心邻域，使得

$$\frac{f'(x) - f'(x_0)}{x - x_0} < 0.$$

即 $f'(x_0) = 0$，上式可写为 $\frac{f'(x)}{x - x_0} < 0$. 由此可知，在去心邻域内，$f'(x)$ 与 $x - x_0$ 符号相反. 因此，当 $x - x_0 < 0$ 即 $x < x_0$ 时，$f'(x) > 0$；当 $x - x_0 > 0$ 即 $x > x_0$ 时，$f'(x) < 0$. 由第一判别法可知 $f(x)$ 在点 x_0 处取得极大值.

情形（2）的证明类似.

对于情形（3），当 $f''(x_0) = 0$ 时，无法判断函数 $f(x)$ 是否在点 x_0 处取得极值. 例如，函数 $f(x) = -x^4$，$f'(x) = 4x^3$，$f'(0) = 0$，$f''(x) = 12x^2$，$f''(0) = 0$，但当 $x < 0$ 时 $f'(x) < 0$，当 $x > 0$ 时 $f'(x) > 0$，所以 $f(0)$ 为极小值. 而函数 $g(x) = x^3$，$g'(x) = 3x^2$，$g'(0) = 0$，$g''(x) = 6x$，$g''(0) = 0$，但 $g(0)$ 不是极值.

例 2-74 求函数 $f(x) = (x^2 - 1)^3 + 1$ 的极值.

解 (1) $f'(x) = 6x(x^2 - 1)^2$.

(2) 令 $f'(x) = 0$, 求得驻点 $x_1 = -1$, $x_2 = 0$, $x_3 = 1$.

(3) $f''(x) = 6(x^2 - 1)(5x^2 - 1)$.

(4) 因 $f''(0) = 6 > 0$, 故 $f(x)$ 在 $x = 0$ 处取得极小值, 极小值为 $f(0) = 0$.

(5) 因 $f''(-1) = f''(1) = 0$, 在 -1 的邻域内 $f'(x) < 0$, 故 $f(x)$ 在 -1 处无极值; 同理, $f(x)$ 在 1 处也无极值.

四、函数的最大值和最小值

在临床实践或基础研究中, 经常需要解决用药后血药浓度何时达到最大值, 如何用药才能使毒副反应最小且疗效最佳等问题. 医学和药学研究中的各种变量, 若是连续变化的, 根据闭区间上连续函数的性质, 必然存在最大值和最小值. 因此, 最优化问题可转化为寻找函数最大值和最小值的问题.

最大值 (maximum) 和**最小值** (minimum) 统称为**最值** (global extremes). 在闭区间上, 连续函数的最值只可能是极值或端点值: 若函数是单调的, 则最值必定为端点值; 若函数的极值是唯一的, 则此极值即为最值.

例 2-75 在胚胎发育阶段, 主血管会分出支血管, 为距离主血管长度为 l 的组织 A 供血. 如果支血管与主血管垂直, 则此时支血管长度 l 为最小值 a. 显然, a 越小, 血液从分支点流向 A 所需的平均血压 P 就越低. 但是, 供血血压 P 不仅与支血管长度 l 有关, 还与支血管和主血管的夹角 θ 有关 (θ 以血流方向为正向). 为简化问题, 设 P 正比于 l 与 $(1 + \theta)$ 之积, 比例系数为 k, 试以所给条件为依据, 说明存在最佳角度 θ, 使得 P 最小, 从而有利于心血管系统.

解 由直角三角形边角关系, $\sin \theta = \dfrac{a}{l}$ 或 $l = \dfrac{a}{\sin \theta}$, 依题意有

$$P = P(\theta) = kl(1 + \theta) = k\frac{a}{\sin \theta}(1 + \theta) = ka\frac{(1 + \theta)}{\sin \theta}, \quad 0 < \theta < \frac{\pi}{2},$$

$$P' = P'(\theta) = ka\frac{\sin \theta - (1 + \theta)\cos \theta}{\sin^2 \theta},$$

令 $P' = 0$, 得到 $\theta = \theta_0 \approx 1.132\,268 \approx 65°$ 时, P 为极小值. 由于这是唯一的极值, 故此时 P 亦为最小值.

五、曲线的凹凸性和拐点

要研究函数的特性并准确描绘其图形, 仅了解其单调性是远远不够的. 例如, 同样是单调递增函数, 有些函数的增速越来越慢, 而有些则越来越快. 从数学分析的角度判断一个函数是减速增长还是加速增长, 需要考察其一阶导数的变化趋势, 即需要研究导数的导数——二阶导数. 在几何意义上, 相当于研究其曲线弧段的弯曲方向.

定义 2-4 设函数 $f(x)$ 在区间 $[a,b]$ 上连续, 如果在区间 $[a,b]$ 上的任意两点 x_1, x_2, 有

$$f\left(\frac{x_1 + x_2}{2}\right) < \frac{f(x_1) + f(x_2)}{2},$$

那么称 $f(x)$ 在区间 $[a,b]$ 上是**凹的**（concave），如图 2-8 所示. 如果

$$f\left(\frac{x_1 + x_2}{2}\right) > \frac{f(x_1) + f(x_2)}{2},$$

那么称 $f(x)$ 在区间 $[a,b]$ 上是**凸的**（convex），如图 2-9 所示.

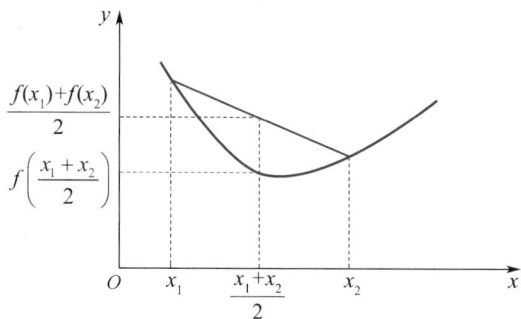 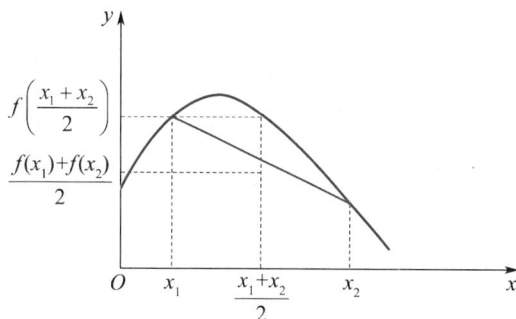

图 2-8   图 2-9

当 $y = f(x)$ 为线性函数时，其图形是一条直线，此时上述两个不等式均不成立，式中的不等号应取等号. 对于非线性函数，若曲线是凸的，则在切点附近曲线位于该点切线的下方（见图 2-10）；若曲线是凹的，则曲线位于该点切线的上方（见图 2-11）. 这一特征可作为曲线凹凸性的几何定义，与代数定义等价.

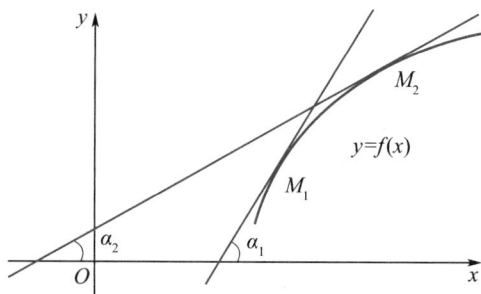 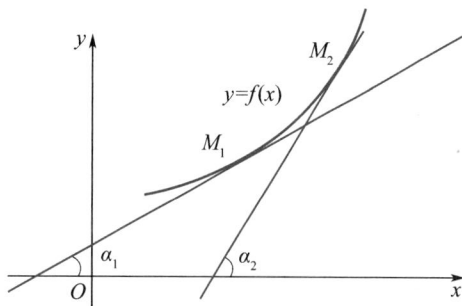

图 2-10   图 2-11

定理 2-12（凹凸性判定定理）   设函数 $f(x)$ 在区间 (a,b) 内具有一阶和二阶导数，那么

（1）若在区间 (a,b) 内 $f''(x) > 0$，则 $f(x)$ 在区间 $[a,b]$ 上的图形是凹的；

（2）若在区间 (a,b) 内 $f''(x) < 0$，则 $f(x)$ 在区间 $[a,b]$ 上的图形是凸的.

证   仅证（1）. 设 $x_1, x_2 \in [a,b]$，且 $x_1 < x_2$，记 $x_0 = \dfrac{x_1 + x_2}{2}$. 由拉格朗日中值定理可得

$$f(x_1) - f(x_0) = f'(\xi_1)(x_1 - x_0) = f'(\xi_1)\frac{x_1 - x_2}{2}, \quad x_1 < \xi_1 < x_0,$$

$$f(x_2) - f(x_0) = f'(\xi_2)(x_2 - x_0) = f'(\xi_2)\frac{x_2 - x_1}{2}, \quad x_0 < \xi_2 < x_2,$$

以上两式相加并应用拉格朗日中值定理得

$$f(x_1) + f(x_2) - 2f(x_0) = [f'(\xi_2) - f'(\xi_1)]\frac{x_2 - x_1}{2}$$

$$= f''(\xi)(\xi_2 - \xi_1)\frac{x_2 - x_1}{2} > 0, \quad \xi_1 < \xi < \xi_2,$$

即 $\dfrac{f(x_1) + f(x_2)}{2} > f\left(\dfrac{x_1 + x_2}{2}\right)$，所以 $f(x)$ 在区间 $[a,b]$ 上是凹的.

在连续曲线 $y = f(x)$ 上，凹弧与凸弧的分界点称为该曲线的**拐点**. 确定曲线 $y = f(x)$ 的凹凸区间和拐点的步骤如下：

（1）求出二阶导数 $f''(x)$；

（2）找出使二阶导数为零的点和二阶导数不存在的点，并用这些点把定义域分为若干开区间；

（3）分析 $f''(x)$ 在每个区间内的符号，从而确定 $f(x)$ 在每个区间内的凹凸性，同时判断上述各点在曲线上的对应点是否为拐点.

例 2-76　判断曲线 $y = \ln x$ 的凹凸性.

解
$$y' = \frac{1}{x}, \quad y'' = -\frac{1}{x^2}.$$

因为在函数 $y = \ln x$ 的定义域 $(0, +\infty)$ 内，$y'' < 0$，所以曲线 $y = \ln x$ 是凸的.

例 2-77　判断曲线 $y = x^3$ 的凹凸性.

解
$$y' = 3x^2, \quad y'' = 6x.$$

由 $y'' = 0$，得 $x = 0$.

因为当 $x < 0$ 时，$y'' < 0$，所以曲线在 $(-\infty, 0]$ 内是凸的；

因为当 $x > 0$ 时，$y'' > 0$，所以曲线在 $[0, +\infty)$ 内是凹的.

点 $(0, 0)$ 为拐点.

例 2-78　求 $y = 2x^3 + 3x^2 - 12x + 14$ 的拐点.

解
$$y = 6x^2 + 6x - 12, \quad y'' = 12x + 6 = 12\left(x + \frac{1}{2}\right).$$

令 $y'' = 0$，得 $x = -\dfrac{1}{2}$.

因为当 $x < -\dfrac{1}{2}$ 时，$y'' < 0$；当 $x > -\dfrac{1}{2}$ 时，$y'' > 0$，所以点 $\left(-\dfrac{1}{2}, 20\dfrac{1}{2}\right)$ 是曲线的拐点.

例 2-79　求曲线 $y = 3x^4 - 4x^3 + 1$ 的拐点及凹凸区间.

解　函数 $y = 3x^4 - 4x^3 + 1$ 的定义域为 $(-\infty, +\infty)$，

$$y' = 12x^3 - 12x^2, \quad y'' = 36x^2 - 24x = 36x\left(x - \frac{2}{3}\right).$$

解方程 $y'' = 0$，得 $x_1 = 0, x_2 = \dfrac{2}{3}$.

列表判断（见表 2-8）：

表 2-8

	$(-\infty,0)$	0	$(0,2/3)$	2/3	$(2/3,+\infty)$
y''	+	0	−	0	+
y	凹	1	凸	11/27	凹

因此，曲线在区间 $(-\infty,0]$ 和 $[2/3,+\infty)$ 上是凹的，在区间 $[0,2/3]$ 上是凸的．点 $(0,1)$ 和 $(2/3,11/27)$ 是曲线的拐点．曲线图形如图 2-12 所示．

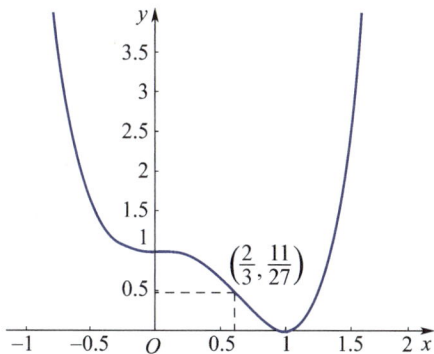

图 2-12

六、函数曲线的渐近线

定义 2-5 当曲线 C 上的动点沿曲线 C 无限远离原点时，若该动点与某直线 L 的距离趋于零，则称直线 L 为曲线 C 的**渐近线**（asymptote）．

设曲线 C 为 $y=f(x)$，依不同情况，渐近线可以分为以下 3 种．

1. 垂直渐近线

若 $\lim\limits_{x\to x_0^+} f(x)=\infty$ 或 $\lim\limits_{x\to x_0^-} f(x)=\infty$，则直线 $x=x_0$ 为曲线 $f(x)$ 的垂直渐近线．

2. 水平渐近线

若 $\lim\limits_{x\to +\infty} f(x)=A$ 或 $\lim\limits_{x\to -\infty} f(x)=A$，则直接 $y=A$ 为曲线 $f(x)$ 的水平渐近线．

3. 斜渐近线

若 $\lim\limits_{x\to\infty}\dfrac{f(x)}{x}=a$ 且 $\lim\limits_{x\to\infty}[f(x)-ax]=b$，则直线 $y=ax+b$ 为曲线 $f(x)$ 的斜渐近线．

例 2-80 求曲线 $f(x)=\arctan 2x-x$ 的渐近线．

解 $a=\lim\limits_{x\to\infty}\dfrac{\arctan 2x-x}{x}=-1$，$\lim\limits_{x\to\infty}[f(x)-ax]=\lim\limits_{x\to\pm\infty}\arctan 2x=\pm\dfrac{\pi}{2}$．

于是，曲线 $y=f(x)$ 有两条斜渐近线，即 $y=-x\pm\dfrac{\pi}{2}$．

七、函数图形的描绘

将函数由代数形式转化为几何形式，可以更直观地展示其各种性质．在中学阶段使用描点法来描绘函数图形时，往往较为粗糙，函数的单调性和凹凸性、极值点和拐点等重要特征可能被忽略．借助导数，可以较准确地描绘出函数图形，基本步骤如下：

（1）确定定义域，求出 $f'(x)$ 和 $f''(x)$，并根据奇偶性、周期性等确定作图范围；

（2）求出 $f'(x)$ 和 $f''(x)$ 的全部零点及导数不存在的点，并用这些点将定义域分为若干区间；

（3）确定各区间内 $f'(x)$ 和 $f''(x)$ 的符号，进而判断图形的单调性和凹凸性，并确定极值点和拐点；

（4）确定函数图形的渐近线及其他变化趋势；

（5）计算出（2）中各点的函数值，再适当补充其他特征点，根据函数特性描点作图，为了方便可列成一个表分析．

例 2-81　绘出函数 $f(x) = x^3 - x^2 - x + 1$ 的图形．

解　（1）函数的定义域为 $(-\infty, +\infty)$．

（2）$f'(x) = 3x^2 - 2x - 1 = (3x + 1)(x - 1)$，　$f''(x) = 6x - 2 = 2(3x - 1)$．

$f'(x) = 0$ 的根为 $x = -1/3, 1$；$f''(x) = 0$ 的根为 $x = 1/3$．

（3）列表分析（见表 2-9）．

表 2-9

x	$(-\infty, -1/3)$	$-1/3$	$(-1/3, 1/3)$	$1/3$	$(1/3, 1)$	1	$(1, +\infty)$
$f'(x)$	+	0	−	−	−	0	+
$f''(x)$	−	−	−	0	+	+	+
$f(x)$	凸↗	极大	凸↘	拐点	凹↘	极小	凹↗

（4）当 $x \to +\infty$ 时，$y \to +\infty$；当 $x \to -\infty$ 时，$y \to -\infty$．

（5）计算特殊点：$f(-1/3) = 32/27$，$f(1/3) = 16/27$，$f(1) = 0$，$f(0) = 1$；$f(-1) = 0$，$f(3/2) = 5/8$．

（6）描点连线绘出图形（见图 2-13）．

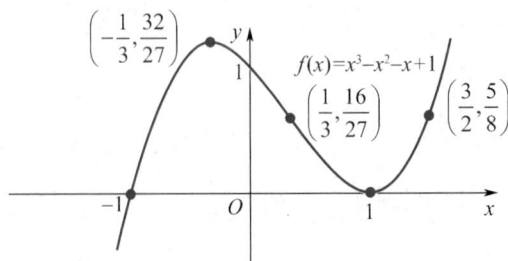

图 2-13

例 2-82　绘出函数 $f(x) = \mathrm{e}^{-\frac{1}{2}x^2}$ 的图形.

解　（1）函数为偶函数，定义域为 $(-\infty, +\infty)$，图形关于 y 轴对称.

（2）$f'(x) = -x\mathrm{e}^{-\frac{1}{2}x^2}$，$f''(x) = (x+1)(x-1)\mathrm{e}^{-\frac{1}{2}x^2}$.

令 $f'(x) = 0$，得 $x = 0$；令 $f''(x) = 0$，得 $x = -1$ 和 $x = 1$.

（3）列表分析（见表 2-10）.

表 2-10

x	$(-\infty, -1)$	-1	$(-1,0)$	0	$(0,1)$	1	$(1, +\infty)$
$f'(x)$	$+$		$+$	0	$-$		$-$
$f''(x)$	$+$	0	$-$		$-$	0	$-$
$f(x)$	↗凹	拐点	↗凸	极大值	↘凸	拐点	↘凹

（4）曲线有水平渐近线 $y = 0$.

（5）先绘出区间 $(0, +\infty)$ 内的图形，然后利用对称性绘出区间 $(-\infty, 0)$ 内的图形.如图 2-14 所示.

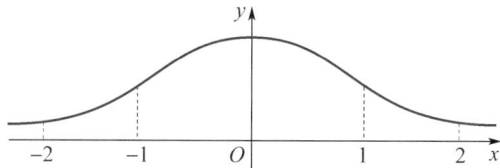

图 2-14

例 2-83　绘出函数 $f(x) = \dfrac{4(x+1)}{x^2} - 2$ 的图形.

解　定义域为 $x \neq 0$.

$$f'(x) = -\frac{4(x+2)}{x^3}, \quad f''(x) = \frac{8(x+3)}{x^4}.$$

由 $f'(x) = 0$ 得 $x = -2$；由 $f''(x) = 0$ 得 $x = -3$.

$\lim\limits_{x \to \infty} f(x) = -2$，故有水平渐近线 $y = -2$.

$\lim\limits_{x \to 0} f(x) = +\infty$，故有垂直渐近线 $x = 0$.

列表分析（见表 2-11）.

表 2-11

x	$(-\infty, -3)$	-3	$(-3, -2)$	-2	$(-2,0)$	$(0, +\infty)$
$f'(x)$	$-$	$-$	$-$	0	$+$	$-$
$f''(x)$	$-$	0	$+$	$+$	$+$	$+$
图形	凸	拐点	凹	极小	凹	凹

再补充一些特征点：

$A(-2, -3)$，$B(-3, -2.89)$，$C(1-\sqrt{3}, 0)$，$D(1+\sqrt{3}, 0)$，$E(-1, -2)$，$(1,6)$，$(2,1)$.

绘出图形（见图 2-15）.

例 2-84 通过实验室饲养雌性小鼠所获得的数据，Page 得出小鼠的生长函数为

$$W = \frac{36}{1 + 30e^{-\frac{2}{3}t}},$$

其中，W 为体重（单位：g），t 为时间（单位：周）. 为了直观展示小鼠的生长发育规律，需绘出该函数的图形. 显然，根据实际意义，W 的定义域为 $[0, +\infty)$，且

$$\lim_{t \to +\infty} W = \lim_{t \to +\infty} \frac{36}{1 + 30e^{-\frac{2}{3}t}} = 36.$$

故 $W = 36$ 是函数 W 的水平渐近线. 对时间变量求导，得

$$W' = \frac{720e^{-\frac{2}{3}t}}{(1 + 30e^{-\frac{2}{3}t})^2} \quad \text{和} \quad W'' = \frac{480(30e^{-\frac{2}{3}t} - 1)e^{-\frac{2}{3}t}}{(1 + 30e^{-\frac{2}{3}t})^3}.$$

显然 $W' > 0$，令 $W''(t_1) = 0$，解得 $t_1 = \frac{3\ln 30}{2} \approx 5.101\,8$ 周.

计算出对应体重 $W(0) = \frac{36}{31}$g 和 $W(t_1) = W\left(\frac{3\ln 30}{2}\right) = 18$g.

根据上述数据列出表格（见表 2-12），分析并绘出生长曲线（见图 2-16）.

表 2-12

t	$\left[0, \frac{3\ln 30}{2}\right)$	$\frac{3\ln 30}{2}$	$\left(\frac{3\ln 30}{2}, +\infty\right)$
W'	+	+	+
W''	+	0	−
W	凹	拐点	凸

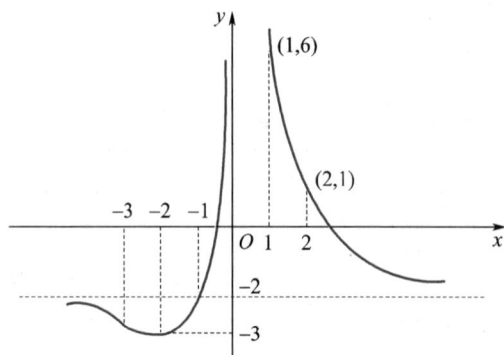

图 2-15

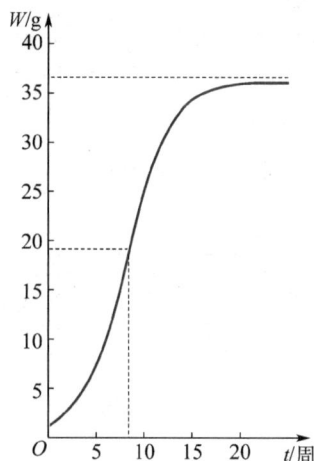

图 2-16

习　题　二

1. 设 $f(x) = 10x^2$，根据导数定义求 $f'(-1)$.

2. 设 $f(x) = 8x + 5$，根据导数定义求 $f'(x)$.

3. 根据导数定义分析下列极限，指出 A 表示什么：

(1) $\lim\limits_{\Delta x \to 0} \dfrac{f(x_0 - \Delta x) - f(x_0)}{\Delta x} = A$，其中 $f'(x_0)$ 存在；

(2) $\lim\limits_{x \to 0} \dfrac{f(x)}{x} = A$，其中 $f(0) = 0$ 且 $f'(0)$ 存在.

4. 讨论函数 $y = |\sin x|$ 在 $x = 0$ 处的连续性与可导性.

5. 已知 $f(x) = \begin{cases} x^2, & x \geqslant 0, \\ -x, & x < 0. \end{cases}$ 求 $f'_+(0)$ 及 $f'_-(0)$，由此判断 $f'(0)$ 是否存在.

6. 设函数 $f(x) = \begin{cases} x^2, & x \leqslant 1, \\ ax + b, & x > 1. \end{cases}$ 若函数在 $x = 1$ 处可导，试确定 a，b 的值.

7. 用公式求下列函数的导数：

(1) $y = x^8$；　　　　　　　(2) $y = \sqrt[3]{x^8}$；　　　　　　　(3) $y = x^{2.8}$；

(4) $y = \dfrac{x}{\sqrt{x}}$；　　　　　　　(5) $y = \sqrt{\sqrt{\sqrt{x}}}$；　　　　　(6) $y = \dfrac{x^2 \cdot \sqrt[3]{x^2}}{\sqrt{x^5}}$.

8. 求曲线 $y = \sqrt{x}$ 在点 $(1,1)$ 处的切线方程.

9. 求曲线 $y = \cos x$ 在点 $\left(\dfrac{\pi}{3}, \dfrac{1}{2}\right)$ 处的切线方程和法线方程.

10. 在抛物线 $y = x^2$ 上取横坐标为 $x_1 = 1$ 和 $x_2 = 3$ 的两点，作过这两点的割线. 该抛物线上哪一点的切线平行于这条割线？

11. 已知一物体的运动规律为 $s = t^8 (\mathrm{cm})$，求该物体在 $t = 2\,\mathrm{s}$ 时的瞬时速度.

12. 求下列函数的导数：

(1) $y = 3x^2 - \dfrac{2}{x^2} + 8$；　　　(2) $y = 5x^2 - 2^x + 3\mathrm{e}^x + \mathrm{e}$；　(3) $y = (1 + \sqrt{x})\left(\dfrac{1}{\sqrt{x}} - 1\right)$；

(4) $y = 8\tan x + \sec x - 1$；　(5) $y = 8x^2 \ln x$；　　　　(6) $y = 8\mathrm{e}^x \cos x$；

(7) $y = (2 + 3x)(4 - 7x)$；　(8) $y = 3a^x - \dfrac{2}{x} + a$；　　(9) $y = \dfrac{8}{\ln x}$；

(10) $y = \dfrac{-1}{1 + x + x^2}$；　　　(11) $y = \dfrac{x-1}{x+1}$；　　　(12) $y = \dfrac{1 + \sin x}{1 + \cos x} + \sin \dfrac{\pi}{2}$；

(13) $y = (x - a)(x + b)(x - c)$；　　　　　(14) $y = x^2 \ln x \cos x$；

(15) $y = \dfrac{-2\csc x}{1 + x^2}$；　　　　　　　(16) $y = \dfrac{2\ln x + x^3}{3\ln x + x^2} + \ln 8$.

13. 求下列函数在给定点的导数：

（1）$y = \sin x - \cos x + \tan \dfrac{\pi}{9}$，求 $y'|_{x=\frac{\pi}{6}}$ 和 $y'|_{x=\frac{\pi}{4}}$；

（2）$f(x) = \dfrac{3}{5-x} + \dfrac{x^2}{5} + \mathrm{e}^3$，求 $f'(0)$ 和 $f'(2)$.

14. 写出曲线 $y = x - \dfrac{1}{x}$ 与 x 轴交点处的切线方程.

15. 求下列函数的导数：

（1）$y = (3x + 5)^4$；　　　　　（2）$y = \cos(4 - 8x)$；　　　　（3）$y = \mathrm{e}^{-3x^2}$；

（4）$y = \mathrm{e}^{-x}(x^2 - 2x + 3)$；　（5）$y = \ln(\mathrm{e} + x^2)$；　　　　（6）$y = \sin^2 x$；

（7）$y = 8\arctan x^2$；　　　　（8）$y = -\sqrt{a^2 - x^2}$；　　　（9）$y = (\arcsin x)^2$；

（10）$y = \left(\arctan \dfrac{x}{8}\right)^2$；　　（11）$y = \log_a(x^2 + x + 1)$；（12）$y = 2\sqrt{1 + \ln^2 x}$；

（13）$y = \ln \tan \dfrac{x}{8}$；　　　（14）$y = \arccos \dfrac{1}{x}$；　　　（15）$y = \sin^2 x \cdot \cos^2 x$；

（16）$y = 8\ln[\ln(\ln x)]$；　（17）$y = -\arctan \dfrac{x+1}{x-1}$；　（18）$y = \dfrac{\mathrm{e}^t - \mathrm{e}^{-t}}{\mathrm{e}^t + \mathrm{e}^{-t}}$；

（19）$y = \sqrt{x + \sqrt{x}}$；　　　（20）$y = x\arcsin \dfrac{x}{2} + \sqrt{4 - x^2}$；

（21）$y = \dfrac{1}{4} \ln \dfrac{1+x}{1-x} - \dfrac{1}{2}\mathrm{arccot}\, x$；　　　　　　（22）$y = \arccos \dfrac{2t}{1 + t^2}$.

16. 求下列方程所确定的隐函数的导数：

（1）$y^2 - 2xy + 9 = 0$；　　（2）$x^3 + y^3 - 3axy = 0$；　　　（3）$xy = \mathrm{e}^{x+y}$；

（4）$y = 1 - x\mathrm{e}^y$；　　　（5）$\ln \sqrt{x^2 + y^2} = \arctan \dfrac{y}{x}$；　（6）$\mathrm{e}^{xy} + y\ln x = \cos 2x$.

17. 用对数求导法求下列函数的导数：

（1）$y = 2x^x$；　　　　　　　（2）$y = (\ln x)^x$；　　　　　（3）$y = \left(\dfrac{x}{1+x}\right)^x$；

（4）$y = (1 + x^2)^{\sin x}$；　　　（5）$y = \dfrac{\sqrt{x+2}(3-x)^4}{(x+1)^5}$；　（6）$y = 3\sqrt[3]{\dfrac{x(x^2+1)}{(x^2-1)^2}}$.

18. 求下列函数的二阶导数：

（1）$y = 2x^2 + \ln x$；　　　　（2）$y = x\mathrm{e}^{x^2}$；　　　　　（3）$y = \mathrm{e}^{-t}\sin t$；

（4）$y = \arccos(\sin x)$；　　（5）$y = \left(\dfrac{1+x^2}{2}\right)\arctan x$；　（6）$y = \ln \dfrac{1}{x + \sqrt{1 + x^2}}$.

19. 求下列函数的指定阶导数：

（1）$y = x\mathrm{e}^x + \mathrm{e}^n$，求 $y^{(n)}$；　　　　　（2）$y = x\ln x + 2^n$，求 $y^{(n)}$；

（3）$y = 2\sin^2 x + \sin^2 \dfrac{1}{8}$，求 $y^{(n)}$；（4）$y = x\cos x + 3$，求 $y^{(4)}$.

20. 求下列函数的微分：

（1）$y = \mathrm{e}^{-x}\cos(8 - x)$；　　（2）$y = 8x\sin 2x$；　　　　　（3）$y = \dfrac{8x}{\sqrt{x^2 + 1}}$；

(4) $y = \frac{1}{2}[\ln(1-x)]^2$;   (5) $y = -\frac{1}{x} + 2\sqrt{x}$;   (6) $y = \frac{1}{8}\tan^2(1+2x^2)$.

21. 求下列参数方程所确定的函数的导数 $\frac{dy}{dx}$:

(1) $\begin{cases} x = at^2, \\ y = bt^3; \end{cases}$ (2) $\begin{cases} x = \dfrac{t^2}{2}, \\ y = 1 - t; \end{cases}$

(3) $\begin{cases} x = \theta(1 - \sin\theta), \\ y = 1 - \theta; \end{cases}$ (4) $\begin{cases} x = \ln(1 + t^2), \\ y = 8t - \arctan t. \end{cases}$

22. 求曲线 $\begin{cases} x = 2e^t, \\ y = e^{-t} \end{cases}$ 在 $t = 0$ 相应点处的切线方程.

23. 验证函数 $f(x) = \arctan x$ 在区间 $[0,1]$ 上是否满足拉格朗日中值定理. 若满足, 求 ξ 的值.

24. 试用拉格朗日中值定理证明不等式 $|\sin x - \sin y| \leqslant |x - y|$.

25. 用洛必达法则求下列函数的极限:

(1) $\lim\limits_{x \to 0} \dfrac{e^{x^2} - 1}{\cos x - 1}$;   (2) $\lim\limits_{x \to \frac{\pi}{2}} \dfrac{\tan x}{\tan 3x}$;

(3) $\lim\limits_{x \to \infty} x(e^{\frac{1}{x}} - 1)$;   (4) $\lim\limits_{x \to \infty} \left(1 + \dfrac{a}{x}\right)^x \ (a \neq 0)$.

26. 讨论下列函数的单调性:

(1) $f(x) = x - \ln(1 + x)$;

(2) $f(x) = x - \ln x$;

(3) $f(x) = \arctan x - x$.

27. 求下列函数的极值:

(1) $f(x) = x - \ln(1 + x)$;   (2) $f(x) = 2x^3 - 3x^2 + 1$;

(3) $f(x) = 2x^3 - 6x^2 - 18x + 10$;   (4) $f(x) = x^4 - 8x^3 + 22x^2 - 24x + 20$.

28. 求下列函数的最大值和最小值:

(1) $f(x) = 2x^3 - 3x^2 + 5$, $x \in [-1, 4]$;

(2) $f(x) = x + \sqrt{1 - x}$, $x \in [-5, 1]$.

29. 水中氢离子浓度与氢氧根离子浓度的乘积为 10^{-14}. 求当氢离子浓度为何值时, 氢离子浓度与氢氧根离子浓度之和达到最小值?

30. 在某化学反应中, 反应速度 $v(x)$ 与反应物的浓度 x 的关系为

$$v(x) = kx(x_0 - x),$$

其中, x_0 为反应开始时反应物的浓度, k 为反应速率常数. 反应物的浓度 x 为何值时, 反应速度 $v(x)$ 达到最大值?

31. 求下列曲线的凹凸区间与拐点:

(1) $f(x) = xe^{-x}$;   (2) $f(x) = \ln(1 + x^2)$.

第三章

一元函数积分学

📖 拓展阅读

18 世纪：微积分
的蓬勃发展

一元函数积分学由不定积分和定积分两部分组成. 不定积分和定积分虽然由不同的问题引出，实际含义也各不相同，但却有着十分密切的联系.

🔧 第一节　不定积分

第二章讨论了函数的导数. 例如，通过路程函数求瞬时速度，本质上就是求导数的问题. 现在讨论其逆问题：已知速度函数，如何求路程函数？更一般地，已知导函数 $f'(x)$ 求 $f(x)$，即求导数的逆问题，这正是本节要讨论的函数的不定积分.

一、不定积分的概念与性质

1. 原函数与不定积分的定义

定义 3-1　如果在区间 I 上，可导函数 $F(x)$ 的导函数为 $f(x)$，即对该区间内的任意 x，都有

$$F'(x) = f(x)$$

或

$$\mathrm{d}F(x) = f(x)\,\mathrm{d}x,$$

则称函数 $F(x)$ 为函数 $f(x)$ 在区间 I 上的**原函数** (primitive function).

例如，因为 $(x^2)' = 2x$，所以 x^2 是 $2x$ 的一个原函数. 又因为 $(\sin x)' = \cos x$，所以 $\sin x$ 是 $\cos x$ 的一个原函数.

关于函数 $f(x)$ 的原函数，要解决以下 3 个问题：

（1）什么样的函数 $f(x)$ 存在原函数；

（2）如果 $f(x)$ 的原函数存在，是否具有唯一性；

（3）如何求出 $f(x)$ 的原函数.

下面不加证明地给出原函数的存在定理.

定理 3-1 若函数 $f(x)$ 在某区间 I 上连续，则 $f(x)$ 在该区间上必存在原函数.

如果函数 $F(x)$ 是函数 $f(x)$ 的一个原函数，即满足 $F'(x) = f(x)$，那么显然有

$$(F(x) + C)' = f(x) \quad (C \text{ 为任意常数}),$$

即 $F(x) + C$ 也是 $f(x)$ 的原函数. 因此，如果 $f(x)$ 存在原函数，则必然存在无穷多个原函数.

更进一步，如果 $\Phi(x)$ 和 $F(x)$ 都是 $f(x)$ 的原函数，则有

$$(\Phi(x) - F(x))' = \Phi'(x) - F'(x) = f(x) - f(x) = 0.$$

由于导数恒为零的函数必为常数，因此

$$\Phi(x) - F(x) = C \quad (C \text{ 为某个常数}),$$

即

$$\Phi(x) = F(x) + C.$$

由此可得出以下结论：

定理 3-2 如果函数 $f(x)$ 在某个区间内存在原函数 $F(x)$，那么 $f(x)$ 有无穷多个原函数，且 $f(x)$ 的全部原函数可记为 $F(x) + C$ 的形式，其中 C 为任意常数.

定义 3-2 在区间 I 上，函数 $f(x)$ 的所有原函数（含任意常数项）称为 $f(x)$ 的**不定积分**（indefinite integral），记作

$$\int f(x)\,\mathrm{d}x.$$

其中，$\int$ 称为**积分号**（sign of integration），$f(x)$ 称为**被积函数**（integrand），$f(x)\,\mathrm{d}x$ 称为**被积表达式**（integrand expression），x 称为**积分变量**（variable of integration）.

根据定义，如果 $F(x)$ 是 $f(x)$ 的一个原函数，那么 $F(x) + C$ 就是 $f(x)$ 的不定积分，即

$$\int f(x)\,\mathrm{d}x = F(x) + C. \tag{3-1}$$

其中，任意常数 C 称为**积分常数**（integral constant）.

由不定积分的定义可知，要求函数 $f(x)$ 的不定积分，只需先求出 $f(x)$ 的一个原函数 $F(x)$，再加上任意常数 C 即可.

例 3-1 求不定积分：

（1）$\int 2x\,\mathrm{d}x = x^2 + C$；

（2）$\int \cos x\,\mathrm{d}x = \sin x + C.$

不定积分的几何意义：

函数 $f(x)$ 的原函数 $F(x)$ 的图形称为 $f(x)$ 的**积分曲线**（integral curve）. 由于 $F'(x) = f(x)$，积分曲线上横坐标为 x 的点处的切线斜率等于 $f(x)$，因此，把积分曲线沿 y 轴平移 C 个单位，即可得到另一条积分曲线. 当 C 取遍全体实数时，便得到一曲线族. 曲线族中所有曲线在横坐标相同的点处的切线相互平行（见图 3-1）.

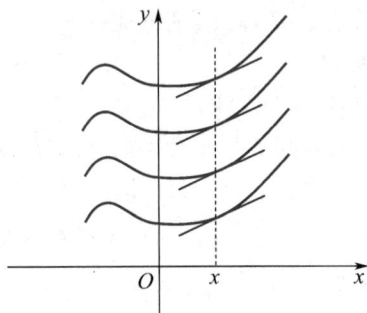

图 3-1

2. 不定积分的性质和基本积分公式

由不定积分的定义可得到下列性质：

性质 1　$\dfrac{\mathrm{d}}{\mathrm{d}x}\left[\displaystyle\int f(x)\,\mathrm{d}x\right]=f(x)$ 或 $\mathrm{d}\left[\displaystyle\int f(x)\,\mathrm{d}x\right]=f(x)\,\mathrm{d}x.$

性质 2　$\displaystyle\int F'(x)\,\mathrm{d}x=F(x)+C$ 或 $\displaystyle\int \mathrm{d}F(x)=F(x)+C.$

性质 3　$\displaystyle\int kf(x)\,\mathrm{d}x=k\int f(x)\,\mathrm{d}x$（$k$ 是常数，$k\neq 0$）.

性质 4　$\displaystyle\int[f(x)+g(x)]\,\mathrm{d}x=\int f(x)\,\mathrm{d}x+\int g(x)\,\mathrm{d}x.$

由性质 1 和性质 2 可知，在不考虑积分常数 C 的情况下，积分号 " $\displaystyle\int$ " 与导数符号 " $\dfrac{\mathrm{d}}{\mathrm{d}x}$ "（或微分号 " d "）一起使用恰好互相抵消．这反映了求导和求不定积分两种运算的互逆关系，就像加法和减法运算、乘法和除法运算的互逆关系一样．因此，可从导数的基本公式推导出下列相应的基本积分公式：

（1）$\displaystyle\int k\,\mathrm{d}x=kx+C$（$k$ 是常数）.

特别地，$\displaystyle\int 0\,\mathrm{d}x=C$，$\displaystyle\int \mathrm{d}x=x+C.$

（2）$\displaystyle\int x^{\mu}\,\mathrm{d}x=\dfrac{1}{\mu+1}x^{\mu+1}+C$（常数 $\mu\neq-1$）.

特别地，$\displaystyle\int x\,\mathrm{d}x=\dfrac{1}{2}x^{2}+C$，$\displaystyle\int \dfrac{1}{x^{2}}\,\mathrm{d}x=-\dfrac{1}{x}+C$，$\displaystyle\int \dfrac{1}{\sqrt{x}}\,\mathrm{d}x=2\sqrt{x}+C.$

（3）$\displaystyle\int \dfrac{1}{x}\,\mathrm{d}x=\ln|x|+C.$

（4）$\displaystyle\int \mathrm{e}^{x}\,\mathrm{d}x=\mathrm{e}^{x}+C.$

（5）$\displaystyle\int a^{x}\,\mathrm{d}x=\dfrac{a^{x}}{\ln a}+C$（$a>0,a\neq 1$）.

（6）$\displaystyle\int \cos x\,\mathrm{d}x=\sin x+C.$

（7）$\displaystyle\int \sin x\,\mathrm{d}x=-\cos x+C.$

（8）$\int \sec^2 x \mathrm{d}x = \tan x + C.$

（9）$\int \csc^2 x \mathrm{d}x = -\cot x + C.$

（10）$\int \dfrac{1}{\sqrt{1-x^2}} \mathrm{d}x = \arcsin x + C.$

（11）$\int \dfrac{1}{1+x^2} \mathrm{d}x = \arctan x + C.$

（12）$\int \sec x \tan x \mathrm{d}x = \sec x + C.$

（13）$\int \csc x \cot x \mathrm{d}x = -\csc x + C.$

对公式（3）说明如下：当 $x > 0$ 时，有 $(\ln x)' = \dfrac{1}{x}$，故 $\int \dfrac{1}{x} \mathrm{d}x = \ln x + C$；当 $x < 0$ 时，

有 $[\ln(-x)]' = \dfrac{1}{x}$，故 $\int \dfrac{1}{x} \mathrm{d}x = \ln(-x) + C.$ 因此，不论 $x > 0$ 还是 $x < 0$，都有 $\int \dfrac{1}{x} \mathrm{d}x =$

$\ln|x| + C.$

以上 13 个基本积分公式是求不定积分的基础，必须牢记.

下面利用不定积分的性质和基本积分公式，通过对被积函数进行代数恒等变换或三角恒等变换后，直接用基本积分公式来求不定积分. 这种求不定积分的方法称为**直接积分法**（immediate integration）.

例 3-2　求 $\int \dfrac{1}{x^3} \mathrm{d}x.$

解　被积函数为幂函数，直接利用基本积分公式可得

$$\int \frac{1}{x^3} \mathrm{d}x = \int x^{-3} \mathrm{d}x = \frac{1}{-3+1} x^{-3+1} + C$$

$$= -\frac{1}{2x^2} + C.$$

例 3-3　求 $\int \sqrt{x}(x^2 - 5) \mathrm{d}x.$

解
$$\int \sqrt{x}(x^2 - 5)\mathrm{d}x = \int \left(x^{\frac{5}{2}} - 5x^{\frac{1}{2}}\right)\mathrm{d}x = \int x^{\frac{5}{2}}\mathrm{d}x - 5\int x^{\frac{1}{2}}\mathrm{d}x$$

$$= \frac{2}{7} x^{\frac{7}{2}} - \frac{10}{3} x^{\frac{3}{2}} + C.$$

例 3-4　求 $\int \dfrac{(x-1)^2}{x^3} \mathrm{d}x.$

解
$$\int \frac{(x-1)^2}{x^3} \mathrm{d}x = \int \frac{x^2 - 2x + 1}{x^3} \mathrm{d}x = \int \left(\frac{1}{x} - \frac{2}{x^2} + \frac{1}{x^3}\right) \mathrm{d}x$$

$$= \ln|x| + \frac{2}{x} - \frac{1}{2x^2} + C.$$

例 3-5　求 $\int \cos^2 \dfrac{x}{2} \mathrm{d}x.$

解　　　　　　$\displaystyle\int\cos^2\frac{x}{2}\,\mathrm{d}x = \int\frac{1+\cos x}{2}\,\mathrm{d}x = \frac{1}{2}\int(1+\cos x)\,\mathrm{d}x$

　　　　　　　　　　　　$\displaystyle = \frac{1}{2}(x+\sin x) + C.$

例 3-6　求 $\displaystyle\int\tan^2 x\,\mathrm{d}x.$

解　　　　　　$\displaystyle\int\tan^2 x\,\mathrm{d}x = \int(\sec^2 x - 1)\,\mathrm{d}x = \int\sec^2 x\,\mathrm{d}x - \int\mathrm{d}x = \tan x - x + C.$

例 3-7　求 $\displaystyle\int\frac{4^x}{9^x}\,\mathrm{d}x.$

解　　　　　　$\displaystyle\int\frac{4^x}{9^x}\,\mathrm{d}x = \int\left(\frac{4}{9}\right)^x\,\mathrm{d}x = \frac{1}{2\ln\dfrac{2}{3}}\left(\frac{4}{9}\right)^x + C.$

例 3-8　求 $\displaystyle\int(2^x\mathrm{e}^x - \cos x)\,\mathrm{d}x.$

解　　$\displaystyle\int(2^x\mathrm{e}^x - \cos x)\,\mathrm{d}x = \int(2\mathrm{e})^x\,\mathrm{d}x - \int\cos x\,\mathrm{d}x = \frac{(2\mathrm{e})^x}{1+\ln 2} - \sin x + C.$

二、换元积分法

　　由于被积函数的复杂性，仅利用直接积分法所能计算的不定积分是非常有限的．本节将复合函数的微分法逆向运用于求不定积分，利用中间变量代换得到复合函数的积分法，称为**换元积分法**（integration by substitution），简称换元法．换元法又分为第一类换元法和第二类换元法．

1. 第一类换元法

定理 3-3　设 $F(u)$ 是 $f(u)$ 的一个原函数，$u = \varphi(x)$ 可导，则有换元公式：

$$\int f[\varphi(x)]\varphi'(x)\,\mathrm{d}x = F[\varphi(x)] + C. \tag{3-2}$$

证　因为 $F'(u) = f(u)$，由复合函数微分法得

$$\frac{\mathrm{d}F[\varphi(x)]}{\mathrm{d}x} = F'(u)\varphi'(x) = f[\varphi(x)]\varphi'(x),$$

即 $F[\varphi(x)]$ 是 $f[\varphi(x)]\varphi'(x)$ 的一个原函数．

　　根据定理 3-3，在求积分 $\displaystyle\int g(x)\,\mathrm{d}x$ 时，若函数 $g(x)$ 可转化为 $g(x) = f[\varphi(x)]\varphi'(x)$ 的形式，则求积分 $\displaystyle\int g(x)\,\mathrm{d}x$ 的过程如下：

$$\int g(x)\,\mathrm{d}x = \int f[\varphi(x)]\varphi'(x)\,\mathrm{d}x = \int f[\varphi(x)]\,\mathrm{d}\varphi(x)$$

$$= \int f(u)\,\mathrm{d}u = F(u) + C = F[\varphi(x)] + C \quad (\text{其中 } u = \varphi(x)).$$

　　第一类换元法通过引入中间变量 $u = \varphi(x)$，将被积表达式凑成某一函数的微分形式，再应用基本积分公式求解，因此也称为**凑微分法**．

例 3-9 求 $\int \dfrac{1}{3-2x}\,dx$.

解 令 $u = 3 - 2x$,

$$\int \frac{1}{3-2x}\,dx = -\frac{1}{2}\int \frac{1}{3-2x}(3-2x)'\,dx = -\frac{1}{2}\int \frac{1}{3-2x}\,d(3-2x)$$

$$= -\frac{1}{2}\int \frac{1}{u}\,du = -\frac{1}{2}\ln|u| + C = -\frac{1}{2}\ln|3-2x| + C.$$

例 3-10 求 $\int \cos(2x+1)\,dx$.

解 令 $u = 2x + 1$,

$$\int \cos(2x+1)\,dx = \frac{1}{2}\int \cos(2x+1)(2x+1)'\,dx = \frac{1}{2}\int \cos(2x+1)\,d(2x+1)$$

$$= \frac{1}{2}\int \cos u\,du = \frac{1}{2}\sin u + C = \frac{1}{2}\sin(2x+1) + C.$$

例 3-11 求 $\int x\sqrt{1-x^2}\,dx$.

解 令 $u = 1 - x^2$,

$$\int x\sqrt{1-x^2}\,dx = \frac{1}{2}\int \sqrt{1-x^2}(x^2)'\,dx = \frac{1}{2}\int \sqrt{1-x^2}\,dx^2$$

$$= -\frac{1}{2}\int \sqrt{1-x^2}\,d(1-x^2) = -\frac{1}{2}\int u^{\frac{1}{2}}\,du$$

$$= -\frac{1}{3}u^{\frac{3}{2}} + C = -\frac{1}{3}(1-x^2)^{\frac{3}{2}} + C.$$

熟练掌握后, 可不必写出中间变量 u.

例 3-12 求 $\int \tan x\,dx$.

解

$$\int \tan x\,dx = \int \frac{\sin x}{\cos x}\,dx = -\int \frac{1}{\cos x}\,d\cos x$$

$$= -\ln|\cos x| + C.$$

即

$$\int \tan x\,dx = -\ln|\cos x| + C.$$

类似地可以得到

$$\int \cot x\,dx = \ln|\sin x| + C.$$

由于观察角度不同, 所得积分结果可能不同 (仅相差一个常数), 如例 3-13.

例 3-13 求 $\int \sin x\cos x\,dx$.

解 1 $\displaystyle \int \sin x\cos x\,dx = \int \sin x\,d(\sin x) = \frac{\sin^2 x}{2} + C.$

解 2 $\displaystyle \int \sin x\cos x\,dx = -\int \cos x\,d(\cos x) = -\frac{\cos^2 x}{2} + C.$

解 3 $\displaystyle \int \sin x\cos x\,dx = \frac{1}{4}\int \sin 2x\,d(2x) = -\frac{\cos 2x}{4} + C.$

例 3-14　求 $\int \dfrac{1}{a^2 + x^2} \, dx$.

解
$$\int \frac{1}{a^2 + x^2} \, dx = \frac{1}{a^2} \int \frac{1}{1 + \left(\dfrac{x}{a}\right)^2} \, dx$$

$$= \frac{1}{a} \int \frac{1}{1 + \left(\dfrac{x}{a}\right)^2} \, d\left(\frac{x}{a}\right)$$

$$= \frac{1}{a} \arctan \frac{x}{a} + C.$$

即
$$\int \frac{1}{a^2 + x^2} \, dx = \frac{1}{a} \arctan \frac{x}{a} + C.$$

例 3-15　求 $\int \dfrac{1}{x^2 + 4x + 13} \, dx$.

解
$$\int \frac{1}{x^2 + 4x + 13} \, dx = \int \frac{1}{(x + 2)^2 + 9} \, dx = \int \frac{1}{(x + 2)^2 + 3^2} \, d(x + 2)$$

$$= \frac{1}{3} \arctan \frac{x + 2}{3} + C.$$

例 3-16　求 $\int \dfrac{1}{\sqrt{a^2 - x^2}} \, dx \, (a > 0)$.

解
$$\int \frac{1}{\sqrt{a^2 - x^2}} \, dx = \frac{1}{a} \int \frac{1}{\sqrt{1 - \left(\dfrac{x}{a}\right)^2}} \, dx = \int \frac{1}{\sqrt{1 - \left(\dfrac{x}{a}\right)^2}} \, d\left(\frac{x}{a}\right)$$

$$= \arcsin \frac{x}{a} + C.$$

即
$$\int \frac{1}{\sqrt{a^2 - x^2}} \, dx = \arcsin \frac{x}{a} + C.$$

例 3-17　求 $\int \dfrac{1}{\sqrt{2x - x^2}} \, dx$.

解
$$\int \frac{1}{\sqrt{2x - x^2}} \, dx = \int \frac{1}{\sqrt{1 - (x - 1)^2}} \, d(x - 1) = \arcsin(x - 1) + C.$$

例 3-18　求 $\int \dfrac{1}{x^2 - a^2} \, dx$.

解
$$\int \frac{1}{x^2 - a^2} \, dx = \frac{1}{2a} \int \left(\frac{1}{x - a} - \frac{1}{x + a} \right) dx = \frac{1}{2a} \left[\int \frac{1}{x - a} \, dx - \int \frac{1}{x + a} \, dx \right]$$

$$= \frac{1}{2a} \left[\int \frac{1}{x - a} \, d(x - a) - \int \frac{1}{x + a} \, d(x + a) \right]$$

$$= \frac{1}{2a} \left[\ln|x - a| - \ln|x + a| \right] + C = \frac{1}{2a} \ln \left| \frac{x - a}{x + a} \right| + C.$$

即
$$\int \frac{1}{x^2 - a^2}\,\mathrm{d}x = \frac{1}{2a}\ln\left|\frac{x-a}{x+a}\right| + C.$$

例 3-19　求 $\int \cos 3x\cos 2x\mathrm{d}x$.

解
$$\int \cos 3x\cos 2x\mathrm{d}x = \frac{1}{2}\int(\cos x + \cos 5x)\,\mathrm{d}x$$
$$= \frac{1}{2}\sin x + \frac{1}{10}\sin 5x + C.$$

例 3-20　求 $\int\cos^2 x\mathrm{d}x$.

解
$$\int\cos^2 x\mathrm{d}x = \int\frac{1+\cos 2x}{2}\,\mathrm{d}x = \frac{1}{2}\left(\int\mathrm{d}x + \int\cos 2x\mathrm{d}x\right)$$
$$= \frac{1}{2}\int\mathrm{d}x + \frac{1}{4}\int\cos 2x\mathrm{d}(2x)$$
$$= \frac{1}{2}x + \frac{1}{4}\sin 2x + C.$$

例 3-21　求 $\int\cos^3 x\mathrm{d}x$.

解
$$\int\cos^3 x\mathrm{d}x = \int\cos^2 x\cdot\cos x\mathrm{d}x = \int(1-\sin^2 x)\mathrm{d}(\sin x)$$
$$= \int\mathrm{d}(\sin x) - \int\sin^2 x\mathrm{d}(\sin x)$$
$$= \sin x - \frac{1}{3}\sin^3 x + C.$$

例 3-22　求 $\int\frac{\ln x}{x}\,\mathrm{d}x$.

解
$$\int\frac{\ln x}{x}\,\mathrm{d}x = \int\ln x\mathrm{d}(\ln x) = \frac{1}{2}(\ln x)^2 + C.$$

例 3-23　求 $\int\frac{1}{x^2}\sin\frac{1}{x}\,\mathrm{d}x$.

解
$$\int\frac{1}{x^2}\sin\frac{1}{x}\,\mathrm{d}x = -\int\sin\frac{1}{x}\,\mathrm{d}\left(\frac{1}{x}\right) = \cos\frac{1}{x} + C.$$

2. 第二类换元法

第一类换元法通过凑微分, 将复杂积分 $\int f[\varphi(x)]\varphi'(x)\mathrm{d}x$ 转化为易于积分的 $\int f(u)\mathrm{d}u$ 形式. 如果 $\int f(x)\mathrm{d}x$ 不易直接计算, 且被积函数不能分解为两部分的乘积形式, 则还可以通过适当的变量代换 $x = \psi(t)$, 将积分 $\int f(x)\mathrm{d}x$ 转化为易于积分的 $\int f[\psi(t)]\psi'(t)\mathrm{d}t$ 形式进行计算. 这种方法称为第二类换元法.

定理 3-4　设 $x = \psi(t)$ 是单调的、可导的函数, 且 $\psi'(t)\neq 0$. 若
$$\int f[\psi(t)]\psi'(t)\mathrm{d}t = G(t) + C,$$

则

$$\int f(x)\,\mathrm{d}x = \int f[\psi(t)]\psi'(t)\,\mathrm{d}t = G[\psi^{-1}(x)] + C. \tag{3-3}$$

其中，$t = \psi^{-1}(x)$ 是 $x = \psi(t)$ 的反函数．

　　证　令 $t = \psi^{-1}(x)$，因为

$$\{G[\psi^{-1}(x)]\}' = G'(t)\frac{\mathrm{d}t}{\mathrm{d}x} = f[\psi(t)]\psi'(t)\frac{1}{\psi'(t)} = f[\psi(t)] = f(x).$$

所以，$G[\psi^{-1}(x)]$ 是 $f(x)$ 的一个原函数，即

$$\int f(x)\,\mathrm{d}x = \int f[\psi(t)]\psi'(t)\,\mathrm{d}t = G[\psi^{-1}(x)] + C.$$

下面举例说明第二类换元法的应用．

例 3-24　求 $\displaystyle\int \frac{1}{1 + \sqrt{x}}\,\mathrm{d}x.$

　　解　令 $t = \sqrt{x}$，则 $x = t^2$，$\mathrm{d}x = 2t\,\mathrm{d}t$，于是

$$\int \frac{1}{1 + \sqrt{x}}\,\mathrm{d}x = \int \frac{1}{1 + t} \cdot 2t\,\mathrm{d}t = 2\int \frac{t}{1 + t}\,\mathrm{d}t = 2\int \left(1 - \frac{1}{1 + t}\right)\mathrm{d}t$$

$$= 2t - 2\ln(1 + t) + C = 2\sqrt{x} - 2\ln(1 + \sqrt{x}) + C.$$

例 3-25　求 $\displaystyle\int \frac{1}{1 + \sqrt[3]{x + 2}}\,\mathrm{d}x.$

　　解　令 $t = \sqrt[3]{x + 2}$，则 $x = t^3 - 2$，$\mathrm{d}x = 3t^2\,\mathrm{d}t$，于是

$$\int \frac{1}{1 + \sqrt[3]{x + 2}}\,\mathrm{d}x = \int \frac{3t^2}{1 + t}\,\mathrm{d}t = 3\int \frac{t^2 - 1 + 1}{1 + t}\,\mathrm{d}t = 3\int \left(t - 1 + \frac{1}{1 + t}\right)\mathrm{d}t$$

$$= \frac{3}{2}t^2 - 3t + 3\ln|t + 1| + C$$

$$= \frac{3}{2}\sqrt[3]{(x + 2)^2} - 3\sqrt[3]{x + 2} + 3\ln\left|\sqrt[3]{x + 2} + 1\right| + C.$$

例 3-26　求 $\displaystyle\int \sqrt{a^2 - x^2}\,\mathrm{d}x\,(a > 0).$

　　解　为了去掉被积函数中的根式 $\sqrt{a^2 - x^2}$，令 $x = a\sin t\left(-\frac{\pi}{2} < t < \frac{\pi}{2}\right)$，于是

$$\sqrt{a^2 - x^2} = \sqrt{a^2 - a^2\sin^2 t} = a\cos t, \quad \mathrm{d}x = a\cos t\,\mathrm{d}t,$$

$$\int \sqrt{a^2 - x^2}\,\mathrm{d}x = \int a\cos t \cdot a\cos t\,\mathrm{d}t = a^2\int \cos^2 t\,\mathrm{d}t$$

$$= a^2\left(\frac{1}{2}t + \frac{1}{4}\sin 2t\right) + C.$$

因为 $t = \arcsin\dfrac{x}{a}$，$\sin 2t = 2\sin t\cos t = 2\dfrac{x}{a} \cdot \dfrac{\sqrt{a^2 - x^2}}{a}$，所以

$$\int \sqrt{a^2 - x^2}\,\mathrm{d}x = a^2\left(\frac{1}{2}t + \frac{1}{4}\sin 2t\right) + C = \frac{a^2}{2}\arcsin\frac{x}{a} + \frac{1}{2}x\sqrt{a^2 - x^2} + C.$$

例 3-27　求 $\displaystyle\int \frac{\mathrm{d}x}{(x^2 + a^2)^{3/2}}\,(a > 0).$

解 设 $x = a\tan t\left(-\dfrac{\pi}{2} < t < \dfrac{\pi}{2}\right)$，则 $\mathrm{d}x = a\sec^2 t\,\mathrm{d}t$，于是

$$\int \frac{\mathrm{d}x}{(x^2 + a^2)^{3/2}} = \int \frac{a\sec^2 t}{a^3\sec^3 t}\,\mathrm{d}t = \frac{1}{a^2}\int \cos t\,\mathrm{d}t$$

$$= \frac{1}{a^2}\sin t + C.$$

为了把 $\sin t$ 转换为 x 的函数，根据 $\tan t = \dfrac{x}{a}$ 作辅助直角三角形（见图 3-2），得到

$$\sin t = \frac{x}{\sqrt{x^2 + a^2}},$$

因此，

$$\int \frac{\mathrm{d}x}{(x^2 + a^2)^{3/2}} = \frac{x}{a^2\sqrt{x^2 + a^2}} + C.$$

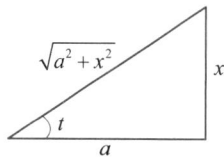

图 3-2

例 3-28 求 $\displaystyle\int \frac{\sqrt{x^2 - a^2}}{x}\,\mathrm{d}x\,(a > 0)$.

解 当 $x > a$ 时，设 $x = a\sec t\left(0 < t < \dfrac{\pi}{2}\right)$，则 $\mathrm{d}x = a\sec t\tan t\,\mathrm{d}t$，于是

$$\int \frac{\sqrt{x^2 - a^2}}{x}\,\mathrm{d}x = \int \frac{a\tan t}{a\sec t}\cdot a\sec t\tan t\,\mathrm{d}t = a\int \tan^2 t\,\mathrm{d}t$$

$$= a\int (\sec^2 t - 1)\,\mathrm{d}t = a\tan t - at + C.$$

利用图 3-3 所示的辅助直角三角形，可得

$$\tan t = \frac{\sqrt{x^2 - a^2}}{a},$$

因此，

$$\int \frac{\sqrt{x^2 - a^2}}{x}\,\mathrm{d}x = \sqrt{x^2 - a^2} - a\arctan \frac{\sqrt{x^2 - a^2}}{a} + C.$$

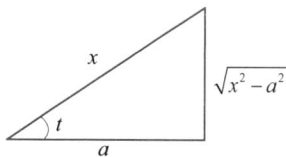

图 3-3

当 $x < -a$ 时，设 $x = -a\sec t\left(0 < t < \dfrac{\pi}{2}\right)$，结果相同.

从例 3-26 至例 3-28 可以看出：当被积函数含有 $\sqrt{a^2 - x^2}$，$\sqrt{a^2 + x^2}$，$\sqrt{x^2 - a^2}$ 时，可利用三角函数的平方关系进行三角代换. 还有一些被积函数含有二次根式且分母次数高于分子的不定积分，这时可以利用倒变换 $x = \dfrac{1}{t}$ 将积分化简.

例 3-29 求 $\displaystyle\int \frac{\mathrm{d}x}{x\sqrt{x^2 - a^2}}\ (a > 0, x > 0)$.

解 设 $x = \dfrac{1}{t}$，则 $\mathrm{d}x = -\dfrac{\mathrm{d}t}{t^2}$，因此，

$$\int \frac{\mathrm{d}x}{x\sqrt{x^2 - a^2}} = -\int \frac{\mathrm{d}t}{\sqrt{1 - (at)^2}} = -\frac{1}{a}\int \frac{\mathrm{d}(at)}{\sqrt{1 - (at)^2}}$$

$$= -\frac{1}{a}\arcsin at + C = -\frac{1}{a}\arcsin \frac{a}{x} + C.$$

在本节的例题中，有几个积分结果是经常会遇到的，它们通常也被当作公式使用. 因此，除了 13 个基本积分公式，再补充以下几个常用积分公式（其中常数 $a > 0$）：

(14) $\int \tan x \, dx = -\ln|\cos x| + C.$

(15) $\int \cot x \, dx = \ln|\sin x| + C.$

(16) $\int \sec x \, dx = \ln|\sec x + \tan x| + C.$

(17) $\int \csc x \, dx = \ln|\csc x - \cot x| + C.$

(18) $\int \dfrac{dx}{a^2 + x^2} = \dfrac{1}{a}\arctan \dfrac{x}{a} + C.$

(19) $\int \dfrac{dx}{x^2 - a^2} = \dfrac{1}{2a}\ln\left|\dfrac{x-a}{x+a}\right| + C.$

(20) $\int \dfrac{dx}{\sqrt{a^2 - x^2}} = \arcsin \dfrac{x}{a} + C.$

(21) $\int \dfrac{dx}{\sqrt{x^2 + a^2}} = \ln(x + \sqrt{x^2 + a^2}) + C.$

(22) $\int \dfrac{dx}{\sqrt{x^2 - a^2}} = \ln\left|x + \sqrt{x^2 - a^2}\right| + C.$

三、分部积分法

前面在复合函数求导法则的基础上得到了换元积分法. 下面将利用两个函数乘积的求导公式推导出另一种求积分的基本方法——**分部积分法**（integration by parts）.

设函数 $u = u(x)$ 和 $v = v(x)$ 具有连续导数. 那么，两个函数乘积的导数公式为

$$(uv)' = u'v + uv',$$

移项得

$$uv' = (uv)' - u'v.$$

对上式两边求不定积分，得

$$\int uv' \, dx = uv - \int u'v \, dx, \tag{3-4}$$

或

$$\int u \, dv = uv - \int v \, du. \tag{3-5}$$

式（3-4）和式（3-5）称为**分部积分公式**.

例 **3-30** 求 $\int x\cos x \, dx.$

解 该积分用换元法不易求解，现试用分部积分法．应如何选取 u 和 $\mathrm{d}v$ 呢？如果设 $u = x$，$\mathrm{d}v = \cos x\mathrm{d}x$，则 $\mathrm{d}u = \mathrm{d}x$，$v = \sin x$，代入分部积分公式（3-5），得

$$\int x\cos x\mathrm{d}x = \int x\mathrm{d}\sin x = x\sin x - \int \sin x\mathrm{d}x = x\sin x + \cos x + C.$$

如果设 $u = \cos x$，$\mathrm{d}v = x\mathrm{d}x$，则 $\mathrm{d}u = -\sin x\mathrm{d}x$，$v = \dfrac{x^2}{2}$，得

$$\int x\cos x\mathrm{d}x = \int \cos x\mathrm{d}\frac{x^2}{2} = \frac{x^2}{2}\cos x - \int \frac{x^2}{2}\sin x\mathrm{d}x.$$

这时会发现积分变得更加复杂，更不容易求解，因此不可取．

由此可见，使用分部积分公式时，关键在于恰当地选取 u 和 $\mathrm{d}v$，一般应遵循下列原则：

（1）v 要容易求得；

（2）$\int v\mathrm{d}u$ 要比 $\int u\mathrm{d}v$ 更容易计算．

例 3-31 求 $\int x\mathrm{e}^x\mathrm{d}x$.

解
$$\int x\mathrm{e}^x\mathrm{d}x = \int x\mathrm{d}\mathrm{e}^x = x\mathrm{e}^x - \int \mathrm{e}^x\mathrm{d}x$$
$$= x\mathrm{e}^x - \mathrm{e}^x + C.$$

从上述两个例子可以看出，如果被积函数是幂函数与指数函数的乘积，或幂函数与余（正）弦函数的乘积，则可以用分部积分法求积分．一般将幂函数看作 u，对指数函数或余（正）弦函数用凑微分的方法得到 v．每使用一次分部积分公式便可使幂函数的次数降低一次，从而得到一个较简单的积分．

例 3-32 求 $\int x^2\mathrm{e}^x\mathrm{d}x$.

解
$$\int x^2\mathrm{e}^x\mathrm{d}x = \int x^2\mathrm{d}\mathrm{e}^x = x^2\mathrm{e}^x - \int \mathrm{e}^x\mathrm{d}x^2 = x^2\mathrm{e}^x - 2\int x\mathrm{e}^x\mathrm{d}x.$$

经过一次分部积分后，幂函数的次数降低一次，得到的积分 $\int x\mathrm{e}^x\mathrm{d}x$ 较原积分更简单．再使用一次分部积分公式可得

$$\int x^2\mathrm{e}^x\mathrm{d}x = x^2\mathrm{e}^x - 2x\mathrm{e}^x + 2\int \mathrm{e}^x\mathrm{d}x$$
$$= x^2\mathrm{e}^x - 2x\mathrm{e}^x + 2\mathrm{e}^x + C$$
$$= \mathrm{e}^x(x^2 - 2x + 2) + C.$$

例 3-33 求 $\int x\arctan x\mathrm{d}x$.

解
$$\int x\arctan x\mathrm{d}x = \frac{1}{2}\int \arctan x\mathrm{d}x^2,$$

设 $u = \arctan x$，$\mathrm{d}x^2 = \mathrm{d}v$，即 $v = x^2$，则

$$\int x\arctan x\mathrm{d}x = \frac{1}{2}x^2\arctan x - \frac{1}{2}\int x^2 \cdot \frac{1}{1 + x^2}\mathrm{d}x$$
$$= \frac{1}{2}x^2\arctan x - \frac{1}{2}\int \left(1 - \frac{1}{1 + x^2}\right)\mathrm{d}x$$

$$= \frac{1}{2} x^2 \arctan x - \frac{x}{2} + \frac{1}{2} \arctan x + C$$

$$= \frac{x^2 + 1}{2} \arctan x - \frac{x}{2} + C.$$

熟练掌握后，可不用写出 u 和 v 的表达式．

例 3–34　求 $\int \arcsin x \mathrm{d}x$.

解
$$\int \arcsin x \mathrm{d}x = x \arcsin x - \int x \cdot \frac{1}{\sqrt{1 - x^2}} \mathrm{d}x$$

$$= x \arcsin x + \frac{1}{2} \int \frac{1}{\sqrt{1 - x^2}} \mathrm{d}(1 - x^2)$$

$$= x \arcsin x + \sqrt{1 - x^2} + C.$$

例 3–35　求 $\int x^2 \ln x \mathrm{d}x$.

解
$$\int x^2 \ln x \mathrm{d}x = \frac{1}{3} \int \ln x \mathrm{d}x^3 = \frac{1}{3} x^3 \ln x - \frac{1}{3} \int x^3 \cdot \frac{1}{x} \mathrm{d}x$$

$$= \frac{1}{3} x^3 \ln x - \frac{1}{3} \int x^2 \mathrm{d}x = \frac{1}{3} x^3 \ln x - \frac{1}{9} x^3 + C.$$

可以看出，如果被积函数是幂函数和对数函数的乘积，或幂函数和反三角函数的乘积，则可以考虑用分部积分法求积分．一般将对数函数或反三角函数看作 u，而将幂函数用凑微分的方法得到 $\mathrm{d}v$.

例 3–36　求 $\int \mathrm{e}^x \sin x \mathrm{d}x$.

解
$$\int \mathrm{e}^x \sin x \mathrm{d}x = \int \sin x \mathrm{d}\mathrm{e}^x = \mathrm{e}^x \sin x - \int \mathrm{e}^x \mathrm{d}(\sin x)$$

$$= \mathrm{e}^x \sin x - \int \mathrm{e}^x \cos x \mathrm{d}x = \mathrm{e}^x \sin x - \int \cos x \mathrm{d}\mathrm{e}^x$$

$$= \mathrm{e}^x \sin x - \mathrm{e}^x \cos x + \int \mathrm{e}^x \mathrm{d}(\cos x)$$

$$= \mathrm{e}^x \sin x - \mathrm{e}^x \cos x - \int \mathrm{e}^x \sin x \mathrm{d}x,$$

即
$$\int \mathrm{e}^x \sin x \mathrm{d}x = \mathrm{e}^x \sin x - \mathrm{e}^x \cos x - \int \mathrm{e}^x \sin x \mathrm{d}x,$$

移项得

$$\int \mathrm{e}^x \sin x \mathrm{d}x = \frac{1}{2} \mathrm{e}^x (\sin x - \cos x) + C.$$

此例也是应用分部积分法的典型例子，被积函数是指数函数和余（正）弦函数的乘积时，两次使用分部积分公式可出现循环，再通过解方程的方法得到积分结果．

例 3–37　求 $\int \sec^3 x \mathrm{d}x$.

解
$$\int \sec^3 x \mathrm{d}x = \int \sec x \cdot \sec^2 x \mathrm{d}x = \int \sec x \mathrm{d}(\tan x)$$

$$= \sec x \tan x - \int \sec x \tan^2 x \mathrm{d}x$$

$$= \sec x \tan x - \int \sec x (\sec^2 x - 1) \mathrm{d}x$$

$$= \sec x \tan x - \int \sec^3 x \mathrm{d}x + \int \sec x \mathrm{d}x$$

$$= \sec x \tan x + \ln|\sec x + \tan x| - \int \sec^3 x \mathrm{d}x,$$

所以
$$\int \sec^3 x \mathrm{d}x = \frac{1}{2}(\sec x \tan x + \ln|\sec x + \tan x|) + C.$$

在求不定积分的过程中，有时必须联合使用换元法与分部积分法才能得出结果.

例 3-38　求 $\int e^{\sqrt{x}} \mathrm{d}x$.

解　当被积函数含有无理根式时，先用第二类换元法化去根式，再用分部积分法求解.
令 $x = t^2$，则 $\mathrm{d}x = 2t\mathrm{d}t$. 于是

$$\int e^{\sqrt{x}} \mathrm{d}x = 2\int t e^t \mathrm{d}t = 2\int t \mathrm{d}e^t = 2t e^t - 2\int e^t \mathrm{d}t$$

$$= 2e^t(t - 1) + C = 2e^{\sqrt{x}}(\sqrt{x} - 1) + C.$$

四、有理函数的积分

有理函数是指由两个多项式 $P(x)$ 和 $Q(x)$ 的商所构成的函数，又称为有理分式，即
$$\frac{P(x)}{Q(x)} = \frac{a_0 x^n + a_1 x^{n-1} + \cdots + a_{n-1} x + a_n}{b_0 x^m + b_1 x^{m-1} + \cdots + b_{m-1} x + b_m}.$$
其中，m 和 n 均为非负整数；$a_0, a_1, a_2, \cdots, a_n$ 及 $b_0, b_1, b_2, \cdots, b_m$ 均为实数，且 $a_0 \neq 0$，$b_0 \neq 0$. 当 $n < m$ 时，称有理函数为真分式；当 $n \geqslant m$ 时，称有理函数为假分式.

我们知道，利用多项式除法总可以将一个假分式化成一个多项式与一个真分式之和的形式. 例如
$$\frac{3x^3 - 2x^2 + 7x - 1}{x^2 - x + 2} = 3x + 1 + \frac{2x - 3}{x^2 - x + 2}.$$
而多项式的积分可直接套用基本公式即可求出，因此要解决有理分式的积分问题，主要是解决真分式的积分问题.

在求真分式的不定积分时，分母可分解为一次因式和二次质因式的乘积形式，即
$$Q(x) = b_0(x - a)^{\alpha} \cdots (x - b)^{\beta}(x^2 + px + q)^{\lambda} \cdots (x^2 + rx + s)^{\mu},$$
其中，$p^2 - 4q < 0, \cdots, r^2 - 4s < 0$. 那么真分式可以分解为下列部分分式之和：
$$\frac{P(x)}{Q(x)} = \frac{A_1}{(x-a)^a} + \frac{A_2}{(x-a)^{a-1}} + \cdots + \frac{A_a}{(x-a)} + \cdots +$$

$$\frac{B_1}{(x-b)^{\beta}} + \frac{B_2}{(x-b)^{\beta-1}} + \cdots + \frac{B_{\beta}}{(x-b)} + \cdots +$$

$$\frac{K_1 x + L_1}{(x^2 + px + q)^{\lambda}} + \frac{K_2 x + L_2}{(x^2 + px + q)^{\lambda-1}} + \cdots + \frac{K_{\lambda} x + L_{\lambda}}{x^2 + px + q} + \cdots +$$

$$\frac{M_1 x + N_1}{(x^2 + rx + s)^\mu} + \frac{M_2 x + N_2}{(x^2 + rx + s)^{\mu-1}} + \cdots + \frac{M_\mu x + N_\mu}{x^2 + rx + s},$$

其中，$A_i, B_i, K_i, L_i, M_i, N_i$ 均为待定常数，可以利用待定系数法确定. 因此，求真分式的不定积分可分为两步：先将真分式分解为部分分式之和，再求其积分. 下面通过举例说明.

例 3-39 求 $\int \dfrac{x+3}{x^2 - 5x + 6} dx$.

解 因为 $\dfrac{x+3}{x^2 - 5x + 6} = \dfrac{x+3}{(x-3)(x-2)}$ 是真分式，所以必须将其分解为部分分式之

和. 令 $\dfrac{x+3}{(x-2)(x-3)} = \dfrac{A}{x-3} + \dfrac{B}{x-2}$，其中 A, B 为待定系数. 等式两边同乘以 $x^2 -$

$5x + 6$，得

$$x + 3 = (A + B)x + (-2A - 3B).$$

上式为恒等式，比较恒等式两边同幂项的系数，得

$$\begin{cases} A + B = 1, \\ -2A - 3B = 3, \end{cases}$$

解得

$$\begin{cases} A = 6, \\ B = -5. \end{cases}$$

于是

$$\begin{aligned} \int \frac{x+3}{x^2 - 5x + 6} dx &= \int \left(\frac{6}{x-3} - \frac{5}{x-2} \right) dx \\ &= \int \frac{6}{x-3} dx - \int \frac{5}{x-2} dx \\ &= 6\ln|x-3| - 5\ln|x-2| + C. \end{aligned}$$

例 3-40 求 $\int \dfrac{1}{x^2(x-1)} dx$.

解 令 $\dfrac{1}{x^2(x-1)} = \dfrac{A}{x} + \dfrac{B}{x^2} + \dfrac{C}{x-1}$，等式两边消去分母，得

$$1 = Ax(x-1) + B(x-1) + Cx^2,$$

即

$$1 = (A + C)x^2 + (-A + B)x - B.$$

比较恒等式两边同幂项的系数，得

$$\begin{cases} A + C = 0, \\ -A + B = 0, \\ -B = 1, \end{cases}$$

解得

$$\begin{cases} A = -1, \\ B = -1, \\ C = 1. \end{cases}$$

于是

$$\int \frac{1}{x^2(x-1)} \, dx = -\int \frac{1}{x} \, dx - \int \frac{1}{x^2} \, dx + \int \frac{1}{x-1} \, dx$$

$$= -\ln|x| + \frac{1}{x} + \ln|x-1| + C.$$

例 3-41　求 $\int \frac{x^3 + x^2 + 2}{(x^2 + 2)^2} \, dx$.

解　令 $\dfrac{x^3 + x^2 + 2}{(x^2 + 2)^2} = \dfrac{Ax + B}{x^2 + 2} + \dfrac{Cx + D}{(x^2 + 2)^2}$，等式两边消去分母，得

$$x^3 + x^2 + 2 = (Ax + B)(x^2 + 2) + Cx + D,$$

即

$$x^3 + x^2 + 2 = Ax^3 + Bx^2 + (2A + C)x + 2B + D.$$

比较恒等式两边同幂项的系数，得

$$A = 1, \quad B = 1, \quad C = -2, \quad D = 0.$$

于是

$$\int \frac{x^3 + x^2 + 2}{(x^2 + 2)^2} \, dx = \int \frac{x + 1}{x^2 + 2} \, dx - \int \frac{2x}{(x^2 + 2)^2} \, dx$$

$$= \frac{1}{2} \int \frac{d(x^2 + 2)}{x^2 + 2} + \int \frac{dx}{x^2 + 2} - \int \frac{d(x^2 + 2)}{(x^2 + 2)^2}$$

$$= \frac{1}{2} \ln(x^2 + 2) + \frac{\sqrt{2}}{2} \arctan \frac{\sqrt{2}}{2} x + \frac{1}{x^2 + 2} + C.$$

一切有理函数的原函数均可表示为初等函数. 但对于一般的初等函数而言，虽然在其定义区间内原函数一定存在，但其原函数却未必能用初等函数表示. 例如，$\int e^{x^2} dx$，$\int \dfrac{dx}{\ln x}$，$\int \dfrac{\sin x}{x} \, dx$，$\int \sin x^2 dx$，$\int \dfrac{dx}{\sqrt{x^4 + 1}}$ 等这类积分被称为"积不出"的积分.

第二节　定　积　分

定积分是积分学中的另一个基本概念. 在医药学领域具有广泛的应用. 本节将从两个实例出发，引入定积分的概念，研究定积分的性质和计算方法，并应用定积分解决一些实际问题.

一、定积分的概念与性质

在给出定积分的概念之前，先看两个典型问题.

1. 曲边梯形的面积

如图 3-4 所示，设函数 $y = f(x)$ 在区间 $[a, b]$ 上非负、连续. 由直线 $x = a$，$x = b$，x 轴

及曲线 $y = f(x)$ 所围成的图形称为曲边梯形，其中曲线弧称为曲边．如何计算这个曲边梯形的面积？

在初等数学中，计算圆的面积所用的方法是用圆的内接正多边形的面积作为圆的面积的近似值，再无限逼近求出圆的面积．现在也用同样的思想来讨论曲边梯形的面积．由于曲边梯形有一条曲边，其"高度"是变化的，所以不能像矩形那样简单地用底乘以高来求面积．然而，由于曲边梯形的"高"在闭区间 $[a, b]$ 上是连续变化的，因此可以把闭区间 $[a, b]$ 分为多个小区间，相应地得到多个小曲边梯形．那么，小曲边梯形的"高"在每个小区间上变化很小，可以近似看作不变．这样，每个小曲边梯形的面积就可以用小矩形的面积替代，将这些小矩形的面积相加即可得到整个曲边梯形面积的近似值（见图 3-5）．区间分割越细，所得面积的误差就越小．因此，可将小矩形的面积和的极限作为曲边梯形的面积．

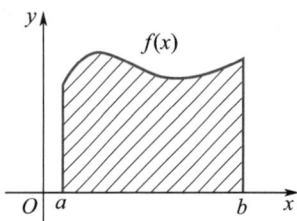

图 3-4

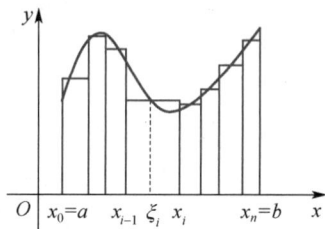

图 3-5

按上述分析，求曲边梯形的面积可归结为下列步骤．

（1）分割：将曲边梯形分割成多个小曲边梯形．

在区间 $[a, b]$ 中任意插入若干分点

$$a = x_0 < x_1 < x_2 < \cdots < x_{n-1} < x_n = b,$$

把 $[a, b]$ 分成 n 个小区间 $[x_0, x_1], [x_1, x_2], [x_2, x_3], \cdots, [x_{n-1}, x_n]$，它们的长度依次为 $\Delta x_1 = x_1 - x_0, \Delta x_2 = x_2 - x_1, \cdots, \Delta x_n = x_n - x_{n-1}$．经过每一个分点作平行于 y 轴的直线，把曲边梯形分成 n 个小曲边梯形，其面积记为 $\Delta A_i (i = 1, 2, \cdots, n)$．

（2）近似替代：用小矩形面积近似替代小曲边梯形的面积．

在每个小区间 $[x_{i-1}, x_i]$ 上任取一点 ξ_i，用以 $[x_{i-1}, x_i]$ 为底、$f(\xi_i)$ 为高的小矩形面积 $f(\xi_i) \Delta x_i$ 近似替代小曲边梯形的面积 $\Delta A_i (i = 1, 2, \cdots, n)$．

（3）求和：求所有小矩形面积之和．

把 n 个小矩形面积之和作为所求曲边梯形面积 A 的近似值，即

$$A \approx \sum_{i=1}^{n} f(\xi_i) \Delta x_i.$$

（4）取极限：求上述和式的极限．

记 $\lambda = \max\{\Delta x_i\}$，当 $\lambda \to 0$ 时．求上述和式的极限，则曲边梯形的面积为

$$A = \lim_{\lambda \to 0} \sum_{i=1}^{n} f(\xi_i) \Delta x_i.$$

2. 变速直线运动的路程

设有一质点做变速直线运动．已知速度 $v = v(t)$ 为时间间隔 $[T_1, T_2]$ 上 t 的连续函数，且 $v(t) \geq 0$，计算在这段时间内该质点所经过的路程 s．

由于质点做变速直线运动,即速度随时间而变化,所以不能用匀速直线运动的路程公式来计算,即

$$路程 = 速度 × 时间$$

但因为速度函数是连续的,在很短的一段时间内速度变化很小,可近似为匀速. 因此,也可仿照上一问题的思路,即用先求路程的近似值,再取极限的方法来求出路程的准确值. 具体步骤如下.

(1) 分割:在时间间隔 $[T_1, T_2]$ 内任意插入若干分点

$$T_1 = t_0 < t_1 < t_2 < \cdots < t_{n-1} < t_n = T_2,$$

把 $[T_1, T_2]$ 分成 n 个小段 $[t_0, t_1], [t_1, t_2], \cdots, [t_{n-1}, t_n]$, 各小段时间的长度依次为 $\Delta t_1 = t_1 - t_0, \Delta t_2 = t_2 - t_1, \cdots, \Delta t_n = t_n - t_{n-1}$, 相应地,在各小段时间内物体经过的路程依次为

$$\Delta s_1, \Delta s_2, \cdots, \Delta s_n.$$

(2) 近似代替:在时间间隔 $[t_{i-1}, t_i]$ 上任取一个时刻 $\tau_i(t_{i-1} \leqslant \tau_i \leqslant t_i)$, 以 τ_i 时刻的速度 $v(\tau_i)$ 来替代 $[t_{i-1}, t_i]$ 上各个时刻的速度,得到部分路程 Δs_i 的近似值,即

$$\Delta s_i \approx v(\tau_i)\Delta t_i \quad (i = 1, 2, \cdots, n).$$

(3) 求和:n 个小段部分路程的近似值之和即为所求变速直线运动路程 s 的近似值,即

$$s \approx \sum_{i=1}^{n} v(\tau_i)\Delta t_i.$$

(4) 取极限:记 $\lambda = \max\{\Delta t_i\}$, 当 $\lambda \to 0$ 时,取上述和式的极限,可得变速直线运动的路程,即

$$s = \lim_{\lambda \to 0} \sum_{i=1}^{n} v(\tau_i)\Delta t_i.$$

3. 定积分的定义

上述两个问题分别是几何和物理问题,其意义不同,但解决问题的方法和步骤完全一致,均采用分割、近似替代、求和、取极限的步骤. 若不考虑问题的具体意义,而对其在数量关系上共同的本质与特性加以概括,便得到定积分的定义.

定义 3-3　设函数 $f(x)$ 在闭区间 $[a, b]$ 上有界,在 $[a, b]$ 中任意插入若干分点

$$a = x_0 < x_1 < x_2 < \cdots < x_{n-1} < x_n = b,$$

把 $[a, b]$ 分成 n 个小区间

$$[x_0, x_1], [x_1, x_2], \cdots, [x_{n-1}, x_n],$$

各小区间的长度依次为

$$\Delta x_1 = x_1 - x_0, \quad \Delta x_2 = x_2 - x_1, \cdots, \Delta x_n = x_n - x_{n-1}.$$

在每个小区间 $[x_{i-1}, x_i]$ 上任取一点 $\xi_i(x_{i-1} \leqslant \xi_i \leqslant x_i)$, 对函数值 $f(\xi_i)$ 与小区间长度 Δx_i 的乘积 $f(\xi_i)\Delta x_i(i = 1, 2, \cdots, n)$ 求和,即

$$s = \sum_{i=1}^{n} f(\xi_i)\Delta x_i.$$

令 $\lambda = \max\{\Delta x_i\}$, 如果不论对 $[a, b]$ 如何分割,也不论在小区间 $[x_{i-1}, x_i]$ 上如何选取点 ξ_i, 只要当 $\lambda \to 0$ 时,s 总趋于确定的极限 I, 我们称极限 I 为函数 $f(x)$ 在区间 $[a, b]$ 上的**定积分**(definite integral),记作 $\int_a^b f(x)\mathrm{d}x$, 即

$$\int_a^b f(x)\,\mathrm{d}x = \lim_{\lambda \to 0} \sum_{i=1}^{n} f(\xi_i)\,\Delta x_i. \tag{3-6}$$

其中，$f(x)$ 称为**被积函数**（integrand），$f(x)\,\mathrm{d}x$ 称为**被积表达式**（integrand expression），x 称为**积分变量**（variable of integration），a 称为**积分下限**（lower limit of integration），b 称为**积分上限**（upper limit of integration），$[a,b]$ 称为**积分区间**（interval of integration）.

根据定积分的定义，本节最初讨论的两个具体问题都可以用定积分来表示.

（1）曲线 $y = f(x)$ 及直线 $x = a$，$x = b$ 和 x 轴所围成的曲边梯形的面积 A 为函数 $f(x)$ 在区间 $[a,b]$ 上的定积分，即 $A = \int_a^b f(x)\,\mathrm{d}x$.

（2）变速直线运动的物体从时刻 T_1 到时刻 T_2 这段时间内所经过的路程 s 为其速度函数 $v(x)$ 在区间 $[T_1, T_2]$ 上的定积分，即 $s = \int_{T_1}^{T_2} v(t)\,\mathrm{d}t$.

由定积分的定义可知，定积分表示一个数，它的大小仅与被积函数和积分区间有关，而与积分变量的记号无关，即

$$\int_a^b f(x)\,\mathrm{d}x = \int_a^b f(t)\,\mathrm{d}t.$$

如果函数 $f(x)$ 在区间 $[a,b]$ 上的定积分存在，则称函数 $f(x)$ 在区间 $[a,b]$ 上**可积**. 那么函数 $f(x)$ 在区间 $[a,b]$ 上满足什么条件时，才称得上在区间 $[a,b]$ 上可积？下面仅给出两个充分条件，证明从略.

定理 3-5 设 $f(x)$ 在区间 $[a,b]$ 上连续，则 $f(x)$ 在区间 $[a,b]$ 上可积.

定理 3-6 设 $f(x)$ 在区间 $[a,b]$ 上有界，且只有有限个间断点，则 $f(x)$ 在区间 $[a,b]$ 上可积.

在定积分的定义中，假设 $a < b$，为了应用方便，还规定：

（1）当 $a = b$ 时，$\int_a^b f(x)\,\mathrm{d}x = 0$；

（2）当 $a > b$ 时，$\int_a^b f(x)\,\mathrm{d}x = -\int_b^a f(x)\,\mathrm{d}x$.

4. 定积分的几何意义

当 $f(x) \geqslant 0$ 时，定积分 $\int_a^b f(x)\,\mathrm{d}x$ 表示由曲线 $y = f(x)$ 和直线 $x = a$，$x = b$ 与 x 轴所围成的曲边梯形的面积 A，如图 3-6（a）所示.

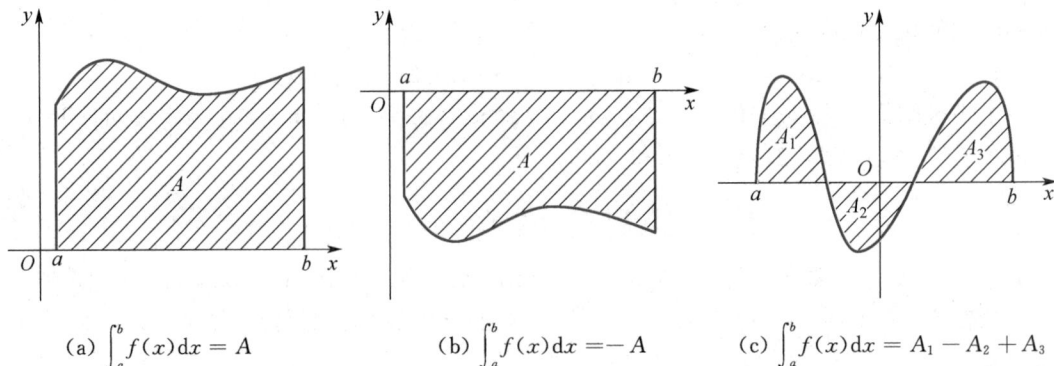

（a）$\int_a^b f(x)\,\mathrm{d}x = A$　　　（b）$\int_a^b f(x)\,\mathrm{d}x = -A$　　　（c）$\int_a^b f(x)\,\mathrm{d}x = A_1 - A_2 + A_3$

图 3-6

当 $f(x) \leqslant 0$ 时，定积分 $\int_a^b f(x)\,\mathrm{d}x$ 表示由曲线 $y = f(x)$ 和直线 $x = a$，$x = b$ 与 x 轴所围成的曲边梯形面积 A 的负值，如图 3-6（b）所示．

当 $f(x)$ 在区间 $[a,b]$ 上既取得正值又取得负值时，其图形的某些部分位于 x 轴上方，而其他部分位于 x 轴下方．此时，定积分 $\int_a^b f(x)\,\mathrm{d}x$ 表示介于 x 轴、曲线 $f(x)$ 及两条直线 $x = a$，$x = b$ 之间的各部分面积的代数和，如图 3-6（c）所示．

5. 定积分的性质

下面讨论定积分的一些基本性质，它们对定积分的计算和应用非常重要．在下列性质中，假定函数的定积分均存在．

性质 1　被积函数的常数因子 k 可以提到积分号外面，即

$$\int_a^b kf(x)\,\mathrm{d}x = k\int_a^b f(x)\,\mathrm{d}x.$$

$$\int_a^b kf(x)\,\mathrm{d}x = \lim_{\lambda \to 0} \sum_{i=1}^n kf(\xi_i)\Delta x_i = k\lim_{\lambda \to 0} \sum_{i=1}^n f(\xi_i)\Delta x_i = k\int_a^b f(x)\,\mathrm{d}x.$$

性质 2　两个（或有限个）函数的代数和的定积分等于它们的定积分的代数和，即

$$\int_a^b [f(x) \pm g(x)]\,\mathrm{d}x = \int_a^b f(x)\,\mathrm{d}x \pm \int_a^b g(x)\,\mathrm{d}x.$$

$$\begin{aligned}
\int_a^b [f(x) \pm g(x)]\,\mathrm{d}x &= \lim_{\lambda \to 0} \sum_{i=1}^n [f(\xi_i) \pm g(\xi_i)]\Delta x_i \\
&= \lim_{\lambda \to 0} \sum_{i=1}^n f(\xi_i)\Delta x_i \pm \lim_{\lambda \to 0} \sum_{i=1}^n g(\xi_i)\Delta x_i \\
&= \int_a^b f(x)\,\mathrm{d}x \pm \int_a^b g(x)\,\mathrm{d}x.
\end{aligned}$$

性质 3　如果在区间 $[a,b]$ 上 $f(x) \equiv 1$，则

$$\int_a^b 1\,\mathrm{d}x = \int_a^b \mathrm{d}x = b - a.$$

性质 4　若把区间 $[a,b]$ 分为 $[a,c]$ 和 $[c,b]$ 两部分，则

$$\int_a^b f(x)\,\mathrm{d}x = \int_a^c f(x)\,\mathrm{d}x + \int_c^b f(x)\,\mathrm{d}x.$$

该性质表明定积分对于积分区间具有可加性．事实上，对任意实数 a，b，c，总有等式

$$\int_a^b f(x)\,\mathrm{d}x = \int_a^c f(x)\,\mathrm{d}x + \int_c^b f(x)\,\mathrm{d}x$$

成立．例如，当 $a < b < c$ 时，由于

$$\int_a^c f(x)\,\mathrm{d}x = \int_a^b f(x)\,\mathrm{d}x + \int_b^c f(x)\,\mathrm{d}x,$$

所以

$$\int_a^b f(x)\,\mathrm{d}x = \int_a^c f(x)\,\mathrm{d}x - \int_b^c f(x)\,\mathrm{d}x = \int_a^c f(x)\,\mathrm{d}x + \int_c^b f(x)\,\mathrm{d}x.$$

性质 5　如果在区间 $[a,b]$ 上 $f(x) \geqslant 0$，则

$$\int_a^b f(x)\,\mathrm{d}x \geqslant 0 \quad (a < b).$$

推论 1　如果在区间 $[a,b]$ 上 $f(x) \leqslant g(x)$，则

$$\int_a^b f(x)\mathrm{d}x \leqslant \int_a^b g(x)\mathrm{d}x \quad (a < b).$$

这是因为 $g(x) - f(x) \geqslant 0$，从而

$$\int_a^b g(x)\mathrm{d}x - \int_a^b f(x)\mathrm{d}x = \int_a^b [g(x) - f(x)]\mathrm{d}x \geqslant 0,$$

所以

$$\int_a^b f(x)\mathrm{d}x \leqslant \int_a^b g(x)\mathrm{d}x.$$

推论 2　$\left| \int_a^b f(x)\mathrm{d}x \right| \leqslant \int_a^b |f(x)|\mathrm{d}x (a < b).$

这是因为

$$-|f(x)| \leqslant f(x) \leqslant |f(x)|,$$

所以

$$-\int_a^b |f(x)|\mathrm{d}x \leqslant \int_a^b f(x)\mathrm{d}x \leqslant \int_a^b |f(x)|\mathrm{d}x,$$

即

$$\left| \int_a^b f(x)\mathrm{d}x \right| \leqslant \int_a^b |f(x)|\mathrm{d}x.$$

性质 6　设 M 及 m 分别是函数 $f(x)$ 在区间 $[a,b]$ 上的最大值及最小值，则有

$$m(b - a) \leqslant \int_a^b f(x)\mathrm{d}x \leqslant M(b - a) \quad (a < b).$$

这是因为 $m \leqslant f(x) \leqslant M$，由性质 5 的推论 1 可得

$$\int_a^b m\mathrm{d}x \leqslant \int_a^b f(x)\mathrm{d}x \leqslant \int_a^b M\mathrm{d}x.$$

再由性质 3 得

$$m(b - a) \leqslant \int_a^b f(x)\mathrm{d}x \leqslant M(b - a).$$

性质 7（积分中值定理）　如果函数 $f(x)$ 在闭区间 $[a,b]$ 上连续，则在积分区间 $[a,b]$ 上至少存在一点 ξ，使下式成立：

$$\int_a^b f(x)\mathrm{d}x = f(\xi)(b - a). \tag{3-7}$$

该式称为积分中值公式，又可写作

$$f(\xi) = \frac{1}{(b - a)}\int_a^b f(x)\mathrm{d}x. \tag{3-8}$$

设 M 及 m 分别是函数 $f(x)$ 在区间 $[a,b]$ 上的最大值及最小值，由性质 6 可得

$$m(b - a) \leqslant \int_a^b f(x)\mathrm{d}x \leqslant M(b - a),$$

各部分除以 $(b - a)$，得

$$m \leqslant \frac{1}{b - a}\int_a^b f(x)\mathrm{d}x \leqslant M.$$

这表明 $\dfrac{1}{b - a}\displaystyle\int_a^b f(x)\mathrm{d}x$ 介于最大值 M 与最小值 m 之间，根据闭区间上连续函数的介值定理，在区间 $[a,b]$ 上至少存在一点 ξ，使得

$$f(\xi) = \frac{1}{b-a}\int_a^b f(x)\,\mathrm{d}x,$$

等式两边乘以 $(b-a)$，得

$$\int_a^b f(x)\,\mathrm{d}x = f(\xi)(b-a).$$

积分中值公式（3-7）的几何意义：在区间 $[a,b]$ 上总能找到一点 ξ，使得以曲线 $y = f(x)$ 为曲边的曲边梯形的面积等于同一底边、高为 $f(\xi)$ 的矩形的面积（见图3-7）。

由于 $f(\xi) = \dfrac{1}{(b-a)}\int_a^b f(x)\,\mathrm{d}x$，因此也称 $f(\xi)$ 为函数 $f(x)$ 在区间 $[a,b]$ 上的平均值。如图3-7所示，把 $f(\xi)$ 看作图中曲边梯形的平均高度。

对于以速度 $v = v(t)$ 做变速直线运动的物体，有

$$v(\xi) = \frac{1}{T_2 - T_1}\int_{T_1}^{T_2} v(t)\,\mathrm{d}t,$$

$v(\xi)$ 即为物体在 $[T_1, T_2]$ 时间段内的平均速度。

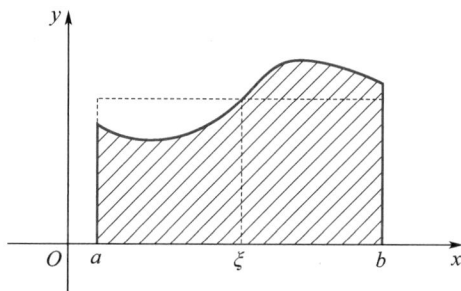

图 3-7

二、微积分基本公式

1. 积分上限函数

如果函数 $f(t)$ 在区间 $[a,b]$ 上连续，那么定积分 $\int_a^b f(t)\,\mathrm{d}t$ 一定存在，且其值仅与被积函数 $f(t)$ 和积分区间 $[a,b]$ 有关。设 x 为 $[a,b]$ 上的任意一点，由于 $f(t)$ 在区间 $[a,x]$ 上仍然连续，因此定积分 $\int_a^x f(t)\,\mathrm{d}t$ 也一定存在。此时，x 既是定积分的上限，也是一个变量，所以该定积分是积分上限 x 的函数，记作

$$\varPhi(x) = \int_a^x f(t)\,\mathrm{d}t \quad (a \leqslant x \leqslant b),$$

该函数称为**积分上限函数**（function of integral upper limit），其定义域为区间 $[a,b]$。该函数具有以下重要性质。

定理3-7　设函数 $f(x)$ 在区间 $[a,b]$ 上连续，则函数 $\varPhi(x) = \int_a^x f(x)\,\mathrm{d}x$ 在 $[a,b]$ 上可导，且

$$\Phi'(x) = \frac{\mathrm{d}}{\mathrm{d}x}\int_a^x f(t)\,\mathrm{d}t = f(x) \quad (a \leqslant x \leqslant b). \tag{3-9}$$

证　对 $x \in [a,b]$，取增量 Δx 使 $x + \Delta x \in [a,b]$，则有

$$\Delta\Phi = \Phi(x + \Delta x) - \Phi(x) = \int_a^{x+\Delta x} f(t)\,\mathrm{d}t - \int_a^x f(t)\,\mathrm{d}t$$

$$= \int_a^x f(t)\,\mathrm{d}t + \int_x^{x+\Delta x} f(t)\,\mathrm{d}t - \int_a^x f(t)\,\mathrm{d}t$$

$$= \int_x^{x+\Delta x} f(t)\,\mathrm{d}t.$$

由积分中值定理得

$$\Delta\Phi = f(\xi)\Delta x \quad (\xi \text{ 介于 } x \text{ 与 } x + \Delta x \text{ 之间}).$$

当 $\Delta x \to 0$ 时，$\xi \to x$. 因为 $f(x)$ 为连续函数，所以

$$\Phi'(x) = \lim_{\Delta x \to 0} \frac{\Delta\Phi}{\Delta x} = \lim_{\Delta x \to 0} f(\xi) = \lim_{\xi \to x} f(\xi) = f(x).$$

该定理表明，区间 $[a,b]$ 上的连续函数 $f(x)$ 的原函数一定存在，且积分上限函数 $\Phi(x)$ 就是被积函数 $f(x)$ 的一个原函数. 这揭示了定积分和不定积分的内在联系.

例 3-42　求 $\displaystyle\int_1^x \sqrt{1 + t^2}\,\mathrm{d}t$ 的导数.

解　由式 (3-9) 得

$$\frac{\mathrm{d}}{\mathrm{d}x}\int_1^x \sqrt{1 + t^2}\,\mathrm{d}t = \sqrt{1 + x^2}.$$

例 3-43　求 $\displaystyle\int_1^{2x} t\mathrm{e}^{-t^2}\,\mathrm{d}t$ 的导数.

解　设 $\Phi(x) = \displaystyle\int_1^x t\mathrm{e}^{-t^2}\,\mathrm{d}t$，则 $\Phi(2x) = \displaystyle\int_1^{2x} t\mathrm{e}^{-t^2}\,\mathrm{d}t$. 根据式 (3-9) 和复合函数的求导法则，有

$$\frac{\mathrm{d}}{\mathrm{d}x}\int_1^{2x} t\mathrm{e}^{-t^2}\,\mathrm{d}t = \frac{\mathrm{d}}{\mathrm{d}x}\Phi(2x) = \frac{\mathrm{d}}{\mathrm{d}u}\Phi(u) \cdot \frac{\mathrm{d}u}{\mathrm{d}x} = u\mathrm{e}^{-u^2} \cdot 2 = 4x \cdot \mathrm{e}^{-4x^2}.$$

其中，$u = 2x$.

例 3-44　求 $\displaystyle\lim_{x \to 0} \frac{\displaystyle\int_0^x \sin^3 t\,\mathrm{d}t}{x^4}$.

解　此题属 " $\dfrac{0}{0}$ " 型不定式的极限，由洛必达法则得

$$\lim_{x \to 0} \frac{\displaystyle\int_0^x \sin^3 t\,\mathrm{d}t}{x^4} = \lim_{x \to 0} \frac{\sin^3 x}{4x^3} = \frac{1}{4}.$$

2. 牛顿-莱布尼茨公式

定理 3-8　如果函数 $f(x)$ 在区间 $[a,b]$ 上连续，且函数 $F(x)$ 是函数 $f(x)$ 在区间 $[a,b]$ 上的一个原函数，则

$$\int_a^b f(x)\,\mathrm{d}x = F(x)\,\big|_a^b = F(b) - F(a). \tag{3-10}$$

证　已知函数 $F(x)$ 是连续函数 $f(x)$ 的一个原函数，根据定理3-7，积分上限函数

$$\Phi(x) = \int_a^x f(t)\,dt$$

也是 $f(x)$ 的一个原函数．因此存在常数 C，使得

$$F(x) - \Phi(x) = C \quad (a \leqslant x \leqslant b).$$

当 $x = a$ 时，$F(a) - \Phi(a) = C$，而 $\Phi(a) = \int_a^a f(t)\,dt = 0$，所以 $C = F(a)$；

当 $x = b$ 时，$F(b) - \Phi(b) = C = F(a)$，所以 $\Phi(b) = F(b) - F(a)$，即

$$\int_a^b f(x)\,dx = F(b) - F(a).$$

此公式称为**牛顿–莱布尼茨公式**（Newton-Leibniz formula），也称为微积分基本公式．它进一步揭示了定积分与被积函数的原函数或不定积分之间的联系．

例 3-45　计算 $\int_0^2 x\,dx$．

解

$$\int_0^2 x\,dx = \frac{1}{2}x^2 \Big|_0^2 = \frac{1}{2} \times 2^2 - \frac{1}{2} \times 0^2 = 2.$$

例 3-46　计算 $\int_{-1}^1 e^x\,dx$．

解

$$\int_{-1}^1 e^x\,dx = e^x \Big|_{-1}^1 = e - e^{-1}.$$

例 3-47　计算 $\int_0^1 \frac{1}{x+2}\,dx$．

解

$$\int_0^1 \frac{1}{x+2}\,dx = \ln(x+2) \Big|_0^1 = \ln\frac{3}{2}.$$

三、定积分的换元积分法和分部积分法

由牛顿–莱布尼茨公式可知，求定积分的关键是求出被积函数的原函数．因此，与不定积分类似，求定积分的方法也有换元积分法和分部积分法两种．

1. 换元积分法

定理 3-9　设函数 $f(x)$ 在区间 $[a,b]$ 上连续，函数 $x = \varphi(t)$ 在 $[\alpha,\beta]$（或 $[\beta,\alpha]$）上单调且具有连续导数，其中 $\varphi(\alpha) = a$，$\varphi(\beta) = b$．当 t 在 $[\alpha,\beta]$（或 $[\beta,\alpha]$）上变化时，$\varphi(t)$ 的值不超出 $[a,b]$，则有

$$\int_a^b f(x)\,dx = \int_\alpha^\beta f[\varphi(t)]\varphi'(t)\,dt. \tag{3-11}$$

式（3-11）称为定积分的换元积分公式．

注意：用换元法求定积分时，换元过程与不定积分的第二类换元法相同，但换元时必须同时换积分限；另外，求出新被积函数的原函数后，无须回代变量，直接用新变量的积分限计算即可．

例 3-48　计算 $\int_0^a \sqrt{a^2 - x^2}\,dx(a > 0)$．

解　设 $x = a\sin t$，则 $\mathrm{d}x = a\cos t\mathrm{d}t$. 当 $x = 0$ 时，$t = 0$；当 $x = a$ 时，$t = \dfrac{\pi}{2}$. 于是有

$$
\int_0^a \sqrt{a^2 - x^2}\,\mathrm{d}x = \int_0^{\frac{\pi}{2}} a\cos t \cdot a\cos t\mathrm{d}t
$$

$$
= a^2 \int_0^{\frac{\pi}{2}} \cos^2 t\mathrm{d}t = \frac{a^2}{2}\int_0^{\frac{\pi}{2}}(1 + \cos 2t)\,\mathrm{d}t
$$

$$
= \frac{a^2}{2}\left[t + \frac{1}{2}\sin 2t \right]\Bigg|_0^{\frac{\pi}{2}} = \frac{1}{4}\pi a^2.
$$

注意到，定积分 $\displaystyle\int_0^a \sqrt{a^2 - x^2}\,\mathrm{d}x$ 的几何意义是以坐标原点为圆心、以 a 为半径的圆落在第一象限部分的面积，因此，该积分值也可以根据定积分的几何意义直接求得.

例 3-49　计算 $\displaystyle\int_0^4 \frac{x + 2}{\sqrt{2x + 1}}\,\mathrm{d}x$.

解　设 $\sqrt{2x + 1} = t$，则 $x = \dfrac{t^2 - 1}{2}$，$\mathrm{d}x = t\mathrm{d}t$. 当 $x = 0$ 时，$t = 1$；当 $x = 4$ 时，$t = 3$. 于是有

$$
\int_0^4 \frac{x + 2}{\sqrt{2x + 1}}\,\mathrm{d}x = \int_1^3 \frac{\dfrac{t^2 - 1}{2} + 2}{t} \cdot t\mathrm{d}t = \frac{1}{2}\int_1^3 (t^2 + 3)\,\mathrm{d}t
$$

$$
= \frac{1}{2}\left[\frac{1}{3}t^3 + 3t \right]\Bigg|_1^3 = \frac{1}{2}\left[\left(\frac{27}{3} + 9 \right) - \left(\frac{1}{3} + 3 \right) \right]
$$

$$
= \frac{22}{3}.
$$

例 3-50　计算 $\displaystyle\int_0^{\frac{\pi}{2}} \cos^5 x\sin x\mathrm{d}x$.

解　先用凑微分法求得原函数，再用牛顿-莱布尼茨公式计算定积分，得到

$$
\int_0^{\frac{\pi}{2}} \cos^5 x\sin x\mathrm{d}x = -\int_0^{\frac{\pi}{2}} \cos^5 x\mathrm{d}(\cos x) = -\left[\frac{1}{6}\cos^6 x \right]\Bigg|_0^{\frac{\pi}{2}}
$$

$$
= -\frac{1}{6}\cos^6 \frac{\pi}{2} + \frac{1}{6}\cos^6 0 = \frac{1}{6}.
$$

也可使用换元积分公式（3-11），设 $t = \cos x$，则 $\mathrm{d}t = -\sin x\mathrm{d}x$. 当 $x = 0$ 时，$t = 1$；当 $x = \dfrac{\pi}{2}$ 时，$t = 0$. 于是有

$$
\int_0^{\frac{\pi}{2}} \cos^5 x\sin x\mathrm{d}x = -\int_1^0 t^5\mathrm{d}t = -\frac{t^6}{6}\Bigg|_1^0 = \frac{1}{6}.
$$

此例中，前一种解法直接求得 $\cos^5 x\sin x$ 的原函数，定积分的积分变量始终为 x，所以积分限不变；而后一种解法使用定积分的变量代换法，积分变量由 x 变为 t，所以积分限也要相应地变化.

例 3-51　证明：若 $f(x)$ 在 $[-a, a]$ 上连续，则

（1）当 $f(x)$ 为奇函数时，$\displaystyle\int_{-a}^a f(x)\,\mathrm{d}x = 0$；

（2）当 $f(x)$ 为偶函数时，$\int_{-a}^{a} f(x)\,\mathrm{d}x = 2\int_{0}^{a} f(x)\,\mathrm{d}x$.

证　因为 $\int_{-a}^{a} f(x)\,\mathrm{d}x = \int_{-a}^{0} f(x)\,\mathrm{d}x + \int_{0}^{a} f(x)\,\mathrm{d}x$,

而

$$\int_{-a}^{0} f(x)\,\mathrm{d}x \xlongequal{x=-t} -\int_{a}^{0} f(-t)\,\mathrm{d}t = \int_{0}^{a} f(-t)\,\mathrm{d}t = \int_{0}^{a} f(-x)\,\mathrm{d}x,$$

所以

$$\int_{-a}^{a} f(x)\,\mathrm{d}x = \int_{0}^{a} f(-x)\,\mathrm{d}x + \int_{0}^{a} f(x)\,\mathrm{d}x$$

$$= \int_{0}^{a} [f(-x) + f(x)]\,\mathrm{d}x.$$

当 $f(x)$ 为奇函数时，有 $f(-x) = -f(x)$，所以 $\int_{-a}^{a} f(x)\,\mathrm{d}x = 0$;

当 $f(x)$ 为偶函数时，有 $f(-x) = f(x)$，所以 $\int_{-a}^{a} f(x)\,\mathrm{d}x = 2\int_{0}^{a} f(x)\,\mathrm{d}x$.

例 3-52　若 $f(x)$ 是以 T 为周期的连续函数，试证明：$\int_{a}^{a+T} f(x)\,\mathrm{d}x = \int_{0}^{T} f(x)\,\mathrm{d}x$.

证　$\int_{a}^{a+T} f(x)\,\mathrm{d}x = \int_{a}^{0} f(x)\,\mathrm{d}x + \int_{0}^{T} f(x)\,\mathrm{d}x + \int_{T}^{a+T} f(x)\,\mathrm{d}x$.

对积分 $\int_{T}^{a+T} f(x)\,\mathrm{d}x$，设 $x = u + T$，则

$$\int_{T}^{a+T} f(x)\,\mathrm{d}x = \int_{0}^{a} f(u+T)\,\mathrm{d}u = \int_{0}^{a} f(u)\,\mathrm{d}u = -\int_{a}^{0} f(x)\,\mathrm{d}x.$$

从而

$$\int_{a}^{a+T} f(x)\,\mathrm{d}x = \int_{a}^{0} f(x)\,\mathrm{d}x + \int_{0}^{T} f(x)\,\mathrm{d}x - \int_{a}^{0} f(x)\,\mathrm{d}x$$

$$= \int_{0}^{T} f(x)\,\mathrm{d}x.$$

2. 分部积分法

与不定积分的分部积分法类似，设函数 $u(x)$，$v(x)$ 分别在区间 $[a,b]$ 上具有连续的导数 $u'(x)$，$v'(x)$，对等式

$$(uv)' = u'v + uv'$$

两边在区间 $[a,b]$ 上积分，得

$$uv\,\big|_{a}^{b} = \int_{a}^{b} uv'\,\mathrm{d}x + \int_{a}^{b} u'v\,\mathrm{d}x,$$

即

$$\int_{a}^{b} uv'\,\mathrm{d}x = uv\,\big|_{a}^{b} - \int_{a}^{b} u'v\,\mathrm{d}x, \tag{3-12}$$

或

$$\int_{a}^{b} u\,\mathrm{d}v = uv\,\big|_{a}^{b} - \int_{a}^{b} v\,\mathrm{d}u. \tag{3-13}$$

以上两式就是定积分的分部积分公式，其运用原则与不定积分的分部积分法相同.

例 3-53　计算 $\int_1^e \ln x \mathrm{d}x$.

解
$$\int_1^e \ln x \mathrm{d}x = x\ln x \Big|_1^e - \int_1^e x\mathrm{d}(\ln x)$$
$$= e - \int_1^e \mathrm{d}x = 1.$$

例 3-54　计算 $\int_{-1}^0 x\mathrm{e}^{-x}\mathrm{d}x$.

解
$$\int_{-1}^0 x\mathrm{e}^{-x}\mathrm{d}x = -\int_{-1}^0 x\mathrm{d}\mathrm{e}^{-x} = -x\mathrm{e}^{-x}\Big|_{-1}^0 + \int_{-1}^0 \mathrm{e}^{-x}\mathrm{d}x$$
$$= -x\mathrm{e}^{-x}\Big|_{-1}^0 - \mathrm{e}^{-x}\Big|_{-1}^0 = -1.$$

例 3-55　在药物动力学中, 药物从患者尿液中排出速率的数学模型为 $r(t) = t\mathrm{e}^{-kt}$, 其中, t 为时间变量, k 为常数. 求在时间间隔 $[0, T]$ 内排出的药量.

解　在时间间隔 $[0, T]$ 内排出的药量为
$$\int_0^T r(t)\mathrm{d}t = \int_0^T t\mathrm{e}^{-kt}\mathrm{d}t = -\frac{1}{k}\int_0^T t\mathrm{d}\mathrm{e}^{-kt} = -\frac{1}{k}t\mathrm{e}^{-kt}\Big|_0^T + \frac{1}{k}\int_0^T \mathrm{e}^{-kt}\mathrm{d}t$$
$$= -\frac{1}{k}T\mathrm{e}^{-kT} - \frac{1}{k^2}\mathrm{e}^{-kt}\Big|_0^T = \frac{1}{k^2} - \mathrm{e}^{-kT}\left(\frac{T}{k} + \frac{1}{k^2}\right).$$

四、反常积分

定积分 $\int_a^b f(x)\mathrm{d}x$ 要求满足两个基本条件: ①积分区间 $[a, b]$ 有限; ②被积函数 $f(x)$ 在 $[a, b]$ 上有界. 但在实际问题中, 还会遇到不满足上述两个条件的情形, 因此, 有必要将定积分的概念推广到积分区间无限和被积函数无界这两种情形, 此时的定积分称为**反常积分** (improper integral) 或**广义积分**.

1. 无穷区间的反常积分

定义 3-4　设函数 $f(x)$ 在区间 $[a, +\infty)$ 上连续, 任取 $b > a$. 如果极限
$$\lim_{b \to +\infty} \int_a^b f(x)\mathrm{d}x \tag{3-14}$$
存在, 则称此极限为函数 $f(x)$ 在无穷区间 $[a, +\infty)$ 上的反常积分, 记作 $\int_a^{+\infty} f(x)\mathrm{d}x$. 同时, 称反常积分 $\int_a^{+\infty} f(x)\mathrm{d}x$ 存在或收敛. 如果上述极限不存在, 则函数 $f(x)$ 在无穷区间 $[a, +\infty)$ 上的反常积分 $\int_a^{+\infty} f(x)\mathrm{d}x$ 无意义, 习惯上称反常积分 $\int_a^{+\infty} f(x)\mathrm{d}x$ 发散. 此时 $\int_a^{+\infty} f(x)\mathrm{d}x$ 不再表示数值.

类似地, 定义函数 $f(x)$ 在区间 $(-\infty, b]$ 上的反常积分为
$$\int_{-\infty}^b f(x)\mathrm{d}x = \lim_{a \to -\infty} \int_a^b f(x)\mathrm{d}x. \tag{3-15}$$
函数 $f(x)$ 在区间 $(-\infty, +\infty)$ 上的反常积分为

$$\int_{-\infty}^{+\infty} f(x) \, dx = \int_{-\infty}^{0} f(x) \, dx + \int_{0}^{+\infty} f(x) \, dx$$

$$= \lim_{a \to -\infty} \int_{a}^{0} f(x) \, dx + \lim_{b \to +\infty} \int_{0}^{b} f(x) \, dx. \tag{3-16}$$

如果式 (3-16) 右边的两个反常积分都存在, 则称反常积分 $\int_{-\infty}^{+\infty} f(x) \, dx$ 存在; 如果其中有一个反常积分发散, 则称反常积分 $\int_{-\infty}^{+\infty} f(x) \, dx$ 发散.

上述反常积分统称为无穷区间的反常积分.

例 3-56 计算反常积分 $\int_{0}^{+\infty} x e^{-x^2} \, dx$.

解
$$\int_{0}^{+\infty} x e^{-x^2} \, dx = \lim_{b \to +\infty} \int_{0}^{b} x e^{-x^2} \, dx = -\frac{1}{2} \lim_{b \to +\infty} e^{-x^2} \Big|_{0}^{b}$$

$$= -\frac{1}{2} \lim_{b \to +\infty} (e^{-b^2} - 1) = \frac{1}{2}.$$

例 3-57 计算反常积分 $\int_{-\infty}^{+\infty} \frac{1}{1 + x^2} \, dx$.

解
$$\int_{-\infty}^{+\infty} \frac{1}{1 + x^2} \, dx = \lim_{a \to -\infty} \int_{a}^{0} \frac{1}{1 + x^2} \, dx + \lim_{b \to +\infty} \int_{0}^{b} \frac{1}{1 + x^2} \, dx$$

$$= \lim_{b \to +\infty} \arctan b - \lim_{a \to -\infty} \arctan a$$

$$= \frac{\pi}{2} - \left(-\frac{\pi}{2}\right) = \pi.$$

例 3-58 讨论反常积分 $\int_{a}^{+\infty} \frac{1}{x^p} \, dx (a > 0)$ 的敛散性.

解 当 $p = 1$ 时,
$$\int_{a}^{+\infty} \frac{1}{x^p} \, dx = \lim_{b \to +\infty} \int_{a}^{b} \frac{1}{x} \, dx = \lim_{b \to +\infty} \ln x \Big|_{a}^{b}$$

$$= \lim_{b \to +\infty} (\ln b - \ln a) = +\infty ;$$

当 $p < 1$ 时,
$$\int_{a}^{+\infty} \frac{1}{x^p} \, dx = \lim_{b \to +\infty} \int_{a}^{b} \frac{1}{x^p} \, dx = \lim_{b \to +\infty} \frac{1}{1 - p} x^{1-p} \Big|_{a}^{b}$$

$$= \lim_{b \to +\infty} \left(\frac{1}{1 - p} b^{1-p} - \frac{1}{1 - p} a^{1-p}\right) \Big|_{a}^{b}$$

$$= +\infty ;$$

当 $p > 1$ 时,
$$\int_{a}^{+\infty} \frac{1}{x^p} \, dx = \lim_{b \to +\infty} \int_{a}^{b} \frac{1}{x^p} \, dx = \lim_{b \to +\infty} \frac{1}{1 - p} x^{1-p} \Big|_{a}^{b}$$

$$= \lim_{b \to +\infty} \left(\frac{1}{1 - p} b^{1-p} - \frac{1}{1 - p} a^{1-p}\right) \Big|_{a}^{b}$$

$$= \frac{a^{1-p}}{p - 1}.$$

因此，当 $p > 1$ 时，此反常积分收敛，其值为 $\dfrac{a^{1-p}}{p-1}$；当 $p \leqslant 1$ 时，此反常积分发散.

例 3-59　在例 3-55 中，求患者的排药总量，即求 $r(t)$ 在区间 $[0, +\infty)$ 上的反常积分.

解　　　$\displaystyle\int_0^{+\infty} r(t)\,\mathrm{d}t = \lim_{T\to+\infty}\int_0^T te^{-kt}\,\mathrm{d}t = \lim_{T\to+\infty}\left[\dfrac{1}{k^2} - e^{-kT}\left(\dfrac{T}{k} + \dfrac{1}{k^2}\right)\right] = \dfrac{1}{k^2}.$

2. 无界函数的反常积分

若 $\lim\limits_{x\to a} f(x) = \infty$，则称 $x = a$ 为 $f(x)$ 的无穷间断点或瑕点.

定义 3-5　设函数 $f(x)$ 在区间 $(a, b]$ 上连续，$x = a$ 为 $f(x)$ 的瑕点. 如果极限

$$\lim_{\varepsilon\to 0^+}\int_{a+\varepsilon}^b f(x)\,\mathrm{d}x \qquad\qquad (3\text{-}17)$$

存在，则称此极限为无界函数 $f(x)$ 在 $(a, b]$ 上的反常积分，记作 $\displaystyle\int_a^b f(x)\,\mathrm{d}x$，即

$$\int_a^b f(x)\,\mathrm{d}x = \lim_{\varepsilon\to 0^+}\int_{a+\varepsilon}^b f(x)\,\mathrm{d}x.$$

此时也称反常积分 $\displaystyle\int_a^b f(x)\,\mathrm{d}x$ 收敛；否则，称反常积分 $\displaystyle\int_a^b f(x)\,\mathrm{d}x$ 发散.

类似地，设函数 $f(x)$ 在区间 $[a, b)$ 上连续，$x = b$ 为 $f(x)$ 的瑕点，定义无界函数 $f(x)$ 在 $[a, b)$ 上的反常积分为

$$\int_a^b f(x)\,\mathrm{d}x = \lim_{\varepsilon\to 0^+}\int_a^{b-\varepsilon} f(x)\,\mathrm{d}x. \qquad\qquad (3\text{-}18)$$

设函数 $f(x)$ 在区间 $[a, b]$ 上除点 $c\,(a < c < b)$ 外连续，$x = c$ 为 $f(x)$ 的瑕点，定义无界函数 $f(x)$ 在 $[a, b]$ 上的反常积分为

$$\int_a^b f(x)\,\mathrm{d}x = \lim_{\varepsilon_1\to 0^+}\int_a^{c-\varepsilon_1} f(x)\,\mathrm{d}x + \lim_{\varepsilon_2\to 0^+}\int_{c+\varepsilon_2}^b f(x)\,\mathrm{d}x. \qquad (3\text{-}19)$$

如果式（3-19）右边的两个反常积分都存在，则称反常积分 $\displaystyle\int_a^b f(x)\,\mathrm{d}x$ 收敛；否则，称反常积分 $\displaystyle\int_a^b f(x)\,\mathrm{d}x$ 发散.

无界函数的反常积分也称为瑕积分.

例 3-60　计算反常积分 $\displaystyle\int_0^1 \dfrac{1}{\sqrt{1-x^2}}\,\mathrm{d}x.$

解　因为 $\lim\limits_{x\to 1}\dfrac{1}{\sqrt{1-x^2}} = +\infty$，所以 $x = 1$ 为瑕点，于是

$$\int_0^1 \dfrac{1}{\sqrt{1-x^2}}\,\mathrm{d}x = \lim_{\varepsilon\to 0^+}\int_0^{1-\varepsilon}\dfrac{1}{\sqrt{1-x^2}}\,\mathrm{d}x.$$

$$= \lim_{\varepsilon\to 0^+}\left[\arcsin(1-\varepsilon) - 0\right]$$

$$= \dfrac{\pi}{2}.$$

例 3-61　计算 $\displaystyle\int_{-1}^8 \dfrac{1}{\sqrt[3]{x}}\,\mathrm{d}x$ 的收敛性.

解 函数 $\dfrac{1}{\sqrt[3]{x}}$ 在区间 $[-1,8]$ 上除 $x=0$ 外连续，且 $\lim\limits_{x\to 0}\dfrac{1}{\sqrt[3]{x}}=\infty$．所以

$$\int_{-1}^{8}\frac{1}{\sqrt[3]{x}}\,\mathrm{d}x=\lim_{\varepsilon_1\to 0^+}\int_{-1}^{0-\varepsilon_1}\frac{1}{\sqrt[3]{x}}\,\mathrm{d}x+\lim_{\varepsilon_2\to 0^+}\int_{0+\varepsilon_2}^{8}\frac{1}{\sqrt[3]{x}}\,\mathrm{d}x.$$

$$=\lim_{\varepsilon_1\to 0^+}\left[\frac{3}{2}x^{\frac{2}{3}}\right]\Bigg|_{-1}^{-\varepsilon_1}+\lim_{\varepsilon_2\to 0^+}\left[\frac{3}{2}x^{\frac{2}{3}}\right]\Bigg|_{\varepsilon_2}^{8}=\frac{9}{2}.$$

可以看出，无界函数的反常积分的符号与定积分无区别，很容易混淆．例如，对于积分 $\displaystyle\int_{0}^{\pi}\tan x\,\mathrm{d}x$，被积函数 $y=\tan x$ 在 $x=\dfrac{\pi}{2}$ 处无界，应按反常积分来计算，如果按普通定积分来计算，则会得出错误的结果．所以，计算积分 $\displaystyle\int_{a}^{b}f(x)\,\mathrm{d}x$ 时，应先检查被积函数在积分区间上是否有界，判断是普通定积分还是反常积分，再进行计算．

第三节　定积分的应用

定积分理论源于实践，又在实践中具有广泛的应用．本节从定积分解决实际问题的微元法入手，介绍定积分在几何学、物理学和医学中的应用．

一、微元法

在定积分定义中，将所求的量 F（如曲边梯形的面积、变速直线运动的路程等）分解为局部量 ΔF_i，用相应的小区间 $[x_{i-1},x_i]$ 上某点 ξ_i 的函数值 $f(\xi_i)$ 与区间长度 Δx_i 的乘积 $f(\xi_i)\Delta x_i$ 近似替代 ΔF_i，再通过求和与取极限，将所求的量 F 表示为函数 $f(x)$ 在 $[a,b]$ 上的积分，即

$$F=\int_{a}^{b}f(x)\,\mathrm{d}x.$$

在实际应用中，通常将上述 4 个步骤简化为以下 2 个步骤．

（1）求微元（分割和近似替代）：求出所求量 F 的微元．

在 $[a,b]$ 内的任意一个小区间 $[x,x+\mathrm{d}x]$ 上，求出 F 的局部量 ΔF 的近似值 $\Delta F\approx f(x)\mathrm{d}x$，称 $f(x)\mathrm{d}x$ 为所求量 F 的微元（微分），记作 $\mathrm{d}F(x)=f(x)\mathrm{d}x$．

（2）求积分（求和与求极限）：将 F 的微元从 a 无限累加到 b，便得到所求量 F，即

$$F=\int_{a}^{b}\mathrm{d}F(x)=\int_{a}^{b}f(x)\,\mathrm{d}x.$$

这种方法称为**微元法**，又称**元素法**．下面用微元法来讨论平面图形面积和旋转体体积的计算问题．

二、平面图形的面积

求由曲线 $y = f(x)$，$y = g(x)(f(x) \geqslant g(x))$ 及直线 $x = a$，$x = b(a < b)$ 所围成的平面图形的面积 A（见图 3-8）.

当 $g(x) = 0$ 时，A 为曲边梯形的面积，即 $A = \int_a^b f(x)\,\mathrm{d}x$.

对于一般的 $g(x)$，我们用微元法求 A. 首先在 $[a,b]$ 内任取一小区间 $[x, x + \mathrm{d}x]$，对应的小曲边梯形面积近似等于高为 $[f(x) - g(x)]$、底为 $\mathrm{d}x$ 的小矩形面积，所以面积微元为 $\mathrm{d}A = [f(x) - g(x)]\mathrm{d}x$，故平面图形的面积为

$$A = \int_a^b [f(x) - g(x)]\,\mathrm{d}x. \tag{3-20}$$

类似地，对由左右曲线 $x = \varphi(y)$，$x = \psi(y)(\varphi(y) \geqslant \psi(y))$ 及直线 $y = c$，$y = d(c < d)$ 所围成的平面图形的面积 A（见图 3-9），有

$$A = \int_c^d [\varphi(y) - \psi(y)]\,\mathrm{d}y. \tag{3-21}$$

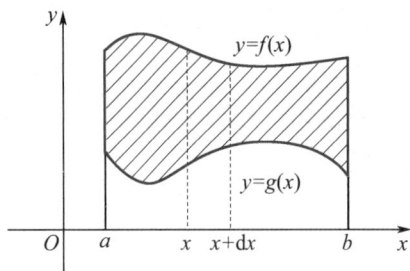

图 3-8

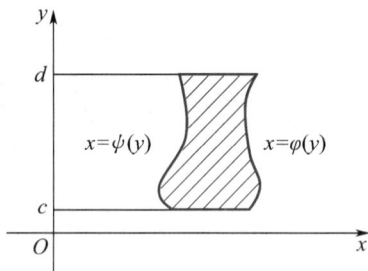

图 3-9

例 3-62 求由抛物线 $y = 4 - x^2$ 和直线 $y = 3x$ 所围成的图形的面积.

解 画出草图（见图 3-10）. 为便于计算，需要合理地选择积分变量. 由图形可知，选 x 为积分变量较为合适.

为了确定积分限，先求出抛物线 $y = 4 - x^2$ 与直线 $y = 3x$ 的交点，即解方程组 $\begin{cases} y = 4 - x^2, \\ y = 3x, \end{cases}$ 得到交点为 $A(-4, -12)$，$B(1,3)$. 因此，x 的积分上、下限分别为 1 和 -4. 面积微元为 $\mathrm{d}A = [(4 - x^2) - 3x]\mathrm{d}x$，于是所求图形的面积为

$$A = \int_{-4}^1 [(4 - x^2) - 3x]\,\mathrm{d}x = \left(4x - \frac{1}{3}x^3 - \frac{3}{2}x^2\right)\Big|_{-4}^1 = \frac{125}{6}.$$

例 3-63 求由抛物线 $y^2 = 2x$ 和直线 $y = x - 4$ 所围成的图形的面积.

解 画出草图（见图 3-11）. 选 y 为积分变量，解方程组 $\begin{cases} y^2 = 2x, \\ y = x - 4, \end{cases}$ 得到交点 $A(2, -2)$，$B(8,4)$. 于是所求面积为

$$A = \int_{-2}^4 \left(y + 4 - \frac{1}{2}y^2\right)\mathrm{d}y = \left(\frac{1}{2}y^2 + 4y - \frac{1}{6}y^3\right)\Big|_{-2}^4 = 18.$$

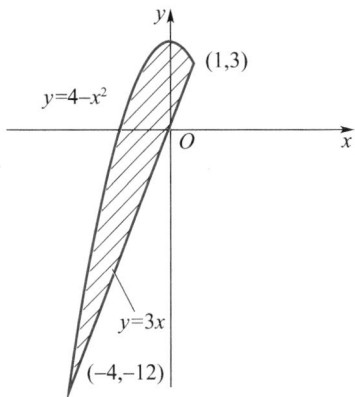

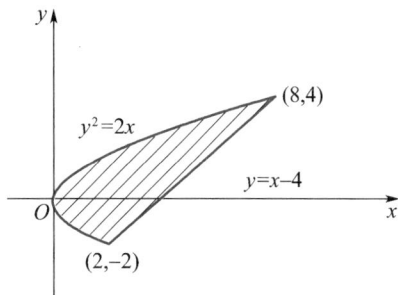

图 3-10   图 3-11

例 3-64 求由椭圆 $\dfrac{x^2}{a^2} + \dfrac{y^2}{b^2} = 1$ 所围成的图形的面积.

解 如图 3-12 所示，由椭圆的对称性可知，整个椭圆的面积等于其在第一象限部分面积的 4 倍，于是

$$S = 4\int_0^a y\,\mathrm{d}x = 4\int_0^a \frac{b}{a}\sqrt{a^2 - x^2}\,\mathrm{d}x$$

$$\xlongequal{x = a\sin t} 4\int_0^{\frac{\pi}{2}} ab\,\cos^2 t\,\mathrm{d}t$$

$$= 2ab\int_0^{\frac{\pi}{2}}(1 + \cos 2t)\,\mathrm{d}t$$

$$= 2ab \cdot \frac{\pi}{2} = ab\pi.$$

图 3-12

当 $a = b$ 时，上式即为圆的面积公式.

三、旋转体体积

旋转体是由一平面图形绕该平面内的一条直线（称为旋转轴）旋转一周而成的立体图形. 例如，圆柱、圆锥、圆台、球体都是旋转体. 在医学实验中，许多容器的形状都属于旋转体.

下面讨论由曲线 $y = f(x)$，直线 $x = a$，$x = b(a < b)$ 及 x 轴所围成的曲边梯形绕 x 轴旋转一周而成的旋转体的体积 V（见图 3-13）.

运用微元法，在 $[a,b]$ 内任取一小区间 $[x, x + \mathrm{d}x]$，对应的小薄片（旋转体）的体积 ΔV 近似等于以 $f(x)$ 为底半径、$\mathrm{d}x$ 为高的圆柱体体积，所以体积微元为 $\mathrm{d}V = \pi f^2(x)\,\mathrm{d}x$，故旋转体的体积为

$$V = \pi\int_a^b f^2(x)\,\mathrm{d}x. \tag{3-22}$$

类似地，对于由曲线 $x = \varphi(y)$，直线 $y = c$，$y = d(c < d)$ 及 y 轴所围成的曲边梯形绕 y 轴旋转一周而成的旋转体的体积，有

$$V = \pi \int_c^d \varphi^2(y)\,\mathrm{d}y. \tag{3-23}$$

例 3-65　求由椭圆 $\dfrac{x^2}{a^2} + \dfrac{y^2}{b^2} = 1$ 所围成的图形绕 x 轴旋转而成的旋转体的体积.

解　该旋转体可以看作由半个椭圆

$$y = \frac{b}{a}\sqrt{a^2 - x^2}$$

及 x 轴围成的图形绕 x 轴旋转而成的椭球体（见图 3-14）.

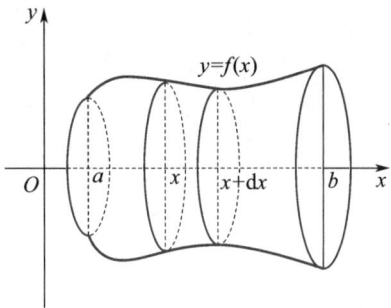

图 3-13

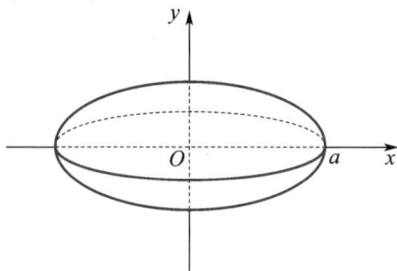

图 3-14

由式（3-22）可知，所求旋转椭球体的体积为

$$V = \pi \int_{-a}^a y^2 \mathrm{d}x = \pi \int_{-a}^a \frac{b^2}{a^2}(a^2 - x^2)\,\mathrm{d}x = 2\pi \int_0^a \frac{b^2}{a^2}(a^2 - x^2)\,\mathrm{d}x$$

$$= 2\pi \frac{b^2}{a^2}\left(a^2 x - \frac{1}{3}x^3\right)\Bigg|_0^a = \frac{4}{3}\pi a b^2.$$

当 $a = b = R$ 时，上式即为半径为 R 的球体的体积 $V = \dfrac{4}{3}\pi R^3$.

例 3-66　求由曲线 $x^2 + (y - b)^2 = a^2 (0 < a \leqslant b)$ 所围成的图形绕 x 轴旋转所成的旋转体的体积.

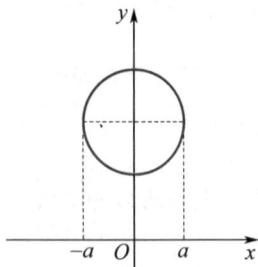

图 3-15

解　如图 3-15 所示，旋转体的体积等于由上半圆和下半圆分别与直线 $x = -a$，$x = a$ 及 x 轴所围成的曲边梯形绕 x 轴旋转一周而成的两个旋转体体积之差. 由式（3-22）得

$$V = \pi \int_{-a}^a \left(b + \sqrt{a^2 - x^2}\right)^2 \mathrm{d}x - \pi \int_{-a}^a \left(b - \sqrt{a^2 - x^2}\right)^2 \mathrm{d}x$$

$$= \pi \int_{-a}^a 4b\sqrt{a^2 - x^2}\,\mathrm{d}x$$

$$= 8\pi b \int_0^a \sqrt{a^2 - x^2}\,\mathrm{d}x$$

$$= 2\pi^2 a^2 b.$$

四、变力沿直线所做的功

由物理学知识可知，如果物体在与运动方向一致的恒力 F 作用下做直线运动，当物

体移动了距离 s 时，力 F 对物体所做的功为

$$W = Fs.$$

如果物体所受的力是变化的，即为变力沿直线做功的问题，则可以用定积分计算.

例 3-67　有一圆柱形贮水桶，高为 5 m，底圆半径为 3 m，桶内盛满了水. 试问要把桶内的水全部吸出需做多少功.（已知水的密度为 $1000\,\mathrm{kg/m^3}$，重力加速度取 $9.8\,\mathrm{m/s^2}$.）

解　取深度 x 为积分变量，其变化区间为 $[0,5]$. 任取一小区间 $[x, x+\mathrm{d}x]$，对应的薄层水的高度为 $\mathrm{d}x$. 由于水的密度为 $1\,000\,\mathrm{kg/m^3}$，该薄层水的重力为 $9.8 \times 1\,000\pi \times 3^2\mathrm{d}x(\mathrm{N})$. 将该薄层水吸出桶外所需做的功近似为

$$\mathrm{d}W = 88\,200\pi x\mathrm{d}x(\mathrm{J}),$$

即功的微元. 于是所求的功为

$$W = \int_0^5 88\,200\pi x\mathrm{d}x = 88\,200\pi \left.\frac{x^2}{2}\right|_0^5 = 1\,102\,500\pi(\mathrm{J}) = 1\,102.5\pi(\mathrm{kJ}).$$

五、定积分在医学中的应用

在医学领域中，有许多问题涉及量的累加性，这类问题一般可以利用定积分来求解. 下面通过具体实例介绍定积分在医学中的应用.

例 3-68　单位时间内血管稳定流动中的血液流量.

把一段血管设想为一根圆管. 血液与其他流体类似，具有内摩擦，其大小由黏度（记作 μ）表征. 此外，血液在管壁处也有摩擦，血液在管壁处的流速为零，越靠近管中心流速越大，在管中心处的流速达到最大值. 在一段长为 L、横截面半径为 R 的血管中，距离中心轴为 r 处的血液流速为

$$V(r) = \frac{P}{4\mu L}(R^2 - r^2),$$

其中，P 为血管两端的压力差. 试求单位时间内通过血管的血液流量.

解　在横截面上取一内径为 r、外径为 $r + \mathrm{d}r$ 的小圆环，如图 3-16 所示，其面积为

$$\Delta S = \pi(r + \mathrm{d}r)^2 - \pi r^2 = 2\pi r\mathrm{d}r + \pi(\mathrm{d}r)^2 \approx 2\pi r\mathrm{d}r.$$

由于血管中某点处血液的流速仅与 r 有关，可以认为在该小圆环上血液的流速近似相等. 所以在单位时间内通过该小圆环的血液流量近似为血液的流速与小圆环面积的乘积，即

$$\Delta Q \approx \mathrm{d}Q = V(r) \cdot 2\pi r\mathrm{d}r = \frac{\pi P}{2\mu L}(R^2 - r^2)r\mathrm{d}r.$$

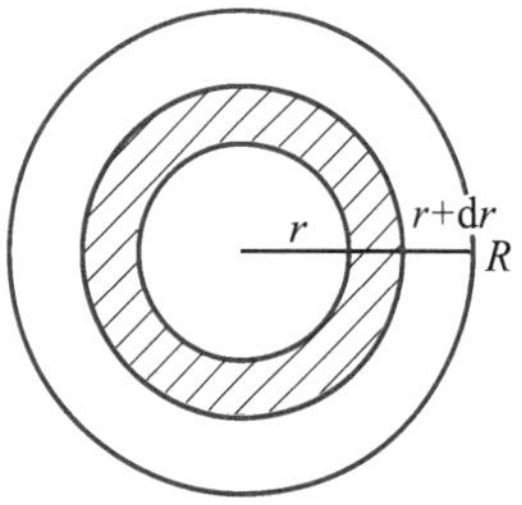

图 3-16

于是

$$\begin{aligned}
Q &= \int_0^R \mathrm{d}Q = \int_0^R \frac{\pi P}{2\mu L}(R^2 - r^2)r\mathrm{d}r \\
&= \frac{\pi P}{2\mu L}\int_0^R (R^2 r - r^3)\mathrm{d}r = \frac{\pi P}{2\mu L}\left(\frac{1}{2}R^2 r^2 - \frac{1}{4}r^4\right)\bigg|_0^R \\
&= \frac{\pi P R^4}{8\mu L}.
\end{aligned}$$

例 3-69 血液中胰岛素的平均浓度.

在临床实验中,先让患者禁食(以降低体内的血糖水平),然后通过注射给予大剂量葡萄糖.经实验测定,血液中胰岛素浓度 $C(t)$(单位/mL)满足函数关系

$$C(t) = \begin{cases} t(10 - t), & 0 \leqslant t \leqslant 5, \\ 25\mathrm{e}^{-k(t-5)}, & t > 5. \end{cases}$$

其中,$k = \dfrac{1}{20}\ln 2$,时间 t 的单位为 min. 求注射 1 h 内血液中胰岛素的平均浓度.

解　由定积分的几何意义可知,连续函数 $y = f(x)$ 在区间 $[a, b]$ 上的平均值为

$$\bar{y} = \frac{1}{b - a}\int_a^b f(x)\,\mathrm{d}x.$$

因此,有

$$\overline{C(t)} = \frac{1}{60}\int_0^{60} C(t)\,\mathrm{d}t = \frac{1}{60}\left[\int_0^5 t(10 - t)\,\mathrm{d}t + \int_5^{60} 25\mathrm{e}^{-k(t-5)}\,\mathrm{d}t\right]$$

$$= \frac{1}{60}\left(5t^2 - \frac{1}{3}t^3\right)\Big|_0^5 + \frac{25}{60}\left(-\frac{1}{k}\mathrm{e}^{-k(t-5)}\right)\Big|_5^{60}$$

$$= \frac{1}{60}\left(125 - \frac{125}{3}\right) - \frac{5}{12k}(\mathrm{e}^{-55k} - 1) \approx 11.63\,\text{单位}/\text{mL}.$$

例 3-70 血药浓度-时间曲线下的面积.

药物在人体血液中的浓度是随时间变化而变化的,即血药浓度 C 是时间 t 的函数,$C = C(t)$. 血药浓度-时间曲线下的总面积记作 AUC(Area Under the Curve),它能反映人体对药物最终的吸收程度. 因此,在药物动力学研究中,需要计算 AUC. 设静脉注射某药物后,血药浓度 $C(t) = C_0\mathrm{e}^{-kt}$,其中 C_0 为初始血药浓度,k 为常数($k > 0$),表示药物的消除速率,试计算 AUC.

解
$$\mathrm{AUC} = \int_0^{+\infty} C_0\mathrm{e}^{-kt}\,\mathrm{d}t = \lim_{b \to +\infty} C_0\left(-\frac{1}{k}\mathrm{e}^{-kt}\right)\Big|_0^b = \frac{C_0}{k}.$$

例 3-71 镭针的辐射强度.

由物理学可知,某点处的辐射强度与放射源的质量 m 成正比,与该点到放射源的距离 r 的平方成反比. 比例系数 $k = \dfrac{E}{4\pi}$,其中 E 为单位质量的放射源单位时间的辐射能量.

设用于放射治疗的镭针质量分布均匀,线密度为 ρ,长为 L. 将照射部位置于镭针 AB 延长线上距 A 为 l 的点 P 处. 照射部位受镭针 AB 辐射的总强度 I 为多少?

解　在 AB 上任取一小段 $[r, r + \mathrm{d}r]$,该小段对 P 点的辐射强度,即辐射强度的微元为

$$\mathrm{d}I = k\frac{\rho\,\mathrm{d}r}{r^2}.$$

因此,照射部位受镭针 AB 辐射的总强度为

$$I = \int_l^{l+L} k\frac{\rho\,\mathrm{d}r}{r^2} = -\frac{k\rho}{r}\Big|_l^{l+L} = \frac{E\rho L}{4\pi l(l + L)}.$$

习 题 三

1. 用直接积分法求下列不定积分：

(1) $\int \sqrt{x}(x-3)\,\mathrm{d}x$；

(2) $\int \dfrac{(1-x)^2}{\sqrt{x}}\,\mathrm{d}x$；

(3) $\int \dfrac{1}{\sqrt{x}+\sqrt{3x}}\,\mathrm{d}x$；

(4) $\int (\mathrm{e}^x - 3\sin x)\,\mathrm{d}x$；

(5) $\int \left(\mathrm{e}^{x+1}+\dfrac{2}{x}\right)\mathrm{d}x$；

(6) $\int \dfrac{x^2}{1+x^2}\,\mathrm{d}x$；

(7) $\int \dfrac{x^3+1}{x+1}\,\mathrm{d}x$；

(8) $\int \dfrac{2x^2-1}{1+x^2}\,\mathrm{d}x$；

(9) $\int (3^x + 2^x)^2\,\mathrm{d}x$；

(10) $\int 3^{2x}\mathrm{e}^x\,\mathrm{d}x$；

(11) $\int \sin^2 \dfrac{x}{2}\,\mathrm{d}x$；

(12) $\int \dfrac{\cos 2x}{\cos x + \sin x}\,\mathrm{d}x$；

(13) $\int \left(\sin x - \cos \dfrac{\pi}{3}\right)\mathrm{d}x$；

(14) $\int \cot^2 x\,\mathrm{d}x$；

(15) $\int \dfrac{1}{\cos^2 x \sin^2 x}\,\mathrm{d}x$；

(16) $\int \dfrac{\cos 2x}{\cos^2 x \sin^2 x}\,\mathrm{d}x$；

(17) $\int \mathrm{e}^x\left(2-\dfrac{\mathrm{e}^{-x}}{\sqrt{x}}\right)\mathrm{d}x$；

(18) $\int \dfrac{\sqrt{x^2+1}}{\sqrt{1-x^4}}\,\mathrm{d}x$.

2. 用换元法求下列不定积分：

(1) $\int (2x-1)^5\,\mathrm{d}x$；

(2) $\int \dfrac{1}{\sqrt{1-2x}}\,\mathrm{d}x$；

(3) $\int \dfrac{x}{(2x^2-5)^6}\,\mathrm{d}x$；

(4) $\int x\sqrt{1-x^2}\,\mathrm{d}x$；

(5) $\int \dfrac{1}{\sqrt{x}(1+x)}\,\mathrm{d}x$；

(6) $\int \dfrac{\mathrm{d}x}{9x^2+4}$；

(7) $\int \dfrac{\mathrm{d}x}{x^2+2x+5}$；

(8) $\int \dfrac{1}{1-4x^2}\,\mathrm{d}x$；

(9) $\int \dfrac{\mathrm{e}^{\sqrt{x}}}{\sqrt{x}}\,\mathrm{d}x$；

(10) $\int \dfrac{1}{\mathrm{e}^x - \mathrm{e}^{-x}}\,\mathrm{d}x$；

(11) $\int (\mathrm{e}^x - \mathrm{e}^{-x})^2\,\mathrm{d}x$；

(12) $\int \dfrac{1}{1+\mathrm{e}^x}\,\mathrm{d}x$；

(13) $\int \dfrac{\sqrt{\ln x + 1}}{x}\,\mathrm{d}x$；

(14) $\int \dfrac{1}{x\ln x}\,\mathrm{d}x$；

(15) $\int \dfrac{\arctan \sqrt{x}}{\sqrt{x}(1+x)}\,\mathrm{d}x$；

(16) $\int \sin^2 x \cos x\,\mathrm{d}x$；

(17) $\int \sin 7x \sin 5x \mathrm{d}x$;

(18) $\int \dfrac{\sin x}{1 + \cos x} \mathrm{d}x$;

(19) $\int \dfrac{1}{x^2} \sin \dfrac{1}{x} \mathrm{d}x$;

(20) $\int \dfrac{\sin x + \cos x}{\sqrt[3]{\sin x - \cos x}} \mathrm{d}x$;

(21) $\int \dfrac{1}{1 + \sqrt{x + 1}} \mathrm{d}x$;

(22) $\int \dfrac{1}{\sqrt{x} + \sqrt[4]{x}} \mathrm{d}x$;

(23) $\int \dfrac{1}{x^2 \sqrt{1 - x^2}} \mathrm{d}x$;

(24) $\int \dfrac{\sqrt{x^2 - 1}}{x} \mathrm{d}x$;

(25) $\int \dfrac{1}{x \sqrt{1 - x^2}} \mathrm{d}x$;

(26) $\int \dfrac{\sqrt{a^2 + x^2}}{x^2} \mathrm{d}x \, (a > 0)$;

(27) $\int \dfrac{x}{x + \sqrt{x^2 - 1}} \mathrm{d}x$;

(28) $\int \sqrt{\dfrac{a + x}{a - x}} \mathrm{d}x \, (a > 0)$.

3. 用分部积分法求下列不定积分：

(1) $\int x \cos x \mathrm{d}x$;

(2) $\int (3x^2 + x) \cos x \mathrm{d}x$;

(3) $\int \ln x \mathrm{d}x$;

(4) $\int \arccos x \mathrm{d}x$;

(5) $\int x^2 \arctan x \mathrm{d}x$;

(6) $\int x^2 \ln x \mathrm{d}x$;

(7) $\int x \mathrm{e}^{-x} \mathrm{d}x$;

(8) $\int x a^x \mathrm{d}x$;

(9) $\int x \tan^2 x \mathrm{d}x$;

(10) $\int x^2 \cos^2 \dfrac{x}{2} \mathrm{d}x$;

(11) $\int \ln^2 x \mathrm{d}x$;

(12) $\int \cos x \ln(\sin x) \mathrm{d}x$;

(13) $\int \dfrac{\ln(x + 1)}{\sqrt{x + 1}} \mathrm{d}x$;

(14) $\int \ln(x + \sqrt{x^2 + 1}) \mathrm{d}x$;

(15) $\int (\arcsin x)^2 \mathrm{d}x$;

(16) $\int \dfrac{\arcsin \sqrt{x}}{\sqrt{1 - x}} \mathrm{d}x$;

(17) $\int \mathrm{e}^{-x} \cos x \mathrm{d}x$;

(18) $\int x f'(x) \mathrm{d}x$, 其中 $f(x)$ 有原函数 $\dfrac{\cos x}{x}$.

4. 求下列有理函数的不定积分：

(1) $\int \dfrac{\mathrm{d}x}{(x - 1)(x - 2)}$;

(2) $\int \dfrac{\mathrm{d}x}{x^2 + 2x + 5}$;

(3) $\int \dfrac{x + 5}{x^2 - 2x - 3} \mathrm{d}x$;

(4) $\int \dfrac{x^3}{x + 1} \mathrm{d}x$;

(5) $\int \dfrac{1}{x(x^2 + 1)} \mathrm{d}x$;

(6) $\int \dfrac{x^2 + 1}{(x + 1)^2 (x - 1)} \mathrm{d}x$;

(7) $\int \dfrac{\mathrm{d}x}{x^4 - 16}$；

(8) $\int \dfrac{1}{2x^3 + x^2 + 2x + 1}\,\mathrm{d}x$；

(9) $\int \dfrac{\mathrm{d}x}{x(x-1)^2}$；

(10) $\int \dfrac{3x^2 - 10}{x^2 - 4x + 4}\,\mathrm{d}x$.

5. 求下列变限积分函数的导数：

(1) $\int_0^x t^2 \cos t\,\mathrm{d}t$；

(2) $\int_0^{x^2} \mathrm{e}^{-t^2}\,\mathrm{d}t$；

(3) $\int_{-x^2}^0 t\mathrm{e}^t\,\mathrm{d}t$；

(4) $\int_x^{x^2} \dfrac{1}{\sqrt{1+t^2}}\,\mathrm{d}t$.

6. 计算下列极限：

(1) $\displaystyle\lim_{x\to 0} \dfrac{\displaystyle\int_0^x \mathrm{e}^t \cos t^2\,\mathrm{d}t}{x}$；

(2) $\displaystyle\lim_{x\to 0} \dfrac{\left(\displaystyle\int_0^x \mathrm{e}^2\,\mathrm{d}t\right)^2}{\displaystyle\int_0^x t\mathrm{e}^{2t^2}\,\mathrm{d}t}$.

7. 求函数 $\displaystyle\int_0^x \left(1 - \dfrac{1}{\sqrt{1+t}}\right)\mathrm{d}t$ 的单调区间.

8. 求函数 $\displaystyle\int_0^x t\mathrm{e}^{-t^2}\,\mathrm{d}t$ 的极值，并说明是极大值还是极小值.

9. 求函数 $\displaystyle\int_0^x (t-1)(t-2)^2\,\mathrm{d}t$ 的图形的拐点.

10. 计算下列定积分：

(1) $\int_{-1}^1 \mathrm{e}^{-2x}\,\mathrm{d}x$；

(2) $\int_0^1 \dfrac{\mathrm{d}x}{(2x+1)^2}$；

(3) $\int_0^{\frac{\pi}{4}} \tan^2 x\,\mathrm{d}x$；

(4) $\int_{-1}^1 \dfrac{2x-1}{x+2}\,\mathrm{d}x$；

(5) $\int_1^e \dfrac{1+\ln x}{x}\,\mathrm{d}x$；

(6) $\int_0^2 |1-x|\,\mathrm{d}x$；

(7) $\int_0^{2\pi} |\cos x|\,\mathrm{d}x$；

(8) $\int_0^{\frac{\pi}{2}} \sqrt{1-\sin 2x}\,\mathrm{d}x$；

(9) $\int_{\ln 2}^{\ln 3} \dfrac{\mathrm{d}x}{\mathrm{e}^x - \mathrm{e}^{-x}}$；

(10) $\int_0^{\ln 2} \sqrt{\mathrm{e}^x - 1}\,\mathrm{d}x$；

(11) $\int_1^4 \dfrac{\mathrm{d}x}{x+\sqrt{x}}$；

(12) $\int_1^{\sqrt{3}} \dfrac{\mathrm{d}x}{x^2\sqrt{1+x^2}}$；

(13) $\int_{-1}^1 \sqrt{x^2 - x^4}\,\mathrm{d}x$；

(14) $\int_{-1}^1 \dfrac{x\sin^2 x}{1+x^2}\,\mathrm{d}x$；

(15) $\int_0^{\pi} x\sin 2x\,\mathrm{d}x$；

(16) $\int_0^1 x\mathrm{e}^{-x}\,\mathrm{d}x$；

(17) $\int_0^{\frac{\pi}{2}} \mathrm{e}^{2x}\cos x\,\mathrm{d}x$；

(18) $\int_0^2 x\arctan x\,\mathrm{d}x$；

(19) $\int_0^{2\pi} x^2\cos x\,\mathrm{d}x$；

(20) $\int_{\frac{1}{e}}^e |\ln x|\,\mathrm{d}x$.

11. 已知 $f(\pi) = 1$，且 $\int_0^\pi [f(x) + f''(x)] \sin x \, \mathrm{d}x = 3$，其中 $f''(x)$ 连续，求 $f(0)$.

12. 求下列反常积分：

(1) $\int_1^{+\infty} \dfrac{1}{x^2} \, \mathrm{d}x$；

(2) $\int_0^{+\infty} x \mathrm{e}^{-x^2} \, \mathrm{d}x$；

(3) $\int_{-\infty}^{+\infty} \dfrac{1}{x^2 + 2x + 2} \, \mathrm{d}x$；

(4) $\int_0^{+\infty} \mathrm{e}^{-x} \sin x \, \mathrm{d}x$；

(5) $\int_0^1 \dfrac{1}{\sqrt{x}} \, \mathrm{d}x$；

(6) $\int_0^2 \dfrac{1}{(1-x)^2} \, \mathrm{d}x$；

(7) $\int_0^1 \sqrt{x} \ln x \, \mathrm{d}x$；

(8) $\int_1^2 \dfrac{\mathrm{d}x}{x \sqrt{x^2 - 1}}$.

13. 求由曲线 $y^2 = x$ 和 $x^2 = y$ 所围成的图形面积.

14. 求由曲线 $y = \mathrm{e}^x$ 和 $y = \mathrm{e}^{-x}$ 及直线 $x = 1$ 所围成的图形面积.

15. 求由曲线 $y = 3 - |x^2 - 1|$ 与 x 轴所围成的图形面积.

16. 求由曲线 $y = -x^2 + 4x - 3$ 及其在点 $(0, -3)$ 和点 $(3, 0)$ 处的切线所围成的图形面积.

17. 求由曲线 $y = x^2$、直线 $x = 2$ 及 x 轴所围成的图形绕 x 轴旋转产生的旋转体体积.

18. 求由曲线 $y = x^2$ 和 $x = y^2$ 所围成的图形绕 y 轴旋转产生的旋转体体积.

19. 求由曲线 $y = \sin x (0 \leqslant x \leqslant \pi)$ 与 x 轴所围成的图形分别绕 x 轴和 y 轴旋转产生的旋转体体积.

20. 口服药物被吸收进入血液系统的药量称为有效药量. 设某种药物的吸收速率为
$$r(t) = 0.01t(t - 6)^2 \quad (0 \leqslant t \leqslant 6),$$
求该药物的有效药量.

21. 已知某化学反应的速度 $V(t) = ak\mathrm{e}^{-kt}$，其中 a, k 为常数. 求在 $[0, T]$ 这段时间的平均反应速度.

22. 设口服某药物后体内的血药浓度与时间的关系为
$$C(t) = \alpha(\mathrm{e}^{-kt} - \mathrm{e}^{-k_0 t}),$$
其中，α, k, k_0 为正常数，试求曲线 $C(t)$ 下的总面积 AUC.

第四章

多元函数微积分

📖 拓展阅读

19 世纪：微积分
的严格化

前几章主要探讨了一元函数的相关问题．然而，无论在理论研究还是实际应用中，经常会遇到一个因变量取决于两个或两个以上自变量的情形，即多元函数的问题．本章将介绍多元函数微分学与重积分的理论基础及实际应用，其中将以二元函数作为重点讨论对象．

🔬 第一节　多 元 函 数

一、空间直角坐标系

我们知道，平面解析几何是学习一元函数微积分的重要基础．通过建立平面直角坐标系，可以将平面上的点与有序实数组 (x,y) 一一对应起来，同时将平面上的曲线与方程对应起来，这为一元函数微积分的讨论提供了必不可少的条件．类似地，空间解析几何是研究多元函数微积分的基础，在学习多元函数微积分之前，有必要先建立空间直角坐标系，并了解空间解析几何的有关知识．

1. 空间直角坐标系

为了确定平面上点的位置，可通过建立平面直角坐标系，使平面上的点与二元有序数组 (x,y) 之间建立一一对应的关系．类似地，为了确定空间中点的位置，需要引入空间直角坐标系．

过空间某点 O，作 3 条两两互相垂直的数轴，分别记作 x 轴（横轴）、y 轴（纵轴）和 z 轴（竖轴），统称为**坐标轴**（coordinate axis），点 O 称为**坐标原点**（origin）．规定 3 个坐标轴的正向符合右手法则：右手握住 z 轴，拇指与其余四指垂直，当四指从 x 轴转动 $\dfrac{\pi}{2}$ 角度指向 y 轴的正向时，拇指的指向即是 z 轴的正向．通常将 x 轴和 y 轴置于水平面上，z 轴取竖直向上方向（见图 4-1）．

　　由任意两条坐标轴确定的平面称为坐标面. 由此可以确定 3 个坐标面: x 轴和 y 轴确定的 xOy 平面, 以及 yOz 平面和 zOx 平面. 这 3 个坐标面将整个空间划分为 8 个部分, 每个部分称为一个卦限. 含有 x 轴、y 轴、z 轴正半轴的卦限称为第一卦限, 在 xOy 平面上方的第二、第三、第四卦限按逆时针方向依次确定. 第五至第八卦限位于 xOy 平面下方, 第一卦限的正下方为第五卦限, 其余按逆时针方向依次确定, 如图 4-2 所示.

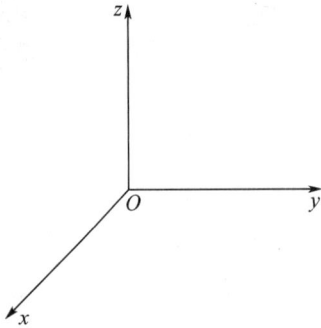

图 4-1

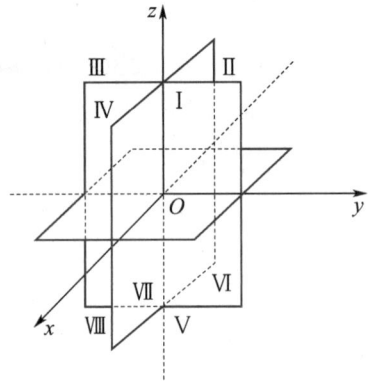

图 4-2

　　有了空间直角坐标系, 就可以建立空间点与三元有序数组之间的一一对应关系. 设 M 为空间中的一个定点, 过点 M 作 3 个平面分别垂直于 x 轴、y 轴和 z 轴, 垂足分别为点 P, Q 和 R. 设 P, Q, R 三点在各自坐标轴上的坐标分别为 x, y 和 z, 那么空间点 M 就唯一确定了一个有序数组 (x,y,z) (见图 4-3). 反之, 给定有序数组 (x,y,z), 可以依次在 x 轴、y 轴和 z 轴上取坐标为 x, y, z 的 P, Q, R 三点, 分别过点 P, Q, R 作垂直于相应坐标轴的平面, 这 3 个平面的交点即为有序数组 (x,y,z) 所确定的唯一空间点.

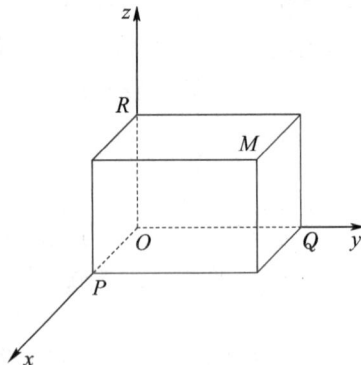

图 4-3

　　这样, 就建立了空间点 M 与三元有序数组 (x,y,z) 之间的一一对应关系. 三元有序数组 (x,y,z) 称为点 M 的坐标, 其中 x, y, z 依次称为点 M 的横坐标、纵坐标和竖坐标. 点 M 记作 $M(x,y,z)$.

显然，原点 O 的坐标为 $(0,0,0)$；x 轴上的点的坐标为 $(x,0,0)$，y 轴和 z 轴上的点的坐标分别为 $(0,y,0)$ 和 $(0,0,z)$；坐标平面 xOy，yOz 及 zOx 上的点的坐标分别为 $(x,y,0)$、$(0,y,z)$ 和 $(x,0,z)$.

设 $P(a,b,c)$ 为空间中的任意一点，从点 P 向 xOy 平面作垂线交于点 Q，易知点 Q 的坐标为 $(a,b,0)$，称点 Q 为点 P 在 xOy 平面上的投影. 同理可得，点 P 在 yOz 平面和 zOx 平面上的投影分别为 $(0,b,c)$ 和 $(a,0,c)$.

2. 空间两点间的距离

设 $M_1(x_1,y_1,z_1)$，$M_2(x_2,y_2,z_2)$ 为空间中任意两点，如图 4-4 所示. 由勾股定理可知

$$|M_1M_2|^2 = |M_1N|^2 + |NM_2|^2 = |M_1P|^2 + |PN|^2 + |NM_2|^2.$$

因为

$$|M_1P| = |x_2 - x_1|,$$
$$|PN| = |y_2 - y_1|,$$
$$|NM_2| = |z_2 - z_1|,$$

所以

$$|M_1M_2| = \sqrt{(x_2 - x_1)^2 + (y_2 - y_1)^2 + (z_2 - z_1)^2}. \tag{4-1}$$

这就是空间两点间的距离公式.

特别地，$M(x,y,z)$ 到原点 $O(0,0,0)$ 的距离为 $|OM| = \sqrt{x^2 + y^2 + z^2}$.

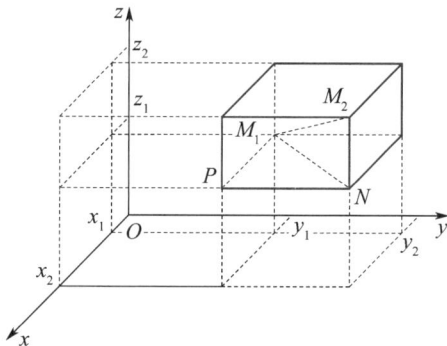

图 4-4

例 4-1　证明以 $A(10, -1,6)$，$B(4,1,9)$，$C(2,4,3)$ 为顶点的三角形是等腰三角形.

解　因为

$$|AB| = \sqrt{(4 - 10)^2 + (1 + 1)^2 + (9 - 6)^2} = 7,$$
$$|AC| = \sqrt{(2 - 10)^2 + (4 + 1)^2 + (3 - 6)^2} = 7\sqrt{2},$$
$$|BC| = \sqrt{(2 - 4)^2 + (4 - 1)^2 + (3 - 9)^2} = 7,$$

得

$$|AB| = |BC|,$$

所以 $\triangle ABC$ 是等腰三角形.

例 4-2　在 z 轴上求与 $A(-4,1,7)$ 和 $B(3,5, -2)$ 两点等距离的点.

解　设所求的点为 $M(0,0,z)$，依题意有

$$|MA| = |MB|,$$

即

$$\sqrt{(0+4)^2 + (0-1)^2 + (z-7)^2} = \sqrt{(3-0)^2 + (5-0)^2 + (-2-z)^2},$$

解方程得 $z = \dfrac{14}{9}$. 所以，所求的点为 $M\left(0, 0, \dfrac{14}{9}\right)$.

3. 空间曲面

在平面解析几何中，一条曲线可以看作满足某种条件的点的轨迹. 类似地，空间中的一个曲面也可以看作满足某种条件的点的轨迹. 在空间直角坐标系中，曲面可以用含有变量 x, y, z 的三元方程 $F(x, y, z) = 0$ 来表示. 如果空间曲面 S 上任意一点的坐标都满足方程

$$F(x, y, z) = 0, \tag{4-2}$$

并且不在曲面 S 上的点的坐标都不满足方程（4-2），则称方程（4-2）为曲面 S 的方程，称曲面 S 为方程（4-2）的图形（见图 4-5）.

1）球面方程

如图 4-6 所示，空间中到定点 $M_0(x_0, y_0, z_0)$ 的距离为定值 R 的点的轨迹称为**球面**（sphere）. 在球面上任取一点 $M(x, y, z)$，根据定义，M 到球心 M_0 的距离为 R，即

$$|MM_0| = \sqrt{(x-x_0)^2 + (y-y_0)^2 + (z-z_0)^2} = R,$$

两边平方得

$$(x-x_0)^2 + (y-y_0)^2 + (z-z_0)^2 = R^2. \tag{4-3}$$

可以证明，不在该球面上的点的坐标都不满足该方程. 因此，方程（4-3）是以 $M_0(x_0, y_0, z_0)$ 为球心、R 为半径的球面方程.

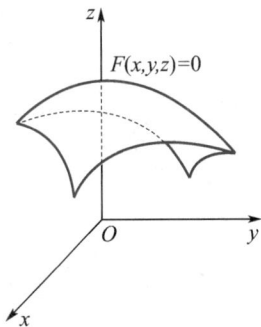

图 4-5

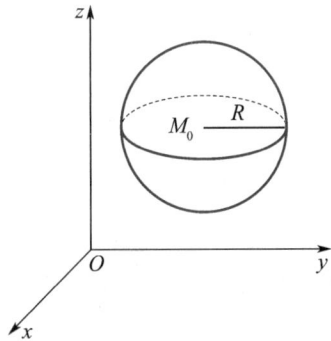

图 4-6

对于三元二次方程

$$Ax^2 + By^2 + Cz^2 + Dx + Ey + Fz + G = 0,$$

若经过配方后可以转化为方程（4-3）的形式，则其图形为一个球面或一个点.

2）柱面方程

平行于定直线并沿定曲线 C 移动的直线 L 所形成的轨迹称为**柱面**（cylinder），定曲线 C 称为柱面的**准线**，动直线 L 称为柱面的**母线**.

为便于理解，首先讨论方程 $x^2 + y^2 = R^2$ 所表示的曲面.

在 xOy 平面内，该方程表示圆心位于原点 O，半径为 R 的圆．由于方程中不含变量 z，因此，给定一点 (x, y, z)，不论坐标 z 取何值，只要 x 和 y 坐标满足该方程，该点必然落在曲面上．如图 4-7 所示，在 xOy 平面内的圆 $x^2 + y^2 = R^2$ 上任取一点 $M(x_0, y_0, 0)$，过点 M 作平行于 z 轴的直线 MP，其上任意点的坐标为 (x_0, y_0, z)，所以直线 MP 位于曲面上．由点 M 的任意性可知，曲面实质上是由平行于 z 轴的直线 L 沿 xOy 平面上的圆 $x^2 + y^2 = R^2$ 移动而形成的．该曲面即为以 $x^2 + y^2 = R^2$ 为准线，以平行于 z 轴的直线为母线的柱面．

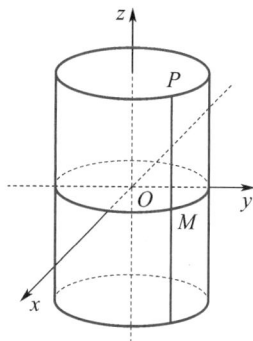

图 4-7

一般地，仅含 x, y 的方程

$$F(x, y) = 0 \tag{4-4}$$

在空间直角坐标系中表示母线平行于 z 轴的柱面，准线为 xOy 平面内的曲线 $F(x, y) = 0$．

仅含 x, z 的方程 $G(x, z) = 0$ 与只含 y, z 的方程 $H(y, z) = 0$ 分别表示母线平行于 y 轴和 x 轴的柱面．

3）平面方程

空间平面的方程为三元一次方程，其一般形式为

$$Ax + By + Cz + D = 0, \tag{4-5}$$

其中，A, B, C 不同时为零．

当 $D = 0$ 时，方程变为 $Ax + By + Cz = 0$，原点的坐标满足该方程，因此它表示过原点的平面．

当 $C = 0$ 时，方程变为 $Ax + By + D = 0$，该方程中不含 z，因此它表示平行于 z 轴的平面．同理可知，方程 $Ax + Cz + D = 0$ 和 $By + Cz + D = 0$ 分别表示平行于 y 轴和平行于 x 轴的平面．

当 $B = C = 0$ 时，方程变为 $Ax + D = 0$，该方程中不含 y, z，因此它表示平行于 yOz 平面且垂直于 x 轴的平面．同理可知，方程 $By + D = 0$ 和 $Cz + D = 0$ 分别表示平行于 zOx 平面和平行于 xOy 平面的平面．

4. 空间曲线

空间曲线（space curve）可以定义为两个曲面的交线，其一般方程可表示为

$$\begin{cases} F(x, y, z) = 0, \\ G(x, y, z) = 0. \end{cases} \tag{4-6}$$

注意，表示同一空间曲线的方程组并不唯一．例如，方程组 $\begin{cases} x^2 + y^2 = 1, \\ z = 0 \end{cases}$ 表示圆柱面与 xOy 平面的交线，是 xOy 平面上以原点为圆心的单位圆．而方程组 $\begin{cases} x^2 + y^2 + z^2 = 1, \\ x^2 + y^2 = 1 \end{cases}$ 和 $\begin{cases} x^2 + y^2 + z^2 = 1, \\ z = 0 \end{cases}$ 表示相同的曲线，都表示 xOy 平面上以原点为圆心的单位圆．

空间直线可以看作两个空间平面的交线，其一般方程为

$$\begin{cases} A_1x + B_1y + C_1z + D_1 = 0, \\ A_2x + B_2y + C_2z + D_2 = 0. \end{cases} \qquad (4\text{-}7)$$

例如，$\begin{cases} x + y = 0, \\ z = 0 \end{cases}$ 表示 xOy 平面上的一条空间直线．

5. 二次曲面

在空间解析几何中，曲面可由三元方程来表示．其中，三元一次方程表示的曲面称为一次曲面，即平面；三元二次方程表示的曲面称为**二次曲面**（quadratic surface）．对于给定的二次曲面，通常采用平行于坐标面的平面来截割曲面，得到的交线称为**截痕**．通过分析截痕的变化来了解曲面形状的方法称为**截痕法**．

以下是几种常见的二次曲面．

1）椭球面

由方程

$$\frac{x^2}{a^2} + \frac{y^2}{b^2} + \frac{z^2}{c^2} = 1 \qquad (4\text{-}8)$$

表示的曲面称为**椭球面**（ellipsoid）．其中，a，b 和 c 为正常数，称为椭球面的半轴，如图 4-8 所示．

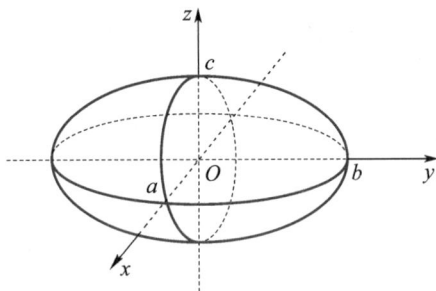

图 4-8

当 $a = b$ 时，方程（4-8）变为

$$\frac{x^2}{a^2} + \frac{y^2}{a^2} + \frac{z^2}{c^2} = 1.$$

该方程表示 yOz 平面内的椭圆 $\frac{y^2}{a^2} + \frac{z^2}{c^2} = 1$ 绕 z 轴旋转而成的旋转曲面，称为旋转椭球面．

当 $a = b = c$ 时，方程（4-8）变为 $x^2 + y^2 + z^2 = a^2$，它表示以原点为球心、半径为 a 的球面．

旋转椭球面和球面均可看作椭球面的特殊情况．

用平行于 xOy 平面的平面 $z = z_1$（$|z_1| \leqslant c$）来截割椭球面，截痕的方程为

$$\begin{cases} \dfrac{x^2}{\dfrac{a^2}{c^2}(c^2 - z_1^2)} + \dfrac{y^2}{\dfrac{b^2}{c^2}(c^2 - z_1^2)} = 1, \\ z = z_1. \end{cases}$$

这是平面 $z = z_1$ 内的椭圆，其两个半轴分别为 $\frac{a}{c}\sqrt{c^2 - z_1^2}$ 和 $\frac{b}{c}\sqrt{c^2 - z_1^2}$．当 $|z_1|$ 由 0 逐渐

增大到 c 时，椭圆由大变小，最终变为一点.

同样可以用平面 $y = y_1$ 或 $x = x_1$ 去截割椭球面，可以得到类似的结论.

2）双曲面

由方程

$$\frac{x^2}{a^2} + \frac{y^2}{b^2} - \frac{z^2}{c^2} = 1 \tag{4-9}$$

表示的曲面称为**单叶双曲面**（hyperboloid of one sheet）. 其中，a, b 和 c 为正常数，称为单叶双曲面的半轴，如图 4-9 所示.

由方程

$$\frac{x^2}{a^2} + \frac{y^2}{b^2} - \frac{z^2}{c^2} = -1 \tag{4-10}$$

表示的曲面称为**双叶双曲面**（hyperboloid of two sheet）. 其中，a, b 和 c 为正常数，称为双叶双曲面的半轴，如图 4-10 所示.

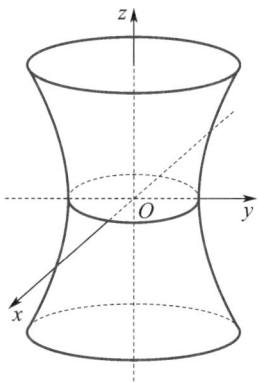

图 4-9

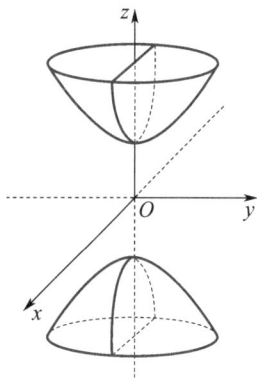

图 4-10

3）椭圆抛物面

由方程

$$z = \frac{x^2}{a^2} + \frac{y^2}{b^2} \quad (a > 0, b > 0) \tag{4-11}$$

确定的曲面称为**椭圆抛物面**（elliptic paraboloid），如图 4-11 所示.

当 $a = b$ 时，方程（4-11）变为

$$z = \frac{x^2 + y^2}{a^2}.$$

该方程表示 yOz 平面内的抛物线 $z = \dfrac{y^2}{a^2}$ 绕 z 轴旋转而成的旋转抛物面.

4）二次锥面

由方程

$$\frac{x^2}{a^2} + \frac{y^2}{b^2} - \frac{z^2}{c^2} = 0 \quad (a > 0, b > 0, c > 0) \tag{4-12}$$

确定的曲面称为**二次锥面**（quardratic cone），如图 4-12 所示.

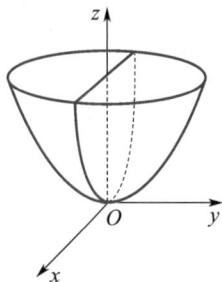
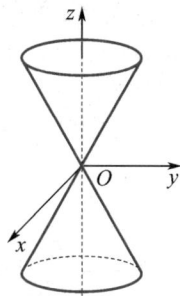

图 4-11　　　　　　　　　　　　　　　　　　　图 4-12

当 $a = b$ 时, 方程 (4-12) 变为

$$z^2 = \frac{c^2}{a^2}(x^2 + y^2).$$

该方程表示 yOz 平面内的直线 $z = \dfrac{c}{a} y$ 绕 z 轴旋转而成的圆锥面.

二、多元函数的基本概念

前 3 章所讨论的函数仅含一个自变量, 这类函数称为一元函数. 在实际问题中, 经常会遇到由多个自变量确定的函数. 例如, 圆柱体的体积 V 与底半径 r、高 h 之间具有关系 $V = \pi r^2 h$. 其中, 当 r, h 在集合 $\{(r,h) \mid r > 0, h > 0\}$ 内取定一对值 (r,h) 时, V 的对应值也随之确定. 下面首先介绍邻域和区域的概念.

1. 邻域

设 $P_0(x_0, y_0)$ 为 xOy 平面上的一点, δ 为任意给定的正数. 与点 $P_0(x_0, y_0)$ 的距离小于 δ 的点 $P(x, y)$ 的全体称为点 $P_0(x_0, y_0)$ 的 δ 邻域, 记作 $U(P_0, \delta)$, 可表示为

$$U(P_0, \delta) = \{P \mid \|PP_0\| < \delta\},$$

或

$$U(P_0, \delta) = \{(x,y) \mid \sqrt{(x - x_0)^2 + (y - y_0)^2} < \delta\}.$$

在几何上, $U(P_0, \delta)$ 表示 xOy 平面上以点 $P_0(x_0, y_0)$ 为中心、δ 为半径的圆内所有点.

点 $P_0(x_0, y_0)$ 的去心 δ 邻域记作 $\mathring{U}(P_0, \delta)$, 可表示为

$$\mathring{U}(P_0, \delta) = \{(x,y) \mid 0 < \sqrt{(x - x_0)^2 + (y - y_0)^2} < \delta\}.$$

当不需要强调邻域半径 δ 时, 点 P 的 δ 邻域和去心 δ 邻域可分别简记为 $U(P)$ 和 $\mathring{U}(P)$.

2. 区域

设 E 为平面上的一个点集, P 为平面上的一点. 如果存在点 P 的某一邻域 $U(P) \subset E$, 则称 P 为 E 的内点 (见图 4-13). 显然, E 的内点属于 E.

如果 E 的所有点都是内点，则称 E 为**开集**. 例如，$E_1 = \{(x,y) \mid 1 < x^2 + y^2 < 4\}$，$E_1$ 为开集.

如果存在点 P 的某一邻域 $U(P)$ 满足 $U(P) \cap E = \varnothing$，则称 P 为 E 的**外点**（见图 4-14）.

如果点 P 的任一邻域内既有属于 E 的点，也有不属于 E 的点，则称 P 为 E 的**边界点**（见图 4-15）. E 的所有边界点组成的集合称为 E 的**边界**. 例如，上例中 E_1 的边界为圆周 $x^2 + y^2 = 1$ 和 $x^2 + y^2 = 4$.

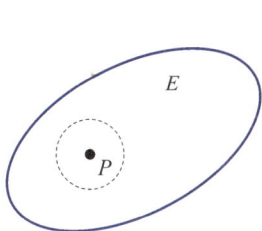 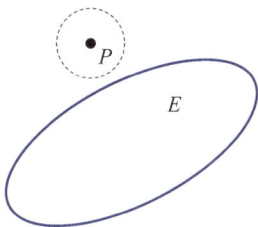 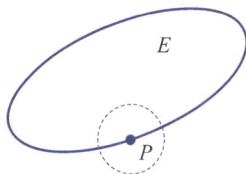

图 4-13　　　　　　　图 4-14　　　　　　　图 4-15

设 D 为开集，如果 D 内任意两点都可用完全含于 D 的折线连接起来，则称 D 是**连通的**.

连通的开集称为**区域**或**开区域**. 例如，$\{(x,y) \mid 1 < x^2 + y^2 < 4\}$ 是区域.

开区域连同它的边界合称为**闭区域**. 例如，$\{(x,y) \mid 1 \leqslant x^2 + y^2 \leqslant 4\}$ 是闭区域.

对于平面点集 E，如果存在某一正数 r，使得

$$E \subset U(O,r),$$

则称 E 为**有界集**. 否则称 E 为**无界集**.

例如，集合 $\{(x,y) \mid 1 \leqslant x^2 + y^2 \leqslant 2\}$ 是有界闭区域；集合 $\{(x,y) \mid x + y > 1\}$ 是无界开区域；集合 $\{(x,y) \mid x + y \geqslant 1\}$ 是无界闭区域.

下面给出多元函数的定义.

3. 多元函数的定义

定义 4-1　设 D 为平面上的一个非空点集，称映射 $f: D \to \mathbf{R}$ 为定义在 D 上的**二元函数**（function of two variables），记作

$$z = f(x,y), \quad (x,y) \in D.$$

其中，点集 D 称为函数的定义域，x,y 称为自变量，z 称为因变量. 函数值 $f(x,y)$ 的全体所构成的集合称为函数 f 的值域，记作 $f(D)$，即

$$f(D) = \{z \mid z = f(x,y), (x,y) \in D\}.$$

与一元函数类似，二元函数的定义域是使函数 $z = f(x,y)$ 有意义的所有点的集合，可能是整个 xOy 平面，也可能是由平面上一条或几条曲线所围成的平面区域.

例 4-3　确定函数 $z = \arcsin(x^2 + y^2)$ 的定义域.

解　为使函数 z 有意义，自变量 x,y 必须满足不等式

$$x^2 + y^2 \leqslant 1,$$

因此，函数 z 的定义域为 $\{(x,y)\,|\,x^2 + y^2 \leqslant 1\}$，它是 xOy 平面上的一个有界闭区域，如图 4-16 所示．

设函数 $z = f(x,y)$ 的定义域为 D．对任意给定的点 $P(x,y) \in D$，对应的函数值为 $z = f(x,y)$．由此可以确定空间一点 $M(x,y,z(x,y))$，从而得到一个空间点集

$$\{(x,y,z)\,|\,z = f(x,y),(x,y) \in D\}.$$

该点集称为二元函数 $z = f(x,y)$ 的图形．一般来说，二元函数的图形是空间中的一张曲面（见图 4-17）．

例如，函数 $z = ax + by + c$ 表示一平面；$z = \sqrt{a^2 - x^2 - y^2}$ 表示球心位于原点、半径为 a 的上半球面．

类似地，可定义三元函数 $u = f(x,y,z),(x,y,z) \in D$ 及三元以上的函数．二元以上的函数称为多元函数．

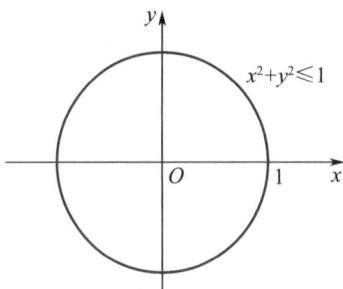

图 4-16

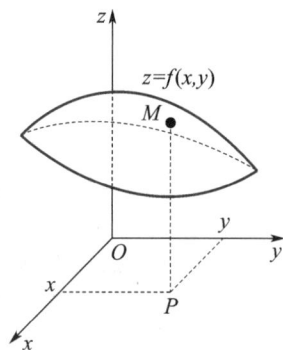

图 4-17

三、二元函数的极限与连续

1. 二元函数的极限

与一元函数类似，二元函数的极限研究的是当点 $P(x,y) \to P_0(x_0,y_0)$ 时，函数 $f(x,y)$ 的函数值的变化趋势．

定义 4-2 设二元函数 $z = f(x,y)$ 在点 $P_0(x_0,y_0)$ 的某个去心邻域 $\mathring{U}(P_0,\delta)$ 内有定义，如果当 $\mathring{U}(P_0,\delta)$ 内任意一点 $P(x,y)$ 沿任何路径无限趋近 $P_0(x_0,y_0)$ 时，函数值 $f(x,y)$ 都无限接近某个常数 A，则称 A 为函数 $f(x,y)$ 在 $x \to x_0$，$y \to y_0$（$P(x,y) \to P_0(x_0,y_0)$）时的极限，记作

$$\lim_{\substack{x \to x_0 \\ y \to y_0}} f(x,y) = A \quad \text{或} \quad f(x,y) \to A((x,y) \to (x_0,y_0)).$$

需要注意：

（1）函数 $f(x,y)$ 在点 $P_0(x_0,y_0)$ 处的极限为 A，要求点 P 沿任何路径趋近点 P_0 时，函数值都无限接近于 A．

（2）如果当点 P 沿某一路径趋近点 P_0 时，函数的极限不存在，或者当点 P 沿两条不同的路径趋近点 P_0 时，函数趋于不同的值，则可判定函数的极限 $\lim\limits_{\substack{x\to x_0\\y\to y_0}}f(x,y)$ 不存在．一般在判断函数的极限不存在时常用此性质．

例 4-4　证明函数 $f(x,y)=\begin{cases}\dfrac{xy}{x^2+y^2},&x^2+y^2\neq 0,\\0,&x^2+y^2=0\end{cases}$ 在点 $(0,0)$ 处的极限不存在．

解　当 $P(x,y)$ 沿直线 $y=kx$ 趋近点 $(0,0)$ 时，有

$$\lim_{\substack{x\to 0\\y=kx}}\frac{xy}{x^2+y^2}=\lim_{x\to 0}\frac{kx^2}{x^2+k^2x^2}=\frac{k}{1+k^2}.$$

该极限值随 k 的不同而不同，故 $\lim\limits_{\substack{x\to 0\\y\to 0}}f(x,y)$ 不存在．

注意：当 $P(x,y)$ 沿 x 轴趋近点 $(0,0)$，即令 $y=0$ 时，得

$$\lim_{\substack{x\to 0\\y=0}}f(x,y)=\lim_{x\to 0}f(x,0)=0.$$

又当 $P(x,y)$ 沿 y 轴趋近点 $(0,0)$，即令 $x=0$ 时，得

$$\lim_{\substack{y\to 0\\x=0}}f(x,y)=\lim_{y\to 0}f(0,y)=0.$$

虽然沿两坐标轴趋近原点时得到相同的极限值 0，但不能说明 $\lim\limits_{\substack{x\to 0\\y\to 0}}f(x,y)=0.$

二元函数的极限也称为二重极限．一元函数极限的性质，如唯一性、局部有界性、四则运算法则、不等式性质、变量代换、夹逼准则等，对于二重极限仍然成立．

例 4-5　求 $\lim\limits_{\substack{x\to 0\\y\to 0}}\dfrac{\sin(x^2+y^2)}{x^2+y^2}.$

解　令 $u=x^2+y^2$，则当 $x\to 0$，$y\to 0$ 时，$u\to 0$．所以

$$\lim_{\substack{x\to 0\\y\to 0}}\frac{\sin(x^2+y^2)}{x^2+y^2}=\lim_{u\to 0}\frac{\sin(u)}{u}=1.$$

例 4-6　求 $\lim\limits_{\substack{x\to 1\\y\to 0}}\dfrac{\ln(1+xy)}{y}.$

解　$\lim\limits_{\substack{x\to 1\\y\to 0}}\dfrac{\ln(1+xy)}{y}=\lim\limits_{\substack{x\to 1\\y\to 0}}\left[\dfrac{\ln(1+xy)}{xy}\cdot x\right]=\lim\limits_{xy\to 0}\dfrac{\ln(1+xy)}{xy}\cdot\lim\limits_{x\to 1}x=1\times 1=1.$

2. 二元函数的连续性

定义 4-3　设二元函数 $z=f(x,y)$ 在点 $P_0(x_0,y_0)$ 及其某个邻域内有定义．如果

$$\lim_{\substack{x\to x_0\\y\to y_0}}f(x,y)=f(x_0,y_0),$$

则称函数 $z=f(x,y)$ 在点 $P_0(x_0,y_0)$ 处连续．

如果函数 $z=f(x,y)$ 在区域 D 内处处连续，则称函数 $z=f(x,y)$ 在区域 D 内连续．函数的不连续点称为函数的间断点．例如，由例 4-4 可知，函数

$$f(x,y)=\begin{cases}\dfrac{xy}{x^2+y^2},&x^2+y^2\neq 0,\\0,&x^2+y^2=0\end{cases}$$

在点 $(0,0)$ 处的极限不存在，因此，点 $(0,0)$ 是该函数的间断点．

从几何角度上看，二元函数连续意味着它对应的曲面没有断裂和针眼．

二元连续函数具有与一元连续函数相似的性质，具体如下：

（1）二元连续函数的和、差、积仍为连续函数；

（2）二元连续函数的商在分母不为零处仍连续；

（3）二元连续函数的复合函数也是连续函数；

（4）二元初等函数在其定义区域内连续；

（5）（**最大值、最小值定理**）在有界闭区域 D 上连续的二元函数，在 D 上一定能取到最大值和最小值；

（6）（**介值定理**）有界闭区域 D 上的二元连续函数，若存在两个不同的函数值，则它在 D 上可取到介于这两个值之间的所有值．

例 4-7　求函数 $z = \dfrac{xy}{x^2 + y^2 - 1}$ 的间断点．

解　函数在单位圆 $x^2 + y^2 = 1$ 上无定义，其间断点为单位圆 $x^2 + y^2 = 1$ 上的所有点．

第二节　偏导数与全微分

一、偏导数

第二章讨论了一元函数 $f(x)$ 关于 x 的导数，即关于 x 的变化率．对于多元函数，同样需要讨论其变化率．但由于自变量增多，情况相对复杂．为此，首先考虑二元函数关于其中一个自变量的变化率．以二元函数 $z = f(x,y)$ 为例，若固定 y，则可视其为 x 的一元函数，对 x 求导，所得导数称为二元函数 $z = f(x,y)$ 关于 x 的偏导数．

定义 4-4　设函数 $z = f(x,y)$ 在点 (x_0, y_0) 的某一邻域内有定义，当 y 固定在 y_0，而 x 在 x_0 处有增量 Δx 时，相应地，函数增量

$$\Delta_x z = f(x_0 + \Delta x, y_0) - f(x_0, y_0)$$

称为函数 $z = f(x,y)$ 在点 (x_0, y_0) 处对 x 的偏增量．如果极限

$$\lim_{\Delta x \to 0} \frac{\Delta_x z}{\Delta x} = \lim_{\Delta x \to 0} \frac{f(x_0 + \Delta x, y_0) - f(x_0, y_0)}{\Delta x}$$

存在，则称此极限为函数 $z = f(x,y)$ 在点 (x_0, y_0) 处对 x 的偏导数，记作

$$\frac{\partial z}{\partial x}\bigg|_{\substack{x=x_0 \\ y=y_0}}, \quad \frac{\partial f}{\partial x}\bigg|_{\substack{x=x_0 \\ y=y_0}}, \quad z_x\bigg|_{\substack{x=x_0 \\ y=y_0}} \quad \text{或} \quad f_x(x_0, y_0).$$

类似地，函数 $z = f(x,y)$ 在点 (x_0, y_0) 处对 y 的偏导数定义为

$$\lim_{\Delta y \to 0} \frac{\Delta_y z}{\Delta y} = \lim_{\Delta y \to 0} \frac{f(x_0, y_0 + \Delta y) - f(x_0, y_0)}{\Delta y},$$

记作 $\dfrac{\partial z}{\partial y}\Big|_{\substack{x=x_0 \\ y=y_0}}$，$\dfrac{\partial f}{\partial y}\Big|_{\substack{x=x_0 \\ y=y_0}}$，$z_y\Big|_{\substack{x=x_0 \\ y=y_0}}$ 或 $f_y(x_0,y_0)$.

与一元函数的导函数类似，若二元函数 $z=f(x,y)$ 在区域 D 内的每一点 (x,y) 处对 x（或 y）的偏导数都存在，则该偏导数为 x,y 的函数，称为函数 $z=f(x,y)$ 对 x（或 y）的**偏导函数**（Partial derivative），记作

$$\frac{\partial z}{\partial x},\quad \frac{\partial f}{\partial x},\quad z_x,\quad f_x(x,y)\quad \left(\text{或 }\frac{\partial z}{\partial y},\frac{\partial f}{\partial y},z_y,f_y(x,y)\right).$$

由偏导数的定义可知，求 $\dfrac{\partial f}{\partial x}$ 时，只需将 y 看作常数，仅对 x 求导数即可；求 $\dfrac{\partial f}{\partial y}$ 时，只需将 x 看作常数，仅对 y 求导数即可. 因此，求偏导数时，一元函数的求导公式和求导法则仍然适用.

例 4-8　求 $z=x^3+3x^2y+4y^3+1$ 在点 $(1,1)$ 处的偏导数.

解　将 y 看作常数，对 x 求导，得

$$\frac{\partial z}{\partial x}=3x^2+6xy;$$

将 x 看作常数，对 y 求导，得

$$\frac{\partial z}{\partial y}=3x^2+12y^2.$$

将点 $(1,1)$ 代入上式，得

$$\frac{\partial z}{\partial x}\Big|_{\substack{x=1 \\ y=1}}=9,\qquad \frac{\partial z}{\partial y}\Big|_{\substack{x=1 \\ y=1}}=15.$$

也可令 $y=1$，得

$$z(x,1)=x^3+3x^2+5,$$

对 x 求导，得

$$\frac{\mathrm{d}z(x,1)}{\mathrm{d}x}=3x^2+6x,$$

于是

$$\frac{\partial z}{\partial x}\Big|_{\substack{x=1 \\ y=1}}=\frac{\mathrm{d}z(x,1)}{\mathrm{d}x}\Big|_{x=1}=9.$$

再令 $x=1$，得

$$z(1,y)=2+3y+4y^3,$$

对 y 求导，得

$$\frac{\mathrm{d}z(1,y)}{\mathrm{d}y}=3+12y^2.$$

于是

$$\frac{\partial z}{\partial y}\Big|_{\substack{x=1 \\ y=1}}=\frac{\mathrm{d}z(1,y)}{\mathrm{d}y}\Big|_{y=1}=15.$$

例 4-9　求 $z=x^y$ 的偏导数.

解　将 y 看作常数，则函数变为关于 x 的幂函数，所以

$$\frac{\partial z}{\partial x}=yx^{y-1}.$$

将 x 看作常数，则函数变为关于 y 的指数函数，所以

$$\frac{\partial z}{\partial y} = x^y \ln x.$$

例 4-10　求 $r = \sqrt{x^2 + y^2}$ 的偏导数.

解
$$\frac{\partial r}{\partial x} = \frac{x}{\sqrt{x^2 + y^2}}, \quad \frac{\partial r}{\partial y} = \frac{y}{\sqrt{x^2 + y^2}}.$$

如果函数表达式具有对称性（两个自变量对调后，其表达式不变），则可以由 $\frac{\partial r}{\partial x}$ 的表达式通过对调 x, y 得到 $\frac{\partial r}{\partial y}$ 的表达式，也可以由 $\frac{\partial r}{\partial y}$ 的表达式通过对调 x, y 得到 $\frac{\partial r}{\partial x}$ 的表达式.

例 4-11　已知理想气体的状态方程为 $pV = RT$（R 为常数），求证：$\frac{\partial p}{\partial V} \cdot \frac{\partial V}{\partial T} \cdot \frac{\partial T}{\partial p} = -1.$

证　因为

$$p = \frac{RT}{V}, \quad \frac{\partial p}{\partial V} = -\frac{RT}{V^2},$$
$$V = \frac{RT}{p}, \quad \frac{\partial V}{\partial T} = \frac{R}{p},$$
$$T = \frac{pV}{R}, \quad \frac{\partial T}{\partial p} = \frac{V}{R}.$$

所以

$$\frac{\partial p}{\partial V} \cdot \frac{\partial V}{\partial T} \cdot \frac{\partial T}{\partial p} = -\frac{RT}{V^2} \cdot \frac{R}{p} \cdot \frac{V}{R} = -\frac{RT}{pV} = -1.$$

此例说明偏导数的记号是一个整体记号，不能看作分子与分母之商.

例 4-12　设 $u = \ln(x + y^2 + z^3)$，求 u_x, u_y, u_z.

解　将 y, z 看作常数，对 x 求导，得

$$u_x = \frac{1}{x + y^2 + z^3};$$

将 x, z 看作常数，对 y 求导，得

$$u_y = \frac{2y}{x + y^2 + z^3};$$

将 x, y 看作常数，对 z 求导，得

$$u_z = \frac{3z^2}{x + y^2 + z^3}.$$

若一元函数在某点的导数存在，则函数在该点必连续. 然而，对于多元函数却不一定，即使各偏导数在某点都存在，也不能保证函数在该点连续. 例如

$$f(x,y) = \begin{cases} \dfrac{xy}{x^2 + y^2}, & x^2 + y^2 \neq 0, \\ 0, & x^2 + y^2 = 0, \end{cases}$$

由偏导数的定义可知

$$f_x(0,0) = \lim_{\Delta x \to 0} \frac{f(\Delta x, 0) - f(0,0)}{\Delta x} = \lim_{\Delta x \to 0} \frac{0}{\Delta x} = 0,$$

$$f_y(0,0) = \lim_{\Delta y \to 0} \frac{f(0, \Delta y) - f(0,0)}{\Delta y} = \lim_{\Delta y \to 0} \frac{0}{\Delta y} = 0,$$

即 $f(x,y)$ 在点 $(0,0)$ 处的偏导数都存在. 而由例 4-4 可知 $f(x,y)$ 在点 $(0,0)$ 处不连续.

下面介绍偏导数的几何意义.

设函数 $z = f(x,y)$ 的图形为一空间曲面, $M(x_0, y_0, f(x_0, y_0))$ 为曲面上一点, 过点 M 作平面 $y = y_0$ 截得一条曲线 $\begin{cases} z = f(x,y), \\ y = y_0, \end{cases}$ 则偏导数 $f_x(x_0, y_0)$ 是自变量为 x 的一元函数 $z = f(x, y_0)$ 在点 x_0 处的导函数值. 由一元函数导数的几何意义可知, 偏导数 $f_x(x_0, y_0)$ 即为曲线 $z = f(x, y_0)$ 在点 M 处的切线 MT_x 关于 x 轴的斜率. 同理可知, 偏导数 $f_y(x_0, y_0)$ 即为曲线 $z = f(x_0, y)$ 在点 M 处的切线 MT_y 关于 y 轴的斜率 (见图 4-18).

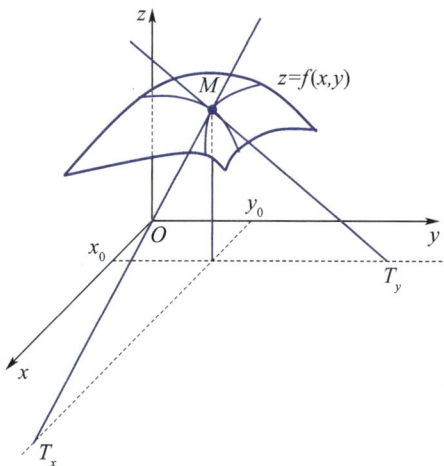

图 4-18

二、二阶偏导数

函数 $z = f(x,y)$ 的偏导数 $\dfrac{\partial z}{\partial x} = f_x(x,y)$, $\dfrac{\partial z}{\partial y} = f_y(x,y)$ 仍然是 x, y 的二元函数, 如果该二元函数的偏导数 $\dfrac{\partial}{\partial x}\left(\dfrac{\partial z}{\partial x}\right)$, $\dfrac{\partial}{\partial y}\left(\dfrac{\partial z}{\partial x}\right)$, $\dfrac{\partial}{\partial x}\left(\dfrac{\partial z}{\partial y}\right)$, $\dfrac{\partial}{\partial y}\left(\dfrac{\partial z}{\partial y}\right)$ 也存在, 则称它们为函数 $z = f(x,y)$ 的二阶偏导数, 分别记作

$$\frac{\partial}{\partial x}\left(\frac{\partial z}{\partial x}\right) = \frac{\partial^2 z}{\partial x^2} = f_{xx}(x,y), \quad \frac{\partial}{\partial y}\left(\frac{\partial z}{\partial x}\right) = \frac{\partial^2 z}{\partial x \partial y} = f_{xy}(x,y),$$

$$\frac{\partial}{\partial x}\left(\frac{\partial z}{\partial y}\right) = \frac{\partial^2 z}{\partial y \partial x} = f_{yx}(x,y), \quad \frac{\partial}{\partial y}\left(\frac{\partial z}{\partial y}\right) = \frac{\partial^2 z}{\partial y^2} = f_{yy}(x,y).$$

其中, $\dfrac{\partial^2 z}{\partial x \partial y}$, $\dfrac{\partial^2 z}{\partial y \partial x}$ 称为混合偏导数.

例 4-13 求 $u = x^3 y^2 + xy + y^3$ 的二阶偏导数.

解
$$u_x = 3x^2y^2 + y, \quad u_y = 2x^3y + x + 3y^2,$$
$$u_{xx} = 6xy^2, \quad u_{xy} = 6x^2y + 1,$$
$$u_{yx} = 6x^2y + 1, \quad u_{yy} = 2x^3 + 6y.$$

例 4-14 求 $z = xe^x \sin y$ 的二阶偏导数.

解
$$\frac{\partial z}{\partial x} = e^x \sin y + xe^x \sin y = (x+1)e^x \sin y, \quad \frac{\partial z}{\partial y} = xe^x \cos y,$$

$$\frac{\partial^2 z}{\partial x^2} = (x+1+1)e^x \sin y = (x+2)e^x \sin y, \quad \frac{\partial^2 z}{\partial x \partial y} = (x+1)e^x \cos y,$$

$$\frac{\partial^2 z}{\partial y \partial x} = (x+1)e^x \cos y, \quad \frac{\partial^2 z}{\partial y^2} = -xe^x \sin y.$$

值得注意的是，在上述两个例子中，函数关于 x,y 的两个混合偏导数均相等，即 $\frac{\partial^2 z}{\partial y \partial x} = \frac{\partial^2 z}{\partial x \partial y}$. 也就是说，这些函数的混合偏导数与先对 x 还是先对 y 求导的顺序无关. 这并非偶然. 不加证明地给出下述结论.

定理 4-1 如果函数 $z = f(x,y)$ 的两个二阶混合偏导数 $\frac{\partial^2 z}{\partial y \partial x}$ 和 $\frac{\partial^2 z}{\partial x \partial y}$ 在区域 D 内连续，那么这两个二阶混合偏导数在区域 D 内必相等.

由于二元初等函数及其各阶偏导数在其定义区域内均连续，因此在定义区域内二元初等函数的二阶混合偏导数与对 x,y 的求导先后顺序无关.

三、全微分

二元函数对某个自变量的偏导数表示当另一个自变量固定时，因变量相对于该自变量的变化率. 根据一元函数微分学中增量与微分的关系，可得
$$\Delta_x z = f(x + \Delta x, y) - f(x,y) \approx f_x(x,y)\Delta x,$$
$$\Delta_y z = f(x, y + \Delta y) - f(x,y) \approx f_y(x,y)\Delta y,$$
即二元函数对 x 和 y 的偏增量分别近似等于该二元函数对 x 和 y 的偏微分.

在实际问题中，有时需要研究多元函数中的各个自变量都取得增量时，因变量相应的增量，即全增量
$$\Delta z = f(x + \Delta x, y + \Delta y) - f(x,y).$$

计算全增量 Δz 往往比较复杂. 与一元函数类似，总是希望用自变量的增量 Δx 和 Δy 的线性函数来近似替代函数的全增量. 为此引入二元函数全微分的概念.

定义 4-5 如果函数 $z = f(x,y)$ 在点 (x,y) 处的全增量
$$\Delta z = f(x + \Delta x, y + \Delta y) - f(x,y) \tag{4-13}$$
可以表示为
$$\Delta z = A\Delta x + B\Delta y + o\left[\sqrt{(\Delta x)^2 + (\Delta y)^2}\right], \tag{4-14}$$
其中，A,B 仅与 x,y 有关，则称 $z = f(x,y)$ 在点 (x,y) 处可微分（简称可微），而 $A\Delta x + B\Delta y$ 称为函数在点 (x,y) 处的**全微分**（total differential），记作 $\mathrm{d}z$，即
$$\mathrm{d}z = A\Delta x + B\Delta y. \tag{4-15}$$

习惯上将自变量的增量 Δx，Δy 分别记作 dx，dy. 这样，$z = f(x,y)$ 的全微分可写为

$$dz = A dx + B dy.$$

如果函数在区域 D 内各点处均可微分，则称该函数在 D 内可微分（或可微）.

若函数 $f(x,y)$ 在点 (x,y) 处可微分，则有

$$f_x(x,y) = \lim_{\Delta x \to 0} \frac{f(x + \Delta x, y) - f(x,y)}{\Delta x}$$

$$= \lim_{\substack{\Delta x \to 0 \\ \Delta y = 0}} \frac{A \Delta x + B \Delta y + o\left[\sqrt{(\Delta x)^2 + (\Delta y)^2}\right]}{\Delta x}$$

$$= \lim_{\Delta x \to 0} \frac{A \Delta x + o(\sqrt{\Delta x^2})}{\Delta x} = A.$$

即，若 $f(x,y)$ 在点 (x,y) 处可微分，则 $f_x(x,y) = A$. 同理可得 $f_y(x,y) = B$，故有

$$dz = \frac{\partial f}{\partial x} dx + \frac{\partial f}{\partial y} dy. \tag{4-16}$$

这就证明了函数 $f(x,y)$ 在点 (x,y) 处可微分的必要条件.

定理 4-2　如果函数 $z = f(x,y)$ 在点 (x,y) 处可微分，则函数在该点的偏导数 $\dfrac{\partial z}{\partial x}$ 和 $\dfrac{\partial z}{\partial y}$ 必定存在，且函数在点 (x,y) 处的全微分为

$$dz = \frac{\partial z}{\partial x} dx + \frac{\partial z}{\partial y} dy.$$

偏导数存在只是函数可微的必要条件，而非充分条件. 下面不加证明地给出函数可微的充分条件.

定理 4-3　如果函数 $z = f(x,y)$ 在点 (x,y) 处的偏导数 $\dfrac{\partial z}{\partial x}$ 和 $\dfrac{\partial z}{\partial y}$ 存在且连续，则函数在该点可微分.

仅知函数 $z = f(x,y)$ 在点 (x,y) 处的偏导数存在，不能保证其在该点连续. 然而，如果函数 $z = f(x,y)$ 在点 (x,y) 处可微，那么它在该点必定连续. 事实上，若函数 $z = f(x,y)$ 在点 (x,y) 处可微，则

$$\lim_{\substack{\Delta x \to 0 \\ \Delta y \to 0}} \Delta z = \lim_{\substack{\Delta x \to 0 \\ \Delta y \to 0}} \left\{ A \Delta x + B \Delta y + o\left[\sqrt{(\Delta x)^2 + (\Delta y)^2}\right] \right\} = 0,$$

即函数 $z = f(x,y)$ 在点 (x,y) 处连续. 反之则不然，即函数 $z = f(x,y)$ 在点 (x,y) 处连续，未必在该点可微.

例 4-15　计算 $z = e^x \sin(x + y)$ 的全微分.

解　因为

$$\frac{\partial z}{\partial x} = e^x[\sin(x + y) + \cos(x + y)], \qquad \frac{\partial z}{\partial y} = e^x \cos(x + y),$$

所以

$$dz = \frac{\partial z}{\partial x} dx + \frac{\partial z}{\partial y} dy = e^x[\sin(x + y) + \cos(x + y)] dx + e^x \cos(x + y) dy.$$

例 4-16　计算函数 $z = e^{x+y}$ 在点 $(2,1)$ 处的全微分.

解　因为

$$\frac{\partial z}{\partial x} = e^{x+y}, \quad \frac{\partial z}{\partial y} = e^{x+y}, \quad \frac{\partial z}{\partial x}\bigg|_{\substack{x=2\\y=1}} = e^3, \quad \frac{\partial z}{\partial y}\bigg|_{\substack{x=2\\y=1}} = e^3,$$

所以

$$dz = e^3 dx + e^3 dy.$$

设函数 $z = f(x,y)$ 在点 (x,y) 处的两个偏导数都连续，当 $|\Delta x|$，$|\Delta y|$ 均较小时，有近似公式

$$\Delta z \approx dz = f_x(x,y)\Delta x + f_y(x,y)\Delta y,$$

即

$$f(x + \Delta x, y + \Delta y) - f(x,y) \approx f_x(x,y)\Delta x + f_y(x,y)\Delta y,$$

则有

$$f(x + \Delta x, y + \Delta y) \approx f(x,y) + f_x(x,y)\Delta x + f_y(x,y)\Delta y. \tag{4-17}$$

我们可以利用式 (4-17) 进行近似计算，举例如下.

例 4-17　计算 $(1.02)^{2.05}$ 的近似值.

解　设函数 $f(x,y) = x^y$，此题即为计算 $x = 1.02$，$y = 2.05$ 的函数值. 取 $x_0 = 1$，$y_0 = 2$，$\Delta x = 0.02$，$\Delta y = 0.05$. 由于 $f(1,2) = 1$，且

$$f_x(x,y) = yx^{y-1}, \quad f_y(x,y) = x^y \ln x,$$
$$f_x(1,2) = 2, \quad f_y(1,2) = 0,$$

所以

$$f(1.02, 2.05) \approx f(1,2) + f_x(1,2)\Delta x + f_y(1,2)\Delta y$$
$$= 1 + 2 \times 0.02 + 0 \times 0.05 = 1.04.$$

🔬 第三节　多元复合函数与隐函数求导法则

一、多元复合函数求导法则

首先回顾一元复合函数的求导法则. 如果函数 $u = \varphi(x)$ 在点 x 处可导，函数 $y = f(u)$ 在对应点 u 处可导，则复合函数 $y = f[\varphi(x)]$ 在点 x 处可导，且有

$$\frac{dy}{dx} = \frac{dy}{du} \cdot \frac{du}{dx}.$$

该法则称为一元复合函数求导的链式法则. 现在将其推广到多元复合函数.

设函数 $z = f(u,v)$ 是变量 u，v 的二元函数，而 $u = \varphi(x,y)$，$v = \psi(x,y)$ 是变量 x，y 的二元函数，则称 $z = [\varphi(x,y), \psi(x,y)]$ 为通过中间变量 u，v 关于 x，y 的二元复合函数.

定理 4-4　如果函数 $u = \varphi(x,y)$，$v = \psi(x,y)$ 在点 (x,y) 处的偏导数都存在，函数 $z = f(u,v)$ 在对应点 (u,v) 处具有连续偏导数，则复合函数 $z = f[\varphi(x,y), \psi(x,y)]$ 在点 (x,y) 处对 x，y 的偏导数存在，且有

$$\frac{\partial z}{\partial x} = \frac{\partial z}{\partial u} \cdot \frac{\partial u}{\partial x} + \frac{\partial z}{\partial v} \cdot \frac{\partial v}{\partial x}, \quad \frac{\partial z}{\partial y} = \frac{\partial z}{\partial u} \cdot \frac{\partial u}{\partial y} + \frac{\partial z}{\partial v} \cdot \frac{\partial v}{\partial y}. \tag{4-18}$$

证　当固定 y，而 x 有增量 Δx 时，中间变量 u,v 相应地有偏增量 $\Delta_x u$ 和 $\Delta_x v$. 由于 $f(u,v)$ 在对应点 (u,v) 处具有连续偏导数，即 $f(u,v)$ 可微分，所以有

$$\Delta_x z = \frac{\partial z}{\partial u}\Delta_x u + \frac{\partial z}{\partial v}\Delta_x v + o\left[\sqrt{(\Delta_x u)^2 + (\Delta_x v)^2}\right].$$

两边同除以 Δx，得

$$\frac{\Delta_x z}{\Delta x} = \frac{\partial z}{\partial u}\frac{\Delta_x u}{\Delta x} + \frac{\partial z}{\partial v}\frac{\Delta_x v}{\Delta x} + \frac{o\left[\sqrt{(\Delta_x u)^2 + (\Delta_x v)^2}\right]}{\Delta x}.$$

又当 $\Delta x \to 0$ 时，有 $\Delta_x u \to 0$，$\Delta_x v \to 0$，$\dfrac{\Delta_x u}{\Delta x} \to \dfrac{\partial u}{\partial x}$，$\dfrac{\Delta_x v}{\Delta x} \to \dfrac{\partial v}{\partial x}$，从而有

$$\lim_{\Delta x \to 0} \frac{o\left[\sqrt{(\Delta_x u)^2 + (\Delta_x v)^2}\right]}{\Delta x} = \lim_{\Delta x \to 0} \frac{o\left[\sqrt{(\Delta_x u)^2 + (\Delta_x v)^2}\right]}{\left[\sqrt{(\Delta_x u)^2 + (\Delta_x v)^2}\right]} \sqrt{\left(\frac{\Delta_x u}{\Delta x}\right)^2 + \left(\frac{\Delta_x v}{\Delta x}\right)^2} = 0.$$

所以

$$\frac{\partial z}{\partial x} = \lim_{\Delta x \to 0} \frac{\Delta_x z}{\Delta x} = \frac{\partial z}{\partial u} \cdot \frac{\partial u}{\partial x} + \frac{\partial z}{\partial v} \cdot \frac{\partial v}{\partial x}.$$

同理可得

$$\frac{\partial z}{\partial y} = \frac{\partial z}{\partial u} \cdot \frac{\partial u}{\partial y} + \frac{\partial z}{\partial v} \cdot \frac{\partial v}{\partial y}.$$

因此，称式（4-18）为多元复合函数求偏导数的链式法则.

为便于理解式(4-18)，下面用多元复合函数的链式图来表示多元复合关系. 图 4-19 描绘了定理 4-4 中的函数关系. 可以看到，从因变量 z 到自变量 x 有两条链路，分别是 $z \to u \to x$ 和 $z \to v \to x$. 沿着这两条链路依次求导并令导数相乘，得到 $\dfrac{\partial z}{\partial u} \cdot \dfrac{\partial u}{\partial x}$ 和 $\dfrac{\partial z}{\partial v} \cdot \dfrac{\partial v}{\partial x}$，相加即得到式（4-18）的第一式，即

$$\frac{\partial z}{\partial x} = \frac{\partial z}{\partial u} \cdot \frac{\partial u}{\partial x} + \frac{\partial z}{\partial v} \cdot \frac{\partial v}{\partial x}.$$

因此，多元复合函数求偏导数的链式法则可以形象地概括为"沿线相乘，分线相加".

对 y 求偏导数与之类似.

特别地，设 $z = f(u,v)$，若 $u = \varphi(x)$，$v = \psi(x)$，则复合函数 $z = f[\varphi(x), \psi(x)]$ 是 x 的一元函数，其链式图如图 4-20 所示.

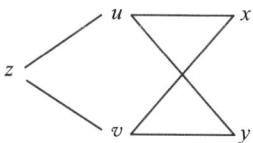

图 4-19

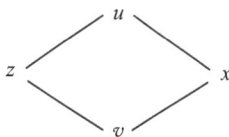

图 4-20

由图 4-20 可以看出，从 z 到 x 有两条链路，其中路径 $z \to u \to x$ 对应的导数乘积为 $\dfrac{\partial z}{\partial u} \cdot \dfrac{du}{dx}$，路径 $z \to v \to x$ 对应的导数乘积为 $\dfrac{\partial z}{\partial v} \cdot \dfrac{dv}{dx}$. 将它们相加，得到

$$\frac{dz}{dx} = \frac{\partial f}{\partial u} \cdot \frac{du}{dx} + \frac{\partial f}{\partial v} \cdot \frac{dv}{dx}.$$

此时，z 对 x 的导数称为全导数.

其他复合情形均可以由多元复合函数的链式图推导出相应的求导公式.

例 4-18 设函数 $z = e^{u}\sin v$，且 $u = xy$，$v = 2x - y$，求 $\dfrac{\partial z}{\partial x}$ 和 $\dfrac{\partial z}{\partial y}$.

解 应用链式法则，有

$$\frac{\partial z}{\partial x} = \frac{\partial z}{\partial u} \cdot \frac{\partial u}{\partial x} + \frac{\partial z}{\partial v} \cdot \frac{\partial v}{\partial x} = (e^{u}\sin v)y + 2e^{u}\cos v$$
$$= e^{xy}[y\sin(2x - y) + 2\cos(2x - y)],$$

$$\frac{\partial z}{\partial y} = \frac{\partial z}{\partial u} \cdot \frac{\partial u}{\partial y} + \frac{\partial z}{\partial v} \cdot \frac{\partial v}{\partial y} = (e^{u}\sin v)x - e^{u}\cos v$$
$$= e^{xy}[x\sin(2x - y) - \cos(2x - y)].$$

验证：如果将中间变量代入 z 的表达式，则有

$$z = e^{xy}\sin(2x - y).$$

将 y 看作常数，直接对 x 求偏导数，有

$$\frac{\partial z}{\partial x} = e^{xy} \cdot y \cdot \sin(2x - y) + e^{xy} \cdot \cos(2x - y) \cdot 2$$
$$= e^{xy}[y\sin(2x - y) + 2\cos(2x - y)].$$

这与例 4-18 的结果一致.

例 4-19 设函数 $z = f(x + y, x^2 + y^2)$，其中 f 是可微函数，求 $\dfrac{\partial f}{\partial x}$ 和 $\dfrac{\partial f}{\partial y}$.

解 令 $u = x + y$，$v = x^2 + y^2$，应用链式法则，有

$$\frac{\partial f}{\partial x} = \frac{\partial f}{\partial u} + 2x\frac{\partial f}{\partial v}, \quad \frac{\partial f}{\partial y} = \frac{\partial f}{\partial u} + 2y\frac{\partial f}{\partial v}.$$

例 4-20 设函数 $z = uv$，且 $u = e^{t}$，$v = \cos t$，求全导数 $\dfrac{dz}{dt}$.

解
$$\frac{dz}{dt} = \frac{\partial z}{\partial u} \cdot \frac{du}{dt} + \frac{\partial z}{\partial v} \cdot \frac{dv}{dt}$$
$$= ve^{t} - u\sin t$$
$$= e^{t}(\cos t - \sin t).$$

下面将一元函数的微分形式不变性推广到多元函数. 如果 $z = f(u, v)$ 具有连续偏导数，则有全微分

$$dz = \frac{\partial z}{\partial u} du + \frac{\partial z}{\partial v} dv.$$

如果 $z = f(u, v)$ 具有连续偏导数，而 $u = \varphi(x, y)$，$v = \psi(x, y)$ 也具有连续偏导数，则

$$dz = \frac{\partial z}{\partial x} dx + \frac{\partial z}{\partial y} dy$$

$$= \left(\frac{\partial z}{\partial u} \cdot \frac{\partial z}{\partial x} + \frac{\partial z}{\partial v} \cdot \frac{\partial v}{\partial x} \right) dx + \left(\frac{\partial z}{\partial u} \cdot \frac{\partial u}{\partial y} + \frac{\partial z}{\partial v} \cdot \frac{\partial v}{\partial y} \right) dy$$

$$= \frac{\partial z}{\partial u} \left(\frac{\partial u}{\partial x} dx + \frac{\partial u}{\partial y} dy \right) + \frac{\partial z}{\partial v} \left(\frac{\partial v}{\partial x} dx + \frac{\partial v}{\partial y} dy \right)$$

$$= \frac{\partial z}{\partial u} du + \frac{\partial z}{\partial v} dv.$$

由此可见, 无论 z 是自变量 x, y 的函数, 还是中间变量 u, v 的函数, 它的全微分形式是一样的. 该性质称为二元函数的全微分形式不变性.

利用全微分形式不变性, 可以计算二元函数的全微分和偏导数.

例 4-21　设函数 $z = f(x + y, x^2 + y^2)$, 其中 f 是可微函数, 求 z 的全微分.

解　令 $u = x + y$, $v = x^2 + y^2$, 则 $z = f(u, v)$. 由全微分形式不变性, 有

$$dz = \frac{\partial f}{\partial u} du + \frac{\partial f}{\partial v} dv = \frac{\partial f}{\partial u} (dx + dy) + \frac{\partial f}{\partial v} (2x dx + 2y dy)$$

$$= \left(\frac{\partial f}{\partial u} + 2x \frac{\partial f}{\partial v} \right) dx + \left(\frac{\partial f}{\partial u} + 2y \frac{\partial f}{\partial v} \right) dy.$$

由此, 还可得出 $\dfrac{\partial f}{\partial x}$ 和 $\dfrac{\partial f}{\partial y}$ 的表达式, 即

$$\frac{\partial f}{\partial x} = \frac{\partial f}{\partial u} + 2x \frac{\partial f}{\partial v}, \qquad \frac{\partial f}{\partial y} = \frac{\partial f}{\partial u} + 2y \frac{\partial f}{\partial v}.$$

此结果与例 4-19 的结果一致.

二、隐函数的求导法则

若存在二元函数 $z = f(x, y)$ 满足方程 $F(x, y, z) = 0$, 即
$$F[x, y, f(x, y)] = 0,$$
则称二元函数 $z = f(x, y)$ 是由方程 $F[x, y, f(x, y)] = 0$ 确定的二元隐函数.

设方程 $F(x, y, z) = 0$ 确定的隐函数为 $z = f(x, y)$, 于是 $F[x, y, f(x, y)] = 0$, 该等式左边是两个自变量及一个中间变量的复合函数, 由式 (4-18) 可得

$$\frac{\partial F}{\partial z} \cdot \frac{\partial z}{\partial x} + \frac{\partial F}{\partial x} = 0, \qquad \frac{\partial F}{\partial z} \cdot \frac{\partial z}{\partial y} + \frac{\partial F}{\partial y} = 0.$$

解此方程, 当 $\dfrac{\partial F}{\partial z} \neq 0$ 时, 得

$$\frac{\partial z}{\partial x} = -\frac{F_x}{F_z}, \qquad \frac{\partial z}{\partial y} = -\frac{F_y}{F_z}.$$

例 4-22　设 $\dfrac{x}{z} = \ln \dfrac{z}{y}$, 求 $\dfrac{\partial z}{\partial x}$ 和 $\dfrac{\partial z}{\partial y}$.

解　设 $F(x, y, z) = \dfrac{x}{z} - \ln \dfrac{z}{y}$, 则 $F_x = \dfrac{1}{z}$, $F_y = \dfrac{1}{y}$, $F_z = -\dfrac{x + z}{z^2}$, 所以

$$\frac{\partial z}{\partial x} = -\frac{F_x}{F_z} = \frac{z}{x+z}, \quad \frac{\partial z}{\partial y} = -\frac{F_y}{F_z} = \frac{z^2}{y(x+z)}.$$

对于由三元方程 $F(x,y,z)=0$ 确定的二元隐函数，可参照由二元方程 $F(x,y)=0$ 确定的一元隐函数的求导方法，运用复合函数求偏导数的法则求得其偏导数．

例 4-23　设方程 $x^2 + y^2 + z^2 - 4z = 0$ 确定 z 为 x，y 的隐函数，求 $\dfrac{\partial z}{\partial x}$ 和 $\dfrac{\partial z}{\partial y}$．

解　依题意有函数 $z = z(x,y)$，对方程两边关于 x 求偏导数，得

$$2x + 2z\frac{\partial z}{\partial x} - 4\frac{\partial z}{\partial x} = 0,$$

解得

$$\frac{\partial z}{\partial x} = -\frac{2x}{2z-4}.$$

同理可得

$$\frac{\partial z}{\partial y} = -\frac{2y}{2z-4}.$$

例 4-24　设方程 $xz - e^{x+y} + e^z = 0$，求 $\dfrac{\partial z}{\partial x}\bigg|_{\substack{x=0 \\ y=0}}$．

解　依题意有函数 $z = z(x,y)$，对方程两边关于 x 求偏导数，得

$$z + x\frac{\partial z}{\partial x} - e^{x+y} + e^z\frac{\partial z}{\partial x} = 0,$$

解得

$$\frac{\partial z}{\partial x} = \frac{e^{x+y} - z}{x + e^z}.$$

将 $x=0$，$y=0$ 代入原方程，得 $z=0$，于是

$$\frac{\partial z}{\partial x}\bigg|_{\substack{x=0 \\ y=0}} = 1.$$

第四节　多元函数的极值

一、二元函数的极值

与一元函数类似，二元函数的极值定义如下．

定义 4-6　设函数 $z = f(x,y)$ 在点 (x_0,y_0) 的某邻域内有定义，如果对该邻域内任意异于点 (x_0,y_0) 的点 (x,y)，都有

$$f(x,y) < f(x_0,y_0) \quad (或 f(x,y) > f(x_0,y_0)),$$

则称函数在点 (x_0,y_0) 处取得**极大值**（或**极小值**）$f(x_0,y_0)$．点 (x_0,y_0) 称为**极值点**．极大值和极小值统称为**极值**．

从几何角度看，二元函数的极大值点对应其图形的局部峰点，极小值点对应其图形的局部谷点.

例如，函数 $z = \sqrt{1-x^2-y^2}$ 表示以原点为球心、半径为 1 的上半球面. 因为在区域 $x^2+y^2 \leq 1$ 内，当 $(x,y) \neq (0,0)$ 时，$f(x,y) < f(0,0) = 1$，所以 $z = \sqrt{1-x^2-y^2}$ 在点 $(0,0)$ 处取得极大值. 从几何角度看，点 $(0,0,1)$ 是上半球 $z = \sqrt{1-x^2-y^2}$ 的顶点，如图 4-21 所示.

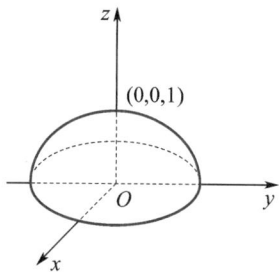

图 4-21

对于一元函数 $f(x)$，若 x_0 是其极值点，则要么 $f'(x_0) = 0$，要么 $f(x)$ 在 x_0 处不可微. 多元函数也有类似的性质. 由定义 4-6 可知，若 $f(x,y)$ 在点 (x_0,y_0) 处有极值，则固定 y_0 仅 x 变化时，函数 $f(x,y_0)$ 在点 x_0 处也有极值. 同样，若固定 x_0 仅 y 变化时，函数 $f(x_0,y)$ 在点 y_0 处也有极值.

定理 4-5（极值存在的必要条件） 设函数 $z = f(x,y)$ 在点 (x_0,y_0) 处具有偏导数，且在点 (x_0,y_0) 处有极值，则有

$$f_x(x_0,y_0) = 0, \quad f_y(x_0,y_0) = 0.$$

与一元函数类似，使得 $f_x(x_0,y_0) = 0$，$f_y(x_0,y_0) = 0$ 同时成立的点 (x_0,y_0) 称为函数 $z = f(x,y)$ 的驻点. 从定理 4-5 可知，具有偏导数的函数的极值点必为驻点，但函数的驻点未必是极值点. 还应注意，偏导数不存在的点也可能是二元函数的极值点. 例如，函数 $z = \sqrt{x^2+y^2}$ 在 $(0,0)$ 处的偏导数不存在，但点 $(0,0)$ 是它的极小值点. 下面不加证明地给出极值存在的充分条件.

定理 4-6（极值存在的充分条件） 设函数 $z = f(x,y)$ 在点 (x_0,y_0) 的某邻域内连续且有一阶及二阶连续偏导数，又 $f_x(x_0,y_0) = 0$，$f_y(x_0,y_0) = 0$. 令

$$A = f_{xx}(x_0,y_0), \quad B = f_{xy}(x_0,y_0), \quad C = f_{yy}(x_0,y_0),$$

则有

（1）当 $B^2 - AC < 0$ 时，函数 $z = f(x,y)$ 在点 (x_0,y_0) 处有极值，且当 $A < 0$ 时有极大值，当 $A > 0$ 时有极小值；

（2）当 $B^2 - AC > 0$ 时，函数 $z = f(x,y)$ 在点 (x_0,y_0) 处无极值；

（3）当 $B^2 - AC = 0$ 时，函数 $z = f(x,y)$ 在点 (x_0,y_0) 处可能有极值，也可能无极值.

综合上述结论，求二元函数极值的一般步骤如下：

（1）求出函数 $z = f(x,y)$ 的一阶和二阶偏导数；

（2）解方程组

$$\begin{cases} f_x(x,y) = 0, \\ f_y(x,y) = 0, \end{cases}$$

求出所有驻点；

（3）对于每个驻点 (x_0,y_0)，求出相应的二阶偏导数 A，B 和 C 的值；

（4）根据定理 4-6 判断 (x_0,y_0) 是否是极值点，以及是极大值点还是极小值点；

（5）求出各极值点的函数值，得到各极值.

例 4-25 求函数 $f(x,y) = x^3 - y^3 + 3x^2 + 3y^2 - 9x$ 的极值.

解 解方程组 $\begin{cases} f_x(x,y) = 3x^2 + 6x - 9 = 0, \\ f_y(x,y) = -3y^2 + 6y = 0, \end{cases}$ 求得 $x = 1, -3$；$y = 0, 2$. 于是，得到驻点为 $(1,0),(1,2),(-3,0),(-3,2)$.

再求出二阶偏导数

$$A = f_{xx}(x,y) = 6x + 6, \quad B = f_{xy}(x,y) = 0, \quad C = f_{yy}(x,y) = -6y + 6.$$

在点 $(1,0)$ 处，$B^2 - AC = -(12 \times 6) < 0$，又 $A > 0$，所以函数 $f(x,y)$ 在点 $(1,0)$ 处有极小值 $f(1,0) = -5$；

在点 $(1,2)$ 处，$B^2 - AC = 12 \times 6 > 0$，所以点 $(1,2)$ 不是极值点；

在点 $(-3,0)$ 处，$B^2 - AC = 12 \times 6 > 0$，所以点 $(-3,0)$ 不是极值点；

在点 $(-3,2)$ 处，$B^2 - AC = -(12 \times 6) < 0$，又 $A < 0$，所以函数 $f(x,y)$ 在点 $(-3,2)$ 处有极大值 $f(-3,2) = 31$.

与一元函数类似，二元函数的极值反映的是函数的局部情况，最值（包括最大值、最小值）反映的是函数的整体情况. 如果函数 $z = f(x,y)$ 在闭区域 D 上连续，则它在 D 上必有最大值和最小值. 求最值的方法是，计算函数在 D 内的所有驻点和偏导数不存在的点的函数值，以及在 D 的边界上的最大值和最小值，比较得出最大者即为最大值，最小者即为最小值.

若已知实际问题在闭区域 D 内的最大值（或最小值）一定存在，且函数在 D 内有唯一的驻点或偏导数不存在的点，则该点的函数值即为该实际问题的最大值（或最小值）.

二、条件极值

对自变量有附加条件的极值称为条件极值. 例如，求表面积为 a^2 的长方体的最大体积问题. 设长方体的三棱长为 x, y, z，体积 $V = xyz$. 因假定表面积为 a^2，所以自变量 x, y, z 还必须满足附加条件 $2(xy + yz + xz) = a^2$.

此问题即为求函数 $V = xyz$ 在条件 $2(xy + yz + xz) = a^2$ 下的最大值问题. 这是一个条件极值问题.

对于某些实际问题，可以把条件极值问题转化为无条件极值问题，

例如，上述问题由条件 $2(xy + yz + xz) = a^2$ 解得 $z = \dfrac{a^2 - 2xy}{2(x + y)}$，于是得

$$V = \frac{xy(a^2 - 2xy)}{2(x + y)},$$

即转化为只需求 V 的无条件极值问题.

在很多情形下，将条件极值转化为无条件极值并不容易. 因此，需要另一种求条件极值的方法——**拉格朗日乘数法**（Lagrange's method of multipliers）.

若要求函数 $z = f(x,y)$ 在条件 $\varphi(x,y) = 0$ 下可能的极值点，首先构造辅助函数（称为拉格朗日函数）

$$L(x,y,\lambda) = f(x,y) + \lambda\varphi(x,y),$$

其中，λ 为待定常数. 求该函数对 x 和 y 的一阶偏导数，并令它们为零，然后与方程 $\varphi(x,y) = 0$ 联立，建立方程组，得

$$\begin{cases} f_x(x,y) + \lambda \varphi_x(x,y) = 0, \\ f_y(x,y) + \lambda \varphi_y(x,y) = 0, \\ \varphi(x,y) = 0. \end{cases}$$

由此方程组解出的点 (x_0, y_0) 即为函数 $z = f(x,y)$ 在附加条件 $\varphi(x,y) = 0$ 下的可能极值点. 再根据实际问题的性质来判断点 (x_0, y_0) 是否为极值点.

例 4-26　求表面积为 a^2 的长方体的最大体积.

解　设长方体的三棱长为 x, y, z, 则问题转化为在条件

$$2(xy + yz + xz) = a^2$$

下求函数 $V = xyz$ 的最大值问题. 构造辅助函数

$$L(x,y,z,\lambda) = xyz + \lambda(2xy + 2yz + 2xz - a^2),$$

解方程组

$$\begin{cases} L_x(x,y,z) = yz + 2\lambda(y+z) = 0, \\ L_y(x,y,z) = xz + 2\lambda(x+z) = 0, \\ L_z(x,y,z) = xy + 2\lambda(y+x) = 0, \\ 2xy + 2yz + 2xz = a^2, \end{cases}$$

求得 $x = y = z = \dfrac{\sqrt{6}}{6}a$, 且为唯一解. 因为问题的最大值一定存在, 所以最大值在该点处取得. 此时, $V = \dfrac{\sqrt{6}}{36}a^3$.

拉格朗日乘数法可以推广到自变量多于两个且附加条件多于一个的情形.

三、最小二乘法

在医学研究中, 常常需要对通过试验得到的数据进行分析, 找出数据满足或近似满足的关系式. 这一过程称为数据拟合. 拟合出来的关系式称为经验公式. 具体而言, 给定两个变量 x, y 的 n 组实验数据 $(x_1, y_1), (x_2, y_2), \cdots, (x_n, y_n)$, 需要从中找出这两个变量间的函数关系的近似解析表达式, 即经验公式.

在实际问题中, 通常先基于对问题的分析及对实验数据的整理归纳, 确定出 x 与 y 之间满足或大致满足的某种类型的函数关系式 $y = f(x, a)$（称为拟合函数）, 其中 $a = (a_1, a_2, \cdots, a_m)$ 为待定参数. 然后讨论拟合函数在 x_i 处的值与实验数据的残差平方和, 即求出使 $\displaystyle\sum_{i=1}^{n}[f(x_i, a) - y_i]^2$ 达到最小的待定参数的取值. 这种方法称为**最小二乘法**（least square method）. 常用的最小二乘法有线性最小二乘法和非线性最小二乘法.

例 4-27　为研究收缩压 y（单位：kPa）和年龄 x（单位：岁）的关系, 现测得一组数据如下：

x	59	42	72	36	63	47	55	49	38	42	68	60
y	19.60	16.67	21.28	15.73	19.86	17.07	19.93	19.93	15.33	18.67	20.19	20.59

将实验数据描绘在平面坐标系中，得到实验数据散点图，如图 4-22 所示.

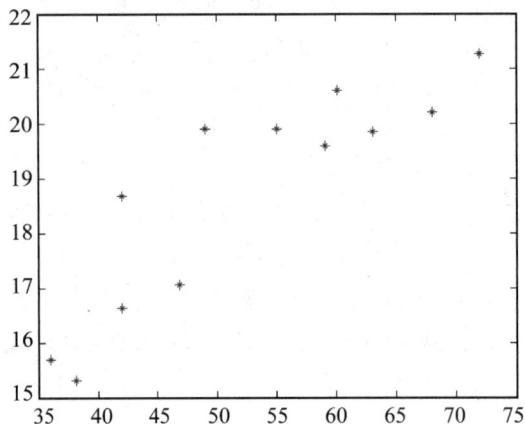

图 4-22

从实验数据散点图可以看出，各点基本处在一条直线附近，因此，经验公式可设为 $y = ax + b$. 理想的情况是待定参数 a 和 b 的值能够使直线经过所有的点. 但实际上，这些点并不在同一条直线上. 我们希望这些点尽可能都在直线附近，相当于函数 $y = ax + b$ 在这些点处的函数值与相应的实验数据的差值很小，即最小化 $y(x_i) - y_i = ax_i + b - y_i (i = 1, 2, \cdots, n$，其中 $n = 12)$. 考虑到这 n 个误差可能有正有负，若简单地将误差相加来讨论总误差，可能会相互抵消一部分值，因此，用 $\sum\limits_{i=1}^{n} [y(x_i) - y_i]$ 来衡量实验数据与拟合函数的偏离程度是不准确的. 如果采用绝对值求和则可以避免上述情况，但又不便于求偏导数. 因此，在实际应用中，通常选用这些误差的平方和来描述实验数据与拟合函数的偏离程度. 误差的平方和越小，偏离程度就越小，此时对应的参数 a, b 的取值就越准确. 由此，问题转化为求参数 a, b 的值，使得误差的平方和函数

$$Q(a,b) = \sum_{i=1}^{n} [y(x_i) - y_i]^2 = \sum_{i=1}^{n} (ax_i + b - y_i)^2$$

达到最小.

由函数最小值的必要条件可知，a, b 必满足方程组

$$\begin{cases} \dfrac{\partial Q(a,b)}{\partial a} = 0, \\ \dfrac{\partial Q(a,b)}{\partial b} = 0, \end{cases}$$

即

$$\begin{cases} \sum\limits_{i=1}^{n} [(ax_i + b) - y_i]x_i = 0, \\ \sum\limits_{i=1}^{n} [(ax_i + b) - y_i] = 0. \end{cases}$$

整理后，得到二元线性方程组

$$\begin{cases} a \sum_{i=1}^{n} x_i^2 + b \sum_{i=1}^{n} x_i = \sum_{i=1}^{n} x_i y_i, \\ a \sum_{i=1}^{n} x_i + nb = \sum_{i=1}^{n} y_i. \end{cases}$$

解方程组，得

$$\begin{cases} a = \dfrac{\sum_{i=1}^{n} x_i y_i - \dfrac{1}{n} \sum_{i=1}^{n} x_i \sum_{i=1}^{n} y_i}{\sum_{i=1}^{n} x_i^2 - \dfrac{1}{n} \left(\sum_{i=1}^{n} x_i \right)^2}, \\ b = \dfrac{1}{n} \left(\sum_{i=1}^{n} y_i - a \sum_{i=1}^{n} x_i \right). \end{cases} \tag{4-19}$$

由于本例中 $\sum_{i=1}^{n} x_i^2 = 34\,761$，$\sum_{i=1}^{n} x_i = 631$，$\sum_{i=1}^{n} x_i y_i = 12\,056.17$，$\sum_{i=1}^{n} y_i = 224.85$，将其代入式 (4-19) 得 $a = 10.992$，$b = 0.147\,3$. 从而得到经验公式

$$y = 10.992x + 0.147\,3.$$

在该例中，将经验公式设为线性函数 $y = ax + b$，这种方法即为线性最小二乘法. 如果根据数据的散点图将经验公式设为非线性函数，如指数函数 $y = ae^{bx}$、幂函数 $y = ax^b$、Logistic 函数 $y = \dfrac{1}{a + be^{-x}}$ 和二阶以上的多项式函数等，则为非线性最小二乘法. 非线性最小二乘法的处理方法与线性最小二乘法类似，只是求解的方程组通常是非线性的. 某些非线性函数可以通过变量代换转化为线性函数来处理. 例如，指数函数 $y = ab^x$，对其两边取对数得

$$\ln y = \ln a + x \ln b.$$

令 $Y = \ln y$，$B = \ln b$，可将原函数转化为线性函数

$$Y = \ln a + xB.$$

转化后，可用线性最小二乘法处理该问题.

第五节 二重积分

一、二重积分的概念与性质

与一元函数的定积分类似，二元函数的二重积分也是从几何、物理等实际问题的解决过程中产生的. 下面分别从几何和物理两个领域的实际问题出发，引入二重积分的概念.

1. 曲顶柱体的体积

正如研究定积分时首先考虑计算曲边梯形的面积，下面首先讨论如何计算曲顶柱体的体积.

曲顶柱体是指，底面为 xOy 平面上的有界闭区域 D，侧面为以 D 的边界曲线为准线、母线平行于 z 轴的柱面，顶是由曲面 $z = f(x,y)$，$(x,y) \in D$ 所围成的图形．这里假定函数 $f(x,y) \geqslant 0$ 且在 D 上连续（见图 4-23）．现在来讨论该曲顶柱体体积的求法．

我们熟悉的圆柱体和长方体都属于平顶柱体，其高恒定，体积等于底面积乘以高．而对于曲顶柱体，由于它的顶是曲面，所以它的高 $f(x,y)$ 在区域 D 上为变量，因此不能套用平顶柱体的体积公式来计算．下面借鉴定积分中求曲边梯形面积的思想来解决此问题．

（1）分割：用一组曲线网将底面区域 D 划分为 n 个小闭区域

$$\Delta\sigma_1, \Delta\sigma_2, \cdots, \Delta\sigma_n,$$

分别以各小闭区域的边界曲线为准线，作母线平行于 z 轴的柱面，这些柱面将原曲顶柱体分为 n 个小曲顶柱体（见图 4-24），记小曲顶柱体的体积为 $\Delta V_i (i = 1, 2, \cdots, n)$．

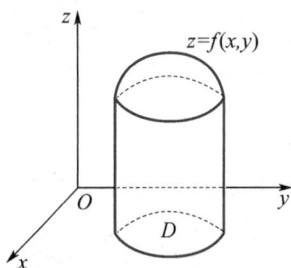 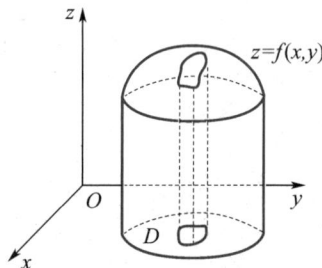

图 4-23　　　　　　　　　　　　　图 4-24

（2）近似替代：在每个小曲顶柱体的底面 $\Delta\sigma_i$ 上任取一点 $(\xi_i, \eta_i)(i = 1, 2, \cdots, n)$，用以 $f(\xi_i, \eta_i)$ 为高、$\Delta\sigma_i$ 为底的平顶柱体的体积 $f(\xi_i, \eta_i)\Delta\sigma_i$ 近似替代第 i 个小曲顶柱体的体积，即

$$\Delta V_i \approx f(\xi_i, \eta_i)\Delta\sigma_i.$$

（3）求和：将 n 个近似小平顶柱体的体积相加，得到原曲顶柱体体积的近似值，即

$$V = \sum_{i=1}^{n} \Delta V_i \approx \sum_{i=1}^{n} f(\xi_i, \eta_i)\Delta\sigma_i.$$

（4）取极限：分割越细，小闭区域 $\Delta\sigma_i$ 越小，上式的近似程度就越高．记 λ 为 n 个小闭区域内任意两点间距离的最大值，也称为区域的直径最大值．如果令 λ 趋于 0，即可得到曲顶柱体的体积 V，即

$$V = \lim_{\lambda \to 0} \sum_{i=1}^{n} f(\xi_i, \eta_i)\Delta\sigma_i.$$

2. 平面薄片的质量

设一平面薄片占据 xOy 平面上的闭区域 D，它在点 (x,y) 处的面密度为 $\mu(x,y)$，$\mu(x,y) > 0$ 且在 D 上连续．求该平面薄片的质量 M. 如果该平面薄片的质量是均匀分布的，即面密度 $\mu(x,y)$ 为常数，则其质量等于面密度与面积的乘积；如果面密度不为常数，则需要按照下列方法计算．

与求曲顶柱体体积的方法类似，先用一组曲线网将闭区域 D 划分成 n 个小闭区域

$$\Delta\sigma_1, \Delta\sigma_2, \cdots, \Delta\sigma_n,$$

在每个小闭区域 $\Delta\sigma_i$ 上任取一点 (ξ_i,η_i)，则小闭区域 $\Delta\sigma_i$ 所占有的小平面薄片的质量为

$$\Delta M_i \approx \mu(\xi_i,\eta_i)\Delta\sigma_i.$$

然后，通过求和、求极限等步骤，得到平面薄片的质量为

$$M = \lim_{\lambda\to 0}\sum_{i=1}^{n}\mu(\xi_i,\eta_i)\Delta\sigma_i.$$

其中，λ 为 n 个小闭区域的直径最大值.

从上述两个问题可以看出，求曲顶柱体的体积和求平面薄片的质量都可以归结为求某一形式和式的极限. 在物理学、力学、几何学和各类工程技术中，许多物理量或几何量的求解都可归结为类似形式的和式极限运算. 由此，抽象出二重积分的定义.

3. 二重积分的概念

定义 4-7 设 $f(x,y)$ 是有界闭区域 D 上的有界函数. 将闭区域 D 任意划分为 n 个小闭区域 $\Delta\sigma_1,\Delta\sigma_2,\cdots,\Delta\sigma_n$. 其中 $\Delta\sigma_i$ 表示第 i 个小闭区域的面积. 在每个小闭区域 $\Delta\sigma_i$ 上任取一点 (ξ_i,η_i)，作乘积 $f(\xi_i,\eta_i)\Delta\sigma_i$，并作和式 $\sum_{i=1}^{n}f(\xi_i,\eta_i)\Delta\sigma_i$，设 λ_i 为 $\Delta\sigma_i$ 的直径，令 $\lambda=\max\{\lambda_1,\lambda_2,\cdots,\lambda_n\}$，若当 λ 趋于零时，和式的极限总存在，则称此极限为函数 $f(x,y)$ 在闭区域 D 上的**二重积分**（double integral），记作 $\iint\limits_{D}f(x,y)\mathrm{d}\sigma$，即

$$\iint\limits_{D}f(x,y)\mathrm{d}\sigma = \lim_{\lambda\to 0}\sum_{i=1}^{n}f(\xi_i,\eta_i)\Delta\sigma_i. \qquad (4-20)$$

其中，$f(x,y)$ 为被积函数，$f(x,y)\mathrm{d}\sigma$ 为被积表达式，$\mathrm{d}\sigma$ 称为**面积元素**（element of area），x,y 称为**积分变量**（variable of integration），D 称为**积分区域**（region of integration），$\sum_{i=1}^{n}f(\xi_i,\eta_i)\Delta\sigma_i$ 称为**积分和**（Riemann sum）. 同时，称 $f(x,y)$ 在区域 D 上可积.

如果函数 $f(x,y)$ 在有界闭区域 D 上可积，则积分值仅与积分区域 D 和被积函数有关，而与区域 D 的划分方式无关. 为便于计算，在直角坐标系中用若干条平行于坐标轴的直线来划分区域 D，则除了包含边界点的小闭区域，其余小闭区域均为矩形区域. 设小矩形区域 $\Delta\sigma$ 的边长为 Δx 和 Δy，则 $\Delta\sigma=\Delta x\Delta y$，因此面积元素 $\mathrm{d}\sigma=\mathrm{d}x\mathrm{d}y$，二重积分可记作

$$\iint\limits_{D}f(x,y)\mathrm{d}x\mathrm{d}y,$$

其中，$\mathrm{d}x\mathrm{d}y$ 称为直角坐标系中的面积元素.

可以证明，当 $f(x,y)$ 在有界闭区域 D 上连续时，函数 $f(x,y)$ 在 D 上必可积. 本章总假定函数 $f(x,y)$ 在闭区域 D 上是连续的.

一般地，如果 $f(x,y)\geq 0$，则被积函数 $f(x,y)$ 可解释为曲顶柱体的顶在点 (x,y) 处的竖坐标，其二重积分的几何意义可解释为曲顶柱体的体积. 当 $f(x,y)<0$ 时，曲顶柱体位于 xOy 平面下方，此时，二重积分的值虽然为负，但其绝对值仍等于该柱体的体积. 更一般地，若 $f(x,y)$ 在区域 D 的某些子区域为正，而在其他子区域为负，则把 xOy 平面上方的柱体体积取为正、xOy 平面下方的柱体体积取为负，此时，$f(x,y)$ 在区域 D 上的二重积分就等于这些子区域上柱体体积的代数和.

4. 二重积分的性质

二重积分与一元函数的定积分具有类似的性质. 假设函数 $f(x,y)$ 在有界闭区域 D 上可积, 则该函数具有如下性质.

性质 1 被积函数的常数因子 k 可以提到积分号外面, 即

$$\iint_D kf(x,y)\,\mathrm{d}\sigma = k\iint_D f(x,y)\,\mathrm{d}\sigma.$$

性质 2 两个（或有限个）函数的代数和的二重积分等于它们的二重积分的代数和, 即

$$\iint_D [f(x,y) \pm g(x,y)]\,\mathrm{d}\sigma = \iint_D f(x,y)\,\mathrm{d}\sigma \pm \iint_D g(x,y)\,\mathrm{d}\sigma.$$

性质 3 如果将积分区域 D 划分为两个闭区域 D_1 和 D_2, 则 $f(x,y)$ 在 D_1 和 D_2 上也可积, 且

$$\iint_D f(x,y)\,\mathrm{d}\sigma = \iint_{D_1} f(x,y)\,\mathrm{d}\sigma + \iint_{D_2} f(x,y)\,\mathrm{d}\sigma.$$

这一性质称为二重积分的可加性.

性质 4 如果在积分区域 D 上有 $f(x,y) \equiv 1$, 则

$$\iint_D 1 \cdot \mathrm{d}\sigma = \iint_D \mathrm{d}\sigma = \sigma \quad (\sigma\ \text{为积分区域}\ D\ \text{的面积}).$$

性质 5 如果在积分区域 D 上有 $f(x,y) \leqslant g(x,y)$, 则有不等式

$$\iint_D f(x,y)\,\mathrm{d}\sigma \leqslant \iint_D g(x,y)\,\mathrm{d}\sigma.$$

由于

$$-|f(x,y)| \leqslant f(x,y) \leqslant |f(x,y)|,$$

所以有

$$\left|\iint_D f(x,y)\,\mathrm{d}\sigma\right| \leqslant \iint_D |f(x,y)|\,\mathrm{d}\sigma.$$

特别地, 设函数 $f(x,y)$ 和函数 $g(x,y)$ 在积分区域 D 上连续, 且 $f(x,y) \leqslant g(x,y)$. 若存在 $(x_0,y_0) \in D$, 使得 $f(x_0,y_0) \neq g(x_0,y_0)$, 则

$$\iint_D f(x,y)\,\mathrm{d}\sigma < \iint_D g(x,y)\,\mathrm{d}\sigma.$$

性质 6 设 M, m 分别是 $f(x,y)$ 在闭区域 D 上的最大值和最小值, σ 为 D 的面积, 则

$$m\sigma \leqslant \iint_D f(x,y)\,\mathrm{d}\sigma \leqslant M\sigma.$$

性质 7（积分中值定理） 设 $f(x,y)$ 在闭区域 D 上连续, σ 为 D 的面积, 则在 D 上至少存在一点 (ξ,η), 使得

$$\iint_D f(x,y)\,\mathrm{d}\sigma = f(\xi,\eta)\sigma.$$

积分中值定理的几何意义：以曲面 $z = f(x,y)$ 为顶、xOy 平面上的有界闭区域 D 为底的曲顶柱体的体积, 等于底为 D、高为 D 内某一点 (ξ,η) 的函数值 $f(\xi,\eta)$ 的平顶柱体的体积.

若函数 $f(x,y)$ 在有界闭区域 D 上可积, σ 为 D 的面积, 则称 $\dfrac{1}{\sigma}\displaystyle\iint\limits_{D} f(x,y)\mathrm{d}\sigma$ 为函数 $f(x,y)$ 在区域 D 上的（积分）平均值.

二、二重积分的计算

二重积分的计算方法是将二重积分转化为二次积分（两个一次积分）来计算. 下面分别讨论直角坐标系和极坐标系下二重积分的计算方法.

1. 直角坐标系下二重积分的计算

当函数 $f(x,y)$ 在有界闭区域 D 上连续且非负时, 二重积分 $\displaystyle\iint\limits_{D} f(x,y)\mathrm{d}\sigma$ 在几何上表示以曲面 $z=f(x,y)$ 为顶、区域 D 为底的曲顶柱体的体积. 下面根据该几何意义推导出二重积分的计算方法.

如果任意平行于 y 轴且穿过区域 D 的直线与区域 D 的边界最多交于两点, 则称区域 D 为 x 型区域（见图 4-25）. x 型区域由曲线 $y=\varphi_1(x)$, $y=\varphi_2(x)$ $(a\leqslant x\leqslant b)$ 及直线 $x=a$, $x=b$ 围成, 即

$$D=\left\{(x,y)\,\middle|\,\varphi_1(x)\leqslant y\leqslant\varphi_2(x), a\leqslant x\leqslant b\right\}.$$

如果任意平行于 x 轴且穿过区域 D 的直线与区域 D 的边界最多交于两点, 则称区域 D 为 y 型区域（见图 4-26）. y 型区域由曲线 $x=\psi_1(y)$, $x=\psi_2(y)$ $(c\leqslant y\leqslant d)$ 及直线 $y=c$, $y=d$ 围成, 即

$$D=\left\{(x,y)\,\middle|\,\psi_1(x)\leqslant x\leqslant\psi_2(x), c\leqslant y\leqslant d\right\}.$$

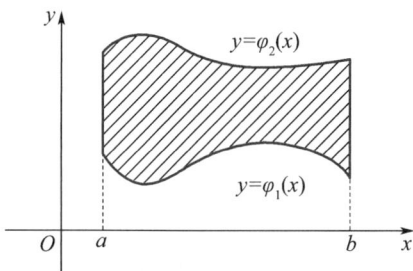

图 4-25

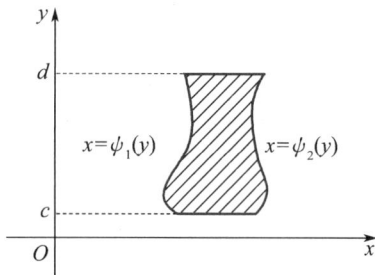

图 4-26

x 型区域和 y 型区域统称为简单区域. 下面讨论积分区域为简单区域时的二重积分计算方法. 当积分区域不是简单区域时, 总可以用平行于坐标轴的直线将其划分为若干子区域, 使得每个子区域或为 x 型区域, 或为 y 型区域, 然后由二重积分的可加性可求得积分结果.

若积分区域 D 为 x 型区域, 如图 4-27 所示, 任取点 $x_0\in[a,b]$, 过点 x_0 作垂直于 x 轴的平面 $x=x_0$. 该平面与曲顶柱体相交的截面为以区间 $[\varphi_1(x_0),\varphi_2(x_0)]$ 为底、曲线 $z=f(x_0,y)$ 为曲边的曲边梯形, 其截面积为

$$A(x_0)=\int_{\varphi_1(x_0)}^{\varphi_2(x_0)} f(x_0,y)\mathrm{d}y.$$

一般地，对于区间 $[a, b]$ 上的任意一点 x，用垂直于 x 轴的平面截取曲顶柱体，所得截面的面积为

$$A(x) = \int_{\varphi_1(x)}^{\varphi_2(x)} f(x, y) \, \mathrm{d}y.$$

在 $x + \mathrm{d}x$ 处再作垂直于 x 轴的平面，由于 $\mathrm{d}x$ 非常小，可认为该平面截得的截面面积与 x 处的截面面积相等，因此，两个平面在区间 $[x, x + \mathrm{d}x]$ 上截得的曲顶柱体可被视为一个底面积为 $A(x)$、厚度为 $\mathrm{d}x$ 的柱体薄片，其体积元素可表示为

$$\mathrm{d}V = A(x) \, \mathrm{d}x.$$

由定积分的微元法可得曲顶柱体的体积为

$$V = \iint\limits_{D} f(x, y) \, \mathrm{d}x\mathrm{d}y = \int_a^b A(x) \, \mathrm{d}x = \int_a^b \left[\int_{\varphi_1(x)}^{\varphi_2(x)} f(x, y) \, \mathrm{d}y \right] \mathrm{d}x.$$

上式右边的积分称为先对 y 积分（或称为内层积分，此时把 x 看作常数），再对 x 积分（或称为外层积分）的**累次积分**（repeated integral）或二次积分. 由此可得到将二重积分转化为累次积分的计算公式，即

$$\iint\limits_{D} f(x, y) \, \mathrm{d}x\mathrm{d}y = \int_a^b \mathrm{d}x \int_{\varphi_1(x)}^{\varphi_2(x)} f(x, y) \, \mathrm{d}y. \tag{4-21}$$

尽管上述推导过程要求满足 $f(x, y) \geq 0$. 事实上，去掉这一限制条件后，式（4-21）仍然成立.

类似地，如果区域 D 为 y 型区域，则有

$$\iint\limits_{D} f(x, y) \, \mathrm{d}x\mathrm{d}y = \int_c^d \mathrm{d}y \int_{\psi_1(y)}^{\psi_2(y)} f(x, y) \, \mathrm{d}x. \tag{4-22}$$

这种将二重积分转化为累次积分的计算方法，称为累次积分法. 该方法的关键是确定两个一次积分的上下限. 下面总结 x 型区域上二重积分的计算步骤.

（1）确定积分限. 首先作出积分区域 D 的图形，如图 4-28 所示. 设 D 在 x 轴上的投影区间为 $[a, b]$. 第一次关于变量 y 积分时，固定 $[a, b]$ 中的 x，过 x 作与 y 轴平行的直线. 观察该直线沿着 y 轴正方向穿过区域 D 的情形. 以直线第一次与 D 的边界相交的点（入口）的纵坐标 $\varphi_1(x)$ 为积分下限，以直线最后与 D 的边界相交的点（出口）的纵坐标 $\varphi_2(x)$ 为积分上限. 第二次关于变量 x 积分时，积分区间为 $[a, b]$.

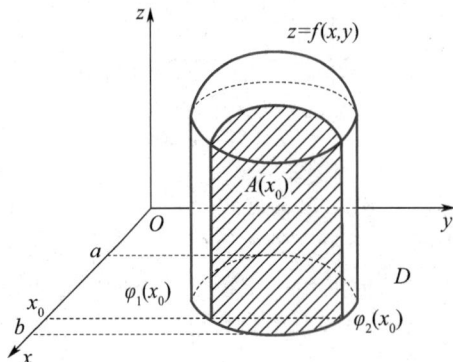

图 4-27

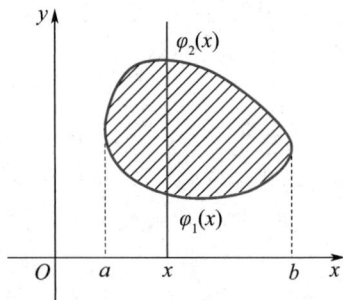

图 4-28

（2）积分的计算. 在计算第一次关于变量 y 的积分时，将 x 视为常数，积分结果一般是关于 x 的函数. 然后将此结果作为被积函数在积分区间 $[a, b]$ 上积分，最后得到二重积分的值.

类似地，可以得到 y 型区域上二重积分的计算步骤. 需要指出的是，某些二重积分的积分区域 D 既可以看作 x 型区域也可以看作 y 型区域，计算此类二重积分时，积分次序可能对计算产生重要影响. 也就是说，积分次序选择不当，可能导致计算复杂化，甚至计算不出结果.

当积分区域为矩形区域 $D = \{(x,y) \mid a \leqslant x \leqslant b, c \leqslant y \leqslant d\}$ 时，有

$$\iint\limits_{D} f(x,y)\mathrm{d}\sigma = \int_a^b \mathrm{d}x \int_c^d f(x,y)\mathrm{d}y = \int_c^d \mathrm{d}y \int_a^b f(x,y)\mathrm{d}x.$$

特别地，若 $f(x,y) = g(x)h(y)$，且积分区域 $D = \{(x,y) \mid a \leqslant x \leqslant b, c \leqslant y \leqslant d\}$ 时，有

$$\iint\limits_{D} f(x,y)\mathrm{d}\sigma = \int_a^b \mathrm{d}x \int_c^d g(x)h(y)\mathrm{d}y.$$

由于 $g(x)$ 关于 y 的积分为常数，且积分 $\int_c^d h(y)\mathrm{d}y$ 也为常数，因此

$$\iint\limits_{D} f(x,y)\mathrm{d}\sigma = \int_a^b \left[g(x) \int_c^d h(y)\mathrm{d}y \right] \mathrm{d}x$$
$$= \left[\int_c^d h(y)\mathrm{d}y \right] \cdot \left[\int_a^b g(x)\mathrm{d}x \right],$$

即

$$\iint\limits_{D} f(x,y)\mathrm{d}\sigma = \int_a^b g(x)\mathrm{d}x \cdot \int_c^d h(y)\mathrm{d}y.$$

例 4-28 计算 $\iint\limits_{D} xy\mathrm{d}\sigma$，其中 D 为由直线 $y = 1$，$x = 2$ 及 $y = x$ 围成的闭区域.

解 如图 4-29 所示，可将积分区域 D 看作 x 型区域：
$$1 \leqslant x \leqslant 2, \quad 1 \leqslant y \leqslant x.$$
于是

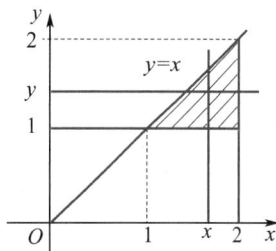

图 4-29

$$\iint\limits_{D} xy\mathrm{d}\sigma = \int_1^2 \mathrm{d}x \int_1^x xy\mathrm{d}y$$
$$= \int_1^2 \left(x \cdot \frac{y^2}{2} \right) \Big|_1^x \mathrm{d}x = \frac{1}{2} \int_1^2 (x^3 - x)\mathrm{d}x$$
$$= \frac{1}{2} \left(\frac{x^4}{4} - \frac{x^2}{2} \right) \Big|_1^2 = \frac{9}{8}.$$

也可将积分区域 D 看作 y 型区域：
$$1 \leqslant y \leqslant 2, \quad y \leqslant x \leqslant 2.$$
于是

$$\iint\limits_{D} xy\mathrm{d}\sigma = \int_1^2 \mathrm{d}y \int_y^2 xy\mathrm{d}x = \int_1^2 \left(y \cdot \frac{x^2}{2} \right) \Big|_y^2 \mathrm{d}y$$
$$= \int_1^2 \left(2y - \frac{y^3}{2} \right) \mathrm{d}y$$
$$= \left(y^2 - \frac{y^4}{8} \right) \Big|_1^2 = \frac{9}{8}.$$

例 4-29　计算 $\iint\limits_{D} xy\mathrm{d}\sigma$，其中 D 为由直线 $y = x - 2$ 及抛物线 $y^2 = x$ 围成的闭区域.

解　如图 4-30 所示，积分区域可以表示为 $D = D_1 + D_2$，其中

$$D_1 : 0 \le x \le 1, \quad -\sqrt{x} \le y \le \sqrt{x},$$
$$D_2 : 1 \le x \le 4, \quad x - 2 \le y \le \sqrt{x}.$$

于是

$$\iint\limits_{D} xy\mathrm{d}\sigma = \iint\limits_{D_1} xy\mathrm{d}\sigma + \iint\limits_{D_2} xy\mathrm{d}\sigma$$

$$= \int_0^1 \mathrm{d}x \int_{-\sqrt{x}}^{\sqrt{x}} xy\mathrm{d}y + \int_1^4 \mathrm{d}x \int_{x-2}^{\sqrt{x}} xy\mathrm{d}y$$

$$= \frac{1}{2} \int_1^4 x \left(y^2 \big|_{x-2}^{\sqrt{x}} \right) \mathrm{d}x$$

$$= \frac{1}{2} \int_1^4 x (-x^2 + 5x - 4) \mathrm{d}x$$

$$= \frac{1}{2} \left(-\frac{1}{4} x^4 + \frac{5}{3} x^3 - 2x^2 \right) \bigg|_1^4$$

$$= \frac{45}{8}.$$

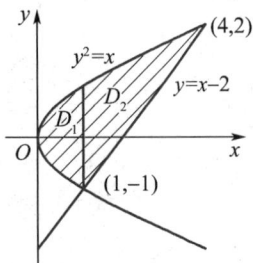

图 4-30

积分区域 D 也可以看作 y 型区域：

$$-1 \le y \le 2, \quad y^2 \le x \le y + 2.$$

于是

$$\iint\limits_{D} xy\mathrm{d}\sigma = \int_{-1}^2 \mathrm{d}y \int_{y^2}^{y+2} xy\mathrm{d}x = \int_{-1}^2 \left(\frac{x^2}{2} y \right) \bigg|_{y^2}^{y+2} \mathrm{d}y = \frac{1}{2} \int_{-1}^2 \left[y(y+2)^2 - y^5 \right] \mathrm{d}y$$

$$= \frac{1}{2} \left(\frac{y^4}{4} + \frac{4}{3} y^3 + 2y^2 - \frac{y^6}{6} \right) \bigg|_{-1}^2 = \frac{45}{8}.$$

本例中，将积分区域 D 看作 y 型区域的计算相对简单一些.

例 4-30　计算 $\iint\limits_{D} y\sqrt{1 + x^2 - y^2}\mathrm{d}\sigma$，其中 D 为由直线 $y = 1$，$x = -1$ 及 $y = x$ 围成的闭区域.

解　如图 4-31 所示，可将积分区域 D 看作 x 型区域：

$$-1 \le x \le 1, \quad x \le y \le 1.$$

于是

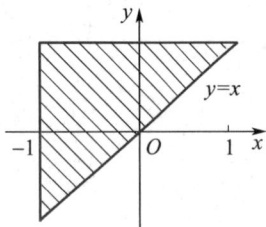

图 4-31

$$\iint\limits_{D} y\sqrt{1 + x^2 - y^2}\mathrm{d}\sigma = \int_{-1}^1 \mathrm{d}x \int_x^1 y\sqrt{1 + x^2 - y^2}\mathrm{d}y$$

$$= -\frac{1}{3} \int_{-1}^1 (1 + x^2 - y^2)^{\frac{3}{2}} \big|_x^1 \mathrm{d}x$$

$$= -\frac{1}{3} \int_{-1}^1 (|x|^3 - 1) \mathrm{d}x$$

$$= -\frac{2}{3} \int_0^1 (x^3 - 1) \mathrm{d}x = \frac{1}{2}.$$

若将积分区域 D 看作 y 型区域：

$$-1 \le y \le 1, \quad -1 \le x \le y.$$

于是

$$\iint\limits_{D} y\sqrt{1 + x^2 - y^2}\,\mathrm{d}\sigma = \int_{-1}^{1} y\mathrm{d}y\int_{-1}^{y}\sqrt{1 + x^2 - y^2}\,\mathrm{d}x,$$

此时计算变得非常复杂. 因此, 不宜将 D 看作 y 型区域来计算该二重积分.

例 4-31　计算 $\iint\limits_{D} \dfrac{\sin y}{y}\,\mathrm{d}\sigma$, 其中 D 为由直线 $y = x$ 及抛物线 $x = y^2$ 围成的闭区域.

解　积分区域 D 如图 4-32 所示, 若将 D 看作 x 型区域, 则有

$$\iint\limits_{D} \frac{\sin y}{y}\,\mathrm{d}\sigma = \int_{0}^{1}\mathrm{d}x\int_{x}^{\sqrt{x}} \frac{\sin y}{y}\,\mathrm{d}y.$$

由于被积函数 $\dfrac{\sin y}{y}$ 的原函数不是初等函数, 因此累次积分无法计算. 只能将 D 看作 y 型区域, 于是

$$\iint\limits_{D} \frac{\sin y}{y}\,\mathrm{d}\sigma = \int_{0}^{1}\mathrm{d}y\int_{y^2}^{y} \frac{\sin y}{y}\,\mathrm{d}x = \int_{0}^{1} \frac{\sin y}{y}(y - y^2)\,\mathrm{d}y$$

$$= \int_{0}^{1}(\sin y - y\sin y)\,\mathrm{d}y = 1 - \sin 1.$$

例 4-32　求两个圆柱面 $x^2 + y^2 = R^2$ 和 $x^2 + z^2 = R^2$ 相交所围成立体的体积.

解　如图 4-33 所示, 利用立体关于坐标平面的对称性, 只要算出它在第一卦限的体积 V_1, 再乘以 8 即可.

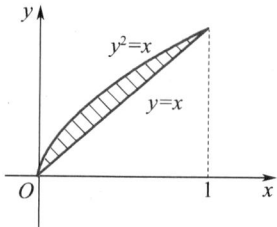

图 4-32

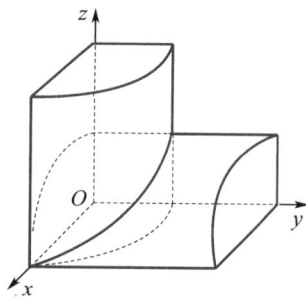

图 4-33

第一卦限的部分是以 $D = \{(x,y) \mid 0 \leqslant y \leqslant \sqrt{R^2 - x^2},\ 0 \leqslant x \leqslant R\}$ 为底, 以 $z = \sqrt{R^2 - x^2}$ 为顶的曲顶柱体. 于是

$$V = 8\iint\limits_{D}\sqrt{R^2 - x^2}\,\mathrm{d}\sigma$$

$$= 8\int_{0}^{R}\mathrm{d}x\int_{0}^{\sqrt{R^2-x^2}}\sqrt{R^2 - x^2}\,\mathrm{d}y$$

$$= 8\int_{0}^{R}(R^2 - x^2 y)\Big|_{0}^{\sqrt{R^2-x^2}}\,\mathrm{d}x$$

$$= 8\int_{0}^{R}(R^2 - x^2)\,\mathrm{d}x = \frac{16}{3}R^3.$$

从上述几个例子可以看出, 在求二重积分时, 为使计算方便, 合理地选择积分次序非常必要. 此时, 既要考虑积分区域 D 的形状, 又要考虑被积函数 $f(x,y)$ 的特点.

例 4-33 改变累次积分 $\int_0^1 \mathrm{d}x \int_x^{2\sqrt{x}} f(x,y)\mathrm{d}y$ 的积分次序.

解 由累次积分的积分上下限可知，累次积分对应的积分区域 D 为

$$0 \leqslant x \leqslant 1, \quad x \leqslant y \leqslant 2\sqrt{x}.$$

区域 D 如图 4-34 所示，要改变积分次序，需要将 D 划分为两个 y 型区域：

$$D_1 : 0 \leqslant y \leqslant 1, \quad \frac{y^2}{4} \leqslant x \leqslant y,$$

$$D_2 : 1 \leqslant y \leqslant 2, \quad \frac{y^2}{4} \leqslant x \leqslant 1,$$

所以

$$\int_0^1 \mathrm{d}x \int_x^{2\sqrt{x}} f(x,y)\mathrm{d}y = \iint\limits_D f(x,y)\mathrm{d}x\mathrm{d}y = \int_0^1 \mathrm{d}y \int_{\frac{y^2}{4}}^y f(x,y)\mathrm{d}x + \int_1^2 \mathrm{d}y \int_{\frac{y^2}{4}}^1 f(x,y)\mathrm{d}x.$$

例 4-34 计算累次积分 $I = \int_{\frac{1}{4}}^{\frac{1}{2}} \mathrm{d}y \int_{\frac{1}{2}}^{\sqrt{y}} \mathrm{e}^{\frac{y}{x}} \mathrm{d}x + \int_{\frac{1}{2}}^1 \mathrm{d}y \int_y^{\sqrt{y}} \mathrm{e}^{\frac{y}{x}} \mathrm{d}x$.

解 显然，按累次积分给定的积分次序无法计算积分，因此需要改变积分次序. 第一个累次积分对应的积分区域为 D_1：

$$\frac{1}{4} \leqslant y \leqslant \frac{1}{2}, \quad \frac{1}{2} \leqslant x \leqslant \sqrt{y}.$$

第二个累次积分对应的积分区域为 D_2：

$$\frac{1}{2} \leqslant y \leqslant 1, \quad y \leqslant x \leqslant \sqrt{y}.$$

区域 D_1 和区域 D_2 如图 4-35 示，将 D_1 和 D_2 拼接起来得到 x 型区域 D：

$$\frac{1}{2} \leqslant x \leqslant 1, \quad x^2 \leqslant y \leqslant x.$$

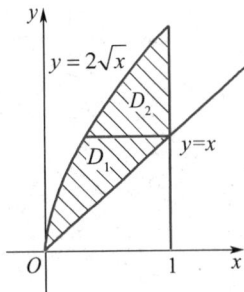

图 4-34

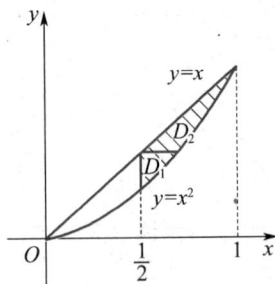

图 4-35

改变积分次序，得

$$I = \iint\limits_D \mathrm{e}^{\frac{y}{x}} \mathrm{d}x\mathrm{d}y = \int_{\frac{1}{2}}^1 \mathrm{d}x \int_{x^2}^x \mathrm{e}^{\frac{y}{x}} \mathrm{d}y$$

$$= \int_{\frac{1}{2}}^1 x\mathrm{e}^{\frac{y}{x}} \Big|_{x^2}^x \mathrm{d}x = \int_{\frac{1}{2}}^1 x(\mathrm{e} - \mathrm{e}^x)\mathrm{d}x$$

$$= \frac{1}{8}(3\mathrm{e} - 4\sqrt{\mathrm{e}}).$$

2. 极坐标系下二重积分的计算

对于某些二重积分，积分区域 D 更适合用极坐标方程来描述．特别是当积分区域与圆有关时，用极坐标描述比用直角坐标描述更为简单．例如，圆盘区域

$$D = \{(x,y) \mid x^2 + y^2 \leq 1\},$$

若将其视为 x 型区域，可表示为

$$D = \{(x,y) \mid -1 \leq x \leq 1, \ -\sqrt{1-x^2} \leq y \leq \sqrt{1-x^2}\}.$$

若利用极坐标描述，则有以下简单的形式：

$$D = \{(r,\theta) \mid 0 \leq \rho \leq 1, 0 \leq \theta \leq 2\pi\},$$

这相当于直角坐标系下的矩形．下面推导极坐标系下的二重积分计算公式．

设极坐标的极点、极轴分别与直角坐标系的原点、x 轴的正半轴重合，则直角坐标与极坐标之间有关系式 $x = \rho\cos\theta$，$y = \rho\sin\theta$．因此，被积函数在极坐标系下转化为

$$f(x,y) = f(\rho\cos\theta, \rho\sin\theta).$$

下面求面积元素．

设通过极点的射线与积分区域 D 的边界相交不多于两点．用一族同心圆 ρ 和一族过极点的射线 θ 将 D 划分为 n 个小区域，其中 $\Delta\sigma$ 为 ρ 到 $\rho + \Delta\rho$ 和 θ 到 $\theta + \Delta\theta$ 之间的小区域（见图 4-36）．由扇形的面积公式得

$$\begin{aligned}
\Delta\sigma &= \frac{1}{2}(\rho + \Delta\rho)^2\Delta\theta - \frac{1}{2}\rho^2\Delta\theta \\
&= \rho\Delta\rho\Delta\theta + \frac{1}{2}(\Delta\rho)^2\Delta\theta \\
&\approx \rho\Delta\rho\Delta\theta.
\end{aligned}$$

于是，面积元素为

$$d\sigma = \rho d\rho d\theta.$$

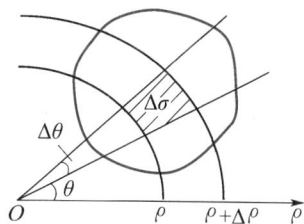

图 4-36

从而得到极坐标系下的二重积分计算公式

$$\iint_D f(x,y)d\sigma = \iint_D f(\rho\cos\theta, \rho\sin\theta)\rho d\rho d\theta. \tag{4-23}$$

极坐标系下的二重积分仍然需要转化为累次积分来计算．下面分 3 种情况讨论．

1）极点在积分区域的外部

如图 4-37 所示，此时积分区域 D 可以表示为

$$\alpha \leq \theta \leq \beta, \quad \rho_1(\theta) \leq \rho \leq \rho_2(\theta).$$

其中，α，β 和 $\rho_1(\theta)$，$\rho_2(\theta)$ 按以下方法确定：$[\alpha,\beta]$ 为区域 D 上所有点的极角 θ 的变化区间；从极点出发，在 $[\alpha,\beta]$ 上任取极角 θ，作射线穿过区域 D，入口处的极径为 $\rho_1(\theta)$，出口处的极径为 $\rho_2(\theta)$．对应的累次积分为

$$\iint_D f(\rho\cos\theta, \rho\sin\theta)\rho d\rho d\theta = \int_\alpha^\beta d\theta \int_{\rho_1(\theta)}^{\rho_2(\theta)} f(\rho\cos\theta, \rho\sin\theta)\rho d\rho. \tag{4-24}$$

2）极点在积分区域的内部

如图 4-38 所示，此时积分区域 D 可以表示为

$$0 \leq \theta \leq 2\pi, \quad 0 \leq \rho \leq \rho(\theta).$$

对应的累次积分为

$$\iint_{D} f(\rho\cos\theta, \rho\sin\theta)\rho\mathrm{d}\rho\mathrm{d}\theta = \int_{0}^{2\pi}\mathrm{d}\theta\int_{0}^{\rho(\theta)} f(\rho\cos\theta, \rho\sin\theta)\rho\mathrm{d}\rho. \tag{4-25}$$

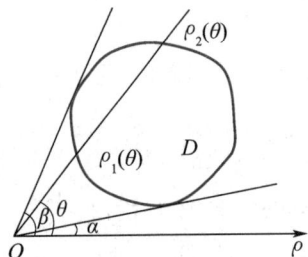

图 4-37

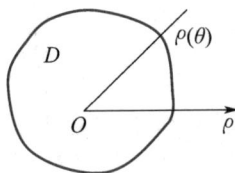

图 4-38

3）极点在积分区域的边界上

如图 4-39 所示，此时积分区域 D 可以表示为

$$\alpha \leq \theta \leq \beta, \quad 0 \leq \rho \leq \rho(\theta).$$

对应的累次积分为

$$\iint_{D} f(\rho\cos\theta, \rho\sin\theta)\rho\mathrm{d}\rho\mathrm{d}\theta = \int_{\alpha}^{\beta}\mathrm{d}\theta\int_{0}^{\rho(\theta)} f(\rho\cos\theta, \rho\sin\theta)\rho\mathrm{d}\rho. \tag{4-26}$$

计算二重积分时，是否采用极坐标，应根据积分区域 D 的形状和被积函数的形式决定. 一般当积分区域为圆盘区域或其部分时，用极坐标描述较为简单，适合利用极坐标计算. 另外，当被积函数含有 $x^2 + y^2$ 等形式时，通过极坐标变化后也较为简便，适合利用极坐标计算.

例 4-35　计算二重积分 $\displaystyle\iint_{D}\sqrt{4 - x^2 - y^2}\,\mathrm{d}x\mathrm{d}y$，其中 D 为由圆 $x^2 + y^2 = 2x$ 围成的闭区域.

解　积分区域 D 如图 4-40 所示，在极坐标系下，圆 $x^2 + y^2 = 2x$ 的方程为 $\rho = 2\cos\theta$，D 可表示为

$$-\frac{\pi}{2} \leq \theta \leq \frac{\pi}{2}, \quad 0 \leq \rho \leq 2\cos\theta.$$

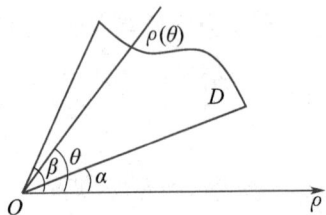

图 4-39

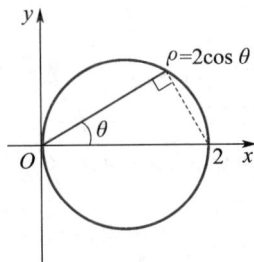

图 4-40

于是

$$\iint\limits_{D}\sqrt{4 - x^2 - y^2}\,\mathrm{d}x\mathrm{d}y = \int_{-\frac{\pi}{2}}^{\frac{\pi}{2}}\mathrm{d}\theta\int_{0}^{2\cos\theta}\sqrt{4 - \rho^2}\,\rho\,\mathrm{d}\rho = \int_{-\frac{\pi}{2}}^{\frac{\pi}{2}}\left[-\frac{1}{3}(4 - \rho^2)^{\frac{3}{2}}\right]\Bigg|_{0}^{2\cos\theta}\mathrm{d}\theta$$

$$= -\frac{8}{3}\int_{-\frac{\pi}{2}}^{\frac{\pi}{2}}(\mid\sin\theta\mid^3 - 1)\,\mathrm{d}\theta = -\frac{16}{3}\int_{0}^{\frac{\pi}{2}}(\sin^3\theta - 1)\,\mathrm{d}\theta$$

$$= \frac{8}{3}\left(\pi - \frac{4}{3}\right).$$

例 4-36 计算二重积分 $\iint\limits_{D}\arctan\dfrac{y}{x}\mathrm{d}x\mathrm{d}y$，其中 D 为由 $x^2 + y^2 = 1$，$x^2 + y^2 = 4$ 及 $y = 0$，$y = x$ 围成的在第一象限内的闭区域.

解 如图 4-41 所示，在极坐标系下，积分区域 D 可表示为

$$0 \leqslant \theta \leqslant \frac{\pi}{4}, \quad 1 \leqslant \rho \leqslant 2.$$

于是

$$\iint\limits_{D}\arctan\frac{y}{x}\,\mathrm{d}x\mathrm{d}y = \int_{0}^{\frac{\pi}{4}}\theta\,\mathrm{d}\theta\int_{1}^{2}\rho\,\mathrm{d}\rho = \frac{3}{64}\pi^2.$$

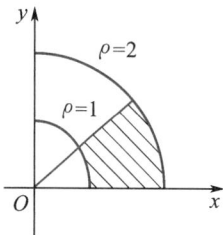

图 4-41

例 4-37 计算二重积分 $\iint\limits_{D}\mathrm{e}^{-x^2 - y^2}\mathrm{d}x\mathrm{d}y$，其中 D 为由以原点为中心、半径为 a 的圆在第一象限内围成的闭区域.

解 积分区域 D 如图 4-42 所示，在极坐标系下可表示为

$$0 \leqslant \theta \leqslant \frac{\pi}{2}, \quad 0 \leqslant \rho \leqslant a.$$

于是

$$\iint\limits_{D}\mathrm{e}^{-x^2 - y^2}\mathrm{d}x\mathrm{d}y = \iint\limits_{D}\mathrm{e}^{-\rho^2}\rho\,\mathrm{d}\rho\mathrm{d}\theta$$

$$= \int_{0}^{\frac{\pi}{2}}\left(\int_{0}^{a}\mathrm{e}^{-\rho^2}\rho\,\mathrm{d}\rho\right)\mathrm{d}\theta = \int_{0}^{\frac{\pi}{2}}\left(-\frac{1}{2}\mathrm{e}^{-\rho^2}\right)\Bigg|_{0}^{a}\mathrm{d}\theta$$

$$= \frac{1}{2}(1 - \mathrm{e}^{-a^2})\int_{0}^{\frac{\pi}{2}}\mathrm{d}\theta = \frac{\pi}{4}(1 - \mathrm{e}^{-a^2}).$$

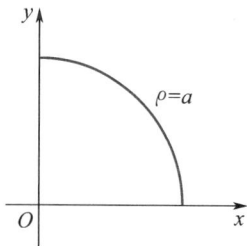

图 4-42

利用 $\iint\limits_{D}\mathrm{e}^{-x^2 - y^2}\mathrm{d}x\mathrm{d}y = \dfrac{\pi}{4}(1 - \mathrm{e}^{-a^2})$ 可以计算广义积分 $\displaystyle\int_{0}^{+\infty}\mathrm{e}^{-x^2}\mathrm{d}x$.

如图 4-43 所示，设

$$D_1 = \{(x,y)\mid x^2 + y^2 \leqslant R^2, x \geqslant 0, y \geqslant 0\},$$

$$D_2 = \{(x,y)\mid x^2 + y^2 \leqslant 2R^2, x \geqslant 0, y \geqslant 0\},$$

$$S = \{(x,y)\mid 0 \leqslant x \leqslant R, 0 \leqslant y \leqslant R\}.$$

显然 $D_1 \subset S \subset D_2$. 由于 $\mathrm{e}^{-x^2 - y^2} > 0$，因此这些闭区域上的二重积分之间有不等式

$$\iint\limits_{D_1}\mathrm{e}^{-x^2 - y^2}\mathrm{d}x\mathrm{d}y < \iint\limits_{S}\mathrm{e}^{-x^2 - y^2}\mathrm{d}x\mathrm{d}y < \iint\limits_{D_2}\mathrm{e}^{-x^2 - y^2}\mathrm{d}x\mathrm{d}y.$$

因为

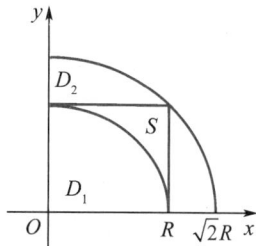

图 4-43

$$\iint\limits_{S} \mathrm{e}^{-x^2-y^2}\mathrm{d}x\mathrm{d}y = \int_0^R \mathrm{e}^{-x^2}\mathrm{d}x \cdot \int_0^R \mathrm{e}^{-y^2}\mathrm{d}y = \left(\int_0^R \mathrm{e}^{-x^2}\mathrm{d}x\right)^2,$$

并应用例 4-37 的结果，可得

$$\iint\limits_{D_1} \mathrm{e}^{-x^2-y^2}\mathrm{d}x\mathrm{d}y = \frac{\pi}{4}(1 - \mathrm{e}^{R^2}),$$

$$\iint\limits_{D_2} \mathrm{e}^{-x^2-y^2}\mathrm{d}x\mathrm{d}y = \frac{\pi}{4}(1 - \mathrm{e}^{2R^2}).$$

于是，上面的不等式可写成

$$\frac{\pi}{4}(1 - \mathrm{e}^{-R^2}) < \left(\int_0^R \mathrm{e}^{-x^2}\mathrm{d}x\right)^2 < \frac{\pi}{4}(1 - \mathrm{e}^{-2R^2}).$$

令 $R \to +\infty$，上式左右两边趋于同一极限 $\frac{\pi}{4}$，由夹逼准则可得

$$\int_0^{+\infty} \mathrm{e}^{-x^2}\mathrm{d}x = \frac{\sqrt{x}}{2}.$$

例 4-38　求球体 $x^2 + y^2 + z^2 \leqslant 4a^2$ 被圆柱面 $x^2 + y^2 = 2ax$ 所截得的（含在圆柱面内的部分）立体体积.

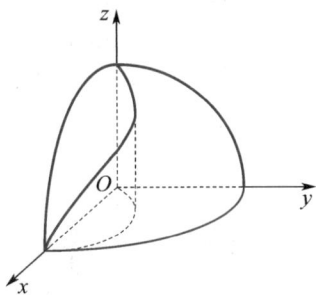

图 4-44

解　如图 4-44 所示，根据对称性，该立体体积为第一卦限内体积的 4 倍，即

$$V = 4\iint\limits_{D}\sqrt{4a^2 - x^2 - y^2}\mathrm{d}x\mathrm{d}y,$$

其中，D 为由半圆周 $y = \sqrt{2ax - x^2}$ 及 x 轴围成的闭区域. 在极坐标系下 D 可表示为

$$0 \leqslant \theta \leqslant \frac{\pi}{2}, \quad 0 \leqslant \rho \leqslant 2a\cos\theta.$$

于是

$$V = 4\iint\limits_{D}\sqrt{4a^2 - \rho^2}\rho\mathrm{d}\rho\mathrm{d}\theta = 4\int_0^{\frac{\pi}{2}}\mathrm{d}\theta\int_0^{2a\cos\theta}\sqrt{4a^2 - \rho^2}\rho\mathrm{d}\rho$$

$$= \frac{32}{3}a^3\int_0^{\frac{\pi}{2}}(1 - \sin^3\theta)\mathrm{d}\theta = \frac{32}{3}a^3\left(\frac{\pi}{2} - \frac{2}{3}\right).$$

三、二重积分在物理学中的应用

1. 平面薄片的质量

由二重积分的概念可知，二重积分 $\iint\limits_{D}f(x,y)\mathrm{d}\sigma$ 可为视为密度函数为 $f(x,y)$，所占区域为 D 的平面薄片的质量. 下面给出求平面薄片质量的具体例子.

例 4-39　设一平面薄片在 xOy 平面上所占区域 D 为以 $O(0,0),A(1,0),B(0,1)$ 为顶点的三角形，面密度为 $\mu(x,y) = x^2 + y^2$，求该平面薄片的质量 M.

解 积分区域 D 如图 4-45 所示，有

$$
\begin{aligned}
M &= \iint_D \mu(x,y)\,\mathrm{d}\sigma = \iint_D (x^2+y^2)\,\mathrm{d}\sigma \\
&= \int_0^1 \mathrm{d}x \int_0^{1-x} (x^2+y^2)\,\mathrm{d}y \\
&= \int_0^1 \left(x^2 y + \frac{y^3}{3} \right) \Big|_0^{1-x} \mathrm{d}x \\
&= \int_0^1 \left[x^2(1-x) + \frac{(1-x)^3}{3} \right] \mathrm{d}x \\
&= \int_0^1 \left(\frac{1}{3} - x + 2x^2 - \frac{4}{3}x^3 \right) \mathrm{d}x \\
&= \frac{1}{6}.
\end{aligned}
$$

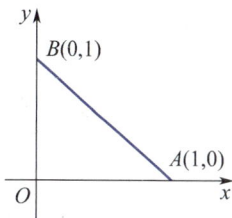

图 4-45

2. 平面薄片的质心

设在 xOy 平面上有 n 个质点，分别位于点 $(x_1,y_1),(x_2,y_2),\cdots,(x_n,y_n)$ 处，其质量分别为 $m_1,m_2,\cdots,m_n$. 由力学知识可知，该质点组的质心坐标为

$$
\bar{x} = \frac{M_y}{M} = \frac{\displaystyle\sum_{i=1}^{n} m_i x_i}{\displaystyle\sum_{i=1}^{n} m_i}, \quad
\bar{y} = \frac{M_x}{M} = \frac{\displaystyle\sum_{i=1}^{n} m_i y_i}{\displaystyle\sum_{i=1}^{n} m_i},
$$

其中，$M = \displaystyle\sum_{i=1}^{n} m_i$ 为该质点组的总质量，$M_y = \displaystyle\sum_{i=1}^{n} m_i x_i$，$M_x = \displaystyle\sum_{i=1}^{n} m_i y_i$ 分别为该质点组对 y 轴和 x 轴的力矩.

设有一平面薄片，占据 xOy 平面上的闭区域 D，在点 (x,y) 处的面密度为 $\mu(x,y)$，则该平面薄片的质量为

$$
M = \iint_D \mu(x,y)\,\mathrm{d}\sigma.
$$

采用微元法，取平面薄片上的一小片 $\mathrm{d}\sigma$，将其视为 (x,y) 处的质点，它对 y 轴和 x 轴的力矩微元分别为

$$
\mathrm{d}M_y = x\mu(x,y)\,\mathrm{d}\sigma, \quad \mathrm{d}M_x = y\mu(x,y)\,\mathrm{d}\sigma.
$$

在闭区域 D 上积分得到

$$
M_y = \iint_D x\mu(x,y)\,\mathrm{d}\sigma, \quad M_x = \iint_D y\mu(x,y)\,\mathrm{d}\sigma.
$$

所以，平面薄片的质心坐标为

$$
\bar{x} = \frac{M_y}{M} = \frac{\displaystyle\iint_D x\mu(x,y)\,\mathrm{d}\sigma}{\displaystyle\iint_D \mu(x,y)\,\mathrm{d}\sigma}, \quad
\bar{y} = \frac{M_x}{M} = \frac{\displaystyle\iint_D y\mu(x,y)\,\mathrm{d}\sigma}{\displaystyle\iint_D \mu(x,y)\,\mathrm{d}\sigma}. \tag{4-27}
$$

例 4-40 求位于两圆 $\rho = 2\sin\theta$ 和 $\rho = 4\sin\theta$ 之间的均匀平面薄片的质心坐标.

解 平面薄片所占的区域 D 如图 4-46 所示，因为闭区域 D 是关于 y 轴对称的，所以

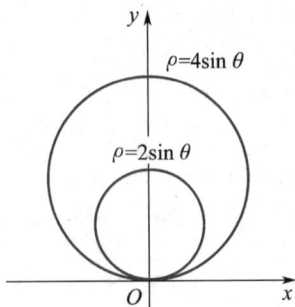

图 4-46

$$\bar{x} = \frac{M_y}{M} = \frac{\displaystyle\iint_D x\mu(x,y)\,\mathrm{d}\sigma}{\displaystyle\iint_D \mu(x,y)\,\mathrm{d}\sigma} = 0,$$

$$\bar{y} = \frac{M_x}{M} = \frac{\displaystyle\iint_D y\mu(x,y)\,\mathrm{d}\sigma}{\displaystyle\iint_D \mu(x,y)\,\mathrm{d}\sigma}$$

$$= \frac{\displaystyle\int_0^\pi \sin\theta\,\mathrm{d}\theta\int_{2\sin\theta}^{4\sin\theta}\rho^2\,\mathrm{d}\rho}{3\pi}$$

$$= \frac{56}{9\pi}\int_0^\pi \sin^4\theta\,\mathrm{d}\theta = \frac{7}{3}, \tag{4-28}$$

故所求平面薄片的质心坐标为 $\left(0,\dfrac{7}{3}\right)$.

3. 平面薄片的转动惯量

设在 xOy 平面上有 n 个质点，分别位于点 $(x_1,y_1),(x_2,y_2),\cdots,(x_n,y_n)$ 处，其质量分别为 $m_1,m_2,\cdots,m_n$. 由力学知识可知，该质点组关于 x 轴和 y 轴的转动惯量分别为

$$I_x = \sum_{i=1}^n y_i^2 m_i, \quad I_y = \sum_{i=1}^n x_i^2 m_i.$$

设有一平面薄片，占有 xOy 平面上的闭区域 D，在点 (x,y) 处的面密度为 $\mu(x,y)$，取平面薄片上的一小片 $\mathrm{d}\sigma$，将其视为 (x,y) 处的质点，它关于 x 轴和 y 轴的转动惯量微元分别为

$$\mathrm{d}I_x = y^2\mu(x,y)\,\mathrm{d}\sigma, \quad \mathrm{d}I_y = x^2\mu(x,y)\,\mathrm{d}\sigma.$$

在闭区域 D 上积分，分别得到该平面薄片关于 x 轴和 y 轴的转动惯量

$$I_x = \iint_D y^2\mu(x,y)\,\mathrm{d}\sigma, \quad I_y = \iint_D x^2\mu(x,y)\,\mathrm{d}\sigma \tag{4-29}$$

例 4-41　求半径为 a 的均匀半圆薄片（面密度为常数 μ）关于其直径边的转动惯量.

解　以所求转动惯量对应的直径为 x 轴，以圆心为坐标原点建立坐标系（见图 4-47）. 区域 D 可以表示为

$$x^2 + y^2 \leqslant a^2 \quad (y \geqslant 0),$$

所求转动惯量，即半圆薄片关于 x 轴的转动惯量为

$$I_x = \iint_D \mu y^2\,\mathrm{d}\sigma = \mu\iint_D \rho^3\sin^2\theta\,\mathrm{d}\rho\,\mathrm{d}\theta$$

$$= \mu\int_0^\pi \mathrm{d}\theta\int_0^a \rho^3\sin^2\theta\,\mathrm{d}\rho = \frac{\mu a^4}{4}\int_0^\pi \sin^2\theta\,\mathrm{d}\theta$$

$$= \frac{\pi a^4\mu}{8}.$$

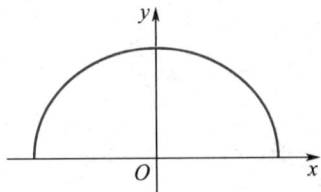

图 4-47

🔬 第六节　多元函数微积分在医学中的应用

　　多元函数微积分作为数学的重要分支，在医学领域具有广泛的应用价值，涵盖了疾病诊断、药物研发、生物医学工程及医疗影像处理等多个领域．本节介绍如何利用多元函数微积分的方法求解医学数学问题，以展示多元函数微积分作为强大的工具，如何帮助研究人员从复杂的多变量系统中提取有价值的信息．

一、医学人工智能中的深度学习模型

　　近年来，人工智能在医学领域的应用取得了突破性进展．深度学习作为人工智能的核心技术之一，正在深刻地改变着医疗实践．深度学习是一种基于多层神经网络的人工智能技术，能够高效处理和分析复杂的结构化和非结构化数据，如医学影像、基因组数据和电子健康记录等．此外，深度学习具有强大的建模和预测能力，推动了精准医疗、智能诊断和个性化治疗的发展．例如，在疾病研究中，研究人员利用深度学习模型建立生物标志物（如基因表达、蛋白质水平、代谢物浓度等）与疾病发生、发展的关系，并通过测量生物标志物，预测某些疾病的风险．

　　本节将建立一个深度学习模型，其架构为双层神经网络（见图4-48），包括输入层、隐含层和输出层．其中，输入层包含 m 个神经元，表示 m 的输入数值，可以是生物标志物的测量值；中间层包含 n 个神经元，表示经过网络前馈得到的中间值，一般无明确的物理意义（这也是深度学习模型可解释性受限的主要原因）；输出层包含 1 个神经元，其输出数据表示某疾病的患病风险．

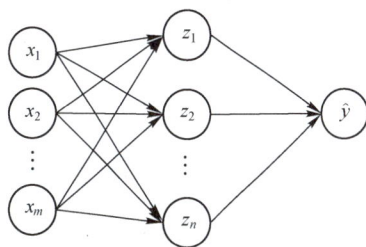

图 4-48

　　该模型的前向过程为由输入数据 x 计算得到预测值 $\hat{y}$. 可表示为

$$z = f_1(xW_1 + b_1) \tag{4-30}$$

$$\hat{y} = f_2(zW_2 + b_2) \tag{4-31}$$

其中，$x \in \mathbb{R}^{1 \times m}$ 为输入的生物标志物测量值，$z \in \mathbb{R}^{1 \times n}$ 为中间层的输出值，$\hat{y} \in \mathbb{R}^{1 \times 1}$ 为模型输出的疾病风险预测值，$W_1 \in \mathbb{R}^{m \times n}$ 和 $W_2 \in \mathbb{R}^{n \times 1}$ 分别为第一层和第二层的权重矩阵，$b_1 \in \mathbb{R}^{1 \times n}$ 和 $b_2 \in \mathbb{R}^{1 \times 1}$ 分别是第一层和第二层的偏置值，f_1 和 f_2 均为激活函数，定义均为 $f(a) = \max(0, a)$，其导数 $f'(a) = \begin{cases} 1, & a > 0, \\ 0, & a \leq 0. \end{cases}$

　　该模型的参数 W_1, W_2, b_1, b_2 均通过训练获取．训练过程是利用已知的 (x, y) 配对数据计算模型误差，即损失函数

$$L(y, \hat{y}) = \frac{1}{2}(\hat{y} - y)^2 \tag{4-32}$$

模型的参数优化过程,是求以 W_1, W_2, b_1, b_2 为变量的复合多元函数 $L(y, \hat{y})$ 的最小值点,需通过多元函数求导的链式法则得到 $L(y, \hat{y})$ 对每个参数的偏导数,令偏导数等于 0,求极小值点,并据此更新优化参数,从而得到最优模型.

要求:

(1) 推导损失函数对 W_1,W_2 和 b_1,b_2 的偏导数公式;

(2) 假设输入数据为 $x = [0.1 \quad 0.3 \quad 0.5]$,维度 $m = 3$,真实的标注为 $y = 1$,隐含层维度 $n = 2$. 在模型训练前先随机给出参数 $W_1 = \begin{bmatrix} 0.6 & -0.3 \\ -0.1 & 0.5 \\ 0.4 & 0.2 \end{bmatrix}$, $b_1 = [0.1 \quad 0.1]$,

$W_2 = \begin{bmatrix} 0.7 \\ -0.2 \end{bmatrix}$, $b_2 = 0.2$, 试计算训练过程中损失函数对 W_1,W_2 和 b_1,b_2 的偏导数.

解 (1) 根据方程(4-32),损失函数 $L(y, \hat{y})$ 是关于 $\hat{y}$ 的一元函数,而根据方程 (4-31),$\hat{y}$ 是关于 z, W_2, b_2 的多元函数,又根据方程 (4-30),z 是关于 W_1, b_1 的多元函数,如图 4-49 所示.

要计算 L 对 W_1,W_2 和 b_1,b_2 的偏导数,需要通过链式法则求解.

$$\frac{\partial L}{\partial b_2} = \frac{\mathrm{d}L}{\mathrm{d}\hat{y}} \frac{\partial \hat{y}}{\partial b_2} = (\hat{y} - y) \cdot f_2',$$

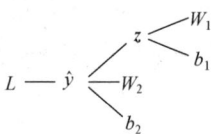

图 4-49

$$\frac{\partial L}{\partial W_2} = \frac{\mathrm{d}L}{\mathrm{d}\hat{y}} \frac{\partial \hat{y}}{\partial W_2} = (\hat{y} - y) \cdot f_2' \cdot z,$$

$$\frac{\partial L}{\partial b_1} = \frac{\mathrm{d}L}{\mathrm{d}\hat{y}} \frac{\partial \hat{y}}{\partial z} \frac{\partial z}{\partial b_1} = (\hat{y} - y) \cdot f_2' \cdot W_2 \cdot f_1',$$

$$\frac{\partial L}{\partial W_1} = \frac{\mathrm{d}L}{\mathrm{d}\hat{y}} \frac{\partial \hat{y}}{\partial z} \frac{\partial z}{\partial W_1} = (\hat{y} - y) \cdot f_2' \cdot W_2 \cdot f_1' \cdot x.$$

(2) 首先,计算前向过程得到预测值 $\hat{y}$. 根据方程 (4-30) 和方程 (4-31),有

$$a_1 = xW_1 + b_1 = [0.1 \quad 0.3 \quad 0.5] \begin{bmatrix} 0.6 & -0.3 \\ -0.1 & 0.5 \\ 0.4 & 0.2 \end{bmatrix} + [0.1 \quad 0.1] = [0.33 \quad 0.32],$$

$$z = f_1(a_1) = [0.33 \quad 0.32],$$

$$a_2 = zW_2 + b_2 = [0.33 \quad 0.32] \begin{bmatrix} 0.7 \\ -0.2 \end{bmatrix} + 0.2 = 0.367,$$

$$\hat{y} = f_2(a_2) = 0.367.$$

然后,计算损失函数对各参数的偏导数. 由于 a_1, a_2 均为正数,所以激活函数 $f(a) = a$,则

$$\frac{\partial L}{\partial b_2} = (\hat{y} - y) \cdot f_2' = (0.367 - 1) \times 1 = -0.633,$$

$$\frac{\partial L}{\partial W_2} = (\hat{y} - y) \cdot f_2' \cdot z = (0.367 - 1) \times 1 \cdot (xW_1 + b_1),$$

$$= [-0.0633 \quad -0.1899 \quad -0.3165]W_1 - 0.633b_1,$$

$$\frac{\partial L}{\partial b_1} = (\hat{y} - y) \cdot f_2' \cdot W_2 \cdot f' = (0.367 - 1) \times 1 \cdot W_2 \cdot 1 = -0.633W_2,$$

$$\frac{\partial L}{\partial W_1} = (\hat{y} - y) \cdot f_2' \cdot W_2 \cdot f_1' \cdot \boldsymbol{x} = (0.367 - 1) \times 1 \cdot W_2 \cdot 1 \cdot \boldsymbol{x}$$

$$= [-0.0633 \quad -0.1899 \quad -0.3165] W_2.$$

注意，此例中的模型是一个简化的深度学习模型，在实际应用中，深度学习模型通常更为复杂，具有更多的层数及神经元个数，参与训练的样本数据规模也更大.

二、利用二重积分计算 3D 打印牙齿所需材料的体积

3D 打印牙齿技术是口腔医学领域的一项创新技术，主要应用于牙齿修复体和牙科器械的制造. 将牙齿近似为一个曲顶柱体，其底面为一个平面区域，顶面为一个连续的空间曲面（见图 4-50）. 现要通过计算二重积分得到牙齿的体积，从而估算打印所需材料用量.

已知底面区域为 xOy 平面上的区域 D（见图 4-50），由一个正方形和两个半圆构成. 曲顶柱体的顶部曲面可由以下函数表示（见图 4-51）：

$$z = 1 + 0.5x^2 + 2|y|$$

求解牙齿模型体积.

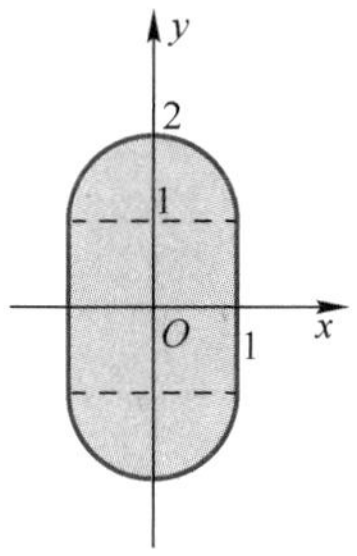

图 4-50

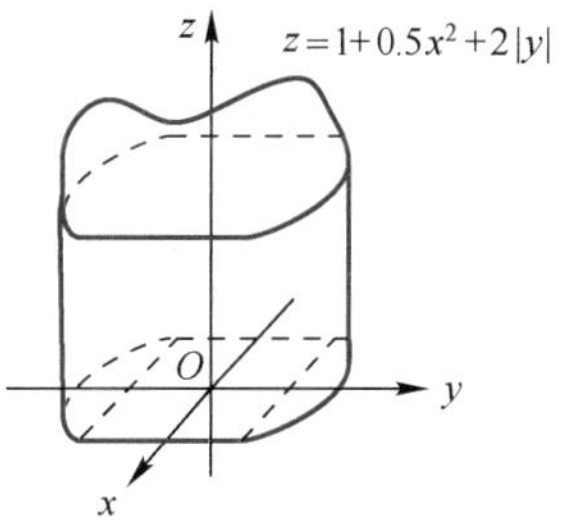

图 4-51

解 由曲顶柱体的底面区域及顶面曲面方程可知，牙齿模型的总体积为第一卦限内体积的 4 倍，因此，体积可通过二重积分计算如下：

$$V = \iint\limits_{D} (1 + 0.5x^2 + 2|y|) \,\mathrm{d}x\mathrm{d}y = 4 \iint\limits_{D,x \geq 0, y \geq 0} (1 + 0.5x^2 + 2y) \,\mathrm{d}x\mathrm{d}y.$$

将第一卦限的积分区域看作 x 型区域，可用不等式表示为

$$0 \leq x \leq 1, \quad 0 \leq y \leq 1 + \sqrt{1 - x^2}.$$

则有

$$V = 4 \int_0^1 \mathrm{d}x \int_0^{1+\sqrt{1-x^2}} (1 + 0.5x^2 + 2y) \,\mathrm{d}y$$

$$= 4 \int_0^1 \mathrm{d}x (y + 0.5x^2 y + y^2) \Big|_0^{1+\sqrt{1-x^2}}$$

$$= 4 \int_0^1 (1 + \sqrt{1 - x^2} + 0.5x^2 + 0.5x^2\sqrt{1 - x^2} + 1 + 2\sqrt{1 - x^2} + 1 - x^2) \,\mathrm{d}x$$

$$= 4 \int_0^1 (3 - 0.5x^2 + 3\sqrt{1 - x^2} + 0.5x^2\sqrt{1 - x^2}) \,\mathrm{d}x$$

$$= 4\int_0^1 (3 - 0.5x^2)\mathrm{d}x + 12\int_0^1 \sqrt{1 - x^2}\,\mathrm{d}x + 2\int_0^1 x^2\sqrt{1 - x^2}\,\mathrm{d}x$$

$$= 4\left[3x - \frac{1}{6}x^3\right]_0^1 + 12\int_0^1 \sqrt{1 - x^2}\,\mathrm{d}x + 2\int_0^1 x^2\sqrt{1 - x^2}\,\mathrm{d}x$$

$$= \frac{34}{3} + 12\int_0^1 \sqrt{1 - x^2}\,\mathrm{d}x + 2\int_0^1 x^2\sqrt{1 - x^2}\,\mathrm{d}x.$$

利用换元积分法，令 $x = \sin t$，有 $\mathrm{d}x = \cos t\mathrm{d}t$，则牙齿模型体积为

$$V = \frac{34}{3} + 12\int_0^1 \sqrt{1 - x^2}\,\mathrm{d}x + 2\int_0^1 x^2\sqrt{1 - x^2}\,\mathrm{d}x$$

$$= \frac{34}{3} + 12\int_0^{\frac{\pi}{2}} \cos^2 t\mathrm{d}t + 2\int_0^{\frac{\pi}{2}} \sin^2 t\cos^2 t\mathrm{d}t$$

$$= \frac{34}{3} + 6\int_0^{\frac{\pi}{2}} (1 + \cos 2t)\,\mathrm{d}t + 2\int_0^{\frac{\pi}{2}} \frac{1}{4}\sin^2 2t\mathrm{d}t$$

$$= \frac{34}{3} + 6\int_0^{\frac{\pi}{2}} (1 + \cos 2t)\,\mathrm{d}t + \frac{1}{4}\int_0^{\frac{\pi}{2}} (1 - \cos 4t)\,\mathrm{d}t$$

$$= \frac{34}{3} + 6\left[t + \frac{1}{2}\sin 2t\right]_0^{\frac{\pi}{2}} + \frac{1}{4}\left[t - \frac{1}{4}\sin 4t\right]_0^{\frac{\pi}{2}}$$

$$= \frac{34}{3} + \frac{25}{8}\pi.$$

习 题 四

1. 求与原点 O 及点 $M(2,3,4)$ 的距离之比为 $1:2$ 的所有点组成的曲面方程. 它表示什么样的曲面?

2. 求下列函数的定义域:

(1) $z = \arctan \dfrac{y}{x}$;

(2) $z = \dfrac{1}{\sqrt{x + y}} + \dfrac{1}{\sqrt{x - y}}$;

(3) $z = \sqrt{x - \sqrt{y}}$;

(4) $u = \arccos \dfrac{z}{\sqrt{x^2 + y^2}}$.

3. 求下列函数的极限:

(1) $\lim\limits_{\substack{x \to 1 \\ y \to 0}} \dfrac{\ln(x + \mathrm{e}^y)}{\sqrt{x^2 + y^2}}$;

(2) $\lim\limits_{\substack{x \to 2 \\ y \to 0}} \dfrac{\sin(xy)}{y}$;

(3) $\lim\limits_{\substack{x \to 0 \\ y \to 0}} \dfrac{2 - \sqrt{xy + 4}}{xy}$;

(4) $\lim\limits_{\substack{x \to 0 \\ y \to 1}} \dfrac{1 - xy}{x^2 + y^2}$.

4. 证明极限 $\lim\limits_{\substack{x \to 0 \\ y \to 0}} \dfrac{x + y}{x - y}$ 不存在.

5. 求下列函数的间断点:

(1) $z = \dfrac{y^2 + 2x}{y^2 - 2x}$;

(2) $z = \dfrac{1}{x^2 + y^2 + z^2 - 1}$.

6. 求下列函数的偏导数:

(1) $z = x^3 y - y^3 x$;

(2) $z = \dfrac{x^2 + y^2}{xy}$;

(3) $z = \ln(x^2 + y^2)$;

(4) $z = (1 + xy)^x$.

7. 求下列函数在指定点的偏导数:

(1) $z = \sin(xy) + \cos^2(xy)$, 在 $\left(1, \dfrac{\pi}{2}\right)$ 处;

(2) $u = \arctan \sqrt{x - y}$, 在 $(1, 0)$ 处.

8. 已知

$$f(x, y) = \begin{cases} \dfrac{xy}{\sqrt{x^2 + y^2}}, & x^2 + y^2 \neq 0, \\ 0, & x^2 + y^2 = 0. \end{cases}$$

根据偏导数的定义求 $f'_x(0,0)$ 和 $f'_y(0,0)$.

9. 求下列函数的二阶偏导数 $\dfrac{\partial^2 z}{\partial x^2}, \dfrac{\partial^2 z}{\partial y^2}, \dfrac{\partial^2 z}{\partial x \partial y}$:

(1) $f(x, y) = x^3 + y^3 + 2x^2 y^2 + 1$;

(2) $z = \ln \sqrt{x^2 + y^2}$.

10. 求下列函数的全微分:

(1) $z = \mathrm{e}^{\frac{y}{x}}$;

(2) $z = y^x$;

(3) $z = \arctan(xy)$;

(4) $z = \ln(1 + x^2 + y^2)$.

11. 求函数 $z = x^2 + y^2 + xy$ 在点 $(1,1)$ 处的全微分.

12. 求下列复合函数的偏导数 (全导数):

(1) 设 $z = u^2 + v^2$, $u = x + y$, $v = x - y$, 求 $\dfrac{\partial z}{\partial x}$ 和 $\dfrac{\partial z}{\partial y}$;

(2) 设 $z = u\ln v$, $u = x^2 + y^2$, $v = 2x - 3y$, 求 $\dfrac{\partial z}{\partial x}$ 和 $\dfrac{\partial z}{\partial y}$;

(3) 设 $z = \mathrm{e}^{x - 2y}$, $x = \sin t$, $y = t^3$, 求 $\dfrac{\mathrm{d}z}{\mathrm{d}t}$;

(4) 设 $z = f(x^2 + y^2, xy)$, 其中函数 f 具有一阶连续偏导数, 求 $\dfrac{\partial z}{\partial x}$ 和 $\dfrac{\partial z}{\partial y}$;

(5) 设 $z = xf\left(\dfrac{x}{y}, \dfrac{y}{x}\right)$, 其中函数 f 具有一阶连续偏导数, 求 $\dfrac{\partial z}{\partial x}$ 和 $\dfrac{\partial z}{\partial y}$.

13. 已知 $u = u(x, y)$, 在极坐标 $x = r\cos\theta$, $y = r\sin\theta$ 变换下, 证明

$$\left(\frac{\partial u}{\partial r}\right)^2 + \frac{1}{r^2}\left(\frac{\partial u}{\partial \theta}\right)^2 = \left(\frac{\partial u}{\partial x}\right)^2 + \left(\frac{\partial u}{\partial y}\right)^2.$$

14. 求下列隐函数的导数:

(1) 设 $\dfrac{x}{z} = \ln \dfrac{z}{y}$, 求 $\dfrac{\partial z}{\partial x}$ 和 $\dfrac{\partial z}{\partial y}$;

(2) 设 $\mathrm{e}^z - xyz = 0$, 求 $\dfrac{\partial z}{\partial x}$ 和 $\dfrac{\partial z}{\partial y}$.

15. 求函数 $f(x, y) = 4(x - y) - x^2 - y^2$ 的极值点和极值.

16. 求函数 $f(x, y) = \mathrm{e}^{2x}(x + y^2 + 2y)$ 的极值点和极值.

17. 求函数 $z = x^2 + y^2$ 满足条件 $3x + 2y = 6$ 的极值.

18. 要造一个容积等于定数 V 的长方体无盖水箱,应如何选择水箱的尺寸,方可使它的表面积最小?

19. 将周长为 $2p$ 的矩形绕它的一边旋转而构成一个圆柱体. 矩形的边长各为多少时,可使圆柱体的体积最大?

20. 某实验测得一组数据如下:

x	36.9	46.7	63.7	77.8	84.0	87.5
y	181	197	235	270	283	292

试用最小二乘法求经验公式.

21. 计算下列二重积分:

(1) $\iint\limits_{D} (x^2 + y^2) d\sigma$,其中 D 为矩形闭区域 $|x| \le 1$,$|y| \le 1$;

(2) $\iint\limits_{D} x\cos(x + y) d\sigma$,其中 D 为以 $(0,0)$,$(\pi,0)$ 和 (π,π) 为顶点的三角形闭区域;

(3) $\iint\limits_{D} x\sqrt{y} d\sigma$,其中 D 为由两条抛物线 $y = \sqrt{x}$ 和 $y = x^2$ 围成的区域;

(4) $\iint\limits_{D} x^2 y\cos(xy^2) d\sigma$,其中 $D = \left\{ (x,y) \mid 0 \le x \le \dfrac{\pi}{2}, 0 \le y \le 2 \right\}$.

22. 改变下列积分次序:

(1) $\int_0^2 dy \int_{y^2}^{2y} f(x,y) dx$;

(2) $\int_0^1 dy \int_{-\sqrt{1-y^2}}^{\sqrt{1-y^2}} f(x,y) dx$;

(3) $\int_1^2 dx \int_{2-x}^{\sqrt{2x-x^2}} f(x,y) dy$;

(4) $\int_1^e dx \int_0^{\ln x} f(x,y) dy$.

23. 利用极坐标计算下列二重积分:

(1) $\iint\limits_{D} (x^2 + y^2) d\sigma$,其中 D 为圆环 $1 \le x^2 + y^2 \le 4$;

(2) $\iint\limits_{D} \sin\sqrt{x^2 + y^2} d\sigma$,其中 D 为 $\pi^2 \le x^2 + y^2 \le 4\pi^2$;

(3) $\iint\limits_{D} \sqrt{\dfrac{1 - x^2 - y^2}{1 + x^2 + y^2}} d\sigma$,其中 D 为由圆 $x^2 + y^2 = 1$ 及坐标轴围成的在第一象限内的闭区域;

(4) $\iint\limits_{D} |x^2 + y^2 - 2| d\sigma$,其中 D 为由圆 $x^2 + y^2 = 3$ 围成的闭区域.

24. 计算以 xOy 平面上的圆周 $x^2 + y^2 = ax$ 围成的闭区域为底,以曲面 $z = x^2 + y^2$ 为顶的曲顶柱体的体积.

25. 设平面薄片所占区域 D 由 $y^2 = 2x$ 与 $x = \dfrac{1}{2}$ 围成,其面密度 $\mu(x,y) = xy^2$,求该平面薄片的质量.

26. 设平面薄片所占闭区域 D 由抛物线 $y = x^2$ 及直线 $y = x$ 围成,它在点 (x,y) 处的面密度 $\rho(x,y) = x^2 + y^2$,求该平面薄片的质心.

第五章

微分方程基础

📖 拓展阅读

微分方程——
创造世界的工具

方程就是关于未知量的等式. 因未知量不同, 以及施加于未知量的运算不同, 于是产生了不同的方程. 实未知量关于代数运算的方程称为代数方程. 那么, 微分方程是实函数未知量关于函数导数或微分的方程.

函数反映了客观世界中变量与变量之间的一种关系, 利用函数关系可以研究客观事物的内存规律. 然而, 在大量的实际问题中, 往往不能直接找出变量与变量之间的函数关系, 却能够相对较容易地建立变量与其导数的关系式. 这种联系着自变量、未知函数及其未知函数导数之间的关系式称为微分方程. 微分方程建立后, 目的是去寻求满足该方程的某些函数, 即求解该微分方程. 当得到微分方程的解后, 即得到我们所讨论的量的函数关系. 本章主要介绍微分方程的基本概念、一阶线性微分方程、几类可降阶的高阶微分方程, 以及二阶常系数齐次和非齐次微分方程.

⚙️ 第一节　微分方程的基本概念

先看几个微分方程的例子.

例 5-1　已知一条曲线通过点 $(1,2)$, 且曲线上任意点 $M(x,y)$ 处切线的斜率为 $2x$, 求该曲线的方程.

解　设所求曲线的方程为 $y = y(x)$. 根据导数的几何意义, 函数 $y = y(x)$ 应满足

$$\frac{\mathrm{d}y}{\mathrm{d}x} = 2x, \qquad (5-1)$$

此即所求微分方程. 对式 (5-1) 两边积分得

$$y = \int 2x \mathrm{d}x,$$

即

$$y = x^2 + C. \qquad (5-2)$$

将点 $(1,2)$ 代入上式, 得到 $C = 1$. 再将 $C = 1$ 代入式 (5-2), 得到曲线的方程为 $y = x^2 + 1$.

例 5-2　炎症初期，病原微生物种群在机体的某个部位迅速繁殖，种群增殖速率与当时种群的数量成正比．求出病原微生物种群的数量关于时间的函数关系．

解　设在时刻 t 病原微生物的种群数量为 $x(t)$，增殖比例系数为 k. 那么，病原微生物种群数量关于时刻 t 满足的方程为

$$\frac{\mathrm{d}x}{\mathrm{d}t} = kx. \tag{5-3}$$

上式变形为 $\frac{\mathrm{d}x}{x\mathrm{d}t} = k$，两边关于变量 t 积分得

$$\ln x - C_1 = kt,$$

即

$$x = Ce^{kt}, \tag{5-4}$$

其中，$C = e^{C_1}$.

微分方程又分为**常微分方程**（ordinary differential equation，ODE）和**偏微分方程**（partial differential equation，PDE）. 在微分方程中，若未知函数为一元函数，则称其为常微分方程；若未知函数为多元函数，则称其为偏微分方程．本章内容仅限于讨论常微分方程．微分方程中出现的未知函数的最高阶导数的阶数称为微分方程的**阶**（order）. 例如，方程（5-1）和方程（5-3）是一阶常微分方程．方程

$$x^3 y''' + x^2 y'' - 4xy' = 3x^2$$

是三阶常微分方程．方程

$$\frac{\partial^2 z}{\partial x \partial y} = 0, \quad z = z(x, y)$$

是二阶偏微分方程．

一般地，一阶常微分方程的一般形式可以表示为

$$F(x, y, y') = 0. \tag{5-5}$$

方程（5-5）称为隐式方程．如果从中可以解出 y'，得到

$$y' = f(x, y), \tag{5-6}$$

则方程（5-6）称为显式方程，或者由如下微分形式给出：

$$M(x, y)\mathrm{d}x + N(x, y)\mathrm{d}y = 0. \tag{5-7}$$

n 阶微分方程的一般形式通常以如下隐式形式给出：

$$F(x, y, y', \cdots, y^{(n)}) = 0. \tag{5-8}$$

如果某个函数满足给定的微分方程，则该函数称为微分方程的解．准确地说，设函数 $y = \varphi(x)$ 在区间 I 上有 n 阶导数，如果在区间 I 上满足

$$F[x, \varphi(x), \varphi'(x), \cdots, \varphi^{(n)}(x)] \equiv 0, \tag{5-9}$$

那么函数 $y = \varphi(x)$ 称为微分方程（5-8）在区间 I 上的解．

很容易验证函数 $y = x^2 + C$ 是微分方程

$$y' = 2x$$

在 $(-\infty, +\infty)$ 上的解，其中 C 为任意常数．函数 $y = e^x + C_1 x + C_2$ 是微分方程

$$y'' = e^x$$

在 $(-\infty, +\infty)$ 上的解，其中 C_1 和 C_2 为任意常数．

如果 n 阶微分方程的解中含有 n 个独立的任意常数，则称这个解为微分方程的**通解**

（general solution）. 在例 5-1 中得到通解［式（5-2）］后，再利用题目中给定的条件确定常数 C 后得到满足条件的解，该解称为微分方程的**特解**（particular solution）. 用于确定微分方程特解的条件称为**初值**（initial value），求解微分方程满足初值的特解问题称为**初值问题**（initial value problem，IVP）.

为更好地理解通解与特解的关系，下面讨论一个等比数列的问题. 求由递推关系

$$a_{n+1} = 2a_n \quad (n = 1,2,\cdots)$$

所确定的数列. 很明显，其通解为

$$a_n = C \cdot 2^n$$

其中，C 为任意常数. 要确定一个具体的数列，需要给定某一项的值（初值），通常是首项的值 a_1. 若给定 $a_1 = 3$，则可以唯一地确定一个数列

$$3,6,12,24,\cdots.$$

一阶常微分方程的初值问题通常表示为

$$\begin{cases} y' = f(x,y), \\ y(x_0) = y_0. \end{cases}$$

初值问题也称为**柯西**（Cauchy）问题. 微分方程解的图形是一条曲线，该曲线称为微分方程的积分曲线.

例 5-3　验证函数 $y = C_1 \sin x + C_2 \cos x$ 是微分方程

$$y'' + y = 0$$

的解，并写出满足初值 $y\left(\dfrac{\pi}{4}\right) = 1$，$y'\left(\dfrac{\pi}{4}\right) = -1$ 的特解.

解　$y' = C_1 \cos x - C_2 \sin x$，$y'' = -C_1 \sin x - C_2 \cos x$，因此有

$$y'' + y = (-C_1 \sin x - C_2 \cos x) + (C_1 \sin x + C_2 \cos x) = 0,$$

即 $y = C_1 \sin x + C_2 \cos x$ 是方程 $y'' + y = 0$ 的解.

将 $y\left(\dfrac{\pi}{4}\right) = 1$ 代入 $y = C_1 \sin x + C_2 \cos x$，将 $y'\left(\dfrac{\pi}{4}\right) = -1$ 代入 $y' = C_1 \cos x - C_2 \sin x$，得到

$$\begin{cases} \dfrac{\sqrt{2}}{2}C_1 + \dfrac{\sqrt{2}}{2}C_2 = 1, \\ \dfrac{\sqrt{2}}{2}C_1 - \dfrac{\sqrt{2}}{2}C_2 = -1. \end{cases}$$

解得

$$C_1 = 0, \quad C_2 = \sqrt{2}.$$

因此，满足条件的特解为

$$y = \sqrt{2}\cos x.$$

第二节　一阶微分方程

大部分微分方程的解是不能用初等函数表示出来的，如果某个微分方程的解可以用

初等函数表示，通常称该微分方程是可解的．本节将介绍两种常用的可解的一阶微分方程，即**可分离变量的微分方程**（separable equation）和**一阶线性微分方程**（first order linear differential equation）．

一、可分离变量的微分方程

如果一阶微分方程

$$\frac{\mathrm{d}y}{\mathrm{d}x} = f(x, y)$$

可转化为

$$\frac{\mathrm{d}y}{\mathrm{d}x} = h(x)g(y) \tag{5-10}$$

的形式，则称该微分方程为可分离变量的微分方程．可分离变量是指将二元函数 $f(x, y)$ 分解为关于变量 x 的函数和变量 y 的函数的乘积．例如，函数

$$f(x, y) = y^2 \cos x$$

可以分离为

$$h(x) = \cos x, \quad g(y) = y^2.$$

而函数

$$f(x, y) = \cos(x + y)$$

不能将两个变量分离开来．

将可分离变量的微分方程（5-10）变形为

$$\frac{\mathrm{d}y}{g(y)} = h(x)\,\mathrm{d}x,$$

两边同时积分

$$\int \frac{\mathrm{d}y}{g(y)} = \int h(x)\,\mathrm{d}x,$$

得到

$$G(y) = H(x) + C, \tag{5-11}$$

其中，$G(y)$ 是 $\frac{1}{g(y)}$ 的一个原函数，$H(x)$ 是 $h(x)$ 的一个原函数．由式（5-11）所确定的 y 关于 x 的函数关系即为通解．

例 5-4 解方程 $\frac{\mathrm{d}y}{\mathrm{d}x} = -\frac{x}{y}$.

解 很明显，这是一个可分离变量的微分方程．将变量分离后，得到

$$y\mathrm{d}y = -x\mathrm{d}x.$$

两边积分，得到

$$\frac{y^2}{2} = -\frac{x^2}{2} + \frac{C}{2}.$$

解得方程的通解为

$$y = \pm\sqrt{C - x^2}.$$

例 5-5 解方程

$$\frac{\mathrm{d}y}{\mathrm{d}x} = y^2 \cos x,$$

并求满足初始条件 $y(0) = 1$ 的特解.

解 当 $y \neq 0$ 时, 分离变量后得到

$$\frac{\mathrm{d}y}{y^2} = \cos x \mathrm{d}x.$$

两边积分, 得到

$$-\frac{1}{y} = \sin x + C.$$

解得方程的通解为

$$y = -\frac{1}{\sin x + C},$$

其中, C 为任意常数.

注意到, $y = 0$ 也是原方程的解.

为确定特解, 将 $y(0) = 1$ 代入通解, 得到

$$C = -1.$$

因此, 所求特解为

$$y = \frac{1}{1 - \sin x}.$$

下面给出一类在实际应用中常见的微分方程.

例 5-6 求方程

$$\frac{\mathrm{d}y}{\mathrm{d}x} = P(x)y$$

的通解, 其中, $P(x)$ 为 x 的连续函数.

解 当 $y \neq 0$ 时, 分离变量后得到

$$\frac{\mathrm{d}y}{y} = P(x)\mathrm{d}x.$$

两边积分, 得到

$$\ln|y| = \int P(x)\mathrm{d}x + C_1.$$

注意, 这里将 $\int P(x)\mathrm{d}x$ 看作某个具体的原函数, 而将不定积分中的常数放在常数项 C_1 中. 从而上式可转化为

$$|y| = \mathrm{e}^{\int P(x)\mathrm{d}x + C_1},$$

即

$$y = C\mathrm{e}^{\int P(x)\mathrm{d}x}.$$

例 5-2 是本例的特殊情况.

下面介绍几种可通过变量代换转化为可分离变量的微分方程.

（1）形如

$$\frac{\mathrm{d}y}{\mathrm{d}x} = f\left(\frac{y}{x}\right) \tag{5-12}$$

的方程称为齐次方程，其中，$f(u)$ 是关于 u 的连续函数.

该方程利用变量代换最终可转化为可分离变量的微分方程. 变量代换的方法在本章经常用到，请读者细心体会. 具体地，作变量代换，令

$$u = \frac{y}{x} \tag{5-13}$$

即 $y = ux$，由微分法则得

$$\frac{\mathrm{d}y}{\mathrm{d}x} = x\frac{\mathrm{d}u}{\mathrm{d}x} + u. \tag{5-14}$$

将式(5-13)和式(5-14)代入原方程(5-12)，得到

$$x\frac{\mathrm{d}u}{\mathrm{d}x} + u = f(u).$$

整理得

$$\frac{\mathrm{d}u}{\mathrm{d}x} = \frac{f(u) - u}{x}.$$

这是一个可分离变量的微分方程.

例 5-7　求以下方程的通解：

$$\frac{\mathrm{d}y}{\mathrm{d}x} = \frac{y}{x} + \tan\frac{y}{x}.$$

解　这是一个齐次方程，令 $\dfrac{y}{x} = u$，将 $\dfrac{\mathrm{d}y}{\mathrm{d}x} = x\dfrac{\mathrm{d}u}{\mathrm{d}x} + u$ 代入原方程，得到

$$x\frac{\mathrm{d}u}{\mathrm{d}x} + u = u + \tan u,$$

即

$$\frac{\mathrm{d}u}{\mathrm{d}x} = \frac{\tan u}{x}.$$

这是一个可分离变量的微分方程，解得

$$\ln|\sin u| = \ln|x| + C_1.$$

将变量还原为原变量，得

$$\sin\frac{y}{x} = Cx.$$

注意：有些微分方程可以通过化简转化为齐次方程，进而通过变量代换转化为可分离变量的微分方程.

例 5-8　求解方程

$$x^2\frac{\mathrm{d}y}{\mathrm{d}x} = xy - y^2.$$

解　将方程转化为

$$\frac{\mathrm{d}y}{\mathrm{d}x} = \frac{y}{x} - \left(\frac{y}{x}\right)^2.$$

这是一个齐次方程．利用变量代换 $y = xu$ 将其转化为

$$x \frac{\mathrm{d}u}{\mathrm{d}x} = -u^2.$$

很明显，$u = 0$（$y = 0$）是它的一个特解．当 $u \neq 0$ 时，分离变量，得

$$u = \frac{1}{\ln|x| + C}.$$

将变量还原，得到通解为

$$y = \frac{x}{\ln|x| + C}.$$

（2）形如

$$\frac{\mathrm{d}y}{\mathrm{d}x} = f\left(\frac{ax + by}{cx + dy}\right) \tag{5-15}$$

的微分方程可以转化为齐次方程．具体地，将式(5-15)转化为

$$\frac{\mathrm{d}y}{\mathrm{d}x} = f\left(\frac{a + b \cdot \dfrac{y}{x}}{c + d \cdot \dfrac{y}{x}}\right),$$

此式即为齐次方程．

（3）形如

$$\frac{\mathrm{d}y}{\mathrm{d}x} = f(ax + by) \tag{5-16}$$

的微分方程可转化为可分离变量的微分方程．具体步骤如下：

作变量代换，令

$$u = ax + by,$$

求导得

$$\frac{\mathrm{d}u}{\mathrm{d}x} = a + b \frac{\mathrm{d}y}{\mathrm{d}x},$$

代入原方程并整理得

$$\frac{\mathrm{d}u}{a + bf(u)} = \mathrm{d}x,$$

这是一个可分离变量的微分方程．

例 5-9　求微分方程

$$\frac{\mathrm{d}y}{\mathrm{d}x} = \frac{1}{x - y} + 1$$

的通解．

解　令 $u = x - y$，则有

$$\frac{\mathrm{d}u}{\mathrm{d}x} = 1 - \frac{\mathrm{d}y}{\mathrm{d}x}.$$

代入原方程，得

$$\frac{\mathrm{d}u}{\mathrm{d}x} = -\frac{1}{u},$$

解得

$$u^2 = -2x + C,$$

将变量还原，得到通解为

$$(x - y)^2 = -2x + C.$$

二、一阶线性微分方程

形如

$$\frac{\mathrm{d}y}{\mathrm{d}x} + P(x)y = Q(x) \tag{5-17}$$

的方程称为一阶**线性微分方程**（linear differential equation），其特点是关于未知函数及其导数均为一次.

如果 $Q(x) \neq 0$，则称方程（5-17）为一阶**非齐次线性微分方程**（inhomogeneous linear differential equation）；否则，称

$$\frac{\mathrm{d}y}{\mathrm{d}x} + P(x)y = 0 \tag{5-18}$$

为一阶**齐次线性微分方程**（homogeneous linear differential equation）. 通常称方程（5-18）为对应于方程（5-17）的齐次微分方程.

方程（5-18）可转化为可分离变量的微分方程：

$$\frac{\mathrm{d}y}{\mathrm{d}x} = -P(x)y,$$

其通解在本节的例 5-6 中已讨论，为

$$y = Ce^{-\int P(x)\mathrm{d}x}. \tag{5-19}$$

为求方程（5-17）的通解，类似于变量分离的过程，将其变形为

$$\frac{\mathrm{d}y}{y} = \frac{Q(x)}{y}\mathrm{d}x - P(x)\mathrm{d}x.$$

两边积分，得

$$\ln|x| = \int \frac{Q(x)}{y}\mathrm{d}x - \int P(x)\mathrm{d}x. \tag{5-20}$$

令

$$\int \frac{Q(x)}{y}\mathrm{d}x = u(x),$$

于是，式（5-20）转化为

$$|y| = e^{u(x)} \cdot e^{-\int P(x)\mathrm{d}x},$$

再令 $C(x) = \pm e^{u(x)}$，得到通解为

$$y = C(x)e^{-\int P(x)\mathrm{d}x}. \tag{5-21}$$

通过比较式（5-21）和式（5-19）可见，式（5-21）就是将式（5-19）中的常数 C 换成函数 $C(x)$，这种方法称为**常数变易法**（method of variation of constant）. 如果能确定函数 $C(x)$，即得到了方程（5-17）的通解. 下面介绍确定函数 $C(x)$ 的方法，该方法

类似于待定系数法，只是这里待定的是函数.

将式（5-21）代入微分方程（5-17），得到

$$C'(x)e^{-\int P(x)dx} - C(x)P(x)e^{-\int P(x)dx} + P(x)C(x)e^{-\int P(x)dx} = Q(x),$$

化简得到

$$C'(x)e^{-\int P(x)dx} = Q(x),$$

即

$$C'(x) = Q(x)e^{\int P(x)dx}.$$

于是，得到

$$C(x) = \int Q(x)e^{\int P(x)dx}dx + C.$$

将上式代入式（5-21），得到非齐次微分方程的通解为

$$y = Ce^{-\int P(x)dx} + e^{-\int P(x)dx}\int Q(x)e^{\int P(x)dx}dx. \tag{5-22}$$

该通解包含两部分，第一部分是前面讨论过的齐次线性微分方程（5-18）的通解.令 $C = 0$，得到第二部分，它是非齐次微分方程的一个特解.这里仍然将不定积分理解为一个特定的原函数.于是微分方程（5-17）的通解式（5-22）可以表示为它所对应的齐次线性微分方程的通解与非齐次线性微分方程的一个特解之和.

在解一阶线性微分方程时，式（5-22）可以作为通解公式直接使用.但考虑到公式较长不易记住，在解方程时直接按照常数变易法的步骤求解即可.

下面给出求解一阶非齐次线性微分方程（5-17）的通解的步骤：

① 求出对应的齐次微分方程的通解，表示为

$$y = Ce^{-\int P(x)dx};$$

② 令 $y = C(x)e^{-\int P(x)dx}$；

③ 将②代入所求方程中，解得

$$C(x) = \int Q(x)e^{\int P(x)dx}dx + C;$$

④ 将③中的 $C(x)$ 代入②中求得通解.

例 5-10　求方程 $\dfrac{dy}{dx} \cdot \cos x + y\sin x = 1$ 的通解.

解　将方程写成一阶线性微分方程的形式：

$$\frac{dy}{dx} + y\tan x = \sec x.$$

求出对应的齐次方程

$$\frac{dy}{dx} = -y\tan x$$

的通解为

$$y = C\cos x.$$

再利用常数变易法，令

$$y = C(x)\cos x,$$

将上式代入原方程，得到

$$C'(x)\cos x = \sec x.$$

解得

$$C(x) = \tan x + C.$$

因此，原方程的通解为

$$y = \sin x + C\cos x.$$

例 5-11 求解初值问题

$$\begin{cases} y' - y\cot x = 2x\sin x, \\ y\left(\dfrac{\pi}{2}\right) = \dfrac{\pi^2}{4}. \end{cases}$$

解 求得对应的齐次方程

$$y' = y\cot x$$

的通解为

$$y = C\sin x.$$

再利用常数变易法，令

$$y = C(x)\sin x,$$

将上式代入原方程，得到

$$C'(x) = 2x.$$

解得

$$C(x) = x^2 + C.$$

因此，原方程的通解为

$$y = (x^2 + C)\sin x. \tag{5-23}$$

将条件

$$y\left(\frac{\pi}{2}\right) = \frac{\pi^2}{4}$$

代入式（5-23），得到 $C = 0$. 于是，得到该初值问题的特解为 $y = x^2\sin x$.

第三节 可降阶的高阶微分方程

二阶及二阶以上的微分方程称为**高阶微分方程**. 对于高阶微分方程，通常采用降阶法，即逐次降低方程阶数，最终转化为一阶微分方程进行求解. 下面介绍三类可通过降阶法求解的高阶微分方程.

一、$y^{(n)} = f(x)$ 型的微分方程

微分方程

$$y^{(n)} = f(x) \tag{5-24}$$

的右边仅含有自变量 x. 因此，只要把 $y^{(n-1)}$ 作为新的未知函数，令

$$p = y^{(n-1)},$$

式（5-24）即可转化为

$$p' = f(x).$$

此为一阶微分方程，两边积分即可得到通解

$$p = \int f(x)\,\mathrm{d}x + C,$$

即

$$y^{(n-1)} = \int f(x)\,\mathrm{d}x + C.$$

此为 $n-1$ 阶微分方程. 这样，原方程由 n 阶微分方程转化为 $n-1$ 阶微分方程，实现了一次降阶. 重复此降阶过程，最终可得到含有 n 个常数的通解.

例 5-12　求微分方程

$$y''' = \mathrm{e}^{2x} - \cos x$$

的通解.

解　对于给定的微分方程，积分 3 次，依次得到

$$y'' = \frac{1}{2}\mathrm{e}^{2x} - \sin x + C_1,$$

$$y' = \frac{1}{4}\mathrm{e}^{2x} + \cos x + C_1 x + C_2,$$

$$y = \frac{1}{8}\mathrm{e}^{2x} + \sin x + \frac{1}{2}C_1 x^2 + C_2 x + C_3.$$

此为原方程的通解.

二、$y'' = f(x, y')$ 型的微分方程

方程

$$y'' = f(x, y') \tag{5-25}$$

的特点是右边不显含未知函数 y. 此时，令

$$p = y',$$

则

$$y'' = p'.$$

方程（5-25）转化为

$$p' = f(x, p).$$

此为关于自变量 x、因变量 p 的一阶微分方程，实现了降阶的目的. 设其通解为

$$p = \varphi(x, C_1),$$

即

$$y' = \varphi(x, C_1),$$

积分得到原方程的通解为

$$y = \int \varphi(x, C_1)\,\mathrm{d}x + C_2.$$

例 5-13　求微分方程

$$(1 + x^2)y'' = 2xy'$$

满足初值

$$y(0) = 1, \quad y'(0) = 3$$

的特解.

解　令 $p = y'$，则原方程转化为

$$(1 + x^2)p' = 2xp,$$

即

$$p' = \frac{2x}{1 + x^2} p.$$

解此齐次微分方程，得

$$p = C(1 + x^2),$$

即

$$y' = C(1 + x^2).$$

积分得到通解为

$$y = C_1(3x + x^3) + C_2.$$

将 $y(0) = 1$，$y'(0) = 3$ 代入上式，得到

$$C_1 = C_2 = 1.$$

因此，原方程满足初值的特解为

$$y = x^3 + 3x + 1.$$

三、$y'' = f(y, y')$ 型的微分方程

方程

$$y'' = f(y, y') \tag{5-26}$$

的右边不显含自变量 x. 令

$$y' = p,$$

将 y' 看作以 y 为中间变量的 x 的函数，利用复合函数求导法则，得

$$y'' = \frac{dp}{dx} = \frac{dp}{dy} \cdot \frac{dy}{dx} = p \frac{dp}{dy}.$$

于是，方程（5-26）转化为

$$p \frac{dp}{dy} = f(y, p).$$

此为以 y 为自变量、p 为因变量的一阶微分方程. 设它的通解为

$$y' = p = \varphi(y, C_1),$$

解此一阶微分方程即得到方程（5-26）的通解.

例 5-14　求微分方程

$$y \cdot y'' - (y')^2 = 0$$

的通解.

解　令 $y' = p$，则

$$y'' = p \frac{\mathrm{d}p}{\mathrm{d}y}.$$

原方程转化为

$$yp \frac{\mathrm{d}p}{\mathrm{d}y} - p^2 = 0.$$

当 $y \neq 0, p \neq 0$ 时，约去 p 并分离变量，得

$$\frac{\mathrm{d}p}{p} = \frac{\mathrm{d}y}{y}.$$

求得通解为

$$y = C_2 \mathrm{e}^{C_1 x}.$$

第四节　二阶线性微分方程

一、二阶线性微分方程解的结构

形如

$$A(x)y'' + B(x)y' + C(x)y = f(x) \tag{5-27}$$

的方程称为二阶线性微分方程，其中要求 $A(x) \neq 0$，以保证该方程是二阶的．线性体现在未知函数 $y(x)$ 及其一阶和二阶导数均为一次．当 $f(x) \neq 0$ 时，方程（5-27）称为二阶非齐次线性微分方程；否则，称为二阶齐次线性微分方程．

一阶微分方程的解有无穷多个，但这无穷多个解的差别仅体现在一个常数上．一阶非齐次线性微分方程的通解是其对应的一阶齐次线性微分方程的通解与一阶非齐次线性微分方程的一个特解之和．那么二阶线性微分方程的解是否具有类似的结构？为此，下面首先讨论二阶齐次线性微分方程

$$A(x)y'' + B(x)y' + C(x)y = 0 \tag{5-28}$$

的解的结构．

定理 5-1　若函数 $y_1(x)$ 和 $y_2(x)$ 是方程（5-28）的两个解，则

$$y = C_1 y_1(x) + C_2 y_2(x) \tag{5-29}$$

也是方程（5-28）的解，其中，C_1 和 C_2 为任意常数．

证　采用直接验证法．为书写方便，将函数 $A(x), B(x), C(x)$ 分别简记为 A, B, C．由于 $y_1(x)$ 和 $y_2(x)$ 是方程（5-28）的两个解，因此

$$Ay_1'' + By_1' + Cy_1 = 0,$$

$$Ay_2'' + By_2' + Cy_2 = 0.$$

将 $y = C_1 y_1 + C_2 y_2$ 代入方程（5-28），得

$$A[C_1y_1 + C_2y_2]'' + B[C_1y_1 + C_2y_2]' + C[C_1y_1 + C_2y_2]$$
$$= C_1[Ay_1'' + By_1' + Cy_1] + C_2[Ay_2'' + By_2' + Cy_2]$$
$$= 0 + 0 = 0,$$

这表明 $y = C_1y_1 + C_2y_2$ 也是方程（5-28）的解.

齐次线性微分方程的这一性质称为**叠加原理**（principle of superposition）.

二阶线性微分方程的通解含有两个常数，而式（5-29）恰好含有两个常数，它是否是方程（5-28）的通解？考虑一个例子，若 $y = y_1(x)$ 是方程（5-28）的一个特解，则 $y = y_2(x) = 2y_1(x)$ 也是方程（5-28）的一个特解. 显然 $y = C_1y_1 + C_2y_2 = Cy_1(x)$，其中 $C = C_1 + 2C_2$，而这并不是方程（5-28）的通解. 那么什么情况下式（5-29）才是方程（5-28）的通解？为解决这个问题，下面先给出一个概念.

定义 5-1 如果不存在不全为零的常数 k_1 和 k_2，使得

$$k_1y_1(x) + k_2y_2(x) = 0.$$

则称两个函数 $y_1(x)$ 和 $y_2(x)$ 线性无关；否则，称 $y_1(x)$ 和 $y_2(x)$ 线性相关.

从定义 5-1 可以看出，若函数 $y_1(x)$ 和 $y_2(x)$ 是线性相关的，则一定存在常数 k，使得

$$\frac{y_2(x)}{y_1(x)} = k \quad \text{或} \quad \frac{y_1(x)}{y_2(x)} = k$$

成立. 也就是说，若两个函数成比例，则它们是线性相关的；若不成比例，则是线性无关的.

利用线性相关和线性无关即可给出方程（5-28）的通解形式.

定理 5-2 设函数 $y_1(x)$ 和 $y_2(x)$ 是齐次线性微分方程（5-28）的两个线性无关解，则

$$y = C_1y_1(x) + C_2y_2(x) \tag{5-30}$$

是齐次线性微分方程（5-28）的通解，其中 C_1 和 C_2 为任意常数.

关于定理 5-2 的证明已超出本章要求，故省略具体证明过程.

例如，很容易得到方程 $y'' + y = 0$ 的两个线性无关解，即 $\sin x$ 和 $\cos x$，于是它的通解为 $y = C_1\sin x + C_2\cos x$.

下面给出非齐次线性方程（5-27）的解的结构.

定理 5-3 设 $y^*(x)$ 是非齐次线性微分方程（5-27）的一个特解，$y_1(x)$ 和 $y_2(x)$ 是齐次线性微分方程（5-28）的两个线性无关解，则

$$y = C_1y_1(x) + C_2y_2(x) + y^*(x) \tag{5-31}$$

是非齐次线性微分方程（5-27）的通解，其中 C_1 和 C_2 为任意常数.

证 为证明 $y = C_1y_1(x) + C_2y_2(x) + y^*(x)$ 是方程（5-27）的通解. 需要证明两个方面：① 式（5-31）是方程（5-27）的解；② 方程（5-27）的任意解都可以表示为式（5-31）的形式.

首先，验证式（5-31）是方程（5-27）的解. 引入符号

$$L[y] = A(x)y'' + B(x)y' + C(x)y.$$

根据题意有

$$L[C_1y_1 + C_2y_2] = 0,$$
$$L[y^*] = f(x)$$

成立，于是

$$L[C_1 y_1(x) + C_2 y_2(x) + y^*(x)] = f(x).$$

即验证了式（5-31）是方程（5-27）的解．

　　然后，设 $y = y(x)$ 是方程(5-27)的一个解．由于

$$L[y - y^*] = f(x) - f(x) = 0,$$

故 $y - y^*$ 是方程(5-28)的一个解．由定理 5-2 可知，存在常数 C_1 和 C_2，使得

$$y - y^* = C_1 y_1 + C_2 y_2,$$

即

$$y = y^* + C_1 y_1 + C_2 y_2.$$

结论得证．

二、二阶常系数齐次线性微分方程

　　如果方程（5-28）中的函数 $A(x)$，$B(x)$ 和 $C(x)$ 均为常数，即

$$Ay'' + By' + Cy = 0, \tag{5-32}$$

则称方程（5-28）为二阶常系数齐次线性微分方程，其中 $A \neq 0$．

　　下面讨论方程（5-32）的解的情况．对于一阶常系数齐次线性微分方程

$$y' = ay,$$

其通解为

$$y = Ce^{ax}.$$

因此，猜想方程（5-32）有类似的指数形式的解．如果找到方程（5-32）的两个线性无关的特解，根据定理（5-2）即可得到它的通解．

　　假定方程（5-32）有形如 $e^{\lambda x}$ 的特解，利用待定系数法，如果能求得 λ 的值，即可得到方程（5-32）的特解．将 $e^{\lambda x}$ 代入方程（5-32），得到

$$A\lambda^2 e^{\lambda x} + B\lambda e^{\lambda x} + Ce^{\lambda x} = 0,$$

即

$$A\lambda^2 + B\lambda + C = 0. \tag{5-33}$$

也就是说，若 λ 满足方程（5-33），则 $e^{\lambda x}$ 即为方程（5-32）的解．特别注意，λ 可以是复数．

　　二次代数方程(5-33)称为二阶常系数齐次线性微分方程(5-32)的**特征方程**(characteristic equation)，特征方程的根称为**特征根**（characteristic root）．于是，求方程（5-32）的解转化为求其特征根的问题．

　　方程（5-33）的特征根有 3 种情况，下面分别讨论．

　　（1）当 $B^2 - 4AC > 0$ 时，方程（5-33）有两个相异的实数根

$$\lambda_{1,2} = \frac{-B \pm \sqrt{B^2 - 4AC}}{2A}.$$

因此，方程（5-33）有两个不同的线性无关的特解

$$y_1 = e^{\lambda_1 x}, \quad y_2 = e^{\lambda_2 x}.$$

由此得到方程（5-32）的通解为

$$y = C_1 e^{\lambda_1 x} + C_2 e^{\lambda_2 x}.$$

例 5-15　解初值问题

$$\begin{cases} y'' - 3y' - 4y = 0, \\ y(0) = 0, \quad y'(0) = 1. \end{cases}$$

解　该微分方程的特征方程为

$$\lambda^2 - 3\lambda - 4 = 0,$$

解得

$$\lambda_1 = -1, \quad \lambda_2 = 4.$$

故方程的通解为

$$y = C_1 e^{-x} + C_2 e^{4x}.$$

将条件 $y(0) = 0$，$y'(0) = 1$ 代入通解，得到

$$\begin{cases} C_1 + C_2 = 0, \\ -C_1 + 4C_2 = 1, \end{cases}$$

解得

$$C_1 = -\frac{1}{5}, \quad C_2 = \frac{1}{5}.$$

因此，该初值问题的解为

$$y = -\frac{1}{5} e^{-x} + \frac{1}{5} e^{4x}.$$

（2）当 $B^2 - 4AC = 0$ 时，方程（5-33）有两个相同的实数根

$$\lambda = -\frac{B}{2A}.$$

因此，只能得到方程（5-32）的一个特解

$$y_1 = e^{-\frac{B}{2A}x}.$$

为了得到方程（5-32）的通解，还需要求出它的一个特解 y_2，且满足 y_2 与 y_1 是线性无关的．为此，设

$$\frac{y_2}{y_1} = u(x),$$

其中，$u(x)$ 为待定函数．由于

$$y_2' = u'(x)y_1 + u(x)y_1' = e^{\lambda x}(u' + \lambda u),$$
$$y_2'' = e^{\lambda x}(u'' + 2\lambda u' + \lambda^2 u),$$

将 $y_2 = u(x)y_1$ 代入方程（5-32），得到

$$A \cdot e^{\lambda x}(u'' + 2\lambda u' + \lambda^2 u) + B \cdot e^{\lambda x}(u' + \lambda u) + C \cdot e^{\lambda x}u = 0,$$

即

$$Au'' + (2A\lambda + B)u' + (A\lambda^2 + B\lambda + C)u = 0. \tag{5-34}$$

由于 y_1 是方程（5-32）的解，即

$$A\lambda^2 + B\lambda + C = 0.$$

又由 $\lambda = -\dfrac{B}{2A}$，有

$$2A\lambda + B = 0.$$

故式（5-34）转化为

$$u'' = 0. \tag{5-35}$$

只需要给定一个满足式（5-35）的非常数解，即可满足 y_2 是一个与 y_1 线性无关的解，故取方程（5-35）的一个特解为

$$u = x.$$

于是得到另一个与 y_1 线性无关的解 y_2，即

$$y_2 = x e^{-\frac{B}{2A}x}.$$

由此得到方程（5-32）的通解为

$$y = C_1 e^{-\frac{B}{2A}x} + C_2 x e^{-\frac{B}{2A}x}.$$

例 5-16　求方程

$$y'' - 4y' + 4y = 0$$

的通解.

解　该方程的特征方程为

$$\lambda^2 - 4\lambda + 4 = 0.$$

它有两个相等的特征根 $\lambda = 2$.

因此，原方程的通解为

$$y = (C_1 + C_2 x) e^{2x}.$$

（3）当 $B^2 - 4AC < 0$ 时，方程（5-33）有一对共轭的复根

$$\lambda_1 = \alpha + i\beta, \quad \lambda_2 = \alpha - i\beta,$$

其中，$\alpha = -\dfrac{B}{2A}$，$\beta = \dfrac{\sqrt{4AC - B^2}}{2A}$. 因此，方程（5-32）有两个特解

$$\overline{y}_1 = e^{\lambda_1 x}, \quad \overline{y}_2 = e^{\lambda_2 x}.$$

注意，两个特解均为复指数函数. 为得到方程的实解，引入复指数函数的欧拉公式，即

$$e^{a+bi} = e^a(\cos b + i\sin b).$$

由欧拉公式有

$$\overline{y}_1 = e^{\lambda_1 x} = e^{ax}(\cos \beta x + i\sin \beta x),$$
$$\overline{y}_2 = e^{\lambda_2 x} = e^{ax}(\cos \beta x - i\sin \beta x).$$

又根据齐次线性微分方程解的叠加性，得到方程（5-32）的两个实解为

$$y_1 = \frac{1}{2}\overline{y}_1 + \frac{1}{2}\overline{y}_2 = e^{ax}\cos \beta x,$$
$$y_2 = \frac{1}{i}\left(\frac{1}{2}\overline{y}_1 - \frac{1}{2}\overline{y}_2\right) = e^{ax}\sin \beta x.$$

很明显，这两个实解是线性无关的. 由此可得方程（5-32）的通解为

$$y = e^{ax}(C_1\cos \beta x + C_2\sin \beta x).$$

例 5-17　求微分方程

$$y'' - 2y' + 5y = 0$$

的通解.

解　该方程的特征方程为

$$\lambda^2 - 2\lambda + 5 = 0.$$

其特征根为

$$\lambda_1 = 1 + 2i, \quad \lambda_2 = 1 - 2i.$$

因此，原方程的通解为

$$y = e^x(C_1 \cos 2x + C_2 \sin 2x).$$

综上所述，求二阶常系数齐次线性微分方程（5-32）的通解的步骤如下：

① 写出所求方程的特征方程；

② 求出特征方程的两个特征根；

③ 根据特征根的不同情形，由表 5-1 给出方程的通解．

表 5-1　特征根对应的通解

特征根的情况	通　　解
两个不同的实根 λ_1 和 λ_2	$y = C_1 e^{\lambda_1 x} + C_2 e^{\lambda_2 x}$
两个相同的实根 λ	$y = (C_1 + C_2 x) e^{\lambda x}$
一对共轭的复根 $\lambda_{1,2} = \alpha \pm i\beta$	$y = e^{\alpha x}(C_1 \cos \beta x + C_2 \sin \beta x)$

三、二阶常系数非齐次线性微分方程

二阶常系数非齐次线性微分方程的一般形式表示为

$$Ay'' + By' + Cy = f(x), \tag{5-36}$$

其中，$A \neq 0$，且 $f(x) \neq 0$．

根据定理 5-3 可知，方程（5-36）的通解等于其对应的齐次线性微分方程的通解与它的一个特解之和．对应的齐次线性微分方程的通解已在前文中详细讨论，这里重点讨论如何求方程（5-36）的特解．然而，求方程（5-36）的特解并非易事，下面仅讨论当 $f(x)$ 为两种最常用的特殊情形时的特解．这两种情形分别是：

（1）$f(x) = P_m(x)e^{\lambda x}$，其中 λ 为常数，$P_m(x)$ 为 m 次多项式；

（2）$f(x) = e^{\alpha x}[P_m(x)\cos \beta x + P_n(x)\sin \beta x]$，其中 λ，α 为常数，$P_m(x)$ 和 $P_n(x)$ 分别为 m 次和 n 次多项式．

1. $f(x) = P_m(x)e^{\lambda x}$ 型

此类方程的特点是，$f(x)$ 为多项式与指数函数的乘积，而 $f(x)$ 的各阶导数仍为多项式与指数函数的乘积（保持这种形式不变）．由此可以推测，方程（5-36）的特解也应具有这种形式．因此，设方程（5-36）有如下形式的特解：

$$y^* = Q(x)e^{\lambda x},$$

其中，$Q(x)$ 为待定多项式．将

$$(y^*)' = e^{\lambda x}[\lambda Q(x) + Q'(x)],$$

$$(y^*)'' = e^{\lambda x}[\lambda^2 Q(x) + 2\lambda Q'(x) + Q''(x)]$$

代入方程（5-36），得到

$$AQ''(x) + (2A\lambda + B)Q'(x) + (A\lambda^2 + B\lambda + C)Q(x) = P_m(x).$$

假定 $Q(x)$ 为一个 p 次多项式，则 $Q'(x)$ 为一个 $p-1$ 次多项式，而 $Q''(x)$ 为一个 $p-2$ 次

多项式. 下面分三种情形进行讨论.

(1) 若 λ 不是方程 (5-36) 对应的齐次线性微分方程的特征根, 即

$$A\lambda^2 + B\lambda + C \neq 0,$$

则 $Q(x)$ 应为一个 m 次多项式. 此时, 方程 (5-36) 有特解

$$y^* = Q_m(x)\mathrm{e}^{\lambda x},$$

其中, $Q_m(x)$ 为 m 次多项式.

(2) 若 λ 是特征根, 且为单根, 即

$$A\lambda^2 + B\lambda + C = 0,$$
$$2A\lambda + B \neq 0$$

成立, 则 $Q'(x)$ 为一个 m 次多项式, 即 $Q(x)$ 为一个 $m+1$ 次多项式. 此时, 方程 (5-36) 有特解

$$y^* = xQ_m(x)\mathrm{e}^{\lambda x}.$$

(3) 若 λ 是特征根, 且为重根, 即

$$A\lambda^2 + B\lambda + C = 0,$$
$$2A\lambda + B = 0$$

成立, 则 $Q''(x)$ 为一个 m 次多项式. 此时, 方程 (5-36) 有特解

$$y^* = x^2 Q_m(x)\mathrm{e}^{\lambda x}.$$

综上所述, 当 $f(x) = P_m(x)\mathrm{e}^{\lambda x}$ 时, 二阶常系数非齐次线性微分方程 (5-36) 具有形如

$$y^* = x^k Q_m(x)\mathrm{e}^{\lambda x}$$

的特解, 其中, $Q_m(x)$ 和 $P_m(x)$ 均为 m 次多项式, k 为特征根的重数. 当 λ 不是特征根时, 理解为 $k = 0$. 然后, 可以利用待定系数法求出 $Q_m(x)$ 中的系数, 从而得到方程 (5-36) 的特解.

例 5-18 求微分方程

$$y'' - 5y' + 6y = x\mathrm{e}^{2x}$$

的通解.

解 该方程的特征方程为

$$\lambda^2 - 5\lambda + 6 = 0,$$

其特征根为

$$\lambda_1 = 2, \quad \lambda_2 = 3.$$

由于 2 是特征方程的单根, 故设原方程有特解

$$y^* = x(ax + b)\mathrm{e}^{2x}.$$

将 y^* 代入原方程, 得到

$$-2ax + 2a - b = x.$$

通过比较系数得到

$$a = -\frac{1}{2}, \quad b = -1.$$

于是得到方程的特解

$$y^* = -x\left(\frac{1}{2}x + 1\right)\mathrm{e}^{2x}.$$

最终得到方程的通解

$$y = C_1 e^{2x} + C_2 e^{3x} - \frac{1}{2} x(x + 2) e^{2x}.$$

注意：形如 $f(x) = P_m(x)$ 和 $f(x) = e^{\lambda x}$ 的情形是 $f(x) = P_m(x) e^{\lambda x}$ 的两种特殊情况．当 $P_m(x)$ 为零次多项式或 $\lambda = 0$ 时，$f(x)$ 分别退化为上述两种情况．

例 5-19 求方程

$$y'' - 2y' - 3y = 3x + 1$$

的通解．

解 易知特征根为

$$\lambda_1 = 3, \quad \lambda_2 = -1.$$

故 $\lambda = 0$ 不是特征根．设方程有特解

$$y^* = ax + b.$$

将 y^* 代入原方程，通过比较系数得到

$$a = -1, \quad b = \frac{1}{3}.$$

即方程的特解为

$$y^* = -x + \frac{1}{3}.$$

从而得到方程的通解

$$y = C_1 e^{3x} + C_2 e^{-x} - x + \frac{1}{3}.$$

2. $f(x) = e^{\alpha x}[P_m(x) \cos \beta x + P_n(x) \sin \beta x]$ 型

对于此类特解形式，这里直接给出结论．有关该问题的详细论述，请参阅相关书籍．

此类方程有如下形式的特解：

$$y^* = x^k e^{\alpha x}[Q_l(x) \cos \beta x + R_l(x) \sin \beta x],$$

其中，$l = \max\{m, n\}$，$Q_l(x)$ 和 $R_l(x)$ 均为 l 次多项式．k 取决于特征根的情况，具体如下：若 $\alpha \pm i\beta$ 不是特征根，则 $k = 0$；若 $\alpha \pm i\beta$ 是单根，则 $k = 1$．

例 5-20 求微分方程

$$y'' - 2y' + 5y = e^x \sin 2x$$

的通解．

解 易知 $\alpha = 1$，$\beta = 2$．故需要判断 $1+2i$ 是否为对应齐次线性微分方程的特征根．原方程的特征方程为

$$\lambda^2 - 2\lambda + 5 = 0,$$

该方程有一对共轭的复根

$$\lambda_{1,2} = 1 \pm 2i.$$

因此，可设特解为

$$y^* = xe^x(A\cos 2x + B\sin 2x).$$

将特解代入原方程，通过比较系数得到

$$A = -\frac{1}{4}, \quad B = 0.$$

于是，原方程的一个特解为

$$y^* = -\frac{1}{4}xe^x\cos 2x,$$

其对应的齐次线性微分方程的通解为

$$y = e^x(C_1\cos 2x + C_2\sin 2x).$$

因此，原方程的通解为

$$y = e^x(C_1\cos 2x + C_2\sin 2x) - \frac{1}{4}xe^x\cos 2x.$$

例 5-21 求方程

$$y'' + 4y' + 4y = \cos 2x$$

的通解.

解 首先判断 $\pm 2i$ 是否为特征根. 很明显，原方程的特征方程有一个二重根 $\lambda = -2$. 故其对应的齐次线性微分方程的特解为

$$y = (C_1 + C_2t)e^{-2t}.$$

设原方程的特解为

$$y^* = A\cos 2t + B\sin 2t,$$

将特解代入原方程，通过比较系数得到

$$A = 0, \quad B = \frac{1}{8}.$$

因此，原方程的通解为

$$y = (C_1 + C_2t)e^{-2t} + \frac{1}{8}\sin 2t.$$

第五节 微分方程在医学中的应用

数学已经渗透到几乎所有的学科，在人类生活的方方面面都展现出其魅力. 有效地利用数学模型来揭示医学中的数量关系，已成为当今医学研究的重要课题之一. 本节将介绍如何利用微分方程建立医学数学模型，展示微分方程与医学之间的密切联系. 由于本章所讨论的内容仅限于一元微分方程，因此下面仅列举几个一元微分方程模型，以飨读者.

一、药物动力学模型

药物进入机体后，在随血液到达各个器官和组织的过程中，广泛采用**房室模型**（compartment model）来研究药物在体内的吸收、分布、代谢和排泄等过程随时间的变化规律. 建立房室模型，揭示这些过程的定量关系，对于新药研制、剂量确定等药理学和临床医学的研究具有重要的指导意义. 这也是药物动力学研究的重要内容之一.

在药物动力学中，首先要建立房室模型. 所谓房室，是指机体内药物分布特征相似的

部分. 药物在血液中的浓度称为血药浓度. 通常假定血药浓度在一个房室内为某一常数, 在不同房室之间按照一定的规律进行转移. 下面分别介绍快速静脉注射、恒速静脉滴注和口服药物几种给药方式下的模型.

1. 快速静脉注射

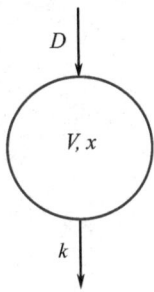

D

V, x

k

图 5-1

快速静脉注射通常采用一室模型来描述, 如图 5-1 所示. 该模型只有一个房室, 称为中心室, 设其体积为 V. 快速静脉注射是指将剂量为 D 的药物一次性瞬间注入中心室. 设 $x(t)$ 为 t 时刻中心室内的药量, k 为中心室内药量消减的速率, 其影响因素包括吸收、代谢等.

通常情况下, 中心室内药量消减的速率与体内当时的药量成正比. 因此, 快速静脉注射问题可转化为以下微分方程的初值问题:

$$\begin{cases} \dfrac{\mathrm{d}x}{\mathrm{d}t} = -kx, \\ x(0) = D. \end{cases} \tag{5-37}$$

方程 (5-37) 的解为

$$x(t) = D\mathrm{e}^{-kt}.$$

若用 $c(t)$ 表示 t 时刻的血药浓度, 则有

$$c(t) = \frac{x}{V},$$

于是有

$$c(t) = c_0 \mathrm{e}^{-kt},$$

其中, $c_0 = \dfrac{D}{V}$ 为初始血药浓度.

2. 恒速静脉滴注

恒速静脉滴注可描述为药物以恒定速率 k_0 注入中心室, 假定中心室的初值为零. 此时, 可以用以下初值问题来描述:

$$\begin{cases} \dfrac{\mathrm{d}x}{\mathrm{d}t} = k_0 - kx, \\ x(0) = 0. \end{cases}$$

该方程为一阶非齐次线性微分方程, 利用常数变易法求得其解为

$$x = \frac{k_0}{k}(1 - \mathrm{e}^{-kt}).$$

3. 口服药物

口服药物是指药物在服用后一次性进入胃肠道, 在此过程中, 可将胃肠道抽象为一个吸收室, 药物从吸收室逐步进入血液. 这样口服药物可被建模为吸收室与中心室相互作用的二室模型. 该模型涉及微分方程组, 本书不展开讨论.

上述药物动力学模型中存在一些未知的参数, 如 k 和 k_0 等, 这些参数的值通常是未知的, 也就是说, 实际上模型是不完整的. 只有当这些参数的值确定后, 模型才是完整的, 才能发挥作用. 那么, 如何确定这些参数的值? 这里涉及参数估计问题. 在获得大量

实验观测数据后，利用一定的数学或统计方法便可得到估计值，这就是参数估计的过程. 参数估计属于高等数学与数理统计中较深入的内容，这里暂不展开讨论.

二、肿瘤生长模型

医学家通过观察实验数据发现，在不同的生长环境中，肿瘤的生长方式是不同的. 肿瘤的生长速率与当前肿瘤的体积有关，有些肿瘤表现为线性生长，而有些则表现为指数生长. 因此，提出以下模型：

$$\frac{\mathrm{d}V}{\mathrm{d}t} = kV^b,$$

其中，V 是肿瘤体积；k 是一个比例系数；b 是表征肿瘤生长速率的参数，也称为形状参数.

这是一个可分离变量的微分方程.

当 $b = 1$ 时，得到

$$V = Ce^{kt}.$$

此时肿瘤的生长呈现指数规律.

当 $b \neq 1$ 时，得到

$$V^{1-b} = (1 - b)(kt + C).$$

我们关心肿瘤在 t_1 时刻至 t_2 时刻的增长情况. 令 $\Delta t = t_2 - t_1$，有

$$V_1^{1-b} = (1 - b)(kt_1 + C),$$
$$V_2^{1-b} = (1 - b)(kt_2 + C).$$

两式相减，得到

$$V_2^{1-b} - V_1^{1-b} = (1 - b)k\Delta t.$$

此式即为体积变化与时间变化的关系式.

三、在药物中毒急救中的应用

当发生药物中毒时，可以通过建立微分方程模型来模拟药物在胃肠道和血液系统中的分布与代谢过程，进而评估血药浓度是否达到危险水平，并据此采取相应的急救措施.

在药物中毒急救的微分方程建模中，通常假设整个血液系统中药物的分布是均匀的，并将血液系统看作一个房室，从而建立一室模型. 首先，需要确定药物的吸收率和排除率，这些数据可以通过查阅相关文献或药物说明书获得. 然后，通过建立微分方程模型，判断血药浓度是否达到危险水平. 该模型考虑了胃肠道中的药物向血液系统的转移率（或称血液系统的吸收率，简称吸收率）、血液系统中药物的排除率等因素. 通过求解模型，可以预测药物在体内的变化趋势，从而为临床及时采取适当的急救措施提供依据. 例如，通过口服活性炭来吸附药物，或者进行体外血液透析以降低血药浓度.

案例：两位家长带着孩子急匆匆来到医院急诊室，称两小时前孩子一次性误吞下 11 片用于治疗哮喘病的氨茶碱片，每片剂量为 100 mg，已出现呕吐、头晕等不良症状. 根据药品说明书，氨茶碱的每次推荐剂量成人为 100 ～ 200 mg，儿童为 2 ～ 3 mg/kg（按体重

$30 \sim 40 \, \text{kg}$ 估算，约为 $100 \, \text{mg}$). 过量服用可使血药浓度（单位血液容积中的药量）过高，当血药浓度达到 $0.1 \, \text{mg/mL}$ 时可能发生严重中毒，达到 $0.2 \, \text{mg/mL}$ 时甚至可能致死. 由于孩子服药发生在两小时前，药物已经从胃进入肠道，无法再用催吐的方法将其排出. 医生需要判断：孩子的血药浓度会不会达到 $0.1 \sim 0.2 \, \text{mg/mL}$；如果会达到，应采取怎样的紧急施救方案？

1. 问题分析

人体服用药物后，血药浓度与人体血液总量相关. 通常血液总量约为人体体重的 7% ～ 8%，即体重为 $50 \sim 60 \, \text{kg}$ 的成年人约有 $4\,000 \, \text{mL}$ 血液. 目测这个孩子的体重约为成年人的一半，可认为其血液总量约为 $2\,000 \, \text{mL}$.

血液系统对药物的吸收率和排除率可由药物的半衰期确定，根据药品说明书，氨茶碱的吸收半衰期约为 $5 \, \text{h}$，排除半衰期约为 $6 \, \text{h}$.

药物经口服后迅速进入胃肠道，再由胃肠道的外壁进入血液循环系统被血液吸收. 胃肠道中药物向血液系统的转移率，即血液系统的吸收率，一般与胃肠道中的药量成正比；而药物在被血液吸收的同时，又通过代谢作用由肾脏排出体外，排除率一般也与血液中的药量成正比. 假设整个血液系统中药物的分布是均匀的，即血药浓度是均匀的，则可将血液系统看作一个房室.

2. 模型假设

为了判断血液浓度是否会达到危险水平，需要找出胃肠道与血液系统中药量随时间变化的规律. 设胃肠道中的药量为 $x(t)$，血液系统中的药量为 $y(t)$，时间 t 以孩子误服药的时刻为起点（$t = 0$）. 根据上述分析，提出以下假设（见图 5-2）.

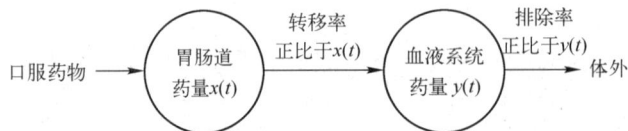

图 5-2　模型假设

（1）胃肠道中药物向血液系统的转移率与药量 $x(t)$ 成正比，比例系数记作 λ（大于 0）. 总剂量为 $1\,100 \, \text{mg}$ 的药物在 $t = 0$ 的瞬间进入胃肠道. （2）血液系统中药物的排除率与药量 $y(t)$ 成正比，比例系数记作 μ（大于 0），$t=0$ 时血液中无药物. （3）氨茶碱的吸收半衰期为 $5 \, \text{h}$，排除半衰期为 $6 \, \text{h}$. （4）孩子的血液总量为 $2\,000 \, \text{mL}$.

根据假设（1），胃肠道中的药量 $x(t)$ 的下降速率与 $x(t)$ 成正比（比例系数为 λ），总剂量为 $1\,100 \, \text{mg}$ 的药物在 $t=0$ 的瞬间进入胃肠道，得到如下模型：

$$\frac{\mathrm{d}x}{\mathrm{d}t} = -\lambda x, \quad x(0) = 1\,100.$$

求解得到 $x(t) = 1\,100\mathrm{e}^{-\lambda t}$，表示胃肠道中的药量 $x(t)$ 随时间单调减少并趋于零.

根据假设（2），血液系统中的药量 $y(t)$ 因吸收而增加的速率为 λx，因排除而减少的速率与 $y(t)$ 成正比（比例系数为 μ），$t=0$ 时血液中无药物，得到如下模型：

$$\frac{\mathrm{d}y}{\mathrm{d}t} = \lambda x - \mu y, \quad y(0) = 0.$$

$$\frac{dy}{dt} = \lambda x - \mu y = -\mu y + 1\,100\lambda e^{-\lambda t}, \quad y(0) = 0.$$

$$y(t) = \frac{1\,100\lambda}{\lambda - \mu}(e^{-\mu t} - e^{-\lambda t}).$$

根据假设（3），药物的吸收半衰期为 5 h，即 $x(5) = x(0)/2$，有 $1\,100 e^{-5t} = 1\,100/2$，得到

$$\lambda = (\ln 2)/5 = 0.138\,6(1/h).$$

药物的排除半衰期为 6 h，即有 $\dfrac{dy}{dt} = -\mu y$，若只考虑血液对药物的排除，设在某时刻 τ 有 $y(\tau) = a$，则 $y(t) = ae^{-\mu(t-\tau)}$，$t \geq \tau$. 再根据 $y(\tau + 6) = a/2$，可得 $\mu = (\ln 2)/6 = 0.115\,5(1/h)$，将比例系数 λ 和 μ 代入上述结果，得到

胃肠道中的药量：$x(t) = 1\,100 e^{-0.138\,6t}$；

血液系统中的药量：$y(t) = 6\,600(e^{-0.115\,5t} - e^{-0.138\,6t})$.

由此看出，血液系统中的药量 $y(t)$ 随时间先增后减并最终趋于零（见图 5-3）.

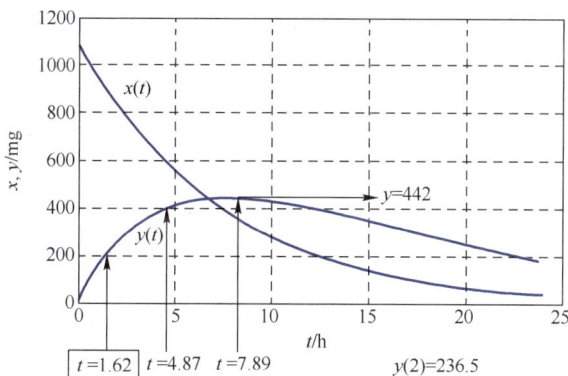

图 5-3　胃肠道中的药量 $x(t)$ 和血液系统中的药量 $y(t)$ 随时间的变化

3. 结果分析

根据假设（4），孩子的血液总量为 2 000 mL，当血药浓度达到 0.1 mg/mL 时，$y(t) = 200$ mg，此时将出现严重中毒症状. 当血药浓度达到 0.2 mg/mL 时，$y(t) = 400$ mg，可能致命.

由 $y(2) = 236.5$ mg 可知，在孩子被送至医院时已发生严重中毒，若不及时施救，预计在 $t = 4.87$ h 时，血液系统中的药量 $y(t)$ 将达到 400 mg.

4. 施救方案

临床上常用的紧急施救方法有口服活性炭、体外血液透析等. 通过口服活性炭来吸附药物，可使药物的排除率增至原来（人体自身）的 2 倍；通过体外血液透析可使药物排除率增至原来的 6 倍，但其安全性需由医生综合评估.

如果采用口服活性炭使药物排除率 μ 增至原来的 2 倍（0.231 0），并在孩子到达医院（$t = 2$）时便立即开始施救，设此时血液系统中的药量为 $z(t)$，$\lambda = 0.138\,6$（1/h）（不变），$\mu = 0.115\,5 \times 2 = 0.231\,0(1/h)$，则有

$$\frac{\mathrm{d}z}{\mathrm{d}t} = \lambda x - \mu z, \quad t \geqslant 2, \quad x = 1\,100\mathrm{e}^{-\lambda t}, \quad z(2) = 236.5.$$

上式仍为一阶线性微分方程，求解得

$$z(t) = 1\,650\mathrm{e}^{-0.138\,6t} - 1\,609.5\mathrm{e}^{-0.231\,0t}, \quad t \geqslant 2.$$

施救后血液系统中的药量 $z(t)$ 显著低于 $y(t)$，且最大值低于致命水平（见图 5-4）. 由图 5-4 可看出，当 $t = 5.26\,\mathrm{h}$（到达医院紧急施救后约 3.3 h）时，$z(t)$ 达到最大值 318 mg，仍远低于 $y(t)$ 的最大值和致命水平. 要使 $z(t)$ 在施救后立即下降，可算出 μ 至少应为 0.488 5(1/h). 若采用体外血液透析，μ 可增至 $0.115\,5 \times 6 = 0.693(1/h)$，血液系统中的药量下降更快. 临床上是否需要采取这种方法，应由医生综合考虑并征求患者家属意见后决定.

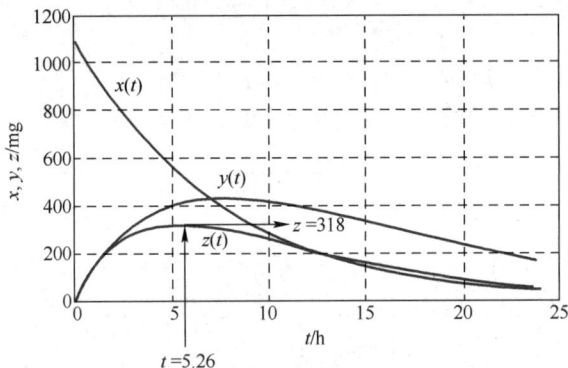

图 5-4　紧急施救后血液系统中的药量 $z(t)$ 随时间的变化

　　本案例以药物中毒急救为背景，研究了药物通过胃肠道向血液系统的转移，及其从血液系统的排除，"转移率和排除率与血药浓度成正比"是药物动力学中建立房室模型的基本假设. 假定整个血液系统的血药浓度均匀（用一个时间函数表示），从而建立最简单的一室模型，利用一阶微分方程即可求解.

习　题　五

1. 验证所给函数是否为所给定微分方程的解：

（1）$xy' - y - x^2 = 0$，$y = x^2$；

（2）$x'' + x = 0$，$x = C_1\sin t + C_2\cos t$；

（3）$xy' = 2y$，$y = 5x^2$；

（4）$(y')^2 - 2yy' - xy = 1$，$y = \sin 2x$；

（5）$y'' - 2y' + y = 0$，$y = x^2\mathrm{e}^x$；

（6）$(y')^2 + y^2 = 1$，$y = \sin(x + C)$.

2. 求下列微分方程的通解：

（1）$(xy^2 + x)\mathrm{d}x + (y - x^2 y)\mathrm{d}y = 0$；　　　　（2）$3y' - 5x^2 + 2x = 1$；

（3）$y' = \mathrm{e}^{5x-2y}$；　　　　　　　　　　　　　　（4）$y' - xy = 0$；

(5) $xy' - y - \sqrt{y^2 - x^2} = 0$;

(6) $x\mathrm{d}y = \sqrt{1 - y^2}\,\mathrm{d}x$;

(7) $(xy' - y)\cos^2\dfrac{y}{x} + x = 0$;

(8) $y'(\mathrm{e}^{x+y} + \mathrm{e}^y) = \mathrm{e}^{x+y} - \mathrm{e}^x$;

(9) $x^2 y' - \ln x = 0$;

(10) $(xy - y^2)\mathrm{d}x - (x^2 - 2xy)\mathrm{d}y = 0$.

3. 解下列一阶线性微分方程:

(1) $xy' + y = \mathrm{e}^x$;

(2) $y' - \dfrac{2}{x + 1}y = (x + 1)^3\cos x$;

(3) $y' + y\cos x = \mathrm{e}^{-\sin x}$;

(4) $(x^2 + 1)\dfrac{\mathrm{d}y}{\mathrm{d}x} + 2xy = 4x^2$;

(5) $(x - 2)y' = y + 2(x - 2)^3$;

(6) $y' - y\tan x = \sec x$.

4. 用降阶法求下列微分方程的通解:

(1) $y'' = x + \sin x$;

(2) $y'' = 1 + y'^2$;

(3) $y'' = y' + x$;

(4) $xy'' + y' = 0$;

(5) $y'' + y' = \mathrm{e}^x$;

(6) $yy'' - (y')^2 - y' = 0$;

(7) $y''' = y'' + 1$;

(8) $y^3 y'' - 1 = 0$.

5. 解以下初值问题:

(1) $\begin{cases} y' = ay(1 - \ln y), \\ y(0) = 1; \end{cases}$

(2) $\begin{cases} y' + y\cos x = \mathrm{e}^{-\sin x}, \\ y(0) = -1; \end{cases}$

(3) $\begin{cases} xy' - y + xy = x^3, \\ y(1) = 1; \end{cases}$

(4) $\begin{cases} y' + \dfrac{2 - 3x^2}{x^3}y = 1, \\ y(1) = 0. \end{cases}$

6. 解下列二阶常系数线性微分方程:

(1) $y'' - 3y' + 2y = 0$;

(2) $y'' + 6y' + 13y = 0$;

(3) $\begin{cases} 4y'' + 4y' + y = 0, \\ y(0) = 2, y'(0) = 0; \end{cases}$

(4) $\begin{cases} y'' - 2y' + 10y = 0, \\ y(0) = 1, y'(0) = 2; \end{cases}$

(5) $y'' - 5y' + 6y = 2\mathrm{e}^x$;

(6) $y'' - 4y' + 4y = x^3$;

(7) $\begin{cases} y'' + 4y + 3\sin 3x = 0, \\ y(\pi) = y'(\pi) = 1. \end{cases}$

7. 放射性碘 I^{131} 广泛应用于甲状腺机能的研究, I^{131} 的瞬时放射速率与它当时所存在的量成正比. 已知 I^{131} 的初始质量为 M_0, I^{131} 的半衰期为 $8\,\mathrm{d}$（天）, 则 $12\,\mathrm{d}$ 后 I^{131} 还剩多少?

第六章

概率论基础

拓展阅读

概率论——从确
定到随机

在自然界和人类实践活动中，观察到的现象可分为两大基本类型．一类是在一定条件下必然发生（或必然不发生）的现象，称为确定性现象或必然现象．例如，人一定会死亡．另一类现象，其发生（或不发生）是事前不确定的，即在相同条件下重复试验可能得到不同结果，这类现象称为偶然现象或随机现象．例如，抛一枚硬币，结果可能正面向上，也可能反面向上．"种瓜得瓜，种豆得豆"，反映了事物的必然性；而"一母生九子，九子各不同"，则反映事物的随机性．随机性和必然性是相伴而生的．人一定要死亡，但不知道什么时候死亡，即死亡是必然的，死亡的时刻是随机的．在随机事件中揭示其中的规律性，这就是概率论所要研究的主要内容．例如，抛一枚均匀的硬币，虽然每个面向上是随机的，但每个面向上的概率相等．

本章介绍概率论的基本内容，包括随机事件及其概率、随机变量及其概率分布、数字特征，并简要介绍大数定理．

第一节　随机事件及其概率

一、随机事件

为了研究随机现象的规律性，需要进行大量的观察、试验或实验，这些方法统称为**随机试验**（random experiment），简称试验．

随机试验有 3 个特点：

（1）能够在相同的条件下重复进行；

（2）试验的结果可能有多个，并且能够事先确定所有可能的试验结果；

（3）每进行一次试验之前，并不能确定哪个结果会出现．

随机试验的结果称为**随机事件**（random event），简称事件，通常用大写字母 A,B,C 等表示．

在随机试验中，每个可能的结果称为基本事件或**样本点**（sample point）. 事件就是由若干样本点组成的集合. 在每次试验中，当且仅当集合中的一个样本点出现时，称这一事件发生.

随机试验的所有可能结果是明确的，即所有的基本事件是明确的，由所有基本事件组成的集合称为**样本空间**（sample space），通常用 Ω 表示.

由于样本空间 Ω 包含了全体基本事件，即在任何一次试验中，Ω 必然会发生，因此称 Ω 为必然事件. 由于空集 $\varnothing$ 不包含任何基本事件，因此 $\varnothing$ 永远不可能发生，故称为不可能事件. 必然事件和不可能事件没有随机性，它们是确定性事件，但为了讨论方便，将它们视为随机事件的两种特殊情况.

例 6-1　投掷两枚硬币，基本事件有 4 个：$A = \{正面,正面\}$，$B = \{正面,反面\}$，$C = \{反面,正面\}$，$D = \{反面,反面\}$. 因此，样本空间为 $\Omega = \{A, B, C, D\}$.

例 6-2　从数字 $0,1,2,\cdots,9$ 中任取一个，有 10 种不同的结果

$$A_i = \{取到的数字是 i\}, \quad i = 0,1,2,\cdots,9.$$

即有 10 个基本事件，样本空间为 $\Omega = \{A_0, A_1, \cdots, A_9\}$. 事件"取得一个数是 3 的倍数"是由 A_0, A_3, A_6 和 A_9 组成的.

二、事件的关系和运算

事件是由若干样本点组成的集合，因此事件的关系和运算可以用集合的关系和运算来表示. 这为概率的计算提供了简洁方便的数学工具.

（1）事件的包含（implication of events）. 若事件 A 发生必然导致事件 B 发生，则称事件 B 包含事件 A（或称事件 A 包含于事件 B），记为 $B \supset A$ 或 $A \subset B$，如图 6-1（a）所示.

（2）事件相等（equivalence of events）. 若 $A \subset B$，且 $B \subset A$，则称事件 A 与事件 B 相等，记为 $A = B$.

（3）事件的交（intersection of events）. 事件 A 和事件 B 同时发生，称为事件 A 与事件 B 的交（或积），记为 $A \cap B$ 或 AB，如图 6-1（b）所示.

（4）事件的并（union of events）. 事件 A 和事件 B 至少有一个发生，称为事件 A 与事件 B 的并（或和），记为 $A \cup B$ 或 $A + B$，如图 6-1（c）所示.

（5）互不相容（互斥）事件（mutual exclusive events）. 若事件 A 和事件 B 不可能同时发生，即 $AB = \varnothing$，则称事件 A 和事件 B 为互不相容或互斥事件，如图 6-1（d）所示.

（6）对立（逆）事件（complementary event）. 若事件 A 和事件 B 必有一个发生，且仅有一个发生，即满足 $A \cup B = \Omega$ 和 $AB = \varnothing$，则称事件 A 和事件 B 为对立（互逆）事件，记为 $B = \overline{A}$ 或 $A = \overline{B}$，如图 6-1（e）所示.

（7）事件的差（subtraction events）. 事件 A 发生而事件 B 不发生，称为事件 A 与事件 B 的差，记为 $A - B$，如图 6-1（f）所示.

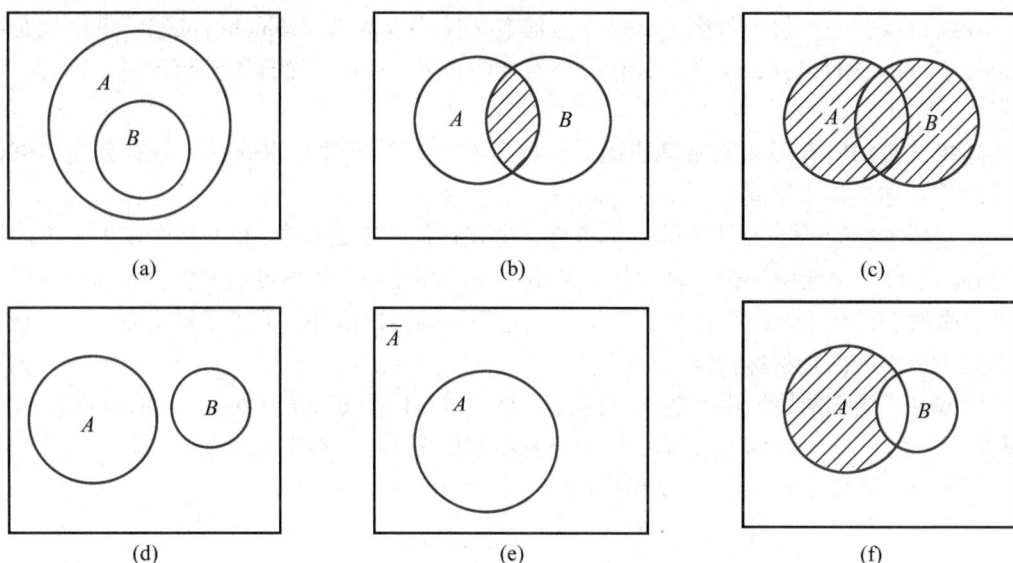

图 6-1

例 6-3　设 A，B 和 C 为 3 个事件，利用事件的关系和运算来表示以下事件.

(1) A 发生而 B 和 C 都不发生：$A\bar{B}\bar{C}$ 或 $A - B - C$；

(2) A 与 B 发生而 C 不发生：$AB\bar{C}$ 或 $AB - C$；

(3) 3 个事件都发生：ABC；

(4) 3 个事件恰好发生一个：$A\bar{B}\bar{C} \cup \bar{A}B\bar{C} \cup \bar{A}\bar{B}C$；

(5) 3 个事件刚好发生两个：$AB\bar{C} \cup A\bar{B}C \cup \bar{A}BC$；

(6) 3 个事件中至少发生一个：$A \cup B \cup C$；

(7) 3 个事件全不发生：$\bar{A}\bar{B}\bar{C}$ 或 $\overline{A \cup B \cup C}$；

(8) 3 个事件中至少有一个不发生：$\bar{A} \cup \bar{B} \cup \bar{C}$ 或 $\overline{ABC}$.

三、概率

对于一个随机试验，仅知道试验结果是不够的，更重要的是要知道每种试验结果出现的可能性. 对事件发生的可能性大小的度量称为概率，它不随人们的主观意志而改变. 那么，如何来确定事件的概率呢? 下面先引入概率的统计定义.

1. 概率的统计定义

定义 6-1　在相同条件下，进行 n 次独立重复试验，随机事件 A 出现了 m 次，则称比值 $\dfrac{m}{n}$ 为事件 A 的**频率**（frequency），记为

$$f_n(A) = \frac{m}{n}. \tag{6-1}$$

医学中通常说的发病率、死亡率等指的都是相应事件的频率. 显然，事件 A 的频率满足 $0 \leqslant f_n(A) \leqslant 1$. 从频率的定义可以看出，事件 A 的频率是一个与试验次数 n 相关的量. 试验次数不同则频率不同，这看起来似乎无规律性. 然而，通过大量试验观察发现，当试

验次数 n 充分大时，频率 $f_n(A)$ 呈现出稳定性，它总是在某一确定的常数附近摆动，这称为频率的稳定性．

例 6-4 掷一枚均匀的硬币，正面和反面出现的概率应该相等．当试验次数充分大时，出现正面的频率应为 50% 左右．为了验证这一结果，历史上多位数学家曾做过试验，结果如表 6-1 所示．

表 6-1

试 验 者	投 掷 次 数	正 面 数	频 率
DeMorgran	2 048	1 061	0.518 1
Buffon	4 040	2 048	0.505 9
Pearson	12 000	6 019	0.501 6
	24 000	12 012	0.500 5

从该试验可以看出，当试验次数不断增加时，频率越来越接近 0.5. 这种频率的稳定性是事件本身所固有的一种客观属性，实际上就是概率的统计定义．

定义 6-2 设在相同条件下重复进行 n 次试验，事件 A 出现 m 次，若当试验次数 n 充分大时，事件 A 的频率 $\dfrac{m}{n}$ 稳定在某一确定的常数 p 附近，则称 p 为事件 A 的**概率**（probability），记为

$$P(A) = p.$$

2. 概率的古典定义

定义 6-3 若随机试验有且仅有 n 个基本事件 $e_1, e_2, \cdots, e_n$，每个基本事件的出现都是等可能性的，即 $P(e_i) = \dfrac{1}{n}$, $i = 1, 2, \cdots, n$. 如果事件 B 包括了其中 m 个基本事件，则定义事件 B 的概率为

$$P(B) = \frac{m}{n}, \tag{6-2}$$

即事件包含的基本事件数除以基本事件总数．这就是概率的古典定义，又称为古典概型．

大量求解概率的实际问题可以看作古典概型的计算，它简单且直观，在概率论中占有重要地位．大多数古典概型的计算都需要用到排列组合的数学知识，读者应熟悉排列组合的基本知识．

例 6-5 瓶中装有 30 片药，其中 6 片已失效，从瓶中任取 5 片，求其中两片失效的概率．

解 定义事件 B 为"任取 5 片中有两片失效"．其基本事件的总数为 $n = C_{30}^5$，而事件 B 包含基本事件的个数为 $m = C_6^2 \times C_{24}^3$. 所以，事件 B 发生的概率为

$$P(B) = \frac{m}{n} \approx 0.213.$$

例 6-6 袋中装有一个白球和一个黑球，从中任取一球，取出后记下是白球还是黑球，再放回袋中，这种取球方式称为有放回的．共取 3 次，求下列情况下的概率：

（1）3 次都是白球；

（2）第一次是白球，后两次是黑球；

（3）有一次是白球，其余两次是黑球.

解 很明显，对于有放回的取球方式，每次取出时的情况都是一样的，都有两种可能. 故连续取 3 次，基本事件始终为 $2^3 = 8$，8 个基本事件可以清楚地写出来，即

$$e_1 = \{www\}, \quad e_2 = \{wwb\}, \quad e_3 = \{wbw\}, \quad e_4 = \{wbb\},$$
$$e_5 = \{bww\}, \quad e_6 = \{bwb\}, \quad e_7 = \{bbw\}, \quad e_8 = \{bbb\},$$

其中，w 表示白球，b 表示黑球.

（1）定义 A_1 为"3 次都是白球"，则

$$P(A_1) = \frac{1}{8}.$$

（2）定义 A_2 为"第一次是白球，后两次是黑球"，则

$$P(A_2) = \frac{1}{8}.$$

（3）定义 A_3 为"有一次是白球，其余两次是黑球"，则

$$P(A_3) = \frac{3}{8}.$$

第二节　概率的基本公式

为了计算复杂事件的概率，本节引入几个重要的计算公式.

一、概率的加法公式

定理6-1 设 A 和 B 是两个互不相容事件，则它们的和事件的概率等于各事件的概率和. 即，若 $AB = \varnothing$，则

$$P(A \cup B) = P(A) + P(B). \tag{6-3}$$

证 设在一次试验中，基本事件共有 n 个，事件 A 包含 m_1 个基本事件，事件 B 包含 m_2 个基本事件. 由于 $AB = \varnothing$，故事件 A 和事件 B 包含的基本事件是完全不同的，即 $A \cup B$ 的基本事件的总数为 $m_1 + m_2$. 于是

$$P(A \cup B) = \frac{m_1 + m_2}{n} \doteq \frac{m_1}{n} + \frac{m_2}{n} = P(A) + P(B).$$

定理 6-1 给出的公式即为加法公式，可以推广到有限个两两互不相容的事件，并得到以下推论.

推论1 n 个两两互不相容的事件 $A_1, A_2, \cdots, A_n$，它们的和事件的概率等于各事件的概率之和. 即

$$P(A_1 \cup A_2 \cup \cdots \cup A_n) = P(A_1) + P(A_2) + \cdots + P(A_n). \tag{6-4}$$

推论 2 相互对立的事件概率之和为 1. 即，对任意事件 A，有

$$P(A) + P(\overline{A}) = 1. \tag{6-5}$$

推论 3 若 $A \subset B$，则有 $P(B - A) = P(B) - P(A)$.

证 由于 $B = A \cup (B - A)$ 且有 $A \cap (B - A) = \varnothing$，根据定理 6-1 有

$$P(B) = P(A) + P(B - A),$$

即

$$P(B - A) = P(B) - P(A).$$

例 6-7 设 50 支针剂中有 3 支不合格品，现从中任取 4 支，求其中不合格品不少于 2 支的概率.

解 事件 A 表示"取出的 4 支中不合格品不少于 2 支"，事件 B 表示"取出的 4 支中不合格品为 2 支"，事件 C 表示"取出的 4 支中不合格品为 3 支"，则有

$$A = B \cup C.$$

又由于 $BC = \varnothing$，故

$$P(A) = P(B) + P(C) = \frac{C_3^2 \times C_{47}^2}{C_{50}^4} + \frac{C_3^3 \times C_{47}^1}{C_{50}^4} = 0.014\,3.$$

更一般的加法公式由以下定理给出.

定理 6-2 设 A 和 B 是两个任意事件，则

$$P(A \cup B) = P(A) + P(B) - P(AB). \tag{6-6}$$

证 $A \cup B = A \cup (B - A)$，由于 $A \cap (B - A) = \varnothing$，故

$$P(A \cup B) = P(A) + P(B - A).$$

又 $B - A = B - AB$，而 $AB \subset B$，所以有

$$P(B - A) = P(B) - P(AB).$$

于是

$$P(A \cup B) = P(A) + P(B) - P(AB).$$

例 6-8 袋中装有 2 个红球、3 个白球和 4 个黑球，从中每次任取一球，并放回，连续取两次，求取得的两球中无黑球或无红球的概率.

解 事件 A 表示"取得的两球中无红球"，事件 B 表示"取得的两球中无黑球"，则有

$$P(A \cup B) = P(A) + P(B) - P(AB) = \frac{7^2}{9^2} + \frac{5^2}{9^2} - \frac{3^2}{9^2} = \frac{65}{81}.$$

二、概率的乘法公式

例 6-9 某药检所从送检的 10 件检药品（其中有 3 件次品）中，采用不放回方式先后抽检了两件. 求

（1）第一次检出次品的概率；

（2）第一次检出次品后，第二次检出次品的概率；

（3）两次都检出次品的概率．

解　事件 A 表示"第一次检出次品"，事件 B 表示"第一次检出次品后，第二次又检出次品"，事件 C 表示"第二次检出次品"，则有

（1）$P(A) = \dfrac{3}{10}$；　（2）$P(B) = \dfrac{2}{9}$；　（3）$P(AC) = \dfrac{3}{10} \times \dfrac{2}{9} = \dfrac{1}{15}$.

问题（2）可看作在事件 A 发生的前提下，事件 C 发生的概率．此时的基本事件数为 9 而非 10．这种问题称为条件概率问题，即在某个事件发生的前提下，求另一个事件发生的概率．下面给出条件概率的定义．

定义 6-4　对于事件 A 和 B，若 $P(A) > 0$，则称

$$P(B \mid A) = \frac{P(AB)}{P(A)} \tag{6-7}$$

为在事件 A 发生的条件下事件 B 发生的**条件概率**（conditional probability）．

根据定义 6-4，例 6-9 中的问题（2）实际上就是求在事件 A 发生的条件下事件 C 发生的概率．

例 6-10　某工厂有职工 500 人，男女各半，男女职工中的非熟练工分别有 40 人和 10 人．现从该厂职工中任意选取一人，试问：

（1）该职工是非熟练工的概率是多少？

（2）若已知选出的是女职工，则她是非熟练工的概率是多少？

解　定义事件 A 为"选出的工人是非熟练工"，定义事件 B 为"选出的工人是女职工"．

问题（1）即为 $P(A) = \dfrac{50}{500} = 0.1$. 问题（2）即求在事件 B 的条件下事件 A 的概率：

$$P(A \mid B) = \frac{P(AB)}{P(B)}.$$

事件 AB 表示选出的是女非熟练工，故 $P(AB) = \dfrac{10}{500} = \dfrac{1}{50}$，而 $P(B) = 0.5$. 所以

$$P(A \mid B) = \frac{1}{25}.$$

根据条件概率的定义，对于事件 A 和事件 B，若 $P(A) > 0$，则有

$$P(AB) = P(B \mid A)P(A); \tag{6-8}$$

或者若 $P(B) > 0$，则有

$$P(AB) = P(A \mid B)P(B) \tag{6-9}$$

成立．称式（6-8）和式（6-9）为乘法公式．

概率的乘法公式可以推广到有限多个事件的情形，即

$$P(A_1 A_2 \cdots A_n) = P(A_1)P(A_2 \mid A_1)P(A_3 \mid A_1 A_2)\cdots P(A_n \mid A_1 A_2 \cdots A_{n-1}). \tag{6-10}$$

例 6-11　设 100 件产品中有 5 件是不合格品，用下列两种方法抽取 2 件，求 2 件都是合格品的概率：

（1）不放回顺序抽取；

（2）放回顺序抽取．

解　定义事件 A 为"第一次抽得合格品"，事件 B 为"第二次抽得合格品"．

（1）在不放回的情况下，有

$$P(A) = \frac{95}{100}, \quad P(B \mid A) = \frac{94}{99},$$

所以

$$P(AB) = P(A) \cdot P(B \mid A) \approx 0.902\,0.$$

（2）在有放回的情况下，有

$$P(A) = \frac{95}{100}, \quad P(B \mid A) = \frac{95}{100},$$

所以

$$P(AB) = P(A) \cdot P(B \mid A) = \frac{95}{100} \times \frac{95}{100} = 0.902\,5.$$

本例中，在有放回的情况下，第二次抽取时与第一次抽取时的条件完全相同，即第二次抽得合格品的概率为 $P(B) = \frac{95}{100}$. 也就是说，第二次抽得合格品的概率与第一次抽取情况无关，用概率表示为

$$P(B) = P(B \mid A).$$

即事件 A 的发生与否不影响事件 B 发生的概率. 这就是下面将要讨论的事件独立性.

三、事件独立性

定义 6-5　对于事件 A 和事件 B，如果
$$P(B \mid A) = P(B), \tag{6-11}$$
则称事件 A 和事件 B 是**相互独立的**（mutually independent）.

若事件 A 和事件 B 是相互独立的，根据乘法公式
$$P(A \mid B) = \frac{P(AB)}{P(B)} = \frac{P(A)P(B \mid A)}{P(B)} = \frac{P(A)P(B)}{P(B)} = P(A),$$
可以看出事件的独立性是相互的.

若事件 A 和事件 B 是相互独立的，则乘法公式有如下形式：
$$P(AB) = P(A)P(B \mid A) = P(A)P(B). \tag{6-12}$$
另外，若 $P(AB) = P(A)P(B)$，则
$$P(A \mid B) = \frac{P(AB)}{P(B)} = \frac{P(A)P(B)}{P(B)} = P(A).$$
即事件 A 和事件 B 是相互独立的. 由此得到以下定理.

定理 6-3　事件 A 和事件 B 是相互独立的，其充分必要条件是
$$P(AB) = P(A)P(B).$$
定理 6-3 也可以作为事件独立性的定义.

对于 n 个独立事件 $A_1, A_2, \cdots, A_n$，有
$$P(A_1 A_2 \cdots A_n) = P(A_1) P(A_2) \cdots P(A_n). \tag{6-13}$$
注意：定理 6-3 不是 n 个事件独立的充分必要条件.

例 6-12　根据表 6-2，考察色盲和耳聋两种疾病之间是否有联系.

表 6-2

疾　病	耳　聋	非　耳　聋	合　计
色　盲	0.000 4	0.079 6	0.080 0
非　色　盲	0.004 6	0.915 4	0.920 0
合　计	0.005 0	0.995 0	1.000 0

解　定义事件 A 为"耳聋"，事件 B 为"色盲"，由表中数据得到 $P(A) = 0.005\ 0$，$P(B) = 0.080\ 0$，$P(AB) = 0.000\ 4$. 因为

$$P(AB) = P(A)P(B),$$

所以可以认为耳聋和色盲没有关系，即它们是相互独立的.

例 6-13　甲乙两市均位于长江下游，根据近一百年气象观测数据可知，一年中甲市平均降雨的天数占全年天数的 20%，乙市占 18%，两地同时降雨的天数占 12%. 根据以上数据回答"甲市降雨和乙市降雨"是否有联系.

解　定义事件 A 为"甲市降雨"，事件 B 为"乙市降雨"，由条件可知
$P(A) = 0.2$，$P(B) = 0.18$，$P(AB) = 0.12$. 所以

$$P(AB) \neq P(A)P(B).$$

即认为甲市降雨和乙市降雨是有联系的，二者不是相互独立的.

在实际问题中，事件独立性可以通过实际意义来判断.

例 6-14　同时投掷两个骰子，求两个骰子同时是 6 点的概率.

解　根据实际情况，两个骰子出现的点数是相互独立的. 定义事件 A 为"第一个骰子是 6 点"，事件 B 为"第二个骰子是 6 点". 根据事件独立性，两个骰子同时是 6 点的概率为

$$P(AB) = P(A)P(B) = \frac{1}{36}.$$

四、全概率公式和贝叶斯公式

本节介绍两个在概率计算过程中非常重要的公式：**全概率公式**（total probability formula）和**贝叶斯公式**（Bayesian formula）.

例 6-15　在一次抽签试验中，有 10 个签，其中 2 个上签，8 个下签. 问第一个抽签的人和第二个抽签的人抽到上签的概率各为多少.

解　定义事件 A 为"第一次抽到上签"，定义事件 B 为"第二次抽到上签". 很明显

$$P(A) = 0.2.$$

在计算事件 B 的概率时，要考虑第一次抽签情况，需要分别考虑当第一次抽到上签和第一次抽到下签时，第二次抽到上签的概率. 根据加法原理有

$$P(B) = P(AB) + P(\bar{A}B) = P(A)P(B \mid A) + P(\bar{A})P(B \mid \bar{A})$$

$$= \frac{2}{10} \times \frac{1}{9} + \frac{8}{10} \times \frac{2}{9} = 0.2,$$

故先抽签者和后抽签者抽到上签的概率完全相等，这就是抽签公平性原理. 其中，计算

第二次抽到上签的概率涉及全概率公式. 在介绍全概率公式之前, 先给出集合划分的概念.

定义 6-6 对于集合 S, 若其一列非空子集 $\{A_1, A_2, \cdots, A_n\}$ 满足:

(1) $A_i A_j = \varnothing$, $i \neq j, i, j = 1, 2, \cdots, n$;

(2) $A_1 \cup A_2 \cup \cdots \cup A_n = S$.

则称 $\{A_1, A_2, \cdots, A_n\}$ 为集合 S 的一个划分.

定理 6-4（全概率公式） 设样本空间为 Ω, $\{A_1, A_2, \cdots, A_n\}$ 是 Ω 的一个划分, 且 $P(A_i) > 0$, $i = 1, 2, \cdots, n$, 则事件 B 发生的概率为

$$P(B) = \sum_{i=1}^{n} P(A_i) P(B \mid A_i). \tag{6-14}$$

证 由于

$$B = B\Omega = B(A_1 \cup A_2 \cup \cdots \cup A_n) = BA_1 \cup BA_2 \cup \cdots \cup BA_n,$$

且

$$BA_i \cap BA_j = \varnothing, \quad i \neq j,$$

所以

$$P(B) = \sum_{i=1}^{n} P(BA_i) = \sum_{i=1}^{n} P(A_i) P(B \mid A_i).$$

全概率公式就是把一个复杂事件分解成若干简单互不相容的事件, 利用概率可加性来计算给定事件的概率.

例 6-16 设药房的某种药品由 3 个不同的药厂生产. 其中, 50% 的药品由第一个药厂生产, 第二个药厂和第三个药厂生产的药品各占 25%. 已知第一个药厂和第二个药厂生产的药品中各有 2% 的次品, 第三个药厂生产的药品中有 4% 的次品. 现任意抽取一份药品, 问抽到次品的概率为多少.

解 定义事件 A_i 为 "药品来自第 i 个药厂" $(i = 1, 2, 3)$, 定义事件 B 为 "抽到的药品是次品". 由全概率公式有

$$P(B) = P(B \mid A_1) P(A_1) + P(B \mid A_2) P(A_2) + P(B \mid A_3) P(A_3)$$

$$= \frac{1}{2} \times \frac{2}{100} + \frac{1}{4} \times \frac{2}{100} + \frac{1}{4} \times \frac{4}{100} = 2.5\%.$$

在本例中, 如果已知抽到的药品是次品, 问该药品来自第二个药厂的可能性有多大. 这是一个推断问题, 有

$$P(A_2 \mid B) = \frac{P(A_2 B)}{P(B)} = \frac{P(A_2) P(B \mid A_2)}{\sum_{i=1}^{3} P(A_i) P(B \mid A_i)} = 0.2.$$

此即将要介绍的贝叶斯公式.

定理 6-5 设样本空间为 Ω, $\{A_1, A_2, \cdots, A_n\}$ 是 Ω 的一个划分, 且 $P(A_i) > 0, i = 1, 2, \cdots, n$, 对于事件 B, 有 $P(B) > 0$, 则在事件 B 发生的前提下, 事件 A_i 发生的概率为

$$P(A_i \mid B) = \frac{P(A_i) P(B \mid A_i)}{\sum_{j=1}^{n} P(A_j) P(B \mid A_j)}, \quad i = 1, 2, \cdots, n. \tag{6-15}$$

式（6-15）称为贝叶斯公式, 又称为逆概率公式.

证 由条件概率

$$P(A_i \mid B) = \frac{P(A_i B)}{P(B)}$$

及全概率公式

$$P(B) = \sum_{j=1}^{n} P(A_j) P(B \mid A_j)$$

有

$$P(A_i \mid B) = \frac{P(A_i B)}{P(B)} = \frac{P(A_i) P(B \mid A_i)}{\sum_{j=1}^{n} P(A_j) P(B \mid A_j)}.$$

在贝叶斯公式中，$P(A_i)$，$i = 1, 2, \cdots, n$，称为先验概率，它是导致某一结果发生的若干原因，在试验前就已经知道．若事件 B 发生了，这一信息将会改变对先验知识的认知，因此称 $P(A_i \mid B)$ 为后验概率，它是修正的先验概率．

例 6-17　已知男性中有 0.6% 是色盲患者，女性中有 0.2% 是色盲患者．从男女人数相等的人群中随机挑选一人，问：

（1）此人是色盲患者的概率为多少；

（2）已知挑选出来的人是色盲患者，此人是男性的概率为多少．

解　定义事件 A_1 为"选中男性"，事件 A_2 为"选中女性"，事件 B 为"选中色盲患者"．由题意知

$$P(A_1) = P(A_2) = 0.5, \quad P(B \mid A_1) = 0.006, \quad P(B \mid A_2) = 0.002.$$

问题（1）即求 $P(B)$，根据全概率公式，有

$$P(B) = P(A_1) P(B \mid A_1) + P(A_2) P(B \mid A_2) = 0.004.$$

问题（2）即求 $P(A_1 \mid B)$，根据贝叶斯公式，有

$$P(A_1 \mid B) = \frac{P(A_1) P(B \mid A_1)}{P(A_1) P(B \mid A_1) + P(A_2) P(B \mid A_2)} = \frac{0.003}{0.003 + 0.001} = \frac{3}{4}.$$

本例题综合运用了全概率公式和贝叶斯公式．注意体会：全概率公式是一个正过程，是求一个结果发生的概率；而贝叶斯公式是一个逆过程，是在结果已知的情况寻求诱导原因的概率．

第三节　随机变量及其概率分布

一、随机变量

通过建立随机试验的结果与实数的对应关系，便可以利用函数工具对随机试验及其概率进行研究．例如，投掷一枚硬币会出现正面和反面两个结果，定义变量 X，用 $X = 0$ 表示"反面"，用 $X = 1$ 表示"正面"，这样即用两个实数 0 和 1 表示了不同的结果．再

如，一个生化检查结果分为阳性和阴性，可用 $X = 0$ 表示"阴性"，用 $X = 1$ 表示"阳性"．上述两个例子都是用有限个值表示试验结果．有些试验结果还可以用实数区间来表示．例如，某车床加工某些零件的长度可以用某个实数区间来表示等．这种将样本空间的样本点与实数建立对应关系的数学对象，就是下面将要介绍的随机变量．

定义 6-7　设 E 为随机试验，其样本空间为 Ω，对于 Ω 中任意样本点 e，存在唯一的实数 $X(e)$ 与之对应，则称 $X(e)$ 为**随机变量**（random variable），简记为 X．

通常情况下，随机变量用大写英文字母表示，有时也用希腊字母 ξ，η 等表示．

随机试验的结果具有一定的随机性，相应地，随机变量的取值也具有一定的随机性．这正是随机变量与普通变量的本质区别．随机变量取值的随机性由其概率分布描述．

根据随机变量的取值情况，可将随机变量分为两类：**离散型随机变量**（discrete random variable）和**连续型随机变量**（continuous random variable）．当随机变量的取值为有限个或无穷可列个时，称为离散型随机变量．注意，无穷分为可列无穷和不可列无穷，这里暂不讨论．当随机变量的取值为某一区间或整个实数轴时，称为连续型随机变量．

上述对随机变量和连续型随机变量的定义在数学上都是不严格的．由于它的严格定义需要更多的数学知识，这里仅给出它们的描述性定义．

二、离散型随机变量及其概率分布

随机变量的特点在于其取值不是确定的，而是具有一定的概率性．因此，必须将随机变量的取值与其概率对应起来，才能完整描述一个随机变量．

定义 6-8　设离散型随机变量 X 的可能取值为 $x_1, x_2, \cdots, x_n, \cdots$，其取值概率为

$$P(X = x_i) = p_i \quad (i = 1, 2, \cdots, n, \cdots) \tag{6-16}$$

并且满足：

（1）$p_i \geq 0, i = 1, 2, \cdots$；

（2）$\sum_i p_i = 1$．

式（6-16）称为离散型随机变量 X 的**概率分布**（probability distribution）或**概率函数**（probability function）．

概率分布一般用表 6-3 所示的分布列形式表示．

表 6-3

$X = x_i$	x_1	x_2	x_3	$\cdots$	x_k	$\cdots$
$P(X = x_i) = p_i$	p_1	p_2	p_3	$\cdots$	p_k	$\cdots$

例 6-18　盒中有 2 个白球、3 个黑球，从中随机取出 3 个球，求取出白球的概率分布．

解　令 X 表示取出的 3 个球中白球的个数，由题意知 X 的可取值为 $0, 1, 2$，相应的概率分别为

$$P(X = 0) = \frac{C_2^0 \times C_3^3}{C_5^3} = 0.1, \quad P(X = 1) = \frac{C_2^1 \times C_3^2}{C_5^3} = 0.6, \quad P(X = 2) = \frac{C_2^2 \times C_3^1}{C_5^3} = 0.3.$$

写成分布列的形式，如表 6-4 所示.

表 6-4

$X = x_i$	0	1	2
$P(X = x_i) = p_i$	0.1	0.6	0.3

下面介绍几种常用的离散型随机变量的概率分布.

1. 两点分布

若随机试验只有两种结果，如药品检验为"合格"或"不合格"，则称此类试验为伯努利（Bernoulli）试验. 两种试验结果通常用 A 和 $\bar{A}$ 来表示，习惯上称事件 A 发生为成功，事件 $\bar{A}$ 发生为不成功. 将 A 与 1 对应，$\bar{A}$ 与 0 对应，即可得到两点分布.

定义 6-9 若随机变量 X 的分布为

$$P(X = 1) = p, \quad P(X = 0) = 1 - p,$$

则称 X 服从以 p 为参数的**两点分布**（two points distribution），或 0-1 分布.

2. 二项分布

在相同条件下独立重复进行 n 次伯努利试验，称为 n 重伯努利试验. 例如，连续抛掷一枚硬币 n 次. 设每次试验成功的概率为 p，不成功的概率为 $q = 1 - p$，则在 n 重伯努利试验中，成功 k 次的概率（记作 $p_n(k)$）为

$$p_n(k) = C_n^k \cdot p^k q^{n-k} = C_n^k \cdot p^k (1 - p)^{n-k}.$$

由此得到二项分布的定义.

定义 6-10 若随机变量 X 的概率分布为

$$P(X = k) = C_n^k \cdot p^k (1 - p)^{n-k}, \tag{6-17}$$

则称 X 为服从参数为 n，p 的**二项分布**（binomial distribution），记作 $X \sim B(n, p)$.

例 6-19 据报道，有 10% 的人对某药物有胃肠道反应，现任选 5 人服用此药，试求：

（1）出现胃肠道反应的人数的概率分布；

（2）不多于 2 人出现胃肠道反应的概率；

（3）出现人有胃肠道反应的概率.

解 令 X 表示出现胃肠道反应的人数，则 $X \sim B(5, 0.1)$，由此可得

（1）$P(X = k) = C_5^k \times 0.1^k \times 0.9^{5-k}$，$k = 0, 1, 2, 3, 4, 5$；

（2）$P(X \leq 2) = \sum_{k=0}^{2} P(X = k) = 0.99144$；

（3）$P(X \geq 1) = 1 - P(X = 0) = 0.40951$.

3. 泊松分布

定义 6-11 若随机变量 X 的概率分布为

$$P(X = k) = \frac{\lambda^k}{k!} e^{-\lambda} \quad (k = 0, 1, 2, \cdots), \tag{6-18}$$

则称 X 服从参数为 $\lambda(\lambda > 0)$ 的**泊松分布**（Poisson distribution），记作 $X \sim P(\lambda)$.

在实际问题中，很多随机变量可被视为服从泊松分布. 例如，显微镜下落在某区域内的某种生物的个数，罕见疾病的发病人数，公共汽车站的候车人数，某种由突变引起的遗传性疾病发病例数，护士站被呼叫次数等，都服从泊松分布.

二项分布的计算存在困难，法国数学家泊松证明了可以用泊松分布来逼近二项分布. 当 n 足够大，而 p 很小时，记 $\lambda = np$，则二项分布有如下极限关系：

$$\lim_{n \to \infty} C_n^k \cdot p^k (1-p)^{n-k} = \frac{\lambda^k}{k!} e^{-\lambda}.$$

即二项分布的计算可以用泊松分布来近似计算.

例 6-20 根据统计数据可知，新生儿染色体异常率为 1%，试求 100 名新生儿中染色体异常不少于 2 名的概率.

解 这是一个二项分布计算问题. 令 X 表示新生儿染色体异常的人数，则有
$$P(X \geq 2) = 1 - P(X < 2) = 1 - P(X = 0) - P(X = 1).$$
其中，$P(X = 0)$ 和 $P(X = 1)$ 不易计算，可以采用泊松分布来近似计算，令 $\lambda = np = 1$，则有

$$P(X = 0) \approx \frac{1^0}{0!} e^{-1} = 0.3679, \quad P(X = 1) \approx \frac{1^1}{1!} e^{-1} = 0.3679.$$

于是可以近似得到
$$P(X \geq 2) = 0.2642.$$

例 6-21 某医院急诊室在时间间隔 t 内接到急救电话的次数 X 服从参数为 t 的泊松分布，求：

（1）12:00—15:00 无急救电话的概率；

（2）12:00—17:00 至少接到 1 次急救电话的概率.

解（1）12:00—15:00，时间间隔为 3 小时，即在此时间段接到急救电话的次数服从参数为 3 的泊松分布，根据题意有
$$P(X = 0) = e^{-3} = 0.0498.$$

（2）12:00—17:00，时间间隔为 5 小时，即 $X \sim P(5)$，则有
$$P(X \geq 1) = 1 - P(X = 0) = 1 - \frac{5^0}{0!} e^{-5} = 1 - e^{-5} \approx 0.9933.$$

4. 几何分布

事件 A 表示试验成功，在 n 重伯努利试验中，首次成功（事件 A 发生）出现在第 k 次试验的概率记作 p_k. 要使首次成功出现在第 k 试验，满足前 $k-1$ 次试验均出现事件 $\bar{A}$，而第 k 次试验出现事件 A. 令随机变量 X 表示事件 A 首次出现所需的试验次数，每次试验成功的概率为 p，由试验的独立性得到
$$p_k = P(X = k) = p(1-p)^{k-1}, \quad k = 1, 2, \cdots.$$

定义 6-12 若随机变量 X 的概率分布为
$$P(X = k) = p(1-p)^{k-1}, \quad k = 1, 2, \cdots, \tag{6-19}$$
则称 X 服从参数为 p 的**几何分布**（geometric distribution）.

三、连续型随机变量及其概率密度

离散型随机变量关注随机变量在某个离散点集上的概率，而连续型随机变量则关注随机变量在某个区间上取值的概率，其在孤立的离散点上的概率为零.

定义 6-13　若存在非负函数 $f(x)$，随机变量 X 在任意区间 (a,b) 上的概率为

$$P(a < X < b) = \int_a^b f(x)\,\mathrm{d}x, \tag{6-20}$$

则称随机变量 X 为连续型随机变量，$f(x)$ 称为 X 的**概率密度函数**（probability density function），简称密度函数或概率密度.

若 X 为连续型随机变量，根据定义，X 在区间 $[a,b),(a,b]$ 和 $[a,b]$ 上的概率均相等. 且有

$$P(-\infty < X < \infty) = \int_{-\infty}^{\infty} f(x)\,\mathrm{d}x = 1. \tag{6-21}$$

根据概率密度函数的定义，求连续型随机变量在某个区间 (a,b) 上的概率，实际上就是求概率密度函数与 x 轴之间且位于实数 a 和 b 之间的面积，如图 6-2 所示.

例 6-22　设连续型随机变量 X 的概率密度函数为

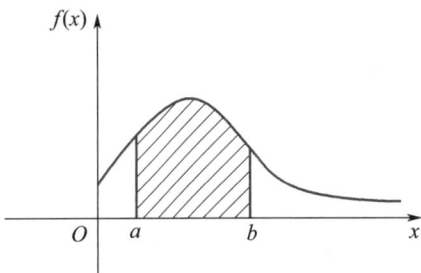

图 6-2

$$f(x) = \begin{cases} a\cos x, & x \in \left(-\dfrac{\pi}{2}, \dfrac{\pi}{2}\right), \\ 0, & x \notin \left(-\dfrac{\pi}{2}, \dfrac{\pi}{2}\right). \end{cases}$$

（1）求系数 a；

（2）求概率 $P\left(0 < X < \dfrac{\pi}{4}\right)$.

解　（1）由 $\int_{-\infty}^{\infty} f(x)\,\mathrm{d}x = 1$，得到

$$\int_{-\frac{\pi}{2}}^{\frac{\pi}{2}} a\cos x\,\mathrm{d}x = 2a = 1,$$

可知系数 $a = \dfrac{1}{2}$.

（2）由于 $a = \dfrac{1}{2}$，因此

$$P\left(0 < X < \frac{\pi}{4}\right) = \frac{1}{2}\int_0^{\frac{\pi}{4}} \cos x\,\mathrm{d}x = \frac{\sqrt{2}}{4}.$$

下面介绍几种常用的连续型随机变量.

1. 均匀分布

定义 6-14　设随机变量 X 在区间 $[a,b]$ 上取值，如果其概率密度函数（见图 6-3）为

$$f(x) = \begin{cases} \dfrac{1}{b-a}, & x \in [a,b], \\ 0, & x \notin [a,b], \end{cases} \tag{6-22}$$

则称 X 服从区间 $[a,b]$ 上的**均匀分布**（uniform distribution），记作 $X \sim U[a,b]$.

对任意实数 $x \in [a,b]$，若 $a \leqslant x < x + \Delta x \leqslant b$，则随机变量 X 位于区间 $[x, x + \Delta x]$ 内的概率为

$$P(x \leqslant X \leqslant x + \Delta x) = \int_x^{x+\Delta x} \frac{1}{b-a} \mathrm{d}x = \frac{\Delta x}{b-a}.$$

$$(6-23)$$

即随机变量 X 位于区间 $[x, x + \Delta x]$ 内的概率仅与区间长度 Δx 有关. 也就是说，随机变量 X 落在区间 $[a,b]$ 内任意等长的子区间内的概率相等，这也正是均匀分布的含义.

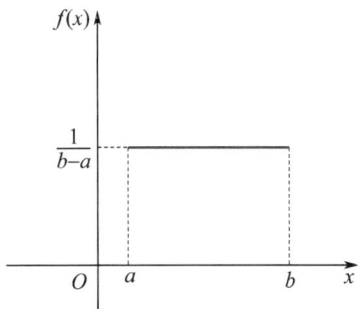

图 6-3

例 6-23　某公交车站每 10 分钟有一辆公交车通过，一位乘客对于公交车通过该站的时间完全不知道，他在任意时刻到达车站的可能性均等，试求他到达车站 3 分钟内能乘上公交车的概率.

解　设该乘客候车时间为 X，且 $0 \leqslant X \leqslant 10$，$X$ 在区间 $[0,10]$ 上服从均匀分布，因此其概率密度函数为

$$f(x) = \begin{cases} \dfrac{1}{10}, & 0 \leqslant x \leqslant 10, \\ 0, & 其他, \end{cases}$$

所求概率为

$$P(X \leqslant 3) = \int_0^3 \frac{1}{10} \mathrm{d}x = \frac{3}{10}.$$

2. 指数分布

定义 6-15　如果随机变量 X 的概率密度函数（见图 6-4）为

$$f(x) = \begin{cases} \lambda \mathrm{e}^{-\lambda x}, & x \geqslant 0, \\ 0, & x < 0, \end{cases} \qquad (6-24)$$

其中 $\lambda > 0$，则称 X 服从参数为 λ 的**指数分布**（exponential distribution）.

指数分布常用于描述寿命问题，如元件或设备的寿命、癌症患者术后存活期等.

例 6-24　某种试剂的有效成分会随时间而衰减，当有效成分衰减到某规定的量时被视为无效，这段时间称为有效期（单位：月）. 有效期是一个随机变量，记作 X，它服从参数为 λ 的指数分布.

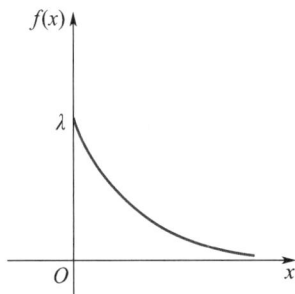

图 6-4

（1）若从一批产品中抽样，测定有 50% 的样品有效期大于 34 个月，求参数 λ 的值；

（2）若一件产品出厂 12 个月后仍有效，求再过 12 个月后仍有效的概率.

解　（1）该问题即在给定的条件下求参数 λ 的值，根据题意有

$$P(X > 34) = 0.5.$$

而

$$P(X > 34) = \int_{34}^{\infty} \lambda \mathrm{e}^{-\lambda x} \mathrm{d}x = \mathrm{e}^{-34\lambda},$$

故

$$e^{-34\lambda} = 0.5.$$

求得

$$\lambda \approx 0.02.$$

（2）此问题即求 $P(X > 24 \mid X > 12)$. 定义事件 A 为 " $X > 24$", 事件 B 为 " $X > 12$", 很明显 $A \subset B$. 故

$$P(X > 24 \mid X > 12) = P(A \mid B) = \frac{P(AB)}{P(B)} = \frac{P(A)}{P(B)}$$

$$= \frac{e^{-24\lambda}}{e^{-12\lambda}} = e^{-12\lambda} = e^{-0.24} \approx 0.787.$$

3. 正态分布

定义 6-16 如果随机变量 X 的概率密度函数（见图 6-5）为

$$f(x) = \frac{1}{\sigma \sqrt{2\pi}} e^{-\frac{(x-\mu)^2}{2\sigma^2}}, \quad -\infty < x < \infty, \tag{6-25}$$

则称 X 服从参数为 μ 和 σ 的**正态分布**（normal distribution），记作 $X \sim N(\mu, \sigma^2)$.

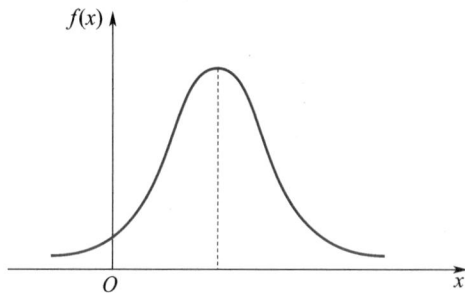

图 6-5

正态分布是概率论中最重要的连续型概率分布，在自然界和社会现象中广泛存在，典型应用包括测量误差，人体特征（如身高、体重）生化指标（如胆固醇含量）等.

从正态分布概率密度函数的图像可以看出，函数曲线是关于 $x = \mu$ 对称的，且在 $x = \mu$ 时取得最大值. 由对称性可知，对任意实数 a，满足

$$P(X > \mu + a) = P(X < \mu - a).$$

另外，正态分布概率密度函数在 $x = \mu \pm \sigma$ 处有两个拐点.

特别地，当 $\mu = 0, \sigma = 1$ 时的正态分布称为**标准正态分布**（standard normal distribution），标准正态分布的概率密度函数为

$$\varphi(x) = \frac{1}{\sqrt{2\pi}} e^{-\frac{x^2}{2}}, \quad -\infty < x < \infty. \tag{6-26}$$

下面分析参数 μ 和 σ 对正态分布概率密度函数曲线的影响. （1）μ 的影响（σ 固定）：曲线的形态保持不变，当 μ 变化时，曲线沿 x 轴平移 [见图 6-6 (a)]; （2）σ 的影响（μ 固定）：曲线的中心位置保持不变，当 σ 变化时，曲线的形态发生变化. 具体而言，当 μ 固定时，σ 越小，σ 对函数值的变化越敏感，概率密度函数 $\varphi(x)$ 的最大值

越大，分布越集中（曲线"高而瘦"）；相反，σ 越大，分布越分散（曲线"矮而胖"）[见图 6-6（b）].

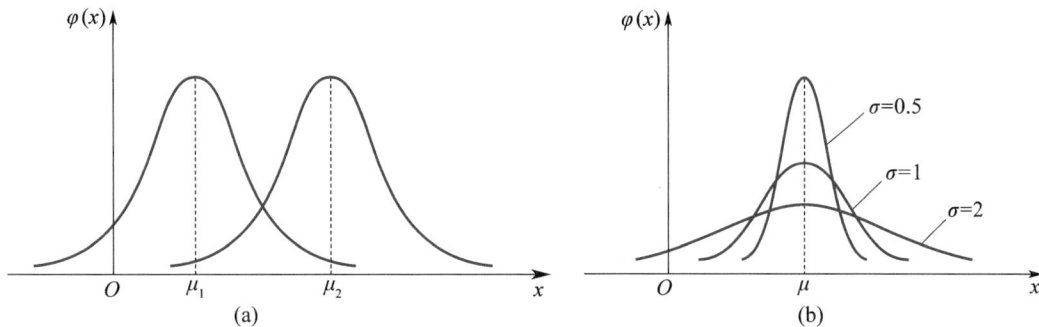

图 6-6

四、随机变量的分布函数

定义 6-17　设 X 为随机变量，对任意实数 x，定义函数

$$F(x) = P(X \leq x),\qquad(6-27)$$

则 $F(x)$ 称为 X 的**分布函数**（distribution function）.

分布函数具有以下性质：

（1）$0 \leq F(x) \leq 1$；

（2）$\lim\limits_{x \to -\infty} F(x) = 0$，$\lim\limits_{x \to +\infty} F(x) = 1$；

（3）当 $x_1 < x_2$ 时，有 $F(x_1) \leq F(x_2)$，即函数是不减的；

（4）对任意实数 $x_1, x_2(x_1 < x_2)$，有

$$P(x_1 < X \leq x_2) = P(X \leq x_2) - P(X \leq x_1) = F(x_2) - F(x_1).$$

由性质（4）可以看出，已知 X 的分布函数，即可计算 X 在任意区间 $(x_1, x_2]$ 内取值的概率. 从这个意义上说，分布函数完整地描述了随机变量的统计规律性. 而分布函数作为普通函数，使我们能够用数学分析的方法来研究随机变量.

对于离散型随机变量，只要将其概率密度函数累加起来，即可得到分布函数

$$F(x) = P(X \leq x) = \sum_{x_k \leq x} P(X = x_k) = \sum_{x_k \leq x} p_k,\qquad(6-28)$$

其中，x_k 为随机变量 X 的取值. 这是一个阶梯函数.

对于连续型随机变量，有

$$F(x) = P(X \leq x) = \int_{-\infty}^{x} f(t)\,\mathrm{d}t,\qquad(6-29)$$

其中，$f(x)$ 是 X 的概率密度函数.

例 6-25　随机变量 X 的分布列如表 6-5 所示，写出它的分布函数.

表 6-5

$X = x_i$	0	1	2
$P(X = x_i) = p_i$	0.1	0.6	0.3

解　当 $x < 0$ 时，$F(x) = \sum\limits_{x_k \leqslant x} p_k = 0$；

当 $0 \leqslant x < 1$ 时，$F(x) = \sum\limits_{x_k \leqslant x} p_k = P(X = 0) = 0.1$；

当 $1 \leqslant x < 2$ 时，$F(x) = \sum\limits_{x_k \leqslant x} p_k = P(X = 0) + P(X = 1) = 0.1 + 0.6 = 0.7$；

当 $x \geqslant 2$ 时，$F(x) = \sum\limits_{x_k \leqslant x} p_k = P(X = 0) + P(X = 1) + P(X = 2) = 1$.

故随机变量 X 的分布函数为

$$F(x) = \begin{cases} 0, & x < 0, \\ 0.1, & 0 \leqslant x < 1, \\ 0.7, & 1 \leqslant x < 2, \\ 1, & x \geqslant 2. \end{cases}$$

例 6-26　设随机变量 X 的概率密度函数为

$$f(x) = \begin{cases} 2x, & x \in [0,1], \\ 0, & x \notin [0,1], \end{cases}$$

求 X 的分布函数，并通过分布函数求概率 $P\left(X \leqslant \dfrac{1}{2}\right)$ 和 $P\left(\dfrac{1}{3} < X \leqslant \dfrac{1}{2}\right)$.

解　由分布函数的定义

$$F(x) = P(X \leqslant x) = \int_{-\infty}^{x} f(t)\,\mathrm{d}t.$$

当 $x \leqslant 0$ 时，$F(x) = 0$；

当 $0 < x < 1$ 时，$F(x) = \int_0^x 2t\,\mathrm{d}t = x^2$；

当 $x \geqslant 1$ 时，$F(x) = \int_0^1 2t\,\mathrm{d}t = 1$.

故随机变量 X 的分布函数为

$$F(x) = \begin{cases} 0, & x \leqslant 0, \\ x^2, & 0 < x < 1, \\ 1, & x \geqslant 1. \end{cases}$$

由分布函数可求任意区间上的概率，有

$$P\left(X \leqslant \frac{1}{2}\right) = F\left(\frac{1}{2}\right) = \frac{1}{4}, \quad P\left(\frac{1}{3} < X \leqslant \frac{1}{2}\right) = F\left(\frac{1}{2}\right) - F\left(\frac{1}{3}\right) = \frac{5}{36}.$$

下面给出服从均匀分布、指数分布和正态分布的随机变量的分布函数.

1. 均匀分布

若随机变量 $X \sim U[a,b]$，其密度函数为

$$f(x) = \begin{cases} \dfrac{1}{b-a}, & x \in [a,b], \\ 0, & x \notin [a,b]. \end{cases}$$

当 $x < a$ 时，$F(x) = P(X \leqslant a) = 0$；

当 $a \leqslant x \leqslant b$ 时，$F(x) = P(X \leqslant x) = \dfrac{x-a}{b-a}$；

当 $x > b$ 时, $F(x) = 1$. 故分布函数 (见图 6-7) 为

$$F(x) = \begin{cases} 0, & x < a, \\ \dfrac{x-a}{b-a}, & a \leqslant x \leqslant b, \\ 1, & x > b. \end{cases} \tag{6-30}$$

2. 指数分布

若随机变量 X 服从参数为 λ 的指数分布, 即它的密度函数为

$$f(x) = \begin{cases} \lambda e^{-\lambda x}, & x \geqslant 0, \\ 0, & x < 0. \end{cases}$$

当 $x < 0$ 时, $F(x) = 0$; 当 $x \geqslant 0$ 时, $F(x) = \displaystyle\int_0^x \lambda e^{-\lambda x} dx = 1 - e^{-\lambda x}$. 故分布函数 (见图 6-8) 为

$$F(x) = \begin{cases} 1 - e^{-\lambda x}, & x \geqslant 0, \\ 0, & x < 0. \end{cases} \tag{6-31}$$

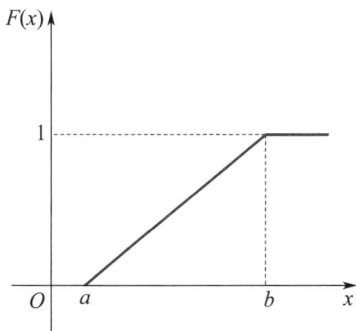

图 6-7

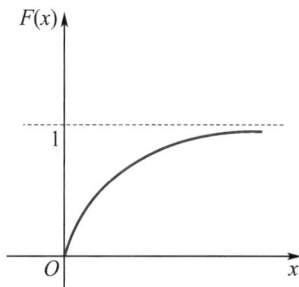

图 6-8

3. 正态分布

若随机变量 $X \sim N(\mu, \sigma^2)$, 其分布函数为

$$F(x) = \frac{1}{\sigma\sqrt{2\pi}} \int_{-\infty}^x e^{-\frac{(t-\mu)^2}{2\sigma^2}} dt,$$

如图 6-9 所示.

标准正态分布的分布函数通常记作 $\Phi(x)$, 有

$$\Phi(x) = \int_{-\infty}^x \varphi(t) dt = \frac{1}{\sqrt{2\pi}} \int_{-\infty}^x e^{-\frac{t^2}{2}} dt.$$

其值可通过标准正态分布表 (见附表 2) 查询.

正态分布概率密度函数 $f(x)$ 的图形关于直线 $x = \mu$ 对称.
特别地, 当随机变量 $X \sim N(0,1)$ 时,

$$\Phi(-x) = P(X \leqslant -x) = P(X \geqslant x) = 1 - P(X < x) = 1 - \Phi(x)$$

即

$$\Phi(-x) = 1 - \Phi(x),$$

如图 6-10 所示.

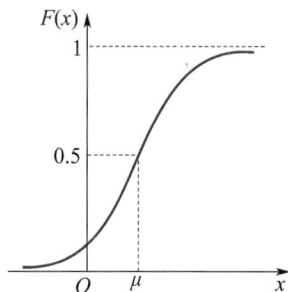

图 6-9

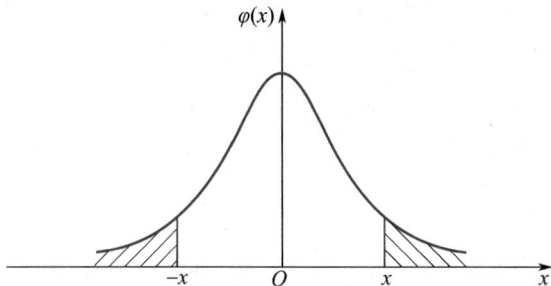

图 6-10

例 6-27 设 $X \sim N(0,1)$，查标准正态分布表，求 $P(X < 1.23)$，$P(X > 1.23)$ 和 $P(|X| > 1.23)$．

解 （1）查附表 2 可知，$\mu = 1.23$ 对应的概率为 0.890 7，故 $P(X < 1.23) = 0.890 7$；

（2）因为 $P(X > 1.23) = 1 - P(X < 1.23)$，故 $P(X > 1.23) = 1 - 0.890 7 = 0.109 3$；

（3）$P(|X| > 1.23) = P(X < -1.23) + P(X > 1.23) = 2P(X > 1.23) = 0.218 6$．

若随机变量 X 服从标准正态分布，其概率值可通过查标准正态分布表得到．而当 X 服从任意参数的正态分布时，可通过线性变换将其转化为服从标准正态分布的随机变量，从而利用标准正态分布表计算概率．

若随机变量 $X \sim N(\mu, \sigma^2)$，其分布函数为

$$F(x) = \frac{1}{\sigma \sqrt{2\pi}} \int_{-\infty}^{x} \mathrm{e}^{-\frac{(t-\mu)^2}{2\sigma^2}} \mathrm{d}t,$$

作变量代换

$$s = \frac{t - \mu}{\sigma},$$

将其代入 $F(x)$ 中，得到

$$F(x) = \frac{1}{\sigma \sqrt{2\pi}} \int_{-\infty}^{\frac{x-\mu}{\sigma}} \mathrm{e}^{-\frac{s^2}{2}} \sigma \mathrm{d}s = \frac{1}{\sqrt{2\pi}} \int_{-\infty}^{\frac{x-\mu}{\sigma}} \mathrm{e}^{-\frac{s^2}{2}} \mathrm{d}s = \Phi\left(\frac{x - \mu}{\sigma}\right).$$

也就是说，当 $X \sim N(\mu, \sigma^2)$ 时，随机变量 $Y = \dfrac{X - \mu}{\sigma}$ 服从标准正态分布，这一变换称为随机变量的标准化．对任意区间有

$$P(x_1 < X < x_2) = F(x_2) - F(x_1) = \Phi\left(\frac{x_2 - \mu}{\sigma}\right) - \Phi\left(\frac{x_1 - \mu}{\sigma}\right).$$

例 6-28 设随机变量 $X \sim N(\mu, \sigma^2)$．

（1）求 $P(|X - \mu| \leqslant \sigma)$；

（2）求 $P(|X - \mu| \leqslant 2\sigma)$，$P(|X - \mu| \leqslant 3\sigma)$；

（3）记 $P\left(\dfrac{X - \mu}{\sigma} > u_\alpha\right) = \alpha$，当 $\alpha = 0.05$ 时，求 $u_{0.05}$ 的值．

解 （1）$P(|X - \mu| \leqslant \sigma) = P(\mu - \sigma \leqslant X \leqslant \mu + \sigma) = \Phi\left(\dfrac{\mu + \sigma - \mu}{\sigma}\right) - \Phi\left(\dfrac{\mu - \sigma - \mu}{\sigma}\right)$

$$= \Phi(1) - \Phi(-1) = 2\Phi(1) - 1 = 0.682 6.$$

（2）$P(|X - \mu| \leqslant 2\sigma) = P(\mu - 2\sigma \leqslant X \leqslant \mu + 2\sigma) = \Phi\left(\dfrac{\mu + 2\sigma - \mu}{\sigma}\right) - \Phi\left(\dfrac{\mu - 2\sigma - \mu}{\sigma}\right)$

$$= \Phi(2) - \Phi(-2) = 2\Phi(2) - 1 = 0.954\,4.$$

同理可得　　　　　　　　　　$P(|X - \mu| \leqslant 3\sigma) = 0.997\,4,$

而

$$P(|X - \mu| > 3\sigma) = 1 - P(|X - \mu| \leqslant 3\sigma) = 1 - 0.997\,4 = 0.002\,6.$$

可见 X 落在 $(\mu - 3\sigma, \mu + 3\sigma)$ 之外的概率很小. 这就是所谓的 "3σ" 原则.

（3）$P\left(\dfrac{X - \mu}{\sigma} > u_\alpha\right) = P(X > \mu + u_\alpha\sigma) = 1 - F(\mu + u_\alpha\sigma) = 1 - \Phi\left(\dfrac{\mu + u_\alpha\sigma - \mu}{\sigma}\right)$

$$= 1 - \Phi(u_\alpha) = \alpha.$$

已知 $\alpha = 0.05$，有 $\Phi(u_{0.05}) = \Phi(u_{\frac{0.10}{2}})$，查 $\alpha = 0.10$ 的标准正态分布表（见附表2），得 $u_{0.05} = 1.64$，这表示服从标准正态分布的随机变量 X 位于区间 $(1.64, +\infty)$ 的概率为5%.

正态分布应用广泛，大量实践经验与理论分析表明，许多医药学指标（如人体的某些正常生理值）可被看作或近似看作正态分布.

⚙ 第四节　随机变量的数字特征

前面介绍的随机变量的概率分布函数或密度函数能够完整地描述随机变量的分布规律. 但是，在许多实际问题中，它们不易确定，或者只对随机变量的某些特征（如平均值）感兴趣. 这些特征即为本节将要介绍的数字特征. 所谓数字特征，就是刻画随机变量分布特征的某些指标. 最常用的两个数字特征是数学期望和方差.

一、数学期望

1. 数学期望的概念

先看一个例子，有甲、乙两个射手，他们的射击情况如表6-6所示.

表6-6

射　手	甲			乙		
击中环数	8	9	10	8	9	10
概　率	0.3	0.1	0.6	0.2	0.5	0.3

试问哪个射手的技术好.

从甲、乙射手的分布列并不能迅速地回答这个问题. 这说明分布列虽然完整地给出了随机变量的所有信息，但却不能集中有效地反映某些特征. 在该问题中，我们认为平均射中的环数大的技术好. 接下来计算他们的平均击中环数.

甲：$8 \times 0.3 + 9 \times 0.1 + 10 \times 0.6 = 9.3$；

乙：$8 \times 0.2 + 9 \times 0.5 + 10 \times 0.3 = 9.1$.

从平均意义上看，甲射手每枪击中 9.3 环，乙射手每枪击中 9.1 环，因此认为甲射手的技术比乙射手好.

由此例引出数学期望的定义.

定义 6-18　设离散型随机变量 X 的分布律为 $P(X = x_k) = p_k$，$k = 1, 2, \cdots$，如果级数 $\sum\limits_{k=1}^{\infty} |x_k| p_k$ 收敛，则称级数 $\sum\limits_{k=1}^{\infty} x_k p_k$ 的和为随机变量 X 的**数学期望**（mathematical expectation）或均值，记作 $E(X)$.

定义 6-19　设连续型随机变量 X 的密度函数为 $f(x)$，如果广义积分 $\int_{-\infty}^{+\infty} |x| f(x) \,\mathrm{d}x$ 收敛，则称该积分值 $\int_{-\infty}^{+\infty} x f(x) \,\mathrm{d}x$ 为随机变量 X 的数学期望，记作 $E(X)$.

2. 常用分布的数学期望

1）两点分布

若随机变量 X 服从参数为 p 的两点分布，即 $P(X = 1) = p$，$P(X = 0) = 1 - p$，根据定义有 $E(X) = p$.

2）二项分布

若随机变量 X 服从二项分布 $B(n, p)$，则

$$
\begin{aligned}
E(X) &= \sum_{k=0}^{n} k p_n(k) = \sum_{k=1}^{n} k \mathrm{C}_n^k p^k q^{n-k} = \sum_{k=1}^{n} k \frac{n!}{k!(n-k)!} p^k q^{n-k} \\
&= np \sum_{k=1}^{n} \frac{(n-1)!}{(k-1)![(n-1)-(k-1)]!} p^{k-1} q^{(n-1)-(k-1)} \\
&= np \sum_{k=1}^{n} \mathrm{C}_{n-1}^{k-1} p^{k-1} q^{(n-1)-(k-1)} = np \sum_{k=0}^{n-1} \mathrm{C}_{n-1}^{k-1} p^k q^{(n-1)-k} \\
&= np(p+q)^{n-1} = np.
\end{aligned}
$$

其中，$q = 1 - p$.

3）泊松分布

若随机变量 X 服从泊松分布 $P(\lambda)$，则

$$
\begin{aligned}
E(X) &= \sum_{k=0}^{\infty} k P(X = k) = \sum_{k=1}^{\infty} k \frac{\lambda^k \mathrm{e}^{-\lambda}}{k!} \\
&= \lambda \mathrm{e}^{-\lambda} \sum_{k=1}^{\infty} \frac{\lambda^{k-1}}{(k-1)!} = \lambda \mathrm{e}^{-\lambda} \sum_{k=0}^{\infty} \frac{\lambda^k}{k!} \\
&= \lambda \mathrm{e}^{-\lambda} \mathrm{e}^{\lambda} = \lambda.
\end{aligned}
$$

4）均匀分布

若随机变量 X 服从均匀分布 $U[a, b]$，则

$$
E(X) = \int_{-\infty}^{\infty} x f(x) \,\mathrm{d}x = \int_b^a \frac{x}{b-a} \,\mathrm{d}x = \frac{a+b}{2}.
$$

5）指数分布

若随机变量 X 服从参数为 λ 的指数分布，则

$$
E(X) = \int_{-\infty}^{\infty} x f(x) \,\mathrm{d}x = \int_0^{\infty} x \lambda \mathrm{e}^{-\lambda x} \,\mathrm{d}x = \frac{1}{\lambda}.
$$

6) 正态分布

若随机变量 X 服从正态分布 $N(\mu, \sigma^2)$，则

$$E(X) = \int_{-\infty}^{\infty} xf(x)\,\mathrm{d}x = \int_{-\infty}^{\infty} x \frac{1}{\sigma\sqrt{2\pi}} \mathrm{e}^{-(x-\mu)^2/2\sigma^2}\mathrm{d}x$$

$$= \int_{-\infty}^{\infty} \frac{1}{\sqrt{2\pi}} (\mu + \sigma t)\mathrm{e}^{-\frac{t^2}{2}}\mathrm{d}t = \frac{\mu}{\sqrt{2\pi}}\int_{-\infty}^{\infty} \mathrm{e}^{-\frac{t^2}{2}}\mathrm{d}t + \frac{\sigma}{\sqrt{2\pi}}\int_{-\infty}^{\infty} t\mathrm{e}^{-\frac{t^2}{2}}\mathrm{d}t$$

$$= \mu.$$

3. 数学期望的性质

设 X，Y 为随机变量，a，b，c 为常数，由数学期望的定义容易证明下述结论：

(1) $E(c) = c$；

(2) $E(aX) = aE(X)$；

(3) $E(X + b) = E(X) + b$；

(4) $E(X \pm Y) = E(X) \pm E(Y)$；

(5) 若 X 与 Y 是相互独立的，则 $E(XY) = E(X)E(Y)$.

例 6-29 某实验室给每名学生发 1 只小白鼠用于实验，若实验不成功可发第 2 只，最多发 3 只. 每次实验成功的概率为 0.6.

(1) 求每名学生使用小白鼠数 X 的概率分布；

(2) 若 100 名学生做该项实验，问实验室平均应准备多少只小白鼠.

解 (1) 根据题意，有

$$P(X = 1) = 0.6, \quad P(X = 2) = 0.4 \times 0.6 = 0.24, \quad P(X = 3) = 0.4 \times 0.4 = 0.16.$$

(2) 此问即求随机变量 X 的数学期望，有

$$E(X) = 1 \times 0.6 + 2 \times 0.24 + 3 \times 0.16 = 1.56.$$

即平均每名学生使用 1.56 只小白鼠，因此 100 名学生应准备 156 只小白鼠.

二、方差

1. 方差的概念

在本节开始的例子中，若问两个射手的技术稳定性如何，很明显，甲射手的技术不如乙射手稳定. 为了描述这种稳定性，需要引入一个新的概念——方差.

定义 6-20 对于随机变量 X，若 $E[X - E(X)]^2$ 存在，则称其为 X 的**方差**（variance），记作 $D(X)$，称 $\sqrt{D(X)}$ 为 X 的标准差.

可以看出，方差描述了随机变量 X 的取值与其数学期望 $E(X)$ 的偏离程度.

由数学期望的性质有

$$D(X) = E[X - E(X)]^2 = E[X^2 - 2X \cdot EX + E^2(X)]$$
$$= E(X^2) - 2E^2(X) + E^2(X) = E(X^2) - E^2(X).$$

若 $D(X)$ 较大，则 X 取值较分散；反之，若 $D(X)$ 较小则 X 取值集中在 $E(X)$ 附近.

2. 常用分布的方差

1) 两点分布

若随机变量 X 服从参数为 p 的两点分布，则

$$E(X^2) = 1^2 \cdot p = p.$$
$$D(X) = E(X^2) - E^2(X) = p - p^2 = p(1 - p) = pq,$$

其中，$q = 1 - p.$

2) 二项分布

若随机变量 X 服从二项分布 $B(n, p)$，则

$$E(X^2) = \sum_{k=0}^{n} k^2 p_n(k) = \sum_{k=1}^{n} k^2 C_n^k p^k q^{n-k} = np \sum_{k=1}^{n} k C_{n-1}^{k-1} p^{k-1} q^{n-k}$$

$$= np \sum_{k=0}^{n-1} (k+1) C_{n-1}^k p^k q^{n-1-k} = np \sum_{k=0}^{n-1} k C_{n-1}^k p^k q^{n-1-k} + np$$

$$= np \cdot (n-1)p + np = n^2 p^2 - np^2 + np = n^2 p^2 + npq.$$
$$D(X) = E(X^2) - E^2(X) = n^2 p^2 + npq - n^2 p^2 = npq.$$

其中，$q = 1 - p.$

3) 泊松分布

若随机变量 X 服从泊松分布 $P(\lambda)$，则

$$E(X^2) = \sum_{k=0}^{\infty} k^2 P(X=k) = \sum_{k=1}^{\infty} k^2 \frac{\lambda^k e^{-\lambda}}{k!} = \sum_{k=1}^{\infty} k \frac{\lambda^k e^{-\lambda}}{(k-1)!}$$

$$= \sum_{k=0}^{\infty} (k+1) \frac{\lambda^{k+1} e^{-\lambda}}{k!} = \lambda \sum_{k=0}^{\infty} (k+1) \frac{\lambda^k e^{-\lambda}}{k!} = \lambda^2 + \lambda.$$

$$D(X) = E(X^2) - E^2(X) = \lambda^2 + \lambda - \lambda^2 = \lambda.$$

4) 均匀分布

若随机变量 X 服从均匀分布 $U[a, b]$，则

$$E(X^2) = \int_{-\infty}^{\infty} x^2 f(x) \, dx = \int_a^b \frac{x^2}{b-a} \, dx = \frac{a^2 + ab + b^2}{3}.$$

$$D(X) = E(X^2) - E^2(X) = \frac{a^2 + ab + b^2}{3} - \left(\frac{a+b}{2}\right)^2 = \frac{(b-a)^2}{12}.$$

5) 指数分布

若随机变量 X 服从参数为 λ 的指数分布，则

$$E(X^2) = \int_{-\infty}^{\infty} x^2 f(x) \, dx = \int_0^{\infty} x^2 \lambda e^{-\lambda x} \, dx = \frac{2}{\lambda^2}.$$

$$D(X) = E(X^2) - E^2(X) = \frac{2}{\lambda^2} - \frac{1}{\lambda^2} = \frac{1}{\lambda^2}.$$

6) 正态分布

若随机变量 X 服从正态分布 $N(\mu, \sigma^2)$，则

$$D(X) = \int_{-\infty}^{\infty} (x - \mu)^2 f(x) \, dx = \frac{1}{\sigma \sqrt{2\pi}} \int_{-\infty}^{\infty} (x - \mu)^2 e^{-\frac{(x-\mu)^2}{2\sigma^2}} \, dx$$

$$= \frac{\sigma^2}{\sqrt{2\pi}} \int_{-\infty}^{\infty} t^2 e^{-\frac{t^2}{2}} \, dt = \frac{\sigma^2}{\sqrt{2\pi}} \left(- t e^{-\frac{t^2}{2}} \Big|_{-\infty}^{\infty} + \int_{-\infty}^{\infty} e^{-\frac{t^2}{2}} \, dt \right) = \sigma^2.$$

3. 方差的性质

（1）$D(c) = 0$，其中 c 为常数；

（2）$D(cX) = c^2 D(X)$；

（3）$D(X + b) = D(X)$；

（4）若 X 和 Y 是相互独立的，则 $D(X + Y) = D(X) + D(Y)$.

例 6-30　在同样条件下，用两种方法测定一容器内的细菌数量（单位：万个），分别用两个随机变量 X 和 Y 表示，大量的测定结果分布如表 6-7 所示，试比较两种方法的优劣.

表 6-7

细菌数量/万个	48	49	50	51	52
方法 1 概率	0.1	0.1	0.6	0.1	0.1
方法 2 概率	0.2	0.2	0.2	0.2	0.2

解　根据表 6-7 可计算得

$$E(X) = E(Y) = 50.$$

即两种测定方法得到的数学期望是相同的.

但是，经计算得

$$D(X) = 1, \quad D(Y) = 2.$$

由此可知方法 1 测量的数据稳定性更好，即方法 1 优于方法 2.

第五节　大数定律和中心极限定理

大数定律和中心极限定理是概率论和数理统计的重要基础，在理论研究和实际应用中都非常重要.

通过长期实践观察，人们总结出随机现象的核心规律，即一个随机事件发生的频率围绕某一固定值波动，这种规律被称为"频率稳定性". 对此，需要用**大数定理**（law of large number）来解释.

一、大数定律

定理 6-6（伯努利大数定律）　设 u_n 为 n 次独立重复试验中事件 A 发生的次数，p 为事件 A 在每次试验中出现的概率，则对任意 ε（$\varepsilon > 0$）有

$$\lim_{n \to \infty} P\left\{ \left| \frac{u_n}{n} - p \right| < \varepsilon \right\} = 1. \tag{6-32}$$

定理 6-7（切比雪夫大数定律）　设随机变量 $X_1, X_2, \cdots, X_n$ 相互独立且服从同一分布，它们具有相同的有限数学期望 μ 和方差，令

$$\overline{X} = \frac{1}{n} \sum_{k=1}^{n} X_k,$$

则对任意 $\varepsilon\ (\varepsilon > 0)$，有

$$\lim_{n \to \infty} P\{|\overline{X} - \mu| < \varepsilon\} = 1. \tag{6-33}$$

伯努利大数定理描述随机事件频率的稳定性，当试验次数 n 充分大时，随机事件发生的频率可以作为其概率的估计. 而切比雪夫大数定理描述独立同分布的多个随机变量均值的稳定性，当试验次数 n 充分大时，随机变量取算术平均后可以作为数学期望的估计.

二、中心极限定理

切比雪夫大数定理描述了一列独立同分布随机变量均值的稳定性，而**中心极限定理**（central limit theorem）则描述一列独立同分布随机变量和的分布情况.

定理 6-8 设随机变量 $X_1, X_2, \cdots, X_n$ 为独立同分布的随机变量，且

$$E(X_i) = \mu, \quad D(X_i) = \sigma^2, \quad i = 1, 2, \cdots, n,$$

则对任意 x 有

$$\lim_{n \to \infty} P\left(\frac{1}{\sigma \sqrt{n}} \sum_{k=1}^{n} (X_k - \mu) \leqslant x \right) = \int_{-\infty}^{x} \frac{1}{\sqrt{2\pi}} e^{-\frac{t^2}{2}} dt. \tag{6-34}$$

令随机变量

$$Y = \frac{1}{n} \sum_{i=1}^{n} X_i,$$

由于 $X_1, X_2, \cdots, X_n$ 为独立同分布的随机变量，根据数学期望和方差的性质，得到

$$E(Y) = \frac{1}{n} \sum_{i=1}^{n} E(X_i) = \mu, \quad D(Y) = \frac{1}{n^2} \sum_{i=1}^{n} D(X_i) = \frac{\sigma^2}{n}.$$

作随机变量 Y 的代换

$$\frac{Y - \mu}{\sqrt{\sigma^2/n}} = \frac{\frac{1}{n} \sum_{i=1}^{n} X_i - \mu}{\sigma/\sqrt{n}} = \frac{\sum_{i=1}^{n} X_i - n\mu}{\sigma\sqrt{n}} = \frac{\sum_{i=1}^{n} (X_i - \mu)}{\sigma\sqrt{n}},$$

定理 6-8 表明，当 n 充分大时，随机变量 $\dfrac{Y - \mu}{\sqrt{\sigma^2/n}}$ 近似服从标准正态分布，即 $\sum_{i=1}^{n} X_i$ 近似服从正态分布. 定理 6-8 亦表明，若一个随机变量可以表示为大量独立随机变量的和，其中每个随机变量对于总和仅起微小作用，则可认为该随机变量的分布近似为正态分布. 该定理是分析大样本的重要工具.

下面考虑一种具体情况. 在定理 6-8 中，一列独立同分布的随机变量 $X_1, X_2, \cdots, X_n$ 服从参数为 p 的两点分布，均值 $E(X_i) = p$，方差 $D(X_i) = p(1-p)$. 令 $\xi = \sum_{i=1}^{n} X_i$，则它服从二项分布 $B(n,p)$. 根据上述讨论，推导出以下定理.

定理 6-9 设随机变量 $\xi \sim B(n,p)$，则对任意 x 都有

$$\lim_{n \to \infty} P\left(\frac{\xi - np}{\sqrt{np(1-p)}} \leqslant x \right) = \int_{-\infty}^{x} \frac{1}{\sqrt{2\pi}} e^{-\frac{t^2}{2}} dt. \tag{6-35}$$

定理 6-9 表明，当 n 较大时，二项分布可以用正态分布来近似计算.

例 6-31　某种疾病的患病率为 $p = 0.005$，现对 10 000 人进行检查，试求出患病人数在区间 $[45, 55]$ 内的概率.

解　设患病人数为 X，X 服从二项分布 $B(10\,000, 0.005)$，所求的概率为

$$P(45 \leqslant X \leqslant 55).$$

又 $np = 50$，$npq = 49.75$，由定理 6-9 得

$$P(45 \leqslant X \leqslant 55) = P(X \leqslant 55) - P(X \leqslant 44)$$
$$= \Phi\left(\frac{55 - 50}{\sqrt{49.75}}\right) - \Phi\left(\frac{44 - 50}{\sqrt{49.75}}\right)$$
$$\approx \Phi(0.709) - \Phi(-0.851).$$

查附表 2 可求得相应概率.

第六节　概率论在医学中的应用

随着科技的发展，医学研究所产生的数据量日益庞大，这些数据涵盖了患者的病历资料、检查结果、药物试验记录等. 为了更好地分析这些数据，医学研究需要借助数学与概率统计的方法来进行数据处理和解释. 概率论作为医学统计学的理论基础，在基础医学、临床检验、临床医学、药物研发等领域发挥重要作用. 下面介绍几个概率论知识在医学中的典型应用.

一、数学期望与"混检"

"混检"（混合样本检测）最早由美国哈佛大学统计学家、政治经济学家 Robert Dorfman 于 20 世纪 40 年代提出. 该方法通过将样本集中起来进行检测，显著提升了大规模检测的效率和能力，可在成本有限的情况下达到最优效果. Dorfman 最初将此方法用于对大规模人群进行梅毒、HIV、丙肝病毒等病原体的筛查，并在随后的多年中不断进行改进.

"混检"的核心要义是将数个样本合并为一个样本池，进行一轮检测，若检测结果均为阴性，则无须复测，判定样本池内所有样本均为阴性；若检测结果为阳性，则对样本池内所有样本进行第二轮单独复测. 此方法中，样本池的混合数量须经过谨慎评估.

案例：在人群中普查某种疾病，需要抽检 N 个人的样本，可采用以下两种方法. ①单独检测法：对每个人的样本单独进行检测，共需要 N 次检测. ②"混检"法：按 k 个人一组进行分组，将这 k 个人的样本混合在一起进行检测. 若混合样本检测结果为阴性，则说明这 k 个人的样本均为阴性，仅需 1 次检测；若检测结果为阳性，则需对这 k 个人的样本再次单独检测，总共进行 $k + 1$ 次检测. 假设每个人检测结果为阳性的概率为 p，且各次检测结果相互独立. 试说明：当 p 较小时，选择适当的 k 值，采用第②种"混检"法可以减少检测的总次数，并计算 k 取何值时最合适.

每个人检测结果为阴性的概率为 $q = 1 - p$，因此 k 个人一组的混合样本检测结果为阴

性的概率为 q^k，为阳性的概率为 $1 - q^k$. 设以 k 个人为一组时，组内每个人检测的次数 X 是随机变量，其分布律如下：

X	$1/k$	$1+1/k$
p_k	q^k	$1 - q^k$

随机变量 X 的数学期望 $E(X) = \dfrac{1}{k} q^k + \left(1 + \dfrac{1}{k}\right)(1 - q^k) = 1 - q^k + \dfrac{1}{k}$.

N 个人需检测的平均次数为 $N\left(1 - q^k + \dfrac{1}{k}\right)$.

由此可知，只要适当选择 k 值，使得 $L = 1 - q^k + \dfrac{1}{k} < 1$，则 N 个人所需检测的平均次数小于 N（第①种方法的总次数）. 当 p 固定时，选取 k 使得 L 小于 1 且达到最小值，即可得到最优的分组方案.

例如，抽检 10 000 个人的样本，检测呈阳性的概率为 1%，即 $p = 0.01$，当 $k = 10$ 时，有 $L = 0.195\ 6$. 即采用第②种方法时，平均仅需 1 956 次检测，可减少约 80% 的工作量.

按 L 的最小值算法计算，可得 $k = 11$，此时 $L = 0.195\ 5$，此即为算法上的最优分组解.

在实际医学检验中，决策者需要仔细权衡群体规模的增加、检测灵敏度、检测成本、流行病学现状、操作时间及复杂汇集期间污染风险升级之间的关系. 如何对样本池策略（样本的混合数量）进行评估和优化，需要结合实际医学背景知识进行谨慎评估. 无论是简单的"混检"法，还是更为复杂的样本池策略，这些方法都被证实可以在很大程度上提高检测能力和效率.

二、后验概率与检验阳性

在医学检验工作中，对某类疾病（如肝癌）进行普查或筛选时，要注意区分 $P($患病 | 阳性结果$)$ 与 $P($阳性结果 | 患病$)$ 两个概念，不要因为出现"阳性结果"而误以为"确诊患病"，从而造成心理负担. 通过将后验概率的概念延伸至贝叶斯公式的应用，可以得知：在低发病率疾病的普查中，一次检测为阳性者，实际患病概率往往低于预期. 可进一步复查，并结合其他项目检查及临床表现进行诊断.

癌症的早期发现、及时治疗是关键. 在肝癌的普查和诊断中，甲胎蛋白免疫检测法（AFP 法）是一种常用检测方法. 根据临床记录：癌症患者实施此项检测，结果是阳性的概率为 0.98；非癌症患者实施此项检测，结果是阴性的概率为 0.96. 某地区开展肝癌普查工作，若该地区肝癌的发病率为 0.000 5，采用 AFP 法检测，结果为阳性者患肝癌的概率是多少？

定义事件 A 为"肝癌患者"，事件 B 为"检测结果为阳性"，则肝癌的发病率 $P(A) = 0.000\ 5$，AFP 法的真阳性率 $P(B \mid A) = 0.98$，真阴性率 $P(\bar{B} \mid \bar{A}) = 0.96$，假阳性率 $P(B \mid \bar{A}) = 0.04$，现需求解 $P(A \mid B)$ 的结果. 由贝叶斯公式有

$$P(A \mid B) = \frac{P(A)P(B \mid A)}{P(A)P(B \mid A) + P(\bar{A})P(B \mid \bar{A})} = \frac{0.000\ 5 \times 0.98}{0.000\ 5 \times 0.98 + 0.999\ 5 \times 0.04} = 0.012\ 1.$$

即 AFP 法检测结果为阳性，实际患肝癌的概率仅为 1.21%，这并不是令人心惊胆战的结果，因为检测结果有很大可能是错误的.

1. 解读医学检测结果

采用 AFP 法进行肝癌普查时，虽然癌症患者的阳性检出率（真阳性率）和非癌症患者的阴性检出率（真阴性率）都很高，但用阳性结果判断为癌症患者的正确率（阳性预测值）却很低，为什么会出现这种情况？

假设某地区受检人群有 20 万人，肝癌的发病率为 0.000 5，则该人群中预计肝癌患者为 100 人. 检测结果为阳性者合计 8 094 人，其中实际患癌者为 98 人，因此，P(患癌 | 阳性) = 98/8 094 = 0.012 1.

检 测 结 果	阳　　　性	阴　　　性	总　　　计
实际患癌	98	2	100
实际未患癌	7 996	191 904	199 900
合　　计	8 094	191 906	200 000

因此，如果首次检测结果为阳性，医生不宜仅根据一次检测结果做出诊断结论；受检者无须过度紧张，但也应予以重视，进一步就诊复查.

2. 此种检测方法是否仍有效

贝叶斯公式的一个关键特征是，某事件的概率会随着新信息的获取而不断修正，这就是后验概率. 在本例中，肝癌的发病率 $P(A)$ = 0.000 5 为先验概率，而当得检测结果为阳性（新信息）时，$P(A$ | 阳性) = 0.012 1 即为后验概率.

在首次检测为阳性的人群中，肝癌的发病率为 0.012 1，即 $P(A)$ = 0.012 1 为后验概率. 对此人群再次进行独立 AFP 法检测（复查），记 B_k 为"前 k 次检测结果均为阳性"，可做出下一步判断：

$$P(A \mid B_2) = \frac{P(A)P(B_2 \mid A)}{P(A)P(B_2 \mid A) + P(\overline{A})P(B_2 \mid \overline{A})} = \frac{0.012\ 1 \times 0.98}{0.012\ 1 \times 0.98 + 0.987\ 9 \times 0.04} = 0.230\ 8$$

即两次 AFP 法检测均为阳性，患肝癌的概率为 23.08%，此值不够大，仍不足以下结论. 进一步做第三次检查：

$$P(A \mid B_3) = \frac{P(A)P(B_3 \mid A)}{P(A)P(B_3 \mid A) + P(\overline{A})P(B_3 \mid \overline{A})} = \frac{0.230\ 8 \times 0.98}{0.230\ 8 \times 0.98 + 0.769\ 2 \times 0.04} = 0.880\ 3$$

由此可见，若 3 次检测均为阳性，则患肝癌的可能性就相当大了. 这就解释了低发病率疾病的筛查需要复查的原因. 对受检者是否患肝癌的认识，最先只有模糊的信息：先验概率 $P(A)$ = 0.000 5；在出现阳性结果的新信息后，重新加以修正，得到后验概率：$P(A \mid B_1)$ = 0.012 1，$P(A \mid B_2)$ = 0.230 8，$P(A \mid B_3)$ = 0.880 3. 基于后验概率的认知，诊断的准确性会大大提高. 在日常生活中，我们可以根据实际获取的新信息不断优化、更新对事件发生可能性的判断，从而做出更符合实际、更合理的决策.

上述讨论仅针对普通人群筛查情况. 在临床实践中，医生会根据患者的临床表现并结合其他辅助检查结果，综合分析做出判断.

三、中心极限定理与药物疗效

任何一种新药从研发到上市，都要经过严格的试验和评估．下面从概率论角度对药物疗效相关问题进行简要分析．

为了研究一种新药治疗某种疾病是否有效（该疾病患者自然痊愈率为 0.25），研究人员开展了临床试验，抽取服用该新药的患者共 100 名，观察其疗效．对新药疗效的评估策略：若痊愈的患者不少于 75 名，则判定此新药有效；否则认为无效．讨论以下情形：

① 虽然新药有效，痊愈率已提高到 80%，但仍被判定为无效的概率；

② 新药无效，但被判定为有效的概率．

设痊愈患者人数为 X，按新药疗效的评估策略，若被判定为无效，则有 $X < 75$；若被判定为有效，则有 $X \geqslant 75$．

分析情形①：如果新药痊愈率为 80%，则随机变量 $X \sim B(100, 0.8)$．

$E(X) = np = 80$，$D(X) = npq = 16$，由中心极限定理得

$$P(X < 75) = P\left(\frac{X - 80}{\sqrt{16}} < \frac{75 - 80}{\sqrt{16}}\right) = \Phi(-1.25) = 1 - \Phi(1.25) = 0.1056.$$

即虽然新药有效，痊愈率提高到 80%，却仍被判定为无效的概率为 10.56%．

分析情形②：如果新药无效，则 $X \sim B(100, p)$，p 为自然痊愈率，$p = 0.25$．

$E(X) = np = 25$，$D(X) = npq = 18.75$，由中心极限定理得

$$P(X \geqslant 75) = 1 - P(X < 75) = 1 - P\left(\frac{X - 25}{\sqrt{18.75}} < \frac{75 - 25}{\sqrt{18.75}}\right) = 1 - \Phi(11.55) \approx 1 - 1 = 0.$$

即如果新药无效，被误判为有效的概率为 0．

由于药品的疗效直接关系到人的生命安全，若新药有效而被判定为无效，虽然会造成经济上的损失，但不危及生命；若新药无效而被判定为有效，则可能危及生命．因此，在制订新药疗效评估策略时，应限制①的概率，使②的概率尽可能低．

中心极限定理告诉我们，在一定条件下，大量独立随机变量之和近似服从正态分布．无论总体分布的形态如何，只要样本足够大，就可以利用正态分布的性质进行假设检验、置信区间估计和统计推断．这使得中心极限定理在众多领域具有广泛的应用．

习 题 六

1. 设 A, B, C 为 3 个随机事件，用它们的运算关系表示下列各事件：

(1) A 发生，B 和 C 不发生；

(2) A 和 B 发生，而 C 不发生；

(3) A, B, C 中至少有一个发生；

(4) A, B, C 都发生；

(5) A, B, C 都不发生；

(6) A,B,C 中不多于一个发生；

(7) A,B,C 中不多于两个发生；

(8) A,B,C 中至少有两个发生．

2. 在 10 个病理切片中，有 3 个确诊为肝癌，现随机抽取 4 个，求：

(1) 恰有 2 个为肝癌的概率；

(2) 4 个全正常的概率．

3. 两批相同的产品各有 12 件和 10 件，每批产品中都有一个废品，现从第一批中任意取出 2 件放入第二批中，再从第二批中任意取出 1 件，求从第二批中取出的是废品的概率．

4. 有 3 个盒子，第一个盒子里装有 4 个黑球和 1 个白球，第二个盒子里装有 3 个黑球和 3 个白球，第三个盒子里装有 3 个黑球和 5 个白球，现任取一个盒子，再从该盒子中任取一球．

(1) 求这个球是白球的概率．

(2) 若已知取出的是白球，则它来自第二个盒子的概率是多少？

5. 若某人群中患结核病的概率为 0.003，患沙眼的概率为 0.004，现从该人群中任意抽查 1 人：(1) 此人既患结核病又患沙眼的概率是多少？(2) 此人既不患结核病又不患沙眼的概率是多少？

6. 某产品共 40 件，其中 5 件是次品，现从中任取 2 件，问其中至少有 1 件次品的概率是多少．

7. 5 只细菌随机地出现在 3 个试管的溶液中，求第一个试管的溶液中：

(1) 没有细菌的概率；

(2) 只有 1 只细菌的概率；

(3) 至少有 2 只细菌的概率．

8. 某工厂中，机器 B_1,B_2,B_3 的产量占比分别为 25%，35%，40%，次品率分别为 5%，4%，2%，现将产品混在一起，随机抽取一件产品发现是次品，问该次品由 B_1,B_2,B_3 生产的概率分别是多少．

9. 甲、乙两名篮球运动员，投篮命中率分别为 0.7 和 0.6，每人各投 2 次，求两人进球数相等的概率．

10. 一批产品共 100 件，其中 2 件是次品，从中任意抽取 3 件进行质量检查，求其中次品数的分布列．

11. 某地区胃癌的发病率为 0.01%，现普查 5 万人，其中没有胃癌患者的概率是多少？胃癌患者为 5 人的概率是多少？

12. 设随机变量 X 的概率密度为

$$f(x) = \begin{cases} \dfrac{c}{\sqrt{1-x^2}}, & |x| \le 1, \\ 0, & |x| > 1. \end{cases}$$

求：(1) 常数 c；(2) X 落在区间 $\left(-\dfrac{1}{2}, \dfrac{1}{2}\right)$ 内的概率．

13. 某公交车站每 5 分钟有一辆公交车通过，公交车严格按时间表运行，试求乘客随机到达车站后，等候时间小于 3 分钟的概率．

14. 设连续型随机变量 X 的分布函数为

$$F(x) = \begin{cases} 0, & x < 0, \\ cx^2, & 0 \leqslant x < 1, \\ 1, & x \geqslant 1. \end{cases}$$

求：(1) 系数 c；(2) X 落在区间 (0.3, 0.7) 内的概率；(3) X 的密度函数.

15. 正常人每毫升血液中白细胞数 X 服从正态分布 $N(7\,300, 700^2)$，现抽检 5 名正常人，求：(1) 5 人白细胞数都在区间 $(5\,000, 9\,000)$ 内的概率；(2) 有 1 人白细胞数在 $4\,000$ 以下的概率.

16. 设 $X \sim N(1, 0.6^2)$，求：$P(X > 0)$ 和 $P(0.2 < X < 1.8)$.

17. 某产品质量指标 $X \sim N(160, \sigma^2)$，若要求 $P(120 < X < 200) \geqslant 0.8$，则允许的 σ 最大值为多少？

18. 随机变量 X 的分布列如下表所示：

$X = k$	-2	0	2
$P(X = k)$	0.4	0.3	0.3

试求 $E(X)$ 和 $D(X)$.

19. 设随机变量 X 的密度函数为

$$f(x) = \begin{cases} \dfrac{1}{\pi \sqrt{1 - x^2}}, & |x| < 1, \\ 0, & |x| \geqslant 1. \end{cases}$$

求 X 的数学期望和方差.

20. 已知 $X_1 \sim N(1, 4)$，$X_2 \sim N(3, 1)$，X_1 与 X_2 相互独立，求下列随机变量的数学期望和方差：(1) $X = 2X_1 - \dfrac{1}{2}X_2$；(2) $Y = 2X_1 - 3$；(3) $Z = \dfrac{1}{2}X_1 + \dfrac{1}{2}X_2$.

第七章

线性代数初步

📖 拓展阅读

线性代数——寻
找方程组的解

随着科学技术的发展，尤其是普通计算机的普及和超级计算机的出现，包括医学在内的各个领域都已进入信息化时代，并逐步进入智能化时代．在现代医学中，包括信息管理、疾病诊断、前沿研究等方方面面，线性代数的知识都得到了广泛的应用．本章将介绍线性代数的初步知识及其在医学中的应用，内容包括行列式、矩阵、向量、线性方程组的解、矩阵的特征值与特征向量，以及线性代数在医学中的应用举例．

矩阵是数学中的一个重要概念，是代数学的主要研究对象之一，也是研究向量、线性方程组的重要基础．在医学领域，矩阵不仅为多医学数据（如数字化医学图像）提供了直观的数学表现形式，也是分析、处理和研究医学数据和医学问题的重要数学工具．行列式与矩阵有着紧密的联系，可以看作矩阵的一种特殊运算，是线性代数的重要工具，对于系统地介绍矩阵及其相关知识极为重要．因此，本章先介绍行列式，再介绍矩阵，然后按逻辑顺序介绍其他相关内容．

由于本章涉及的内容较多，而本书篇幅有限，且主要面向生物医药类专业的学生，因此许多性质、定理和推论仅以结论的形式呈现，未提供证明过程，学有余力的读者可以自主学习具体的推导过程．

🔬 第一节 行 列 式

一、行列式的概念

1. 二阶行列式

下面通过求解二元线性方程组引入二阶行列式的概念．

用消元法解下列二元线性方程组：

$$\begin{cases} a_{11}x_1 + a_{12}x_2 = b_1, \\ a_{21}x_1 + a_{22}x_2 = b_2. \end{cases} \tag{7-1}$$

当 $a_{11}a_{22} - a_{12}a_{21} \neq 0$ 时，可得

$$\begin{cases} x_1 = \dfrac{b_1a_{22} - a_{12}b_2}{a_{11}a_{22} - a_{12}a_{21}}, \\ x_2 = \dfrac{a_{11}b_2 - b_1a_{21}}{a_{11}a_{22} - a_{12}a_{21}}. \end{cases}$$

如果将表达式 $a_{11}a_{22} - a_{12}a_{21}$ 记为

$$\begin{vmatrix} a_{11} & a_{12} \\ a_{21} & a_{22} \end{vmatrix}, \tag{7-2}$$

即将方程组的系数 $a_{11}, a_{12}, a_{21}, a_{22}$ 排成二行二列，则称

$$\begin{vmatrix} a_{11} & a_{12} \\ a_{21} & a_{22} \end{vmatrix} = a_{11}a_{22} - a_{12}a_{21} \tag{7-3}$$

为**二阶行列式**. 其中，$a_{11}, a_{12}, a_{21}, a_{22}$ 称为行列式的**元素**，式 (7-3) 的右边称为行列式的**展开式**.

类似地，有 $\begin{vmatrix} b_1 & a_{12} \\ b_2 & a_{22} \end{vmatrix} = b_1a_{22} - a_{12}b_2$，$\begin{vmatrix} a_{11} & b_1 \\ a_{21} & b_2 \end{vmatrix} = a_{11}b_2 - b_1a_{21}$. 因此，方程组 (7-1) 的解可以表示为

$$x_1 = \frac{\begin{vmatrix} b_1 & a_{12} \\ b_2 & a_{22} \end{vmatrix}}{\begin{vmatrix} a_{11} & a_{12} \\ a_{21} & a_{22} \end{vmatrix}}, \quad x_2 = \frac{\begin{vmatrix} a_{11} & b_1 \\ a_{21} & b_2 \end{vmatrix}}{\begin{vmatrix} a_{11} & a_{12} \\ a_{21} & a_{22} \end{vmatrix}}. \tag{7-4}$$

例 7-1　求解二元线性方程组 $\begin{cases} 3x_1 - 2x_2 = 12, \\ 2x_1 + x_2 = 1. \end{cases}$

解　由于方程组的系数行列式

$$D = \begin{vmatrix} 3 & -2 \\ 2 & 1 \end{vmatrix} = 7 \neq 0,$$

所以

$$x_1 = \frac{\begin{vmatrix} 12 & -2 \\ 1 & 1 \end{vmatrix}}{\begin{vmatrix} 3 & -2 \\ 2 & 1 \end{vmatrix}} = \frac{14}{7} = 2, \quad x_2 = \frac{\begin{vmatrix} 3 & 12 \\ 2 & 1 \end{vmatrix}}{\begin{vmatrix} 3 & -2 \\ 2 & 1 \end{vmatrix}} = \frac{-21}{7} = -3.$$

2. 三阶行列式

对排成三行三列的式子引入如下记号和计算方法：

$$D = \begin{vmatrix} a_{11} & a_{12} & a_{13} \\ a_{21} & a_{22} & a_{23} \\ a_{31} & a_{32} & a_{33} \end{vmatrix}$$

$$= a_{11}a_{22}a_{33} + a_{12}a_{23}a_{31} + a_{13}a_{21}a_{32} - a_{11}a_{23}a_{32} - a_{12}a_{21}a_{33} - a_{13}a_{22}a_{31}, \tag{7-5}$$

称式 (7-5) 为**三阶行列式**.

同样用消元法解三元一次方程组：

$$\begin{cases} a_{11}x_1 + a_{12}x_2 + a_{13}x_3 = b_1, \\ a_{21}x_1 + a_{22}x_2 + a_{23}x_3 = b_2, \\ a_{31}x_1 + a_{32}x_2 + a_{33}x_3 = b_3. \end{cases}$$

当系数行列式

$$D = \begin{vmatrix} a_{11} & a_{12} & a_{13} \\ a_{21} & a_{22} & a_{23} \\ a_{31} & a_{32} & a_{33} \end{vmatrix} \neq 0$$

时，得

$$x_1 = \frac{\begin{vmatrix} b_1 & a_{12} & a_{13} \\ b_2 & a_{22} & a_{23} \\ b_3 & a_{32} & a_{33} \end{vmatrix}}{\begin{vmatrix} a_{11} & a_{12} & a_{13} \\ a_{21} & a_{22} & a_{23} \\ a_{31} & a_{32} & a_{33} \end{vmatrix}}, \quad x_2 = \frac{\begin{vmatrix} a_{11} & b_1 & a_{13} \\ a_{21} & b_2 & a_{23} \\ a_{31} & b_3 & a_{33} \end{vmatrix}}{\begin{vmatrix} a_{11} & a_{12} & a_{13} \\ a_{21} & a_{22} & a_{23} \\ a_{31} & a_{32} & a_{33} \end{vmatrix}}, \quad x_3 = \frac{\begin{vmatrix} a_{11} & a_{12} & b_1 \\ a_{21} & a_{22} & b_2 \\ a_{31} & a_{32} & b_3 \end{vmatrix}}{\begin{vmatrix} a_{11} & a_{12} & a_{13} \\ a_{21} & a_{22} & a_{23} \\ a_{31} & a_{32} & a_{33} \end{vmatrix}}.$$

式（7-5）可按对角线法记忆，见图 7-1.

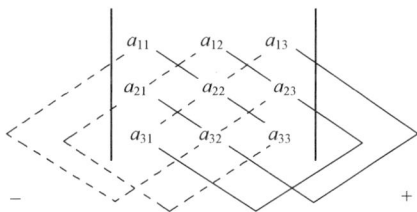

图 7-1 三阶行列式的对角线法

对图 7-1 中每条实线上的 3 个元素的乘积取正号，每条虚线上的 3 个元素的乘积取负号，求其代数和即得到三阶行列式的值．展开式共包含 6 项代数和，其中 a_{11}, a_{22}, a_{33} 所在的对角线称为主对角线，a_{13}, a_{22}, a_{31} 所在的对角线称为副对角线．

例如，$\begin{vmatrix} 2 & 1 & -1 \\ 1 & 2 & 1 \\ 1 & 1 & 2 \end{vmatrix} = 8 + 1 + (-1) - (-2) - 2 - 2 = 6.$

3. n 阶行列式

$n(n > 3)$ 阶行列式是二阶、三阶行列式的推广，它是排成 n 行 n 列的式子．但应注意，对角线法不适用于 n 阶行列式 $(n > 3)$ 的计算．为了对所有 n 阶行列式统一定义，在线性代数中常用逆序和递归两种定义方法，下面介绍递归定义．

定义 7-1 由 n^2 个数 $a_{ij}(i, j = 1, 2, \cdots, n)$ 排成 n 行 n 列，并在左、右两侧各加一条竖线的式子，即

$$D = \begin{vmatrix} a_{11} & a_{12} & \cdots & a_{1n} \\ a_{21} & a_{22} & \cdots & a_{2n} \\ \vdots & \vdots & & \vdots \\ a_{n1} & a_{n2} & \cdots & a_{nn} \end{vmatrix} \tag{7-6}$$

称为 **n 阶行列式** (n-order determinant). 将式 (7-6) 的第 i 行和第 j 列删去, 所剩下的 $(n-1)^2$ 个元素保持原有相对位置不变而构成的 $n-1$ 阶行列式, 称为元素 a_{ij} 的**余子式** (complement minor), 记作 M_{ij}, 即

$$M_{ij} = \begin{vmatrix} a_{11} & \cdots & a_{1j-1} & a_{1j+1} & \cdots & a_{1n} \\ \vdots & & \vdots & \vdots & & \vdots \\ a_{i-11} & \cdots & a_{i-1j-1} & a_{i-1j+1} & \cdots & a_{i-1n} \\ a_{i+11} & \cdots & a_{i+1j-1} & a_{i+1j+1} & \cdots & a_{i+1n} \\ \vdots & & \vdots & \vdots & & \vdots \\ a_{n1} & \cdots & a_{nj-1} & a_{nj+1} & \cdots & a_{nn} \end{vmatrix}.$$

将 $(-1)^{i+j}M_{ij}$ 称为 a_{ij} 的**代数余子式** (algebraic complement), 记作 A_{ij}.

当 $n=1$ 时, 规定 $D=|a_{11}|=a_{11}$; 当 $n=2$ 时, 根据二阶行列式的定义, 有

$$D = \begin{vmatrix} a_{11} & a_{12} \\ a_{21} & a_{22} \end{vmatrix} = a_{11}a_{22} - a_{12}a_{21},$$

即可以表示为第一行各元素与其对应代数余子式乘积之和; 当 $n>2$ 时, **n 阶行列式的值**定义为

$$D = a_{11}A_{11} + a_{12}A_{12} + \cdots + a_{1n}A_{1n} = \sum_{j=1}^{n} a_{1j}A_{1j}, \tag{7-7}$$

即行列式的值等于第一行各元素与其对应代数余子式乘积之和. 式 (7-7) 称为行列式 (7-6) 按第一行展开的展开式.

例如, 对于四阶行列式 $D = \begin{vmatrix} 4 & 3 & 2 & 1 \\ 0 & 1 & 3 & 0 \\ 8 & 6 & 4 & 2 \\ 1 & 3 & 4 & 5 \end{vmatrix}$, 元素 a_{12} 的余子式及代数余子式分别为

$$M_{12} = \begin{vmatrix} 0 & 3 & 0 \\ 8 & 4 & 2 \\ 1 & 4 & 5 \end{vmatrix}, \quad A_{12} = (-1)^{1+2} \begin{vmatrix} 0 & 3 & 0 \\ 8 & 4 & 2 \\ 1 & 4 & 5 \end{vmatrix} = - \begin{vmatrix} 0 & 3 & 0 \\ 8 & 4 & 2 \\ 1 & 4 & 5 \end{vmatrix}.$$

例 7-2 计算三阶行列式 $D = \begin{vmatrix} 1 & 2 & -4 \\ -2 & 2 & 1 \\ -3 & 4 & -2 \end{vmatrix}$.

解 由行列式的递归定义可得

$$D \xlongequal{\text{按第一行展开}} \begin{vmatrix} 1 & 2 & -4 \\ -2 & 2 & 1 \\ -3 & 4 & -2 \end{vmatrix} = 1 \times (-1)^{1+1} \begin{vmatrix} 2 & 1 \\ 4 & -2 \end{vmatrix} + 2 \times (-1)^{1+2} \begin{vmatrix} -2 & 1 \\ -3 & -2 \end{vmatrix} + (-4) \times (-1)^{1+3} \begin{vmatrix} -2 & 2 \\ -3 & 4 \end{vmatrix}$$

$$= -8 - 14 + 8 = -14.$$

特别地, 形如

$$\begin{vmatrix} a_{11} & a_{12} & \cdots & a_{1n} \\ 0 & a_{22} & \cdots & a_{12} \\ \vdots & \vdots & & \vdots \\ 0 & 0 & \cdots & a_{nn} \end{vmatrix} \quad 或 \quad \begin{vmatrix} a_{11} & 0 & \cdots & 0 \\ a_{21} & a_{22} & \cdots & 0 \\ \vdots & \vdots & & \vdots \\ a_{n1} & a_{n2} & \cdots & a_{nn} \end{vmatrix}$$

的行列式称为**上三角行列式**或**下三角行列式**. 为了书写方便，三角行列式中的 0 常省略，故上述三角行列式或下三角行列式可写成

$$
\begin{vmatrix} a_{11} & a_{12} & \cdots & a_{1n} \\ & a_{22} & \cdots & a_{12} \\ & & \ddots & \vdots \\ & & & a_{nn} \end{vmatrix} \text{ 或 } \begin{vmatrix} a_{11} & & & \\ a_{12} & a_{22} & & \\ \vdots & \vdots & \ddots & \\ a_{1n} & a_{2n} & \cdots & a_{nn} \end{vmatrix}.
$$

例 7-3　验证下三角行列式的值为对角线上元素的乘积，即

$$
D = \begin{vmatrix} a_{11} & 0 & \cdots & 0 \\ a_{21} & a_{22} & \cdots & 0 \\ \vdots & \vdots & & \vdots \\ a_{n1} & a_{n2} & \cdots & a_{nn} \end{vmatrix} = a_{11}a_{22}\cdots a_{nn}.
$$

证

$$
D \xlongequal{\text{按第一行展开}} a_{11}A_{11} + 0 = a_{11}(-1)^{1+1} \begin{vmatrix} a_{22} & 0 & \cdots & 0 \\ a_{32} & a_{33} & \cdots & 0 \\ \vdots & \vdots & & \vdots \\ a_{n2} & a_{n3} & \cdots & a_{nn} \end{vmatrix}
$$

$$
= a_{11}a_{22} \begin{vmatrix} a_{33} & 0 & \cdots & 0 \\ a_{43} & a_{44} & \cdots & 0 \\ \vdots & \vdots & & \vdots \\ a_{n3} & a_{n4} & \cdots & a_{nn} \end{vmatrix} = \cdots = a_{11}a_{22}\cdots a_{nn}.
$$

例 7-4　计算四阶行列式 $D = \begin{vmatrix} & & & a_0 \\ & & a_1 & a_2 \\ & a_3 & a_4 & a_5 \\ a_6 & a_7 & a_8 & a_9 \end{vmatrix}$.

解

$$
D \xlongequal{\text{按第一行展开}} a_0(-1)^{1+4} \begin{vmatrix} & & a_1 \\ & a_3 & a_4 \\ a_6 & a_7 & a_8 \end{vmatrix} = -a_0a_1(-1)^{1+3} \begin{vmatrix} a_3 & \\ a_6 & a_7 \end{vmatrix} = a_0a_1a_3a_6.
$$

可见，对角线法并不适用于四阶行列式.

二、行列式的性质

设 $D = \begin{vmatrix} a_{11} & a_{12} & \cdots & a_{1n} \\ a_{21} & a_{22} & \cdots & a_{2n} \\ \vdots & \vdots & & \vdots \\ a_{n1} & a_{n2} & \cdots & a_{nn} \end{vmatrix}$，则行列式 $\begin{vmatrix} a_{11} & a_{21} & \cdots & a_{n1} \\ a_{12} & a_{22} & \cdots & a_{n2} \\ \vdots & \vdots & & \vdots \\ a_{1n} & a_{2n} & \cdots & a_{nn} \end{vmatrix}$ 称为 D 的**转置行列式**，记

作 D^{T} 或 D'. 在本节中, 若无特别说明, D 均指上述行列式.

性质 1　$D^{\mathrm{T}} = D.$

例如, $D = \begin{vmatrix} 1 & 3 \\ -2 & 8 \end{vmatrix} = 14 = \begin{vmatrix} 1 & -2 \\ 3 & 8 \end{vmatrix} = D^{\mathrm{T}}.$

该性质表明行列式中行与列具有对称性, 凡对行成立的性质, 对列也同样成立.

性质 2　设 $D = \begin{vmatrix} a_{11} & a_{12} & \cdots & a_{1n} \\ \vdots & \vdots & & \vdots \\ a_{i1} & a_{i2} & \cdots & a_{in} \\ \vdots & \vdots & & \vdots \\ a_{j1} & a_{j2} & \cdots & a_{jn} \\ \vdots & \vdots & & \vdots \\ a_{n1} & a_{n2} & \cdots & a_{nn} \end{vmatrix}, D_1 = \begin{vmatrix} a_{11} & a_{12} & \cdots & a_{1n} \\ \vdots & \vdots & & \vdots \\ a_{j1} & a_{j2} & \cdots & a_{jn} \\ \vdots & \vdots & & \vdots \\ a_{i1} & a_{i2} & \cdots & a_{in} \\ \vdots & \vdots & & \vdots \\ a_{n1} & a_{n2} & \cdots & a_{nn} \end{vmatrix}$, 则 $D_1 = -D$, 即对换

行列式中的任意两行, 行列式变号.

推论 1　对换行列式中的任意两列, 行列式变号.

例如, $\begin{vmatrix} 1 & 3 \\ -2 & 8 \end{vmatrix} = 14, \begin{vmatrix} -2 & 8 \\ 1 & 3 \end{vmatrix} = -14, \begin{vmatrix} 3 & 1 \\ 8 & -2 \end{vmatrix} = -14.$

推论 2　若行列式 D 有两行 (或两列) 元素对应相等, 则行列式等于零.

例如, 对任意的 a, b, c, 都有 $\begin{vmatrix} 1 & 2 & 3 \\ a & b & c \\ 1 & 2 & 3 \end{vmatrix} = 0.$

性质 3　$D_1 = \begin{vmatrix} a_{11} & \cdots & a_{1n} \\ \vdots & & \vdots \\ ka_{i1} & \cdots & ka_{in} \\ \vdots & & \vdots \\ a_{n1} & \cdots & a_{nn} \end{vmatrix} = kD, D_2 = \begin{vmatrix} a_{11} & \cdots & ka_{1j} & \cdots & a_{1n} \\ \vdots & & \vdots & & \vdots \\ a_{n1} & \cdots & ka_{nj} & \cdots & a_{nn} \end{vmatrix} = kD$, 即某一行

(列) 元素的公因子可提到行列式外面.

例如, $\begin{vmatrix} 1 & 3 \\ -2 & 8 \end{vmatrix} = 2 \begin{vmatrix} 1 & 3 \\ -1 & 4 \end{vmatrix} = 14.$

推论 3　若 D 中某行 (列) 元素全为零, 则 $D = 0.$

性质 4　若 D 中某两行 (列) 元素成比例, 则 $D = 0.$

例如, $\begin{vmatrix} 1 & 3 \\ -2 & -6 \end{vmatrix} = 0.$

性质 5　若 $D = \begin{vmatrix} a_{11} & a_{12} & \cdots & (a_{1i} + a'_{1i}) & \cdots & a_{1n} \\ a_{21} & a_{22} & \cdots & (a_{2i} + a'_{2i}) & \cdots & a_{2n} \\ \vdots & \vdots & & \vdots & & \vdots \\ a_{n1} & a_{n2} & \cdots & (a_{ni} + a'_{ni}) & \cdots & a_{nn} \end{vmatrix}$, 则

$$D = \begin{vmatrix} a_{11} & a_{12} & \cdots & a_{1i} & \cdots & a_{1n} \\ a_{21} & a_{22} & \cdots & a_{2i} & \cdots & a_{2n} \\ \vdots & \vdots & & \vdots & & \vdots \\ a_{n1} & a_{n2} & \cdots & a_{ni} & \cdots & a_{nn} \end{vmatrix} + \begin{vmatrix} a_{11} & a_{12} & \cdots & a'_{1i} & \cdots & a_{1n} \\ a_{21} & a_{22} & \cdots & a'_{2i} & \cdots & a_{2n} \\ \vdots & \vdots & & \vdots & & \vdots \\ a_{n1} & a_{n2} & \cdots & a'_{ni} & \cdots & a_{nn} \end{vmatrix},$$

即若某一行（列）的元素为两项之和，则该行列式可分解为两个行列式之和.

例如，$\begin{vmatrix} 1+2 & 3+1 \\ -2 & 8 \end{vmatrix} = \begin{vmatrix} 1 & 3 \\ -2 & 8 \end{vmatrix} + \begin{vmatrix} 2 & 1 \\ -2 & 8 \end{vmatrix} = 14 + 18 = 32.$

性质 6 　$\begin{vmatrix} a_{11} & a_{12} & \cdots & a_{1n} \\ \vdots & \vdots & & \vdots \\ a_{i1} & a_{i2} & \cdots & a_{in} \\ \vdots & \vdots & & \vdots \\ a_{j1} & a_{j2} & \cdots & a_{jn} \\ \vdots & \vdots & & \vdots \\ a_{n1} & a_{n2} & \cdots & a_{nn} \end{vmatrix} = \begin{vmatrix} a_{11} & a_{12} & \cdots & a_{1n} \\ \vdots & \vdots & & \vdots \\ a_{i1}+ka_{j1} & a_{i2}+ka_{j2} & \cdots & a_{in}+ka_{jn} \\ \vdots & \vdots & & \vdots \\ a_{j1} & a_{j2} & \cdots & a_{jn} \\ \vdots & \vdots & & \vdots \\ a_{n1} & a_{n2} & \cdots & a_{nn} \end{vmatrix}$　$(i \neq j),$

即将某一行（列）乘以同一常数后加到另一行（列），行列式的值不变.

例如，$\begin{vmatrix} 1 & 3 \\ -2 & 8 \end{vmatrix} = \begin{vmatrix} 1+(-2)\times 3 & 3+8\times 3 \\ -2 & 8 \end{vmatrix} = \begin{vmatrix} -5 & 27 \\ -2 & 8 \end{vmatrix} = 14.$

例 7-5　验证上三角行列式 $D = \begin{vmatrix} a_{11} & a_{12} & \cdots & a_{1n} \\ 0 & a_{22} & \cdots & a_{2n} \\ 0 & 0 & & \vdots \\ 0 & 0 & 0 & a_{nn} \end{vmatrix} = a_{11}a_{22}\cdots a_{nn}.$

证　$D = \begin{vmatrix} a_{11} & a_{12} & \cdots & a_{1n} \\ & a_{22} & \cdots & a_{2n} \\ & & \ddots & \vdots \\ & & & a_{nn} \end{vmatrix} \xlongequal{\text{性质1}} D^{\mathrm{T}} = \begin{vmatrix} a_{11} & & & \\ a_{12} & a_{22} & & \\ \vdots & \vdots & \ddots & \\ a_{1n} & a_{2n} & \cdots & a_{nn} \end{vmatrix} \xlongequal{\text{例7-3}} a_{11}a_{22}\cdots a_{nn}.$

计算行列式时，常常要利用性质将行列式转化为上三角行列式或下三角行列式.

例 7-6　计算 $D = \begin{vmatrix} 3 & 2 & 2 & 2 & 2 \\ 1 & 1 & 1 & 1 & 1 \\ 1 & 0 & 3 & 1 & 1 \\ 1 & 0 & 0 & 4 & 1 \\ 1 & 0 & 0 & 0 & 5 \end{vmatrix}.$

解　将行列式的第一列分解如下：

$$D = \begin{vmatrix} 2+1 & 2 & 2 & 2 & 2 \\ 1+0 & 1 & 1 & 1 & 1 \\ 1+0 & 0 & 3 & 1 & 1 \\ 1+0 & 0 & 0 & 4 & 1 \\ 1+0 & 0 & 0 & 0 & 5 \end{vmatrix} = \begin{vmatrix} 2 & 2 & 2 & 2 & 2 \\ 1 & 1 & 1 & 1 & 1 \\ 1 & 0 & 3 & 1 & 1 \\ 1 & 0 & 0 & 4 & 1 \\ 1 & 0 & 0 & 0 & 5 \end{vmatrix} + \begin{vmatrix} 1 & 2 & 2 & 2 & 2 \\ 0 & 1 & 1 & 1 & 1 \\ 0 & 0 & 3 & 1 & 1 \\ 0 & 0 & 0 & 4 & 1 \\ 0 & 0 & 0 & 0 & 5 \end{vmatrix} = 0 + 60 = 60.$$

三、行列式按行（列）展开

定理 7-1　$D = \begin{vmatrix} a_{11} & a_{12} & \cdots & a_{1n} \\ a_{21} & a_{22} & \cdots & a_{2n} \\ \vdots & \vdots & & \vdots \\ a_{n1} & a_{n2} & \cdots & a_{nn} \end{vmatrix}$

$$= a_{i1}A_{i1} + a_{i2}A_{i2} + \cdots + a_{in}A_{in} = \sum_{j=1}^{n} a_{ij}A_{ij}(i = 1, 2, \cdots n)$$

$$= a_{1j}A_{1j} + a_{2j}A_{2j} + \cdots + a_{nj}A_{nj} = \sum_{i=1}^{n} a_{ij}A_{ij}(j = 1, 2 \cdots n),$$

即行列式等于其任意一行（列）的各元素与相应的代数余子式的乘积之和．这一方法称为**行列式按行（列）展开定理**.

定理 7-1 给出的行列式降阶法可使行列式的计算转化为低一阶行列式的计算，连续运用定理 7-1 便可使行列式的阶数逐次降低，直至降为二阶或三阶行列式．

例 7-7　计算行列式 $D = \begin{vmatrix} 1 & 2 & 3 & 2 \\ -2 & -4 & -6 & 0 \\ 5 & 8 & 2 & 0 \\ 7 & 9 & 0 & 5 \end{vmatrix}$.

解　注意到第 4 列有两个零元素，可按第 4 列展开

$$D \xrightarrow{\text{按第 4 列展开}} 2(-1)^{1+4} \begin{vmatrix} -2 & -4 & -6 \\ 5 & 8 & 2 \\ 7 & 9 & 0 \end{vmatrix} + 5(-1)^{4+4} \begin{vmatrix} 1 & 2 & 3 \\ -2 & -4 & -6 \\ 5 & 8 & 2 \end{vmatrix}$$

$$\xrightarrow{\text{第 1 个行列式按第 3 列展开}} -2 \left[-6(-1)^{1+3} \begin{vmatrix} 5 & 8 \\ 7 & 9 \end{vmatrix} + 2(-1)^{2+3} \begin{vmatrix} -2 & -4 \\ 7 & 9 \end{vmatrix} \right] + 0$$

$$= -2(66 - 20) = -92.$$

引入记号：r_i 表示第 i 行，c_i 表示第 i 列，$r_i \leftrightarrow r_j$ 表示第 i，j 行互换，$c_i \leftrightarrow c_j$ 表示第 i，j 列互换，$r_i + kr_j$ 表示第 j 行乘以 k 后加到第 i 行．

例 7-8　计算行列式 $D = \begin{vmatrix} 1 & -5 & 3 & -3 \\ 2 & 0 & 1 & -1 \\ 3 & 1 & -1 & 2 \\ 4 & 1 & 3 & -1 \end{vmatrix}$.

解

$$D \xrightarrow[r_4 - r_3]{r_1 + 5r_3} \begin{vmatrix} 16 & 0 & -2 & 7 \\ 2 & 0 & 1 & -1 \\ 3 & 1 & -1 & 2 \\ 1 & 0 & 4 & -3 \end{vmatrix} \xrightarrow{\text{按第 2 列展开}} 1 \times (-1)^{3+2} \begin{vmatrix} 16 & -2 & 7 \\ 2 & 1 & -1 \\ 1 & 4 & -3 \end{vmatrix}$$

$$\xlongequal[r_3-4r_2]{r_1+2r_2} - \begin{vmatrix} 20 & 0 & 5 \\ 2 & 1 & -1 \\ -7 & 0 & 1 \end{vmatrix} \xlongequal{\text{按第 2 列展开}} -1(-1)^{2+2} \begin{vmatrix} 20 & 5 \\ -7 & 1 \end{vmatrix} = -55.$$

例 7-9 计算行列式 $D = \begin{vmatrix} 1 & 2 & -3 & 5 \\ 2 & 1 & -7 & 6 \\ -2 & -3 & 8 & -5 \\ 4 & 6 & -1 & 2 \end{vmatrix}$.

解 将 D 转化为上三角行列式，根据性质 6，有

$$D \xlongequal[r_4-4r]{\substack{r_2-2r_1 \\ r_3+2r_1}} \begin{vmatrix} 1 & 2 & -3 & 5 \\ 0 & -3 & -1 & -4 \\ 0 & 1 & 2 & 5 \\ 0 & -2 & 11 & -18 \end{vmatrix} \xlongequal{r_2 \leftrightarrow r_3} \begin{vmatrix} 1 & 2 & -3 & 5 \\ 0 & 1 & 2 & 5 \\ 0 & -3 & -1 & -4 \\ 0 & -2 & 11 & -18 \end{vmatrix}$$

$$\xlongequal[r_4+2r_2]{r_3+3r_2} - \begin{vmatrix} 1 & 2 & -3 & 5 \\ 0 & 1 & 2 & 5 \\ 0 & 0 & 5 & 11 \\ 0 & 0 & 15 & -8 \end{vmatrix} \xlongequal{r_4-3r_3} - \begin{vmatrix} 1 & 2 & -3 & 5 \\ 0 & 1 & 2 & 5 \\ 0 & 0 & 5 & 11 \\ 0 & 0 & 0 & -41 \end{vmatrix}$$

$$= -1 \times 1 \times 5 \times (-41) = 205.$$

例 7-10 计算行列式 $D = \begin{vmatrix} x & a & a & a & a \\ a & x & a & a & a \\ a & a & x & a & a \\ a & a & a & x & a \\ a & a & a & a & x \end{vmatrix}$.

解

$$D \xlongequal{c_1+\sum\limits_{i=2}^{n} c_i} \begin{vmatrix} x+(n-1)a & a & a & a & a \\ x+(n-1)a & x & a & a & a \\ x+(n-1)a & a & x & a & a \\ x+(n-1)a & a & a & x & a \\ x+(n-1)a & a & a & a & x \end{vmatrix} = [x+(n-1)a] \begin{vmatrix} 1 & a & a & a & a \\ 1 & x & a & a & a \\ 1 & a & x & a & a \\ 1 & a & a & x & a \\ 1 & a & a & a & x \end{vmatrix}$$

$$\xlongequal[i=2,3,\cdots,n]{r_i-r_1} [x+(n-1)a] \begin{vmatrix} 1 & a & a & a & a \\ 0 & x-a & 0 & 0 & 0 \\ 0 & 0 & x-a & 0 & 0 \\ 0 & 0 & 0 & x-a & 0 \\ 0 & 0 & 0 & 0 & x-a \end{vmatrix}$$

$$= [x+(n-1)a](x-a)^{n-1}.$$

例 7-11 证明范德蒙德（Vandermonde）行列式

$$V_n = \begin{vmatrix} 1 & 1 & 1 & \cdots & 1 \\ x_1 & x_2 & x_3 & \cdots & x_n \\ x_1^2 & x_2^2 & x_3^2 & \cdots & x_n^2 \\ \vdots & \vdots & \vdots & & \vdots \\ x_1^{n-1} & x_2^{n-1} & x_3^{n-1} & \cdots & x_n^{n-1} \end{vmatrix} = \prod_{1 \leqslant j < i \leqslant n} (x_i - x_j).$$

证 用数学归纳法证明.

当 $n = 2$ 时, $V_2 = \begin{vmatrix} 1 & 1 \\ x_1 & x_2 \end{vmatrix} = x_2 - x_1 = \prod_{1 \leqslant j < i \leqslant 2} (x_i - x_j)$,

结论成立.

设结论对 $n - 1$ 阶范德蒙德行列式成立, 下面证对 n 阶范德蒙德行列式结论也成立. 在 V_n 中从末行起, 每项减去其前一行的 x_1 倍, 得

$$V_n = \begin{vmatrix} 1 & 1 & 1 & \cdots & 1 \\ 0 & x_2 - x_1 & x_3 - x_1 & \cdots & x_n - x_1 \\ 0 & x_2(x_2 - x_1) & x_3(x_3 - x_1) & \cdots & x_n(x_n - x_1) \\ \vdots & \vdots & \vdots & & \vdots \\ 0 & x_2^{n-2}(x_2 - x_1) & x_3^{n-2}(x_3 - x_1) & \cdots & x_n^{n-2}(x_n - x_1) \end{vmatrix}$$

$$\xlongequal[\text{提出各列公因子}]{\text{按第 1 列展开}} (x_2 - x_1)(x_3 - x_1)\cdots(x_n - x_1) \begin{vmatrix} 1 & 1 & 1 & \cdots & 1 \\ x_2 & x_3 & x_4 & \cdots & x_n \\ x_2^2 & x_3^2 & x_4^2 & \cdots & x_n^2 \\ \vdots & \vdots & \vdots & & \vdots \\ x_2^{n-2} & x_3^{n-2} & x_4^{n-2} & \cdots & x_n^{n-2} \end{vmatrix}$$

$$\xlongequal{\text{由归纳假设}} (x_2 - x_1)(x_3 - x_1)\cdots(x_n - x_1) \prod_{1 \leqslant j < i \leqslant n-1} (x_i - x_j)$$

$$= \prod_{1 \leqslant j < i \leqslant n} (x_i - x_j).$$

定理 7-2 行列式中任意一行 (列) 的元素乘以另外一行 (列) 的对应元素的代数余子式之和等于零, 即

$$a_{i1}A_{j1} + a_{i2}A_{j2} + \cdots + a_{in}A_{jn} = 0(i \neq j),$$

或

$$a_{1i}A_{1j} + a_{2i}A_{2j} + \cdots + a_{ni}A_{nj} = 0(i \neq j).$$

综合定理 7-1 和定理 7-2, 可以得到代数余子式的重要性质:

$$\sum_{k=1}^{n} a_{ik}A_{jk}(i, j = 1, 2, \cdots, n) = \begin{cases} D, & \text{当 } i = j \text{ 时}, \\ 0, & \text{当 } i \neq j \text{ 时}; \end{cases} \tag{7-8}$$

或

$$\sum_{k=1}^{n} a_{ki}A_{kj}(i, j = 1, 2, \cdots, n) = \begin{cases} D, & \text{当 } i = j \text{ 时}, \\ 0, & \text{当 } i \neq j \text{ 时}. \end{cases} \tag{7-9}$$

🔬 第二节 矩 阵

引例, 某医院各科室所需的药品种数可以用矩形表格表示 (见表 7-1), 其中 a_{ij} 表示第 i 个科室 A_i 对第 j 种药品 B_j 的需求量, $i = 1, 2, \cdots, m, j = 1, 2, \cdots, n$.

表 7-1

		药品			
		B_1	B_2	$\cdots$	B_n
科室	A_1	a_{11}	a_{12}	$\cdots$	a_{1n}
	A_2	a_{21}	a_{22}	$\cdots$	a_{2n}
	$\vdots$	$\vdots$	$\vdots$	$\vdots$	$\vdots$
	A_m	a_{m1}	a_{m2}	$\cdots$	a_{mn}

为了分析和处理方便，表 7-1 所示数据可以用一个 m 行 n 列的数表来表示：

$$\begin{pmatrix} a_{11} & a_{12} & \cdots & a_{1n} \\ a_{21} & a_{22} & \cdots & a_{2n} \\ \vdots & \vdots & & \vdots \\ a_{m1} & a_{m2} & \cdots & a_{mn} \end{pmatrix},$$

其中，每一行对应一个科室对各种药品的需求量，每一列对应一种药品在各科室中的需求量．

特别地，如果只反映第 1 个科室对各种药品的需求量，则可表示为 1 行 n 列的数表

$$\begin{pmatrix} a_{11} & a_{12} & a_{13} & \cdots & a_{1n} \end{pmatrix};$$

如果只反映各个科室对第 1 种药品的需求量，则可表示为 m 行 1 列的数表

$$\begin{pmatrix} a_{11} \\ a_{21} \\ \vdots \\ a_{m1} \end{pmatrix}.$$

这些数表都是矩阵的特殊形式，利用矩阵的运算法则可以方便地对药品的信息进行管理．因此，本节将介绍矩阵，包括矩阵的概念和运算、逆矩阵及矩阵的初等变换．

一、矩阵的概念

定义 7-2　由 $m \times n$ 个数 $a_{ij}(i = 1, 2, \cdots, m; j = 1, 2, \cdots, n)$ 按一定的顺序排成 m 行 n 列并用圆括弧（或方括弧）括起来的矩形表

$$\begin{pmatrix} a_{11} & a_{12} & \cdots & a_{1n} \\ a_{21} & a_{22} & \cdots & a_{2n} \\ \vdots & \vdots & & \vdots \\ a_{m1} & a_{m2} & \cdots & a_{mn} \end{pmatrix}$$

称为 $m \times n$ **矩阵**（matrix），记作 $\boldsymbol{A}$ 或 $\boldsymbol{A}_{m \times n}$，有时也记作 $\boldsymbol{A} = [a_{ij}]$ 或 $\boldsymbol{A} = [a_{ij}]_{m \times n}$，其中 a_{ij} 称为矩阵的第 i 行第 j 列元素．

例如，$\begin{pmatrix} 2 & 0 & 4 & 5 \\ 4 & 1 & 0 & 2 \\ 5 & 3 & 9 & 10 \end{pmatrix}$ 是一个 4×4 矩阵，$\begin{pmatrix} 5 & 2 & 8 \\ 7 & 6 & 0 \\ 0 & 4 & 12 \\ 1 & 3 & 9 \end{pmatrix}$ 是一个 4×3 矩阵．

下面介绍一些特殊矩阵.

当 $m = n$ 时, 称 A 为 n **阶方阵**.

只有一行的矩阵

$$A = (a_1 \quad a_2 \quad \cdots \quad a_i \quad \cdots \quad a_n)$$

称为**行矩阵**; 只有一列的矩阵

$$A = \begin{pmatrix} a_1 \\ a_2 \\ \vdots \\ a_i \\ \vdots \\ a_m \end{pmatrix}$$

称为**列矩阵**, 其中 a_i 称为行矩阵或列矩阵的第 i 个元素. 因为行矩阵或列矩阵只有一行或一列, 所以表示行或列的下标可以省略.

若两个矩阵行数相等, 列数也相等, 则称它们为**同型矩阵**.

如果 $A = [a_{ij}]$ 与 $B = [b_{ij}]$ 是同型矩阵, 且它们的对应元素相等, 即

$$a_{ij} = b_{ij} \quad (i = 1, 2, \cdots, m; j = 1, 2, \cdots, n),$$

则称矩阵 A 与 B **相等**, 记作 $A = B$.

所有元素全为零的矩阵称为**零矩阵**, 记作 $\mathbf{0}_{m \times n}$. 注意, 不同型的零矩阵是不同的.

形如

$$\begin{pmatrix} a_{11} & a_{12} & \cdots & a_{1n} \\ 0 & a_{22} & \cdots & a_{2n} \\ \vdots & \vdots & & \vdots \\ 0 & 0 & \cdots & a_{nn} \end{pmatrix} \text{ 或 } \begin{pmatrix} a_{11} & 0 & \cdots & 0 \\ a_{21} & a_{22} & \cdots & 0 \\ \vdots & \vdots & & \vdots \\ a_{m1} & a_{m2} & \cdots & a_{mm} \end{pmatrix}$$

的方阵分别称为**上三角矩阵**或**下三角矩阵**, 可简记为

$$\begin{pmatrix} a_{11} & a_{12} & \cdots & a_{1n} \\ & a_{22} & \cdots & a_{2n} \\ & & \ddots & \vdots \\ & & & a_{nn} \end{pmatrix} \text{ 或 } \begin{pmatrix} a_{11} & & & \\ a_{21} & a_{22} & & \\ \vdots & \vdots & \ddots & \\ a_{m1} & a_{m2} & \cdots & a_{mm} \end{pmatrix}.$$

形如

$$\begin{pmatrix} \lambda_1 & 0 & \cdots & 0 \\ 0 & \lambda_2 & \cdots & 0 \\ \vdots & \vdots & & \vdots \\ 0 & 0 & \cdots & \lambda_n \end{pmatrix}$$

的方阵称为**对角矩阵**（diagonal matrix）, 简称**对角阵**, 简记为

$$\begin{pmatrix} \lambda_1 & & & \\ & \lambda_2 & & \\ & & \ddots & \\ & & & \lambda_n \end{pmatrix}.$$

对角线上元素值全为 1 的对角阵称为**单位矩阵**（unitary matrix），简称**单位阵**，即

$$E = \begin{pmatrix} 1 & & & \\ & 1 & & \\ & & \ddots & \\ & & & 1 \end{pmatrix}.$$

二、矩阵的运算

1. 矩阵的加法

定义 7-3 设 $A = [a_{ij}]$，$B = [b_{ij}]$ 均为 $m \times n$ 矩阵，对应元素相加所得的 $m \times n$ 矩阵称为 A 与 B 之和，记作 $A + B$，即

$$A + B = \begin{pmatrix} a_{11} + b_{11} & a_{12} + b_{12} & \cdots & a_{1n} + b_{1n} \\ a_{21} + b_{21} & a_{22} + b_{22} & \cdots & a_{2n} + b_{2n} \\ \vdots & \vdots & & \vdots \\ a_{m1} + b_{m1} & a_{m2} + b_{m2} & \cdots & a_{mn} + b_{mn} \end{pmatrix}.$$

对应元素相减所得的 $m \times n$ 矩阵称为 A 与 B 之差，记作 $A - B$，即

$$A - B = \begin{pmatrix} a_{11} - b_{11} & a_{12} - b_{12} & \cdots & a_{1n} - b_{1n} \\ a_{21} - b_{21} & a_{22} - b_{22} & \cdots & a_{2n} - b_{2n} \\ \vdots & \vdots & & \vdots \\ a_{m1} - b_{m1} & a_{m2} - b_{m2} & \cdots & a_{mn} - b_{mn} \end{pmatrix}.$$

例如，

$$A = \begin{pmatrix} 7 & -6 & 3 \\ 14 & 0 & 27 \end{pmatrix}, \quad B = \begin{pmatrix} 14 & 8 & 2 \\ -2 & -3 & 5 \end{pmatrix},$$

则

$$A + B = \begin{pmatrix} 7 + 14 & -6 + 8 & 3 + 2 \\ 14 + (-2) & 0 + (-3) & 27 + 5 \end{pmatrix} = \begin{pmatrix} 21 & 2 & 5 \\ 12 & -3 & 32 \end{pmatrix},$$

$$A - B = \begin{pmatrix} 7 - 14 & -6 - 8 & 3 - 2 \\ 14 - (-2) & 0 - (-3) & 27 - 5 \end{pmatrix} = \begin{pmatrix} -7 & -14 & 1 \\ 16 & 3 & 22 \end{pmatrix}.$$

注意，只有两个同型矩阵可以相加减.

2. 矩阵的数乘

定义 7-4 数 λ 乘以矩阵 A 中各元素所得到的矩阵，称为数 λ 与矩阵 A 的积，记作 λA 或 $A\lambda$，即

$$\lambda A = A\lambda = \begin{pmatrix} \lambda a_{11} & \lambda a_{12} & \cdots & \lambda a_{1n} \\ \lambda a_{21} & \lambda a_{22} & \cdots & \lambda a_{2n} \\ \vdots & \vdots & & \vdots \\ \lambda a_{m1} & \lambda a_{m2} & \cdots & \lambda a_{mn} \end{pmatrix}.$$

例如，$3 \begin{pmatrix} 7 & -6 & 3 \\ 14 & 0 & 27 \end{pmatrix} = \begin{pmatrix} 21 & -18 & 9 \\ 42 & 0 & 81 \end{pmatrix}.$

对于任意 $A = [a_{ij}]$，将其每个元素取相反数得到的矩阵，称为 A 的**负矩阵**，记作 $-A$，即 $-A = [-a_{ij}]$. 显然，有 $-A + A = 0$. 由矩阵加法、减法及数乘定义，有

$$A - B = A + (-B).$$

例 7-12　已知 $A = \begin{pmatrix} 7 & -6 & 3 \\ 14 & 0 & 27 \end{pmatrix}$，$B = \begin{pmatrix} 14 & 8 & 2 \\ -2 & -3 & 5 \end{pmatrix}$，求 $2A - 3B$.

解　$2A - 3B = 2\begin{pmatrix} 7 & -6 & 3 \\ 14 & 0 & 27 \end{pmatrix} - 3\begin{pmatrix} 14 & 8 & 2 \\ -2 & -3 & 5 \end{pmatrix}$

$$= \begin{pmatrix} 14 & -12 & 6 \\ 28 & 0 & 54 \end{pmatrix} + \begin{pmatrix} -42 & -24 & -6 \\ 6 & 9 & -15 \end{pmatrix} = \begin{pmatrix} -28 & -36 & 0 \\ 34 & 9 & 39 \end{pmatrix}.$$

矩阵的加法和数乘满足以下运算律.

（1）加法交换律：$A + B = B + A$；

（2）加法结合律：$(A + B) + C = A + (B + C)$；

（3）数乘分配律：$k(A + B) = kA + kB$；

（4）数乘结合律：$k(\lambda A) = k\lambda A$；

（5）数乘分配律：$(k + \lambda)A = kA + \lambda A$.

例 7-13　已知 $A = \begin{pmatrix} 2 & 0 \\ 4 & 1 \\ 5 & 3 \end{pmatrix}$，$B = \begin{pmatrix} 0 & 4 \\ 2 & 3 \\ 3 & 1 \end{pmatrix}$，求方程 $3A - \dfrac{1}{2}X = B$ 中的 X.

解　$X = 2(3A - B) = 2\begin{pmatrix} 6-0 & 0-4 \\ 12-2 & 3-3 \\ 15-3 & 9-1 \end{pmatrix} = 2\begin{pmatrix} 6 & -4 \\ 10 & 0 \\ 12 & 8 \end{pmatrix} = \begin{pmatrix} 12 & -8 \\ 20 & 0 \\ 24 & 16 \end{pmatrix}.$

矩阵的数乘不同于行列式的数乘，矩阵的数乘是数乘以矩阵的所有元素，而行列式的数乘是数乘以行列式的某行（列）（仅此一行或一列）的每个元素.

3. 矩阵的乘法

定义 7-5　设 $A = [a_{ij}]$ 是 $m \times s$ 矩阵，$B = [b_{ij}]$ 是 $s \times n$ 矩阵，则矩阵 A 与 B 的乘积是 $m \times n$ 矩阵，记作 $C = AB = [c_{ij}]$，其中

$$c_{ij} = (a_{i1}, a_{i2}, \cdots, a_{is})\begin{pmatrix} b_{1j} \\ b_{2j} \\ \vdots \\ b_{sj} \end{pmatrix}$$

$$= a_{i1}b_{1j} + a_{i2}b_{2j} + \cdots + a_{is}b_{sj} = \sum_{k=1}^{s} a_{ik}b_{kj}, \quad i = 1, 2, \cdots, m; j = 1, 2, \cdots, n.$$

只有当左边矩阵 A 的列数等于右边矩阵 B 的行数时，A 与 B 才能相乘，相乘所得乘积 AB 的行数等于 A 的行数，列数等于 B 的列数.

例 7-14　已知 $A = \begin{pmatrix} 2 & 0 \\ 4 & 1 \\ 5 & 3 \end{pmatrix}$，$B = \begin{pmatrix} 1 & 3 & 0 \\ 4 & 6 & 3 \end{pmatrix}$，求 AB 和 BA.

解

$$AB = \begin{pmatrix} 2 & 0 \\ 4 & 1 \\ 5 & 3 \end{pmatrix} \begin{pmatrix} 1 & 3 & 0 \\ 4 & 6 & 3 \end{pmatrix} = \begin{pmatrix} 2 & 6 & 0 \\ 8 & 18 & 3 \\ 17 & 33 & 9 \end{pmatrix},$$

$$BA = \begin{pmatrix} 1 & 3 & 0 \\ 4 & 6 & 3 \end{pmatrix} \begin{pmatrix} 2 & 0 \\ 4 & 1 \\ 5 & 3 \end{pmatrix} = \begin{pmatrix} 14 & 3 \\ 47 & 15 \end{pmatrix}.$$

由此可见：$AB \neq BA$，即矩阵乘法不满足交换律.

例 7-15　设 $A = \begin{pmatrix} 2 & 1 \\ -8 & -4 \end{pmatrix}$，$B = \begin{pmatrix} 1 & -3 \\ -2 & 6 \end{pmatrix}$，求 AB.

解　$AB = \begin{pmatrix} 2 & 1 \\ -8 & -4 \end{pmatrix} \begin{pmatrix} 1 & -3 \\ -2 & 6 \end{pmatrix} = \begin{pmatrix} 0 & 0 \\ 0 & 0 \end{pmatrix}$.

由例 7-15 可知，由 $AB = 0$ 不能得出 $A = 0$ 或 $B = 0$.

例 7-16　设 $A = \begin{pmatrix} 1 & -3 & 0 \\ -2 & 12 & 3 \end{pmatrix}$，$B = \begin{pmatrix} 1 \\ 2 \\ 3 \end{pmatrix}$，$C = \begin{pmatrix} -\dfrac{7}{2} \\ \dfrac{1}{2} \\ 6 \end{pmatrix}$，求 AB 和 AC.

解　$AB = \begin{pmatrix} 1 & -3 & 0 \\ -2 & 12 & 3 \end{pmatrix} \begin{pmatrix} 1 \\ 2 \\ 3 \end{pmatrix} = \begin{pmatrix} -5 \\ 31 \end{pmatrix}$，$AC = \begin{pmatrix} 1 & -3 & 0 \\ -2 & 12 & 3 \end{pmatrix} \begin{pmatrix} -\dfrac{7}{2} \\ \dfrac{1}{2} \\ 6 \end{pmatrix} = \begin{pmatrix} -5 \\ 31 \end{pmatrix}$.

因此，$AB = AC$，但是 $B \neq C$. 由此可见，矩阵乘法不满足消去律，即一般情况下，当 $AB = AC$ 时，不能削去 A 而得到 $B = C$.

例 7-17　已知 $A = \begin{pmatrix} -2 & 4 \\ 1 & -2 \end{pmatrix}$，$B = \begin{pmatrix} 2 & 4 \\ -3 & -6 \end{pmatrix}$，求 $A + 2B, AB, BA, BE$.

解　$A + 2B = \begin{pmatrix} -2 & 4 \\ 1 & -2 \end{pmatrix} + 2\begin{pmatrix} 2 & 4 \\ -3 & -6 \end{pmatrix} = \begin{pmatrix} -2 & 4 \\ 1 & -2 \end{pmatrix} + \begin{pmatrix} 4 & 8 \\ -6 & -12 \end{pmatrix} = \begin{pmatrix} 2 & 12 \\ -5 & -14 \end{pmatrix}$，

$AB = \begin{pmatrix} -2 & 4 \\ 1 & -2 \end{pmatrix} \begin{pmatrix} 2 & 4 \\ -3 & -6 \end{pmatrix} = \begin{pmatrix} -16 & -32 \\ 8 & 16 \end{pmatrix}$，

$BA = \begin{pmatrix} 2 & 4 \\ -3 & -6 \end{pmatrix} \begin{pmatrix} -2 & 4 \\ 1 & -2 \end{pmatrix} = \begin{pmatrix} 0 & 0 \\ 0 & 0 \end{pmatrix}$，

$BE = \begin{pmatrix} 2 & 4 \\ -3 & -6 \end{pmatrix} \begin{pmatrix} 1 & 0 \\ 0 & 1 \end{pmatrix} = \begin{pmatrix} 2 & 4 \\ -3 & -6 \end{pmatrix}$.

任意矩阵 A 与单位矩阵相乘等于矩阵 A 本身. 同理，单位矩阵与任意矩阵 A 相乘也等于矩阵 A 本身.

矩阵的乘法满足以下运算律.

（1）结合律：$(AB)C = A(BC)$；

（2）分配律：$A(B + C) = AB + AC$；　$(A + B)C = AC + BC$；

（3）$(kA)B = A(kB) = k(AB)$（k 为实数）.

定义 7-6 设 A 为 n 阶方阵，k 个 A 的连乘积称为 A 的 k 次幂，记作 A^k，即

$$A^k = \underbrace{AA\cdots A}_{k\text{个}}.$$

由定义 7-6 可以证明，当 k、l 为任意非负整数时，

$$A^k A^l = A^{k+l}, \quad (A^k)^l = A^{kl}.$$

由于矩阵乘法不满足交换律，一般有 $(AB)^k \neq A^k B^k$. 只有当 A 与 B 可交换时，才有 $(AB)^k = A^k B^k$.

特别地，当 A 为非零方阵时，规定 $A^0 = E$.

例 7-18 证明

$$\begin{pmatrix} 1 & 0 \\ \lambda & 1 \end{pmatrix}^n = \begin{pmatrix} 1 & 0 \\ n\lambda & 1 \end{pmatrix} (n \text{ 为正整数}).$$

证 用数学归纳法，当 $n = 1$ 时，

$$\begin{pmatrix} 1 & 0 \\ \lambda & 1 \end{pmatrix}^1 = \begin{pmatrix} 1 & 0 \\ 1\lambda & 1 \end{pmatrix},$$

结论成立. 假设 $n = k$ 时等式成立，即

$$\begin{pmatrix} 1 & 0 \\ \lambda & 1 \end{pmatrix}^k = \begin{pmatrix} 1 & 0 \\ k\lambda & 1 \end{pmatrix}.$$

下面证明 $n = k + 1$ 时等式成立：

$$\begin{pmatrix} 1 & 0 \\ \lambda & 1 \end{pmatrix}^{k+1} = \begin{pmatrix} 1 & 0 \\ \lambda & 1 \end{pmatrix}^k \begin{pmatrix} 1 & 0 \\ \lambda & 1 \end{pmatrix} \xlongequal{\text{由归纳法假设}} \begin{pmatrix} 1 & 0 \\ k\lambda & 1 \end{pmatrix} \begin{pmatrix} 1 & 0 \\ \lambda & 1 \end{pmatrix} = \begin{pmatrix} 1 & 0 \\ (k+1)\lambda & 1 \end{pmatrix}.$$

故

$$\begin{pmatrix} 1 & 0 \\ \lambda & 1 \end{pmatrix}^n = \begin{pmatrix} 1 & 0 \\ n\lambda & 1 \end{pmatrix} \quad (n \text{ 为正整数}).$$

4. 矩阵的转置

定义 7-7 将 $m \times n$ 矩阵 A 的行与列互换（第 i 行变为第 i 列）所得到的 $n \times m$ 矩阵，称为 A 的**转置矩阵**（transposed matrix），记作 A^T.

例如，

$$\text{矩阵 } A = \begin{pmatrix} 2 & 0 \\ 4 & 1 \\ 5 & 3 \end{pmatrix} \text{ 的转置矩阵为 } A^T = \begin{pmatrix} 2 & 4 & 5 \\ 0 & 1 & 3 \end{pmatrix};$$

$$\text{矩阵 } A = \begin{pmatrix} a_{11} & a_{12} & \cdots & a_{1n} \\ a_{21} & a_{22} & \cdots & a_{2n} \\ \vdots & \vdots & & \vdots \\ a_{m1} & a_{m2} & \cdots & a_{mn} \end{pmatrix} \text{ 的转置矩阵为 } A^T = \begin{pmatrix} a_{11} & a_{21} & \cdots & a_{m1} \\ a_{12} & a_{22} & \cdots & a_{m2} \\ \vdots & \vdots & & \vdots \\ a_{1n} & a_{2n} & \cdots & a_{mn} \end{pmatrix}.$$

矩阵的转置满足以下运算律：

(1) $(A^T)^T = A$；

(2) $(A + B)^T = A^T + B^T$；

(3) $(kA)^T = kA^T$；

(4) $(AB)^T = B^T A^T$.

例 7-19 设 $A = \begin{pmatrix} 2 & 0 & -1 \\ 1 & 3 & 2 \end{pmatrix}$, $B = \begin{pmatrix} 1 & 7 & -1 \\ 4 & 2 & 3 \\ 2 & 0 & 1 \end{pmatrix}$, 求 $(AB)^{\mathrm{T}}$, AE.

解 $AB = \begin{pmatrix} 2 & 0 & -1 \\ 1 & 3 & 2 \end{pmatrix} \begin{pmatrix} 1 & 7 & -1 \\ 4 & 2 & 3 \\ 2 & 0 & 1 \end{pmatrix} = \begin{pmatrix} 0 & 14 & -3 \\ 17 & 13 & 10 \end{pmatrix}$, 所以 $(AB)^{\mathrm{T}} = \begin{pmatrix} 0 & 17 \\ 14 & 13 \\ -3 & 10 \end{pmatrix}$.

$$AE = \begin{pmatrix} 2 & 0 & -1 \\ 1 & 3 & 2 \end{pmatrix} \begin{pmatrix} 1 & 0 & 0 \\ 0 & 1 & 0 \\ 0 & 0 & 1 \end{pmatrix} = \begin{pmatrix} 2 & 0 & -1 \\ 1 & 3 & 2 \end{pmatrix}.$$

由转置的定义, 可以定义对称矩阵和正交矩阵.

设 $A = [a_{ij}]$ 为 n 阶方阵, 如果满足

$$A^{\mathrm{T}} = A,$$

即

$$a_{ij} = a_{ji} \quad (i, j = 1, 2, \cdots, n),$$

则称 A 为**对称矩阵**(symmetric matrix); 如果满足

$$AA^{\mathrm{T}} = A^{\mathrm{T}}A = E,$$

即

$$\sum_{k=1}^{n} a_{ik}a_{jk} = \sum_{k=1}^{n} a_{ki}a_{kj} = \begin{cases} 1, & i = j, \\ 0, & i \neq j, \end{cases}$$

则称 A 为**正交矩阵**(orthogonal matrix).

例如, $\begin{pmatrix} 1 & 0 \\ 0 & -1 \end{pmatrix}$, $\begin{pmatrix} \cos\theta & 30 \\ 30 & \sin\theta \end{pmatrix}$, $\begin{pmatrix} 1 & 2 & 3 \\ 2 & 5 & 6 \\ 3 & 6 & 7 \end{pmatrix}$ 都是对称矩阵;

$\begin{pmatrix} 1 & 0 \\ 0 & -1 \end{pmatrix}$, $\begin{pmatrix} \cos\theta & \sin\theta \\ -\sin\theta & \cos\theta \end{pmatrix}$, $\begin{pmatrix} 0 & 0 & -1 \\ 0 & -1 & 0 \\ -1 & 0 & 0 \end{pmatrix}$ 都是正交矩阵.

5. 方阵行列式

定义 7-8 由方阵 A 的所有元素按其在矩阵中原来的相对位置构成的行列式, 称为矩阵 A 的行列式, 记作 $\det A$ 或 $|A|$.

方阵的行列式与第一节所讲的行列式一样, 都是一个确定的数值. 设 A、B 为 n 阶方阵, λ 为实数, 方阵的行列式满足下述运算律:

(1) $|A^{\mathrm{T}}| = |A|$; (2) $|\lambda A| = \lambda^n |A|$; (3) $|AB| = |A| \cdot |B|$; (4) $|A^k| = |A|^k$.

一般来说, $AB \neq BA$, 但是必有

$$|AB| = |BA|.$$

例 7-20 $A = \begin{pmatrix} 5 & 2 & 3 \\ 0 & 4 & 0 \\ 0 & 0 & 2 \end{pmatrix}$, $B = \begin{pmatrix} 0 & 0 & 1 \\ 0 & 5 & 6 \\ 2 & 4 & 3 \end{pmatrix}$, 求 $|AB|$ 的值.

解 $|AB| = |A||B| = \begin{vmatrix} 5 & 2 & 3 \\ 0 & 4 & 0 \\ 0 & 0 & 2 \end{vmatrix} \begin{vmatrix} 0 & 0 & 1 \\ 0 & 5 & 6 \\ 2 & 4 & 3 \end{vmatrix} = 40 \times (-10) = -400.$

三、逆矩阵

在数的运算中，若 $a \neq 0$，则 $a \cdot a^{-1} = a^{-1} \cdot a = 1$，其中 $a^{-1} = \dfrac{1}{a}$ 为 a 的倒数. 类似地，在矩阵运算中，单位矩阵 E 相当于数中的 1，若对于矩阵 A，存在矩阵 A^{-1} 使得 $AA^{-1} = A^{-1}A = E$，那么 A^{-1} 有何意义？

定义 7-9 对于 n 阶方阵 A，若存在同阶方阵 B，使得 $AB = BA = E$，则称方阵 A 为可逆的，称 B 为 A 的**逆矩阵**（inverse matrix），记作 A^{-1}.

定理 7-3 若方阵 A 为可逆的，则 A 的逆矩阵是唯一的.

证 设 B，C 都是 A 的逆矩阵，则
$$B = BE = B(AC) = (BA)C = EC = C.$$
故 A 的逆矩阵是唯一的.

定义 7-10 对于 n 阶方阵

$$A = \begin{pmatrix} a_{11} & a_{12} & \cdots & a_{1n} \\ a_{21} & a_{22} & \cdots & a_{2n} \\ \vdots & \vdots & & \vdots \\ a_{n1} & a_{n2} & \cdots & a_{nn} \end{pmatrix},$$

称 n 阶方阵

$$A^* = \begin{pmatrix} A_{11} & A_{21} & \cdots & A_{n1} \\ A_{12} & A_{22} & \cdots & A_{n2} \\ \vdots & \vdots & & \vdots \\ A_{1n} & A_{2n} & \cdots & A_{nn} \end{pmatrix}$$

为 A 的**伴随矩阵**，其中 A_{ij} 是行列式 $|A|$ 中各元素 a_{ij} 的代数余子式.

在 A^* 中，A_{ij} 不位于第 i 行第 j 列，而位于第 j 行第 i 列，即关于主对角线对称的位置.

例 7-21 设 $A = \begin{pmatrix} 1 & 3 & -1 \\ 2 & 0 & -4 \\ 0 & -1 & 0 \end{pmatrix}$，求 A^*.

解 $A_{11} = \begin{vmatrix} 0 & -4 \\ -1 & 0 \end{vmatrix} = -4$，$A_{12} = (-1)^{1+2} \begin{vmatrix} 2 & -4 \\ 0 & 0 \end{vmatrix} = 0$，$A_{13} = (-1)^{1+3} \begin{vmatrix} 2 & 0 \\ 0 & -1 \end{vmatrix} = -2$，

$A_{21} = (-1)^{2+1} \begin{vmatrix} 3 & -1 \\ -1 & 0 \end{vmatrix} = 1$，$A_{22} = (-1)^{2+2} \begin{vmatrix} 1 & -1 \\ 0 & 0 \end{vmatrix} = 0$，$A_{23} = (-1)^{2+3} \begin{vmatrix} 1 & 3 \\ 0 & -1 \end{vmatrix} = 1$，

$A_{31} = (-1)^{3+1} \begin{vmatrix} 3 & -1 \\ 0 & -4 \end{vmatrix} = -12$，$A_{32} = (-1)^{3+2} \begin{vmatrix} 1 & -1 \\ 2 & -4 \end{vmatrix} = 2$，$A_{33} = (-1)^{3+3} \begin{vmatrix} 1 & 3 \\ 2 & 0 \end{vmatrix} = -6$.

从而，

$$A^* = \begin{pmatrix} -4 & 1 & -12 \\ 0 & 0 & 2 \\ -2 & 1 & -6 \end{pmatrix}.$$

根据式 (7-8) 和式 (7-9)，有 $\boldsymbol{AA}^* = \boldsymbol{A}^*\boldsymbol{A} = |\boldsymbol{A}|\boldsymbol{E}$，因此以下定理成立.

定理 7-4　方阵 $\boldsymbol{A}$ 可逆的充分必要条件是 $|\boldsymbol{A}| \neq 0$，且

$$\boldsymbol{A}^{-1} = \frac{1}{|\boldsymbol{A}|}\boldsymbol{A}^*.$$

例 7-22　设 $\boldsymbol{A} = \begin{pmatrix} 1 & 3 & -1 \\ 2 & 0 & -4 \\ 0 & -1 & 0 \end{pmatrix}$，判断 $\boldsymbol{A}$ 是否可逆. 若可逆，求 $\boldsymbol{A}^{-1}$.

解　$|\boldsymbol{A}| = \begin{vmatrix} 1 & 3 & -1 \\ 2 & 0 & -4 \\ 0 & -1 & 0 \end{vmatrix} = -2 \neq 0$，故 $\boldsymbol{A}$ 可逆.

在例 7-21 中已计算出 $\boldsymbol{A}^*$，由定理 7-4 得

$$\boldsymbol{A}^{-1} = \frac{1}{|\boldsymbol{A}|}\boldsymbol{A}^* = -\frac{1}{2}\begin{pmatrix} -4 & 1 & -12 \\ 0 & 0 & 2 \\ -2 & 1 & -6 \end{pmatrix} = \begin{pmatrix} 2 & -\dfrac{1}{2} & 6 \\ 0 & 0 & -1 \\ 1 & -\dfrac{1}{2} & 3 \end{pmatrix}.$$

定理 7-5　(1) 对于方阵 $\boldsymbol{A}$，若有 $\boldsymbol{B}$ 满足 $\boldsymbol{AB} = \boldsymbol{E}$，则 $\boldsymbol{A}$ 可逆，且 $\boldsymbol{A}^{-1} = \boldsymbol{B}$；
(2) 对于方阵 $\boldsymbol{A}$，若有 $\boldsymbol{B}$ 满足 $\boldsymbol{BA} = \boldsymbol{E}$，则 $\boldsymbol{A}$ 可逆，且 $\boldsymbol{A}^{-1} = \boldsymbol{B}$.

证　(1) $|\boldsymbol{A}||\boldsymbol{B}| = |\boldsymbol{AB}| = |\boldsymbol{E}| = 1$，故 $|\boldsymbol{A}| \neq 0$，所以 $\boldsymbol{A}$ 可逆.
因为 $\boldsymbol{A}^{-1}$ 存在，所以 $\boldsymbol{B} = \boldsymbol{EA} = (\boldsymbol{A}^{-1}\boldsymbol{A})\boldsymbol{B} = \boldsymbol{A}^{-1}(\boldsymbol{AB}) = \boldsymbol{A}^{-1}\boldsymbol{E} = \boldsymbol{A}^{-1}$.

同理可证 (2).

可逆矩阵具有以下性质：

(1) $(\boldsymbol{A}^{-1})^{-1} = \boldsymbol{A}$；

(2) $(\boldsymbol{AB})^{-1} = \boldsymbol{B}^{-1}\boldsymbol{A}^{-1}$；

(3) $(k\boldsymbol{A})^{-1} = \dfrac{1}{k}\boldsymbol{A}^{-1}$；

(4) $(\boldsymbol{A}^{\mathrm{T}})^{-1} = (\boldsymbol{A}^{-1})^{\mathrm{T}}$；

(5) $|\boldsymbol{A}^{-1}| = |\boldsymbol{A}|^{-1}$.

四、矩阵的初等变换和秩

1. 线性方程组的基本概念

定义 7-11　设有 m 个方程 n 个未知数的线性方程组

$$\begin{cases} a_{11}x_1 + a_{12}x_2 + \cdots + a_{1n}x_n = b_1, \\ a_{21}x_1 + a_{22}x_2 + \cdots + a_{2n}x_n = b_2, \\ \qquad\qquad\qquad\vdots \\ a_{m1}x_1 + a_{m2}x_2 + \cdots + a_{mn}x_n = b_m, \end{cases} \tag{7-10}$$

其中，a_{ij} 为第 i 个方程第 j 个未知数的系数，b_i 为第 i 个方程的常数项，$i = 1, 2, \cdots, m$，$j = 1, 2, \cdots, n$.

当常数项 $b_1, b_2, \cdots, b_m$ 不全为零时，线性方程组（7-10）称为 n 元**非齐次线性方程组**（non-homogeneous linear equation system）. 当 $b_1, b_2, \cdots, b_m$ 全为零时，线性方程组（7-10）变为

$$\begin{cases} a_{11}x_1 + a_{12}x_2 + \cdots + a_{1n}x_n = 0, \\ a_{21}x_1 + a_{22}x_2 + \cdots + a_{2n}x_n = 0, \\ \quad\quad\quad\quad\quad\quad\vdots \\ a_{m1}x_1 + a_{m2}x_2 + \cdots + a_{mn}x_n = 0, \end{cases} \tag{7-11}$$

称为 n 元**齐次线性方程组**（homogeneous linear equation system）.

令

$$A = \begin{pmatrix} a_{11} & a_{12} & \cdots & a_{1n} \\ a_{21} & a_{22} & \cdots & a_{2n} \\ \vdots & \vdots & & \vdots \\ a_{m1} & a_{m2} & \cdots & a_{mn} \end{pmatrix}, \quad x = \begin{pmatrix} x_1 \\ x_2 \\ \vdots \\ x_n \end{pmatrix}, \quad b = \begin{pmatrix} b_1 \\ b_2 \\ \vdots \\ b_m \end{pmatrix},$$

则根据矩阵的乘法，线性方程组（7-10）可以简捷地表示为矩阵形式

$$Ax = b, \tag{7-12}$$

其中，A 称为线性方程组的**系数矩阵**，x 称为**未知数矩阵**，b 称为**常数项矩阵**.

若将矩阵 A, b 合在一起构成矩阵

$$(A, b) = \begin{pmatrix} a_{11} & a_{12} & \cdots & a_{1n} & b_1 \\ a_{21} & a_{22} & \cdots & a_{2n} & b_2 \\ \vdots & \vdots & & \vdots & \vdots \\ a_{m1} & a_{m2} & \cdots & a_{mn} & b_m \end{pmatrix}, \tag{7-13}$$

则 (A, b) 称为线性方程组（7-11）的**增广矩阵**（augmented matrix）.

例如，三元线性方程组 $\begin{cases} 2x_1 - x_2 + 3x_3 = 1 \\ 4x_1 + 2x_2 + 5x_3 = 1 \\ 2x_1 \quad\quad\;\; + 2x_3 = 1 \end{cases}$ 的系数矩阵为 $\begin{pmatrix} 2 & -1 & 3 \\ 4 & 2 & 5 \\ 2 & 0 & 3 \end{pmatrix}$，增广矩阵

为 $\begin{pmatrix} 2 & -1 & 3 & 1 \\ 4 & 2 & 5 & 1 \\ 2 & 0 & 3 & 1 \end{pmatrix}$.

2. 矩阵的初等变换

引例，首先回顾采用消元法求二元、三元一次线性方程组的具体步骤.

例如，

$$\begin{cases} 2x_1 - x_2 + 3x_3 = 1, & (1). \\ 4x_1 + 2x_2 + 5x_3 = 4, & (2) \\ 2x_1 \quad\quad\;\; + 2x_3 = 6. & (3) \end{cases} \tag{7-14}$$

首先消去方程（2）、（3）中的 x_1，即

$$\begin{matrix} (2) - 2(1) \\ (3) - (1) \end{matrix} \;\text{得}\; \begin{cases} 2x_1 - x_2 + 3x_3 = 1, & (4) \\ \quad\quad 4x_2 - x_3 = 2, & (5) \\ \quad\quad\;\; x_2 - x_3 = 5, & (6) \end{cases}$$

然后消去方程（5）中的 x_2，并与方程（6）互换位置，即

$$
\begin{array}{l}
(5)-4(6) \\
(5)\leftrightarrow(6)
\end{array}
\text{得}
\begin{cases}
2x_1 - x_2 + 3x_3 = 1, & (7) \\
\quad\ \ x_2 - x_3 = 5, & (8) \\
\qquad\quad\ \ 3x_3 = -18, & (9)
\end{cases}
$$

进而将方程（7）、（9）的第一个非零系数化为 1，即

$$
\begin{array}{l}
\dfrac{1}{2}(7) \\
\dfrac{1}{3}(9)
\end{array}
\text{得}
\begin{cases}
x_1 - \dfrac{1}{2}x_2 + \dfrac{3}{2}x_3 = \dfrac{1}{2}, \\
\quad\ x_2 - x_3 = 5, \\
\qquad\ x_3 = -6,
\end{cases}
\text{计算得}
\begin{cases}
x_1 = 9, \\
x_2 = -1, \\
x_3 = -6.
\end{cases}
$$

由此例可知，消元过程中所做的变换包含以下 3 种．

（1）对换变换：互换两个方程的位置；

（2）数乘变换：用非零常数乘以某一方程；

（3）倍加变换：将某个方程的倍数加到另一方程上．

以上 3 种运算称为线性方程组的**初等变换**（elementary transformation），可以验证线性方程组的初等变换是同解变换．

如果用矩阵形式来表示线性方程组，那么线性方程组的 3 种初等变换分别对应其增广矩阵的 3 种变换，即矩阵的 3 种初等变换．

定义 7-12　矩阵的**初等行变换**有以下 3 种．

（1）行对换：互换第 i，j 两行，记作 $r_i \leftrightarrow r_j$；

（2）行数乘：第 i 行乘数 $k \neq 0$，记作 kr_i；

（3）行倍加：将第 j 行的 k 倍加到第 i 行，记作 $r_i + kr_j$．

将定义中的"行"（r）换成"列"（c）即得到矩阵的**初等列变换**．矩阵的初等行变换和初等列变换统称为**初等变换**．

定义 7-13　如果矩阵 A 经过有限次初等变换成矩阵 B，则称矩阵 A 与矩阵 B **等价**（equivalence），记作 $A \sim B$．

定理 7-6　若 $A \sim B$，则 $|A| \neq 0 \Leftrightarrow |B| \neq 0$．

例 7-23　设

$$
A = \begin{pmatrix} -2 & 1 & 0 \\ 1 & -2 & 1 \\ 0 & 1 & -2 \end{pmatrix},
$$

用初等行变换将矩阵 A 变为上三角矩阵 B，由此判断矩阵 A 是否可逆．

解　$A = \begin{pmatrix} -2 & 1 & 0 \\ 1 & -2 & 1 \\ 0 & 1 & -2 \end{pmatrix} \xrightarrow{r_1 \leftrightarrow r_2} \begin{pmatrix} 1 & -2 & 1 \\ -2 & 1 & 0 \\ 0 & 1 & -2 \end{pmatrix} \xrightarrow{r_2 + 2r_1} \begin{pmatrix} 1 & -2 & 1 \\ 0 & -3 & 2 \\ 0 & 1 & -2 \end{pmatrix}$

$\xrightarrow{r_2 \leftrightarrow r_3} \begin{pmatrix} 1 & -2 & 1 \\ 0 & 1 & -2 \\ 0 & -3 & 2 \end{pmatrix} \xrightarrow{r_3 + 3r_2} \begin{pmatrix} 1 & -2 & 1 \\ 0 & 1 & -2 \\ 0 & 0 & -4 \end{pmatrix} = B.$

从而有 $|B| = -4 \neq 0$．由定理 7-6 可知 $|A| \neq 0$，故矩阵 A 可逆．

定理 7-7　设 n 阶方阵可逆, 构造 $n \times 2n$ 矩阵 $(A \vdots E)$, 对 $(A \vdots E)$ 进行初等行变换, 当左边的 A 变为 E 时, 右边的 E 变为 A^{-1}, 即

$$(A \vdots E) \xrightarrow{\text{初等行变换}} (E \vdots A^{-1}).$$

例 7-24　设 $A = \begin{pmatrix} 1 & 2 & 3 \\ 2 & 1 & 2 \\ 1 & 3 & 4 \end{pmatrix}$, 求 A^{-1}.

解　$(A \vdots E) = \begin{pmatrix} 1 & 2 & 3 & 1 & 0 & 0 \\ 2 & 1 & 2 & 0 & 1 & 0 \\ 1 & 3 & 4 & 0 & 0 & 1 \end{pmatrix} \xrightarrow[r_3 - r_1]{r_2 - 2r_1} \begin{pmatrix} 1 & 2 & 3 & 1 & 0 & 0 \\ 0 & -3 & -4 & -2 & 1 & 0 \\ 0 & 1 & 1 & -1 & 0 & 1 \end{pmatrix}$

$\xrightarrow{r_2 \leftrightarrow r_3} \begin{pmatrix} 1 & 2 & 3 & 1 & 0 & 0 \\ 0 & 1 & 1 & -1 & 0 & 1 \\ 0 & -3 & -4 & -2 & 1 & 0 \end{pmatrix} \xrightarrow{r_3 + 3r_2} \begin{pmatrix} 1 & 0 & 1 & 3 & 0 & -2 \\ 0 & 1 & 1 & -1 & 0 & 1 \\ 0 & 0 & -1 & -5 & 1 & 3 \end{pmatrix}$

$\xrightarrow[r_2 + r_3]{r_1 + r_3} \begin{pmatrix} 1 & 0 & 0 & -2 & 1 & 1 \\ 0 & 1 & 0 & -6 & 1 & 4 \\ 0 & 0 & -1 & -5 & 1 & 3 \end{pmatrix} \xrightarrow{-r_3} \begin{pmatrix} 1 & 0 & 0 & -2 & 1 & 1 \\ 0 & 1 & 0 & -6 & 1 & 4 \\ 0 & 0 & 1 & 5 & -1 & -3 \end{pmatrix}.$

故

$$A^{-1} = \begin{pmatrix} -2 & 1 & 1 \\ -6 & 1 & 4 \\ 5 & -1 & -3 \end{pmatrix}.$$

事实上, 不论 A 是否可逆, 均可用上述方法尝试求出 A^{-1}. 当左边的 A 在初等行变换中出现全零行时, 由定理 7-6 可得 $|A| = 0$, 故知 A^{-1} 不存在. 例如,

$$A = \begin{pmatrix} 1 & 2 & 3 \\ 0 & 1 & 2 \\ 2 & 6 & 10 \end{pmatrix},$$

$$(A \vdots E) = \begin{pmatrix} 1 & 2 & 3 & 1 & 0 & 0 \\ 0 & 1 & 2 & 0 & 1 & 0 \\ 2 & 6 & 10 & 0 & 0 & 1 \end{pmatrix} \xrightarrow{r_3 - 2r_1 - 2r_2} \begin{pmatrix} 1 & 2 & 3 & 1 & 0 & 0 \\ 0 & -3 & -4 & 0 & 1 & 0 \\ 0 & 0 & 0 & -2 & -2 & 1 \end{pmatrix}.$$

可知 $|A| = 0$, 所以 A 不可逆.

用初等行变换求逆矩阵时, 只能做行变换, 而不能做任何列变换. 同样, 可用初等列变换求逆矩阵, 即

$$\begin{pmatrix} A \\ I \end{pmatrix}_{2n \times n} \xrightarrow{\text{初等列变换}} \begin{pmatrix} I \\ A^{-1} \end{pmatrix}_{2n \times n}.$$

3. 矩阵的秩

定义 7-14　在 $m \times n$ 矩阵 A 中, 任意 k 行 k 列 $[k \leqslant \min(m,n)]$ 交点处的元素按原次序组成的 k 阶行列式, 称为 A 的 k 阶**子式**. 若子式的值不为零, 则称为**非零子式**.

例如,　　　　　　　　　　$A = \begin{pmatrix} 1 & 2 & 3 & 4 \\ 2 & 1 & 2 & 0 \\ 1 & 3 & 4 & 3 \end{pmatrix},$

它的第一、三行与第二、四列交点处的元素组成一个 2 阶子式

$$\begin{vmatrix} 2 & 4 \\ 3 & 3 \end{vmatrix},$$

其为非零子式.

定义 7-15　$m \times n$ 矩阵 A 中非零子式的最高阶数 r 称为 A 的**秩**（rank），记作 $R(A) = r$. A 至少有一个 r 阶非零子式，而所有 $r + 1$ 阶子式均为零.

定理 7-8　矩阵经过初等变换后，其秩不变，即若 $A \sim B$，则 $R(A) = R(B)$.

定义 7-16　称满足下列条件的矩阵为**行阶梯矩阵**（row echelon matrix）：

（1）若有零行（该行元素全为零），则零行全部位于非零行的下方；

（2）各非零行的左起首个非零元素的列序数由上至下严格递增，即各非零行的首个非零元素必在上一行的首个非零元素的右下位置.

显然，上三角矩阵是行阶梯矩阵.

定理 7-9　对任意矩阵 A，总可以经过有限次初等行变换将其变为行阶梯矩阵.

定理 7-10　若矩阵 A 经过初等行变换变为行阶梯矩阵，则行阶梯矩阵中非零行的行数 r 即为矩阵的秩.

由定理 7-9 和定理 7-10 可知，利用初等行变换可以方便地求出矩阵的秩.

例 7-25　求 $A = \begin{pmatrix} 1 & 2 & 3 & 4 \\ 2 & 1 & 2 & 0 \\ 1 & 3 & 4 & 0 \end{pmatrix}$ 的秩.

解 1　因 A 的一个子式

$$\begin{vmatrix} 1 & 2 & 3 \\ 2 & 1 & 2 \\ 1 & 3 & 4 \end{vmatrix} = 1 \neq 0,$$

所以 $R(A) = 3$.

解 2　$A = \begin{pmatrix} 1 & 2 & 3 & 4 \\ 2 & 1 & 2 & 0 \\ 1 & 3 & 4 & 3 \end{pmatrix} \xrightarrow[r_3 - r_1]{r_2 - 2r_1} \begin{pmatrix} 1 & 2 & 3 & 4 \\ 0 & -3 & -4 & -8 \\ 0 & 1 & 1 & -1 \end{pmatrix} \xrightarrow{r_3 + \frac{1}{3}r_1} \begin{pmatrix} 1 & 2 & 3 & 4 \\ 0 & -3 & -4 & -8 \\ 0 & 0 & -\frac{1}{3} & -\frac{11}{3} \end{pmatrix}.$

行阶梯矩阵有 3 个非零行，所以 $R(A) = 3$.

定义 7-17　对 n 阶方阵 A，当 $R(A) = n$ 时，称 A 为**满秩矩阵**.

定理 7-11　矩阵的秩具有如下性质：

（1）$R(A + B) \leqslant R(A) + R(B)$,

　　　$R(AB) \leqslant \min[R(A), R(B)]$,

　　　$R(A^{\mathrm{T}}) = R(A)$.

（2）若 A 满秩，B 为任意矩阵，则 $R(B) = R(AB) = R(BA)$.

（3）矩阵 A 满秩 $\Leftrightarrow A_{n \times n} \sim E_n \Leftrightarrow |A| \neq 0 \Leftrightarrow A$ 可逆.

🔬 第三节　向　　量

引例，如果在平面中建立直角坐标系，则平面上的任意点都可用其横、纵坐标 x, y 所构成二维有序数组 (x, y) 来表示；反之，任意两个实数 x, y 所构成的二维有序数组 (x, y) 都对应平面上的一个点，因此平面上的点与实二维有序数组一一对应．同理，空间与实三维有序数组一一对应．

定义 7-18　n 个数 $a_1, a_2, \cdots, a_n$ 构成的有序数组 $\boldsymbol{\alpha} = (a_1, a_2, \cdots, a_n)$ 称为 n 维**向量**（vector），其中第 i 个数 a_i 称为 $\boldsymbol{\alpha}$ 的第 i 个**分量**或**坐标**．

分量全为实数的向量称为实向量，本章只讨论实向量．

向量的概念是从实际问题中抽象出来的，例如，方程
$$a_1 x_1 + a_2 x_2 + \cdots + a_n x_n = b,$$
其核心特征由系数及常数项组成的有序数组 $(a_1, a_2, \cdots, a_n, b)$ 决定．

行向量 $(a_1, a_2, \cdots, a_n)$ 对应 $1 \times n$ 矩阵，即行矩阵；列向量 $\begin{pmatrix} a_1 \\ a_2 \\ \vdots \\ a_n \end{pmatrix}$ 对应 $n \times 1$ 矩阵，即

列矩阵．因此，向量的运算规则与矩阵的运算规则相同．

一、向量的线性相关和线性无关

定义 7-19　若 $\boldsymbol{\alpha}_1, \boldsymbol{\alpha}_2, \cdots, \boldsymbol{\alpha}_m$ 是 m 个 n 维向量，$k_1, k_2, \cdots, k_m$ 是 m 个实数，则称
$$k_1 \boldsymbol{\alpha}_1 + k_2 \boldsymbol{\alpha}_2 + \cdots + k_m \boldsymbol{\alpha}_m$$
为 $\boldsymbol{\alpha}_1, \boldsymbol{\alpha}_2, \cdots, \boldsymbol{\alpha}_m$ 的**线性组合**；又若 n 维向量 $\boldsymbol{\beta}$ 满足
$$\boldsymbol{\beta} = k_1 \boldsymbol{\alpha}_1 + k_2 \boldsymbol{\alpha}_2 + \cdots + k_m \boldsymbol{\alpha}_m,$$
即 $\boldsymbol{\beta}$ 为 $\boldsymbol{\alpha}_1, \boldsymbol{\alpha}_2, \cdots, \boldsymbol{\alpha}_m$ 的线性组合，则称 $\boldsymbol{\beta}$ 可由 $\boldsymbol{\alpha}_1, \boldsymbol{\alpha}_2, \cdots, \boldsymbol{\alpha}_m$ **线性表出**．

例如，任意三维向量 $\begin{pmatrix} x \\ y \\ z \end{pmatrix}$ 均为**单位向量组** $\boldsymbol{\varepsilon}_1 = \begin{pmatrix} 1 \\ 0 \\ 0 \end{pmatrix}$, $\boldsymbol{\varepsilon}_2 = \begin{pmatrix} 0 \\ 1 \\ 0 \end{pmatrix}$ 和 $\boldsymbol{\varepsilon}_3 = \begin{pmatrix} 0 \\ 0 \\ 1 \end{pmatrix}$ 的线性组合．实际上，

$$\begin{pmatrix} x \\ y \\ z \end{pmatrix} = x \begin{pmatrix} 1 \\ 0 \\ 0 \end{pmatrix} + y \begin{pmatrix} 0 \\ 1 \\ 0 \end{pmatrix} + z \begin{pmatrix} 0 \\ 0 \\ 1 \end{pmatrix} = x \boldsymbol{\varepsilon}_1 + y \boldsymbol{\varepsilon}_2 + z \boldsymbol{\varepsilon}_3.$$

类似地，有 n 维单位向量组 $\boldsymbol{\varepsilon}_1 = \begin{pmatrix} 1 \\ 0 \\ \vdots \\ 0 \end{pmatrix}$, $\boldsymbol{\varepsilon}_2 = \begin{pmatrix} 0 \\ 1 \\ \vdots \\ 0 \end{pmatrix}$, $\cdots$, $\boldsymbol{\varepsilon}_n = \begin{pmatrix} 0 \\ 0 \\ \vdots \\ 1 \end{pmatrix}$，那么任意 n 维

向量 $x = \begin{pmatrix} x_1 \\ x_2 \\ \vdots \\ x_n \end{pmatrix}$ 均可由这 n 个 n 维单位向量组线性表出，即 $x = x_1\boldsymbol{\varepsilon}_1 + x_2\boldsymbol{\varepsilon}_2 + \cdots + x_n\boldsymbol{\varepsilon}_n$.

定义 7-20　设 $\boldsymbol{\alpha}_1, \boldsymbol{\alpha}_2, \cdots, \boldsymbol{\alpha}_m$ 为 m 个 n 维向量，若存在不全为零的实数 $k_1, k_2, \cdots, k_m$，使得

$$k_1\boldsymbol{\alpha}_1 + k_2\boldsymbol{\alpha}_2 + \cdots + k_m\boldsymbol{\alpha}_m = \boldsymbol{0},$$

则称 $\boldsymbol{\alpha}_1, \boldsymbol{\alpha}_2, \cdots, \boldsymbol{\alpha}_m$ **线性相关**；否则称 $\boldsymbol{\alpha}_1, \boldsymbol{\alpha}_2, \cdots, \boldsymbol{\alpha}_m$ **线性无关**.

定理 7-12　（1）m 个 n 维向量 $\boldsymbol{\alpha}_1, \boldsymbol{\alpha}_2, \cdots, \boldsymbol{\alpha}_m$ 线性相关的充分必要条件是其中一个向量可由其余 $n-1$ 个向量线性表出；

（2）两个 n 维向量 $\boldsymbol{\alpha}, \boldsymbol{\beta}$ 线性相关的充分必要条件是其对应的分量成比例，其几何意义是两向量共线；

（3）一个向量线性相关的充分必要条件是该向量为零向量.

由线性相关的定义不难证明，读者可自行证之.

二、向量组的秩

定义 7-21　若向量组 A 中的部分向量组 A_0 满足：

(1) A_0 线性无关，

(2) A 的任何一个向量均可由 A_0 线性表出，

则称部分向量组 A_0 为向量组 A 的**最大线性无关组**，简称为**最大无关组**；最大无关组所含向量个数 r 称为向量组 A 的**秩**.

定理 7-13　$m \times n$ 矩阵 A 可以看作由 m 个 n 维行向量构成的向量组，也可以看作由 n 个 m 维列向量构成的向量组. 若将这两个向量组的秩分别记作 r_1 和 r_2，则 $R(A) = r_1 = r_2$.

定理 7-14　向量组所含向量个数为 n，向量组的秩为 r. 当 $r = n$ 时，向量组线性无关；当 $r < n$ 时，向量组线性相关.

例 7-26　设

$$\boldsymbol{\alpha}_1 = \begin{pmatrix} 1 \\ 2 \\ 1 \end{pmatrix}, \quad \boldsymbol{\alpha}_2 = \begin{pmatrix} 0 \\ 1 \\ 0 \end{pmatrix}, \quad \boldsymbol{\alpha}_3 = \begin{pmatrix} 3 \\ 5 \\ 3 \end{pmatrix},$$

判断向量组 $\boldsymbol{\alpha}_1, \boldsymbol{\alpha}_2, \boldsymbol{\alpha}_3$ 的线性相关性.

解 1　易见

$$3\boldsymbol{\alpha}_1 - \boldsymbol{\alpha}_2 = 3\begin{pmatrix} 1 \\ 2 \\ 1 \end{pmatrix} - \begin{pmatrix} 0 \\ 1 \\ 0 \end{pmatrix} = \begin{pmatrix} 3 \\ 5 \\ 3 \end{pmatrix} = \boldsymbol{\alpha}_3,$$

所以存在不全为零的数 $3, -1, -1$ 使得

$$3\boldsymbol{\alpha}_1 + (-1)\boldsymbol{\alpha}_2 + (-1)\boldsymbol{\alpha}_3 = \boldsymbol{0}.$$

故 $\boldsymbol{\alpha}_1, \boldsymbol{\alpha}_2, \boldsymbol{\alpha}_3$ 线性相关.

解 2　将 3 个列向量作为列构造矩阵，并做初等行变换，得

$$\begin{pmatrix} 1 & 0 & 3 \\ 2 & 1 & 5 \\ 1 & 0 & 3 \end{pmatrix} \rightarrow \begin{pmatrix} 1 & 0 & 3 \\ 0 & 1 & -1 \\ 0 & 0 & 0 \end{pmatrix}.$$

由此可知，以 $\boldsymbol{\alpha}_1, \boldsymbol{\alpha}_2, \boldsymbol{\alpha}_3$ 为列构成的矩阵的秩 $r = 2 < 3$，所以 $\boldsymbol{\alpha}_1, \boldsymbol{\alpha}_2, \boldsymbol{\alpha}_3$ 线性相关．

解 3　由 3 个三维向量的分量组成的行列式

$$\begin{vmatrix} 1 & 0 & 3 \\ 2 & 1 & 5 \\ 1 & 0 & 3 \end{vmatrix} = 3 - 3 = 0,$$

由此可知，以 $\boldsymbol{\alpha}_1, \boldsymbol{\alpha}_2, \boldsymbol{\alpha}_3$ 为列构成的矩阵的秩 $r < 3$，所以 $\boldsymbol{\alpha}_1, \boldsymbol{\alpha}_2, \boldsymbol{\alpha}_3$ 线性相关．

例 7-27　证明三维单位向量组

$$\boldsymbol{\varepsilon}_1 = \begin{pmatrix} 1 \\ 0 \\ 0 \end{pmatrix}, \quad \boldsymbol{\varepsilon}_2 = \begin{pmatrix} 0 \\ 1 \\ 0 \end{pmatrix}, \quad \boldsymbol{\varepsilon}_3 = \begin{pmatrix} 0 \\ 0 \\ 1 \end{pmatrix}$$

线性无关．

证　由 $x\boldsymbol{\varepsilon}_1 + y\boldsymbol{\varepsilon}_2 + z\boldsymbol{\varepsilon}_3 = x\begin{pmatrix} 1 \\ 0 \\ 0 \end{pmatrix} + y\begin{pmatrix} 0 \\ 1 \\ 0 \end{pmatrix} + z\begin{pmatrix} 0 \\ 0 \\ 1 \end{pmatrix} = \begin{pmatrix} x \\ y \\ z \end{pmatrix} = 0$，得 $x = y = z = 0$．

所以 $\boldsymbol{\varepsilon}_1, \boldsymbol{\varepsilon}_2, \boldsymbol{\varepsilon}_3$ 线性无关．

同理，可以证明 n 维单位向量组 $\boldsymbol{\varepsilon}_1, \boldsymbol{\varepsilon}_2, \cdots, \boldsymbol{\varepsilon}_n$ 线性无关．

例 7-28　证明包含零向量的任何向量组线性相关．

证　对于向量组 $\boldsymbol{\alpha}_1, \boldsymbol{\alpha}_2, \cdots, \boldsymbol{\alpha}_m$，不妨设 $\boldsymbol{\alpha}_1 = \boldsymbol{0}$，于是存在不全为零的数 $1, 0, \cdots, 0$，使得

$$1 \cdot \boldsymbol{\alpha}_1 + 0 \cdot \boldsymbol{\alpha}_2 + \cdots + 0 \cdot \boldsymbol{\alpha}_m = \boldsymbol{0}.$$

故 $\boldsymbol{\alpha}_1, \boldsymbol{\alpha}_2, \cdots, \boldsymbol{\alpha}_m$ 线性相关．

定理 7-15　由列向量 $\boldsymbol{\alpha}_1, \boldsymbol{\alpha}_2, \cdots, \boldsymbol{\alpha}_m$ 构成的矩阵 $\boldsymbol{A}$ 经初等行变换变为行阶梯矩阵，其每行首个非零元素所在的列向量是线性无关的，这些列在变换前的列向量组成了向量组 $\boldsymbol{\alpha}_1, \boldsymbol{\alpha}_2, \cdots, \boldsymbol{\alpha}_m$ 的最大线性无关组．

例 7-29　设向量组

$$\boldsymbol{\alpha}_1 = \begin{pmatrix} 1 \\ -2 \\ -1 \\ -3 \end{pmatrix}, \quad \boldsymbol{\alpha}_2 = \begin{pmatrix} 2 \\ -4 \\ -2 \\ -6 \end{pmatrix}, \quad \boldsymbol{\alpha}_3 = \begin{pmatrix} 1 \\ 1 \\ 2 \\ -1 \end{pmatrix}, \quad \boldsymbol{\alpha}_4 = \begin{pmatrix} 3 \\ 0 \\ 3 \\ -5 \end{pmatrix}.$$

求向量组 $\boldsymbol{\alpha}_1, \boldsymbol{\alpha}_2, \boldsymbol{\alpha}_3, \boldsymbol{\alpha}_4$ 的秩和一个最大无关组．

解　对以 $\boldsymbol{\alpha}_1, \boldsymbol{\alpha}_2, \boldsymbol{\alpha}_3, \boldsymbol{\alpha}_4$ 为列向量的矩阵进行初等行变换，可得到

$$
\begin{pmatrix} 1 & 2 & 1 & 3 \\ -2 & -4 & 1 & 0 \\ -1 & -2 & 2 & 3 \\ -3 & -6 & -1 & -5 \end{pmatrix} \rightarrow \begin{pmatrix} 1 & 2 & 1 & 3 \\ 0 & 0 & 3 & 6 \\ 0 & 0 & 3 & 6 \\ 0 & 0 & 2 & 4 \end{pmatrix} \rightarrow \begin{pmatrix} 1 & 2 & 1 & 3 \\ 0 & 0 & 1 & 2 \\ 0 & 0 & 0 & 0 \\ 0 & 0 & 0 & 0 \end{pmatrix},
$$

由此可知，$R(\boldsymbol{\alpha}_1,\boldsymbol{\alpha}_2,\boldsymbol{\alpha}_3,\boldsymbol{\alpha}_4) = 2$，且 $\boldsymbol{\alpha}_1,\boldsymbol{\alpha}_3$ 是一个最大无关组．

第四节　线性方程组的解

一、一般线性方程组的解

根据定义 7-11，线性方程组（7-11）和它的矩阵式（7-12）、增广矩阵式（7-13）是一致的，具有一一对应关系．而线性方程组经初等变换后保持同解，因此增广矩阵经初等行变换后所对应的线性方程组与原线性方程组同解．由此可知，利用矩阵的初等行变换对增广矩阵进行初等变换，可用于研究线性方程组的解．

特别地，对系数矩阵 $\boldsymbol{A}$ 可逆的线性方程组 $\boldsymbol{Ax} = \boldsymbol{b}$ 的增广矩阵进行初等行变换

$$
(\boldsymbol{A} \vdots \boldsymbol{b}) \xrightarrow{\text{初等行变换}} (\boldsymbol{E} \vdots \boldsymbol{A}^{-1}\boldsymbol{b}) = (\boldsymbol{E} \vdots \boldsymbol{x}),
$$

即可得方程组的解为 $\boldsymbol{x} = \boldsymbol{A}^{-1}\boldsymbol{b}$.

例 7-30　用初等行变换求解线性方程组（7-14）.

解　$(\boldsymbol{A} \vdots \boldsymbol{b}) = \begin{pmatrix} 2 & -1 & 3 & 1 \\ 4 & 2 & 5 & 4 \\ 2 & 0 & 2 & 6 \end{pmatrix} \xrightarrow[r_3 - r_1]{r_2 - 2r_1} \begin{pmatrix} 2 & -1 & 3 & 1 \\ 0 & 4 & -1 & 2 \\ 0 & 1 & -1 & 5 \end{pmatrix} \xrightarrow{r_2 \leftrightarrow r_3} \begin{pmatrix} 2 & -1 & 3 & 1 \\ 0 & 1 & -1 & 5 \\ 0 & 4 & -1 & 2 \end{pmatrix}$

$\xrightarrow{r_3 - 4r_2} \begin{pmatrix} 2 & -1 & 3 & 1 \\ 0 & 1 & -1 & 5 \\ 0 & 0 & 3 & -18 \end{pmatrix} \xrightarrow{\frac{1}{3}r_3} \begin{pmatrix} 2 & -1 & 3 & 1 \\ 0 & 1 & -1 & 5 \\ 0 & 0 & 1 & -6 \end{pmatrix} \xrightarrow[r_2 + r_3]{r_1 - 3r_3} \begin{pmatrix} 2 & -1 & 0 & 19 \\ 0 & 1 & 0 & -1 \\ 0 & 0 & 1 & -6 \end{pmatrix}$

$\xrightarrow{r_1 + r_3} \begin{pmatrix} 2 & 0 & 0 & 18 \\ 0 & 1 & 0 & -1 \\ 0 & 0 & 1 & -6 \end{pmatrix} \xrightarrow{\frac{1}{2}r_1} \begin{pmatrix} 1 & 0 & 0 & 9 \\ 0 & 1 & 0 & -1 \\ 0 & 0 & 1 & -6 \end{pmatrix}.$

计算得 $\begin{cases} x_1 = 9, \\ x_2 = -1, \\ x_3 = -6. \end{cases}$

上述方程组求解方法的前提条件是系数矩阵为可逆矩阵．那么对于一般线性方程组应如何求解呢？一般线性方程组的解有 3 种情况：有唯一解，有无穷多解，无解．例如，

(1) $\begin{cases} x_1 - x_2 = 2, \\ x_1 - x_2 = 1, \end{cases}$ 　　$A = \begin{pmatrix} 1 & -1 \\ 1 & -1 \end{pmatrix}$, 　$(A \vdots b) = \begin{pmatrix} 1 & -1 & 2 \\ 1 & -1 & 1 \end{pmatrix}$;

(2) $\begin{cases} x_1 - x_2 = 2, \\ 2x_1 - 2x_2 = 4, \end{cases}$ 　$A = \begin{pmatrix} 1 & -1 \\ 2 & -2 \end{pmatrix}$, 　$(A \vdots b) = \begin{pmatrix} 1 & -1 & 2 \\ 2 & -2 & 4 \end{pmatrix}$;

(3) $\begin{cases} x_1 - x_2 = 2, \\ x_1 + x_2 = 4, \end{cases}$ 　$A = \begin{pmatrix} 1 & -1 \\ 1 & 1 \end{pmatrix}$, 　$(A \vdots b) = \begin{pmatrix} 1 & -1 & 2 \\ 1 & 1 & 4 \end{pmatrix}$.

对于方程组(1)，不难验证其无解，且其系数矩阵的秩与增广矩阵的秩不相等．

$$A = \begin{pmatrix} 1 & -1 \\ 1 & -1 \end{pmatrix} \xrightarrow{\text{初等行变换}} \begin{pmatrix} 1 & -1 \\ 0 & 0 \end{pmatrix}, \quad (A \vdots b) = \begin{pmatrix} 1 & -1 & 2 \\ 1 & -1 & 1 \end{pmatrix} \xrightarrow{\text{初等行变换}} \begin{pmatrix} 1 & -1 & 2 \\ 0 & 0 & -1 \end{pmatrix},$$

所以 $R(A) = 1 \neq R(A \vdots b) = 2$.

对于方程组(2)，其只有一个方程，设 x_1 为自由元，则方程组(2)有无穷多解 $x_2 = x_1 - 2$. 其系数矩阵的秩与增广矩阵的秩相等，但小于变量个数：

$$A = \begin{pmatrix} 1 & -1 \\ 2 & -2 \end{pmatrix} \xrightarrow{\text{初等行变换}} \begin{pmatrix} 1 & -1 \\ 0 & 0 \end{pmatrix}, \quad (A \vdots b) = \begin{pmatrix} 1 & -1 & 2 \\ 2 & -2 & 4 \end{pmatrix} \xrightarrow{\text{初等行变换}} \begin{pmatrix} 1 & -1 & 2 \\ 0 & 0 & 0 \end{pmatrix},$$

所以 $R(A) = R(A \vdots b) = 1 < 2$.

对于方程组(3)，其有唯一解 $\begin{cases} x_1 = 3, \\ x_2 = 1. \end{cases}$ 其系数矩阵的秩与增广矩阵的秩都等于变量个数 2：

$$A = \begin{pmatrix} 1 & -1 \\ 1 & 1 \end{pmatrix} \xrightarrow{\text{初等行变换}} \begin{pmatrix} 1 & -1 \\ 0 & -2 \end{pmatrix}, \quad (A \vdots b) = \begin{pmatrix} 1 & -1 & 2 \\ 1 & 1 & 4 \end{pmatrix} \xrightarrow{\text{初等行变换}} \begin{pmatrix} 1 & -1 & 2 \\ 0 & -2 & 2 \end{pmatrix},$$

所以 $R(A) = R(A \vdots b) = 2$.

上述讨论可以推广到由 n 个变量、m 个方程（$m \leq n$）组成的线性方程组 $Ax = b$.

定理 7-16　（1）当 $R(A) \neq R(A \vdots b)$ 时，非齐次线性方程组 $Ax = b$ 无解；

（2）当 $R(A) = R(A \vdots b) = n$ 时，非齐次线性方程组 $Ax = b$ 有唯一解 $x = A^{-1}b$；

（3）当 $R(A) = R(A \vdots b) < n$ 时，非齐次线性方程组 $Ax = b$ 有无穷多解．

例 7-31　判断方程组 $\begin{cases} x_1 - 2x_2 + 3x_3 - x_4 = 1, \\ 3x_1 - x_2 + 5x_3 - 3x_4 = 2, \\ 2x_1 + x_2 + 2x_3 - 2x_4 = 3 \end{cases}$ 是否有解．

解　对方程组的增广矩阵做初等行变换：

$$(A \vdots b) = \begin{pmatrix} 1 & -2 & 3 & -1 & 1 \\ 3 & -1 & 5 & -3 & 2 \\ 2 & 1 & 2 & -2 & 3 \end{pmatrix} \xrightarrow[r_3 - 2r_1]{r_2 - 3r_1} \begin{pmatrix} 1 & -2 & 3 & -1 & 1 \\ 0 & 5 & -4 & 0 & -1 \\ 0 & 5 & -4 & 0 & 1 \end{pmatrix} \xrightarrow{r_3 - r_2} \begin{pmatrix} 1 & -2 & 3 & -1 & 1 \\ 0 & 5 & -4 & 0 & -1 \\ 0 & 0 & 0 & 0 & 2 \end{pmatrix},$$

由此可见，$R(A) = 2$，$R(A \vdots b) = 3$，由定理 7-16 可知方程组无解．

例 7-32　当 λ 为何值时，非齐次线性方程组 $\begin{cases} x_1 + 2x_3 = -1, \\ -x_1 + x_2 - 3x_3 = 2, \\ 2x_1 - x_2 + \lambda x_3 = -3 \end{cases}$ 无解；有唯一解；有无穷多解？

解　$(A \vdots b) = \begin{pmatrix} 1 & 0 & 2 & -1 \\ -1 & 1 & -3 & 2 \\ 2 & -1 & \lambda & -3 \end{pmatrix} \xrightarrow[r_3 - 2r_1]{r_2 + r_1} \begin{pmatrix} 1 & 0 & 2 & -1 \\ 0 & 1 & -1 & 1 \\ 0 & -1 & \lambda-4 & -1 \end{pmatrix} \xrightarrow{r_3 + r_2} \begin{pmatrix} 1 & 0 & 2 & -1 \\ 0 & 1 & -1 & 1 \\ 0 & 0 & \lambda-5 & 0 \end{pmatrix},$

当 $\lambda \neq 5$ 时，$R(A) = R(A \vdots b) = 3$，有唯一解；

当 $\lambda = 5$ 时，$R(A) = R(A \vdots b) = 2 < 3$，有无穷多解.

二、齐次线性方程组的解

对于齐次线性方程组

$$\begin{cases} a_{11}x_1 + a_{12}x_2 + \cdots + a_{1n}x_n = 0, \\ a_{21}x_1 + a_{22}x_2 + \cdots + a_{2n}x_n = 0, \\ \quad\quad\quad\vdots \\ a_{m1}x_1 + a_{m2}x_2 + \cdots + a_{mn}x_n = 0, \end{cases} \tag{7-15}$$

显然 $R(A) = R(A \vdots b)$，所以齐次线性方程组一定有解，即总有零解. 零解称为齐次线性方程组的当然解. 齐次线性方程组也可能有非零解.

定理 7-17　(1) 当 $R(A) = n$ 时，齐次线性方程组(7-15)只有唯一的零解.

(2) 当 $R(A) < n$ 时，齐次线性方程组(7-15)有无穷多非零解.

例如，对于齐次线性方程组

$$\begin{cases} 2x_1 + x_2 - 5x_3 + x_4 = 0, \\ x_1 - 3x_2 \quad\quad - 6x_4 = 0, \\ \quad\quad 2x_2 - x_3 + 2x_4 = 0, \\ x_1 + 4x_2 - 7x_3 + 6x_4 = 0, \end{cases} \tag{7-16}$$

其系数矩阵 A 的行列式为

$$D = \begin{vmatrix} 2 & 1 & -5 & 1 \\ 1 & -3 & 0 & -6 \\ 0 & 2 & -1 & 2 \\ 1 & 4 & -7 & 6 \end{vmatrix} = \begin{vmatrix} 0 & 7 & -5 & 13 \\ 1 & -3 & 0 & -6 \\ 0 & 2 & -1 & 2 \\ 0 & 7 & -7 & 12 \end{vmatrix} = - \begin{vmatrix} 7 & -5 & 13 \\ 2 & -1 & 2 \\ 7 & -7 & 12 \end{vmatrix}$$

$$= \begin{vmatrix} -3 & -5 & 3 \\ 0 & -1 & 0 \\ -7 & -7 & -2 \end{vmatrix} = \begin{vmatrix} -3 & 3 \\ -7 & -2 \end{vmatrix} = 27 \neq 0,$$

所以 $R(A) = 4$. 因此方程组的解为 $x_1 = x_2 = x_3 = x_4 = 0$.

例 7-33　求方程组 $\begin{cases} x_1 + x_2 - 3x_3 - x_4 = 0, \\ 3x_1 - x_2 - 3x_3 - x_4 = 0, \\ x_1 + 5x_2 - 9x_3 - 8x_4 = 0 \end{cases}$ 的解.

解

$$A = \begin{pmatrix} 1 & 1 & -3 & -1 \\ 3 & -1 & -3 & 4 \\ 1 & 5 & -9 & -8 \end{pmatrix} \xrightarrow[r_3 - r_1]{r_2 - 3r_1} \begin{pmatrix} 1 & 1 & -3 & -1 \\ 0 & -4 & 6 & 7 \\ 0 & 4 & -6 & -7 \end{pmatrix} \xrightarrow{r_3 + r_2} \begin{pmatrix} 1 & 1 & -3 & -1 \\ 0 & -4 & 6 & 7 \\ 0 & 0 & 0 & 0 \end{pmatrix}$$

$$\xrightarrow[-\frac{1}{4}r_2]{r_1+\frac{1}{4}r_2} \begin{pmatrix} 1 & 0 & -\dfrac{3}{2} & \dfrac{3}{4} \\ 0 & 1 & -\dfrac{3}{2} & -\dfrac{7}{4} \\ 0 & 0 & 0 & 0 \end{pmatrix}.$$

可见 $R(A)=2<4$.

故可得方程组的一般解为 $\begin{cases} x_1=\dfrac{3}{2}x_3-\dfrac{3}{4}x_4, \\ x_2=\dfrac{3}{2}x_3+\dfrac{7}{4}x_4, \end{cases}$ 其中 x_3,x_4 为自由未知量.

用消元法解线性方程组时,对应于对增广矩阵做初等行变换,而不得作列变换.

定理 7-18　若 $X_1,X_2,\cdots,X_r$ 是 $AX=\mathbf{0}$ 的 r 个解,则 $k_1X_1+k_2X_2+\cdots+k_rX_r$ 也是 $AX=\mathbf{0}$ 的解,其中 $k_i(i=1,2,\cdots,r)$ 为任意常数.

定义 7-22　设 $X_1,X_2,\cdots,X_r$ 是 $AX=\mathbf{0}$ 的解向量,且满足以下两个条件:

(1) $X_1,X_2,\cdots,X_r$ 线性无关;

(2) $AX=\mathbf{0}$ 的任意一个解向量都可由 $X_1,X_2,\cdots,X_r$ 线性表出,

则称 $X_1,X_2,\cdots,X_r$ 是 $AX=\mathbf{0}$ 的一个**基础解系**(system of fundamental solutions).

定理 7-19　设 A 为 $m\times n$ 矩阵,$R(A)=r<n$,则齐次线性方程组 $AX=\mathbf{0}$ 存在基础解系,且基础解系含 $n-r$ 个解向量. 若 $X_1,X_2,\cdots,X_{n-r}$ 为基础解系,则

$$X_0=k_1X_1+k_2X_2+\cdots+k_{n-r}X_{n-r} \quad (其中 k_i 为任意常数,i=1,2,\cdots,n-r) \quad (7\text{-}17)$$

为 $AX=\mathbf{0}$ 的全部解. 式(7-17)称为 $AX=\mathbf{0}$ 的**通解**.

例 7-34　求齐次线性方程组

$$\begin{cases} x_1+x_2-x_3-x_4=0, \\ 2x_1-5x_2+3x_3+2x_4=0, \\ 7x_1-7x_2+3x_3+x_4=0 \end{cases}$$

的基础解系与通解.

解　对系数矩阵 A 做初等行变换,变为行最简形矩阵,有

$$A=\begin{pmatrix} 1 & 1 & -1 & -1 \\ 2 & -5 & 3 & 2 \\ 7 & 7 & 3 & 1 \end{pmatrix} \xrightarrow[r_3-7r_1]{r_2-2r_1} \begin{pmatrix} 1 & 1 & -1 & -1 \\ 0 & -7 & 5 & 4 \\ 0 & -14 & 10 & 8 \end{pmatrix} \xrightarrow{r_3-2r_2} \begin{pmatrix} 1 & 1 & -1 & -1 \\ 0 & -7 & 5 & 4 \\ 0 & 0 & 0 & 0 \end{pmatrix}$$

$$\xrightarrow[r_1-r_2]{r_2/(-7)} \begin{pmatrix} 1 & 0 & -\dfrac{2}{7} & -\dfrac{3}{7} \\ 0 & 1 & -\dfrac{5}{7} & -\dfrac{4}{7} \\ 0 & 0 & 0 & 0 \end{pmatrix},$$

得 $\begin{cases} x_1=\dfrac{2}{7}x_3+\dfrac{3}{7}x_4, \\ x_2=\dfrac{5}{7}x_3+\dfrac{4}{7}x_4. \end{cases}$

取 $\begin{pmatrix} x_3 \\ x_4 \end{pmatrix}=\begin{pmatrix} 1 \\ 0 \end{pmatrix}$ 及 $\begin{pmatrix} 0 \\ 1 \end{pmatrix}$,则有

$$\begin{pmatrix} x_1 \\ x_2 \\ x_3 \\ x_4 \end{pmatrix} = \begin{pmatrix} \dfrac{2}{7} \\[4pt] \dfrac{5}{7} \\[4pt] 1 \\ 0 \end{pmatrix} \text{ 及 } \begin{pmatrix} \dfrac{3}{7} \\[4pt] \dfrac{4}{7} \\[4pt] 0 \\ 1 \end{pmatrix},$$

即得基础解系

$$\boldsymbol{\xi}_1 = \begin{pmatrix} \dfrac{2}{7} \\[4pt] \dfrac{5}{7} \\[4pt] 1 \\ 0 \end{pmatrix}, \quad \boldsymbol{\xi}_2 = \begin{pmatrix} \dfrac{3}{7} \\[4pt] \dfrac{4}{7} \\[4pt] 0 \\ 1 \end{pmatrix},$$

并由此写出通解

$$\begin{pmatrix} x_1 \\ x_2 \\ x_3 \\ x_4 \end{pmatrix} = c_1 \begin{pmatrix} \dfrac{2}{7} \\[4pt] \dfrac{5}{7} \\[4pt] 1 \\ 0 \end{pmatrix} + c_2 \begin{pmatrix} \dfrac{3}{7} \\[4pt] \dfrac{4}{7} \\[4pt] 0 \\ 1 \end{pmatrix} \quad (c_1, \ c_2 \in R).$$

定理 7-20　若非齐次线性方程组 $\boldsymbol{AX} = \boldsymbol{b}$ 有解，则其通解为
$$\boldsymbol{X} = \widetilde{\boldsymbol{X}} + \boldsymbol{X}_0,$$
其中，$\widetilde{\boldsymbol{X}}$ 是方程组的一个特解，$\boldsymbol{X}_0 = k_1 \boldsymbol{X}_1 + k_2 \boldsymbol{X}_2 + \cdots + k_{n-r} \boldsymbol{X}_{n-r}$ 是对应齐次方程组 $\boldsymbol{AX} = \boldsymbol{0}$ 的通解（其中 k_i 为任意常数，$i = 1, 2, \cdots, n - r$）.

例 7-35　求解方程组
$$\begin{cases} x_1 - x_2 - x_3 + x_4 = 0, \\ x_1 - x_2 + x_3 - 3x_4 = 1, \\ x_1 - x_2 - 2x_3 + 3x_4 = -\dfrac{1}{2}. \end{cases}$$

解　对增广矩阵 $(\boldsymbol{A} \vdots \boldsymbol{b})$ 做初等行变换：

$$(\boldsymbol{A} \vdots \boldsymbol{b}) = \begin{pmatrix} 1 & -1 & -1 & 1 & 0 \\ 1 & -1 & 1 & -3 & 1 \\ 1 & -1 & -2 & 3 & -\dfrac{1}{2} \end{pmatrix} \xrightarrow[r_3 - r_1]{r_2 - r_1} \begin{pmatrix} 1 & -1 & -1 & 1 & 0 \\ 0 & 0 & 2 & -4 & 1 \\ 0 & 0 & -1 & 2 & -\dfrac{1}{2} \end{pmatrix} \xrightarrow[\substack{r_1/2 \\ r_3 + r_2}]{r_1 - r_3} \begin{pmatrix} 1 & -1 & 0 & -1 & \dfrac{1}{2} \\ 0 & 0 & 1 & -2 & \dfrac{1}{2} \\ 0 & 0 & 0 & 0 & 0 \end{pmatrix},$$

可见 $R(\boldsymbol{A}) = R[\boldsymbol{A} \vdots \boldsymbol{b}] = 2$，故方程组有解，并有

$$\begin{cases} x_1 = x_2 + x_4 + \dfrac{1}{2}, \\ x_3 = 2x_4 + \dfrac{1}{2}. \end{cases}$$

取 $x_2 = x_4 = 0$，则 $x_1 = x_3 = \dfrac{1}{2}$，即得方程组的一个解

$$\boldsymbol{\eta}^* = \begin{pmatrix} \dfrac{1}{2} \\ 0 \\ \dfrac{1}{2} \\ 0 \end{pmatrix}.$$

在对应的齐次线性方程组 $\begin{cases} x_1 = x_2 + x_4, \\ x_3 = 2x_4 \end{cases}$ 中，取 $\begin{pmatrix} x_2 \\ x_4 \end{pmatrix} = \begin{pmatrix} 1 \\ 0 \end{pmatrix}$ 及 $\begin{pmatrix} 0 \\ 1 \end{pmatrix}$，则

$$\begin{pmatrix} x_1 \\ x_3 \end{pmatrix} = \begin{pmatrix} 1 \\ 0 \end{pmatrix} \text{ 及 } \begin{pmatrix} 1 \\ 2 \end{pmatrix},$$

即得对应的齐次线性方程组的基础解系

$$\boldsymbol{\xi}_1 = \begin{pmatrix} 1 \\ 1 \\ 0 \\ 0 \end{pmatrix}, \quad \boldsymbol{\xi}_2 = \begin{pmatrix} 1 \\ 0 \\ 2 \\ 1 \end{pmatrix},$$

从而得到通解

$$\begin{pmatrix} x_1 \\ x_2 \\ x_3 \\ x_4 \end{pmatrix} = c_1 \begin{pmatrix} 1 \\ 1 \\ 0 \\ 0 \end{pmatrix} + c_2 \begin{pmatrix} 1 \\ 0 \\ 2 \\ 1 \end{pmatrix} + \begin{pmatrix} \dfrac{1}{2} \\ 0 \\ \dfrac{1}{2} \\ 0 \end{pmatrix} \quad (c_1, \ c_2 \in R).$$

三、克拉默法则

回顾二元线性方程组(7-1)，如果它的系数行列式不等于零，则可以采用行列式的方法，即式(7-4)来求解．对于 n 元 n 个方程的线性方程组也有类似的求解方法．

定理 7-21（克拉默法则）　含有 n 元 n 个方程的线性方程组

$$\begin{cases} a_{11}x_1 + a_{12}x_2 + \cdots + a_{1n}x_n = b_1, \\ a_{21}x_1 + a_{22}x_2 + \cdots + a_{2n}x_n = b_2, \\ \qquad\qquad\qquad\vdots \\ a_{n1}x_1 + a_{n2}x_2 + \cdots + a_{nn}x_n = b_n. \end{cases}$$

若其系数行列式 $D \neq 0$，则方程组有唯一解

$$x_1 = \frac{D_1}{D}, \quad x_2 = \frac{D_2}{D}, \cdots, \quad x_n = \frac{D_n}{D},$$

其中，$D_1 = \begin{vmatrix} b_1 & a_{12} & \cdots & a_{1n} \\ b_2 & a_{22} & \cdots & a_{2n} \\ \vdots & \vdots & & \vdots \\ b_n & a_{n2} & \cdots & a_{nn} \end{vmatrix}, D_2 = \begin{vmatrix} a_{11} & b_1 & \cdots & a_{1n} \\ a_{21} & b_2 & \cdots & a_{2n} \\ \vdots & \vdots & & \vdots \\ a_{n1} & b_n & \cdots & a_{nn} \end{vmatrix}, \cdots, D_3 = \begin{vmatrix} a_{11} & a_{12} & \cdots & b_1 \\ a_{21} & a_{22} & \cdots & b_2 \\ \vdots & \vdots & & \vdots \\ a_{n1} & a_{n2} & \cdots & b_n \end{vmatrix}.$

例 7-36　解线性方程组

$$\begin{cases} 2x_1 + x_2 - 5x_3 + x_4 = 8, \\ x_1 - 3x_2 \qquad - 6x_4 = \\ \qquad 2x_2 - x_3 + 2x_4 = -5, \\ x_1 + 4x_2 - 7x_3 + 6x_4 = 0. \end{cases}$$

解　根据齐次线性方程组（7-16）的系数行列式，可知本方程组的系数行列式 $D \neq 0$. 又

$$D_1 = \begin{vmatrix} 8 & 1 & -5 & 1 \\ 9 & -3 & 0 & -6 \\ -5 & 2 & -1 & 2 \\ 0 & 4 & -7 & 6 \end{vmatrix} = 81, \quad D_2 = \begin{vmatrix} 2 & 8 & -5 & 1 \\ 1 & 9 & 0 & -6 \\ 0 & -5 & -1 & 2 \\ 1 & 0 & -7 & 6 \end{vmatrix} = -108,$$

$$D_3 = \begin{vmatrix} 2 & 1 & 8 & 1 \\ 1 & -3 & 9 & -6 \\ 0 & 2 & -5 & 2 \\ 1 & 4 & 0 & 6 \end{vmatrix} = -27, \quad D_4 = \begin{vmatrix} 2 & 1 & -5 & 8 \\ 1 & -3 & 0 & 9 \\ 0 & 2 & -1 & -5 \\ 1 & 4 & -7 & 0 \end{vmatrix} = 27,$$

故由克拉默法则可得方程组的解为

$$x_1 = \frac{D_1}{D} = \frac{81}{27} = 3, \ x_2 = \frac{D_2}{D} = \frac{-108}{27} = -4, \ x_3 = \frac{D_3}{D} = \frac{-27}{27} = -1, \ x_4 = \frac{D_4}{D} = \frac{27}{27} = 1.$$

克拉默法则仅适用于求未知量个数与方程个数相等的线性方程组，且须满足系数行列式 $D \neq 0$ 的条件.

第五节　矩阵的特征值与特征向量

方阵的特征值与特征向量是反映矩阵重要特性的基本量，在许多学科领域中具有广泛的应用. 在医学中，莱斯利（Leslie）人口模型、医学统计中的多变量分析等，都用到了矩阵的特征值与特征向量.

定义 7-23　设 $\boldsymbol{A}$ 为 n 阶方阵，如果存在数 λ 和非零 n 维列向量 $\boldsymbol{X}$，使得

$$\boldsymbol{AX} = \lambda \boldsymbol{X}, \tag{7-18}$$

则称 λ 为矩阵 $\boldsymbol{A}$ 的**特征值**（eigenvalue），$\boldsymbol{X}$ 为 $\boldsymbol{A}$ 属于（对应于）λ 的**特征向量**（eigenvector）.

假设非零向量 $\boldsymbol{X}$ 是对应于特征值 λ 的特征向量，即满足 $\boldsymbol{AX} = \lambda \boldsymbol{X}$，则对任意实数 $k \neq 0$，

必有 $A(kX) = \lambda(kX)$. 也就是说, kX 也是对应于 λ 的特征向量. 当 k 取遍所有非零实数时, 即得到对应于特征值 λ 的全部特征向量 kX. 所以一个特征向量只能属于一个特征值, 而一个特征值却可以对应无穷多个特征向量.

下面给出特征值与特征向量的求法.

将式 (7-16) 改写成

$$AX = \lambda EX,$$

即

$$(\lambda E - A)X = 0,$$

此为齐次线性方程组, 它有非零解的充分必要条件是系数行列式

$$|\lambda E - A| = \begin{vmatrix} \lambda - a_{11} & -a_{12} & \cdots & -a_{1n} \\ -a_{21} & \lambda - a_{22} & \cdots & -a_{2n} \\ \vdots & \vdots & & \vdots \\ -a_{n1} & -a_{n2} & \cdots & \lambda - a_{nn} \end{vmatrix} = 0.$$

定义 7-24　设 A 为 n 阶方阵, 则称 $\lambda E - A$ 为矩阵 A 的**特征矩阵**, $|\lambda E - A|$ 为矩阵 A 的**特征多项式**, $|\lambda E - A| = 0$ 为矩阵 A 的**特征方程**.

显然, n 阶方阵 A 的特征多项式是 λ 的 n 次多项式; A 的特征值是其特征多项式的根, 即特征方程的解; 特征向量是齐次线性方程组 $(\lambda E - A)X = 0$ 的非零解向量.

例 7-37　求矩阵

$$A = \begin{pmatrix} 1 & -3 & 1 \\ 3 & -5 & 1 \\ 3 & -3 & -1 \end{pmatrix}$$

的特征值和相应的特征向量.

解　由

$$|\lambda E - A| = \begin{vmatrix} \lambda - 1 & 3 & -1 \\ -3 & \lambda + 5 & -1 \\ -3 & 3 & \lambda + 1 \end{vmatrix} \xlongequal{c_1 + c_2 + c_3} \begin{vmatrix} \lambda + 1 & 3 & -1 \\ \lambda + 1 & \lambda + 5 & -1 \\ \lambda + 1 & 3 & \lambda + 1 \end{vmatrix}$$

$$\xlongequal[r_3 - r_1]{r_2 - r_1} \begin{vmatrix} \lambda + 1 & 3 & -1 \\ 0 & \lambda + 2 & 0 \\ 0 & 0 & \lambda + 2 \end{vmatrix}$$

$$= (\lambda + 1)(\lambda + 2)^2,$$

得到特征方程 $(\lambda + 1)(\lambda + 2)^2 = 0$, 从而得到 A 的特征值为 $\lambda_1 = -1, \lambda_2 = -2$(二重根).

对应 $\lambda_1 = -1$, 由于

$$\lambda_1 E - A = \begin{pmatrix} -2 & 3 & -1 \\ -3 & 4 & -1 \\ -3 & 3 & 0 \end{pmatrix} \xrightarrow{r_1 - r_2} \begin{pmatrix} 1 & -1 & 0 \\ -3 & 4 & -1 \\ -3 & 3 & 0 \end{pmatrix} \longrightarrow \begin{pmatrix} 1 & 1 & 0 \\ 0 & 1 & -1 \\ 0 & 0 & 0 \end{pmatrix} \rightarrow \begin{pmatrix} 1 & 0 & 1 \\ 0 & 1 & -1 \\ 0 & 0 & 0 \end{pmatrix},$$

因此取 x_3 为自由元, 令 $x_3 = 1$, 得 $(\lambda_1 E - A)X = 0$ 的基础解系为

$$\begin{pmatrix} -1 \\ 1 \\ 1 \end{pmatrix},$$

故对应特征值-1的特征向量为

$$k \begin{pmatrix} -1 \\ 1 \\ 1 \end{pmatrix} \quad (k \text{ 为非零常数}).$$

对应 $\lambda_2 = -2$(二重根)，由于

$$\lambda_2 E - A = \begin{pmatrix} -3 & 3 & -1 \\ -3 & 3 & -1 \\ -3 & 3 & -1 \end{pmatrix} \longrightarrow \begin{pmatrix} -3 & 3 & -1 \\ 0 & 0 & 0 \\ 0 & 0 & 0 \end{pmatrix} \longrightarrow \begin{pmatrix} 1 & -1 & \dfrac{1}{3} \\ 0 & 0 & 0 \\ 0 & 0 & 0 \end{pmatrix},$$

因此取 x_2, x_3 为自由元，令 $x_2 = 1, x_3 = 0$ 及 $x_2 = 0, x_3 = 3$，得 $(\lambda_1 E - A)X = 0$ 的基础解系为

$$\begin{pmatrix} 1 \\ 1 \\ 0 \end{pmatrix}, \begin{pmatrix} -1 \\ 0 \\ 3 \end{pmatrix}.$$

故对应特征值-2的特征向量为

$$k_1 \begin{pmatrix} 1 \\ 1 \\ 0 \end{pmatrix} + k_2 \begin{pmatrix} -1 \\ 0 \\ 3 \end{pmatrix} \quad (k_1, k_2 \text{ 为非零常数}).$$

定理 7-22　n 阶方阵 A 互不相同的特征值 $\lambda_1, \lambda_2, \cdots, \lambda_m$ 对应的特征向量 $X_1, X_2, \cdots, X_m$ 线性无关.

设 $A = (a_{ij})_{n \times n}$，其特征多项式

$$|\lambda E - A| = \lambda^n - (a_{11} + a_{22} + \cdots + a_{nn})\lambda^{n-1} + \cdots + (-1)^n |A|. \tag{7-19}$$

根据多项式根和系数的关系，得到如下定理：

定理 7-23　设 n 阶矩阵 $A = (a_{ij})_{n \times n}$ 的 n 个特征值为 $\lambda_1, \lambda_2, \cdots, \lambda_n$，则

(1) $\displaystyle\sum_{i=1}^{n} \lambda_i = \sum_{i=1}^{n} a_{ii} = \mathrm{tr}(A)$，其中 $\mathrm{tr}(A)$ 称为方阵 A 的**迹**（trace）；

(2) $\displaystyle\prod_{i=1}^{n} \lambda_i = |A|$.

例 7-38　已知 $A = \begin{pmatrix} 1 & a & 0 \\ -2 & b & 0 \\ 0 & 0 & 3 \end{pmatrix}$ 的特征值为 $\lambda_1 = \lambda_2 = 3, \lambda_3 = 0$，求 a, b 的值.

解　由 $\displaystyle\sum_{i=1}^{n} \lambda_i = \sum_{i=1}^{n} a_{ii}$，有 $3 + 3 + 0 = 1 + b + 3$，得 $b = 2$；

由 $\displaystyle\prod_{i=1}^{n} \lambda_i = |A|$，有 $3 \begin{vmatrix} 1 & a \\ -2 & b \end{vmatrix} = 3 \times 3 \times 0$，得 $a = -1$.

🔬 第六节　线性代数在医学中的应用

一、影像诊断中的窗宽窗位调节

现代无创医学影像技术，如计算机断层扫描（Computer Tomography，CT）、磁共振成像（Magnetic Resonance Imaging，MRI）、正电子发射断层成像（Positron Emission Tomography，PET）等，已经成为临床诊疗过程中不可缺少的辅助手段．在数字化时代，不同医学影像设备扫描得到的医学图像均可用数字矩阵表示；并采用医学数字成像和通信（Digital Imaging and Communications in Medicine，DICOM）标准进行存储和传输．以DICOM标准存储的图像称为 DICOM 图像；DICOM 图像由具有统一标准的图像元数据构成，这样的图像元数据称为像素值．影像科医生在影像诊断过程中，通常需要聚焦感兴趣的身体部位（如腹部或肺部），称为感兴趣区域（Region of Interesting，ROI）．然而，身体不同组织和结构的像素值差别较大，若不预先处理而对 DICOM 图像进行统一显像，难以看清感兴趣区域的细节．为了更好地辅助疾病诊断和治疗决策，影像科医生在显示屏上阅片时，会对窗宽、窗位进行调节，以提高感兴趣区域的对比度和亮度．

以 CT 图像为例，假设其数字矩阵为 $A = (P_{ij})_{512\times512}$，其中 $P_{ij}(i,j = 1,2,\cdots,512)$ 为像素值；感兴趣区域的窗宽、窗位分别为 $W_{\mathrm{W}},W_{\mathrm{L}}$．感兴趣区域的窗宽窗位调节公式为

$$P'_{ij}(i,j = 1,2,\cdots,512) = \begin{cases} 0, & P_{ij} < W_{\mathrm{L}} - \dfrac{W_{\mathrm{W}}}{2}, \\[2mm] 255, & P_{ij} > W_{\mathrm{L}} + \dfrac{W_{\mathrm{W}}}{2}, \\[2mm] \dfrac{P_{ij} - \left(W_{\mathrm{L}} - \dfrac{W_{\mathrm{W}}}{2}\right)}{W_{\mathrm{W}}} \times 255, & \text{其他}. \end{cases}$$

即调节后的数字矩阵为 $A' = (P'_{ij})_{512\times512}$．该变换也可以表示成简单的矩阵运算：

$$A' = \min\left[\max\left[\frac{255}{W_{\mathrm{W}}}\left(A - \left(W_{\mathrm{L}} - \frac{W_{\mathrm{W}}}{2}\right)I\right), 0 \times I\right], 255 \times I\right],$$

其中，$I = \begin{pmatrix} 1 & \cdots & 1 \\ \vdots & & \vdots \\ 1 & \cdots & 1 \end{pmatrix}_{512\times512}$ 是元素全为 1 的同型方阵，max、min 分别表示两矩阵间逐元素取最大值、最小值的运算．

例如，腹部的窗宽、窗位分别为 150、40，通过对腹部 CT 进行窗宽窗位调节，可以更好地显示腹部各器官和组织的细节．图 7-2 展示了腹部多期增强 CT 图像（包括平扫期、动脉期、静脉期和延迟期）进行窗宽窗位调节前后的显示图像对比．从图 7-2 可以看出，无论是平扫期、动脉期、静脉期，还是延迟期的增强 CT 图像，窗宽窗位调节后的

显示图像均比原始的 DICOM 图像具有更好的对比度和亮度.

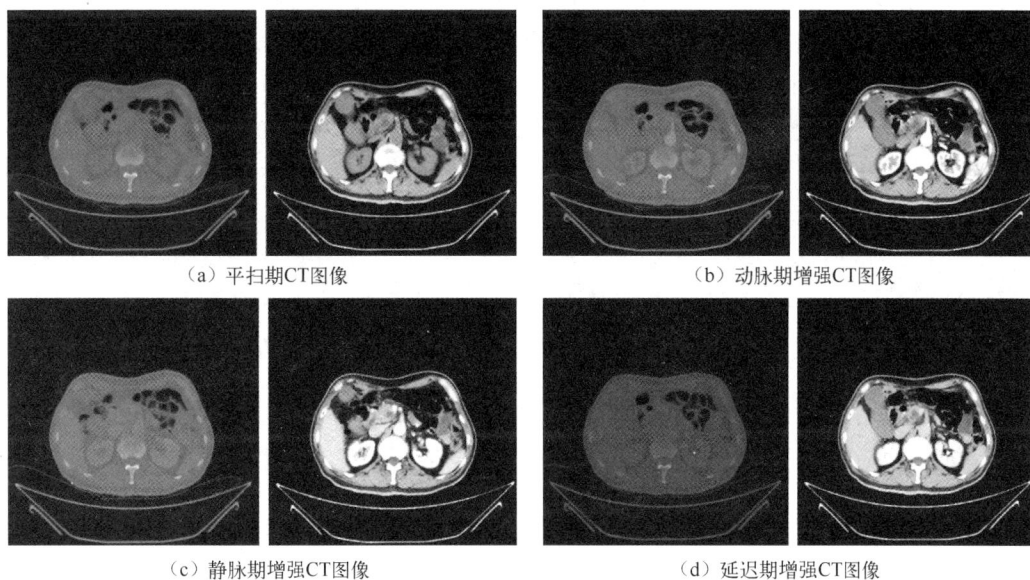

（a）平扫期CT图像　　　　　　　　　　　　　（b）动脉期增强CT图像

（c）静脉期增强CT图像　　　　　　　　　　　（d）延迟期增强CT图像

图 7-2　腹部多期增强 CT 图像（左）和其窗宽窗位调节后的显示图像（右）对比

　　在实际的影像诊断中，医生还会在显示屏上对图像进行移动、放缩或旋转等操作，以更好地查看感兴趣区域的细节信息. 这些操作也都可利用矩阵运算来建模并实现.

二、肿瘤影像组学特征提取

　　通过影像学检查，可以无创地检测到肿瘤的大小、位置和形状等特征，这些是传统癌症影像诊断的重要指标，对判断肿瘤是否为恶性病变极其重要. 然而，随着医学大数据和人工智能（AI）技术的发展，人们希望能从医学影像中获取更多对疾病诊疗有益的信息，而不仅限于肉眼可见的特征. 因此，专家们探索并提出了新的影像学特征研究方法，即影像组学（Radiomics）. 它首先提取大量医学图像特征，然后使用机器学习方法（特别是特征选择方法），来筛选有用的特征，进而利用被选择的特征进行疾病分析，或者构建疾病诊断或治疗决策的 AI 模型. 影像组学特征主要包括两类：一类是自主学习特征，如基于深度学习方法而自主学习到的特征；另一类是手动提取特征，即传统影像组学特征，它是通过定义好的数学公式来计算的特征，主要有几何特征、灰度特征和纹理特征等. 这些特征都是基于图像的数字矩阵来提取的.

　　纹理特征（texture feature）是极其重要的一类影像组学特征，用于描述图像中局部区域的灰度级变化特征. 通过不同的构建方法，如矩阵方法、随机场模型方法、小波变换方法等，可以从图像中提取成百上千的纹理特征. 其中，灰度共生矩阵（Gray Level Co-occurrence Matrix，GLCM）纹理特征是最常用的纹理特征之一. 它通过统计某种空间关系的灰度级组合的频率来描述纹理，常见的统计量，即相应的纹理特征包括能量（energy）、熵（entropy）、相关性（correlation）、反差（contrast）、逆方差（inverse variance）等．具体而言，假设 $G = (g_{ij})_{64 \times 64}$ 是 CT 图像中［见图 7-3（上）］的肿瘤区域在某种空间关系下的灰度共生矩阵（64 表示灰度级），空间关系指某种位移距离和位移角度，$g_{ij}(i,j = 1,2,\cdots,64)$ 是在该空间关系下的相邻像素，灰度值组合为 (i,j) 的频率．设置不同的位移距离或位移角度即可得到不同的灰度共生矩阵；基于灰度共生矩阵纹理特征的定义，可以从中提取众多的纹理特征．图 7-3（下）分别给出了位移距离为 1，位移角度为 $(1, 0)$，$(0, 1)$，$(1, 1)$，$(1, -1)$ 的灰度共生矩阵可视化．基于这 4 个灰度共生矩阵计算得到的能量、熵、相关性、反差、逆方差所组成的纹理特征（精确到小数点后四位）可表示为 4×5 矩阵：

$$F = \begin{pmatrix} 0.0120 & 2.5301 & 0.0480 & 6.1362 & 1.9483 \\ 0.0104 & 2.5863 & 0.0460 & 5.9558 & 1.9211 \\ 0.0108 & 2.5383 & 0.0480 & 6.1504 & 1.9721 \\ 0.0101 & 2.6060 & 0.0460 & 5.9866 & 1.9315 \end{pmatrix},$$

其中，第 i 行对应于第 i 个灰度共生矩阵（$i = 1,2,3,4$），第 j 列对应于第 j 种纹理特征（$j = 1,2,\cdots,5$）．

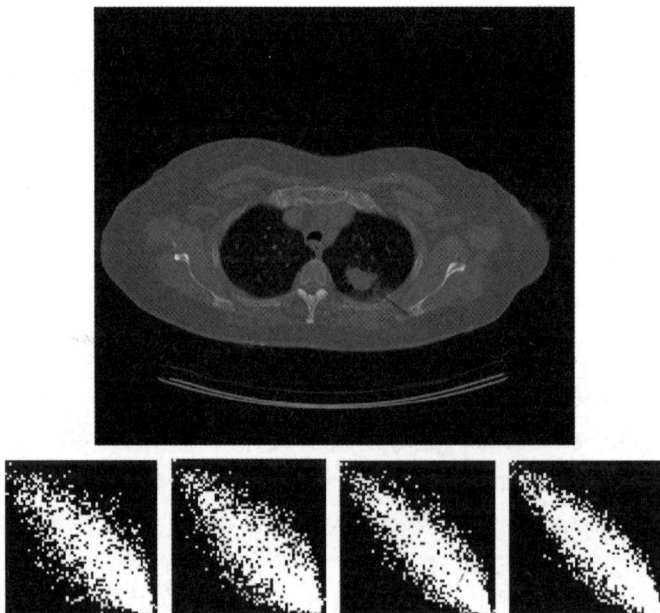

图 7-3　肺部有肿瘤（蓝色箭头）的胸部 CT 图像（上），及肿瘤区域在位移距离为 1，位移角度分别为 $(1,0)$，$(0,1)$，$(1,1)$，$(1,-1)$ 的灰度共生矩阵可视化（下）

三、生物医学数据分析降维

随着生物医学技术（特别是基因测序技术）的发展，生物医学数据呈现出急剧增长的趋势，这不仅为提升生命健康和医疗卫生水平带来了极大的机遇，同时也给研究人员带来极大的挑战. 如何在海量生物医学数据（如医学影像、病理、临床、基因、分子数据）中挖掘它们的关系链，提取深层次的定量特征，以指导基础生物医学研究和临床应用，是生命科学、医疗健康和信息技术等领域共同关注的热点. 统计分析方法、机器学习（包括深度学习等人工智能技术）、模式识别和数据挖掘等信息技术，是用来解决以上问题的主要工具，而这些方法底层的数学模型大多与线性代数知识密切相关.

特别地，生物医学数据通常具有庞大的数据量和高维度特性，直接对研究目标进行分析（如疾病诊断、治疗决策或药物靶向分析）通常会产生"维数灾难"；而且不同数据之间可能存在关联，会耦合地对研究目标产生影响. 因此，对高维生物医学数据进行降维非常有必要. 通过线性代数中的矩阵分解技术（如特征值分解），不仅可以降低高维数据的维度，还可以通过关联因素的组合提取出主要的特征和模式，进而分析关键因素. 这有助于了解疾病的发病机制，从而寻找潜在的诊断标志物和治疗靶点. 例如，胰腺癌患者的淋巴结转移情况对治疗方案的决策特别重要，它影响着患者是否适合手术，以及手术中是否需要淋巴结清扫. 因此，对治疗前的临床数据（包括人口学特征、影像学特征、血液生化指标、甚至基因表达等数据）进行综合定量分析，有助于客观、精准地做出治疗决策.

现有 2023 年 1 月至 12 月在某医院肝胆外科治疗的胰腺癌患者 196 例，每个病例都收集了包括年龄、性别、肿瘤直径、肿瘤体积、肿瘤位置、胰腺导管直径、病理上的淋巴结分期、病理类型、CT 报道的淋巴结状态和 CT 报道的肿瘤分期等在内的 88 个指标，以及病理确诊的淋巴结转移情况，如表 7-2 所示. 欲基于这 88 个指标来对胰腺癌患者淋巴结转移情况进行分析，可以先对指标数据进行降维，从而简化分析的复杂度并提高精准度. 具体而言，假设这 196 例患者的 88 个指标构成的原始数据矩阵为

$$X = (x_{ij})_{m \times n},$$

其中，第 i 行对应于第 i 个病人，第 j 列对应于第 j 个指标，且 $m = 196, n = 88$. 求第 i 个指标和第 j 个指标的协方差，即

$$\text{Cov}_{ij} = \frac{1}{m-1} \sum_{k=1}^{m} (x_{ki} - \bar{x}_i)(x_{kj} - \bar{x}_j), \quad i, j = 1, 2, \cdots, 88,$$

其中，$\bar{x}_i = \frac{1}{m} \sum_{k=1}^{m} x_{ki}$，$\bar{x}_j = \frac{1}{m} \sum_{k=1}^{m} x_{kj}$ 分别为第 i 和第 j 个指标的均值. 于是有指标协方差矩阵

$$C = (\text{Cov}_{ij})_{88 \times 88}.$$

这是一个实对称方阵，因此具有非负的特征值 $\lambda_1 = 8336.05$，$\lambda_2 = 620.67$，$\lambda_3 = 221.22$，$\lambda_4 = 156.87$，$\lambda_5 = 63.86$，$\lambda_6 = 47.99$，$\lambda_7 = 33.17$，$\lambda_8 = 12.69$，$\lambda_9 = 9.31$，$\lambda_{10} = 6.78$，$\lambda_{11} = 4.61$，$\lambda_{12} = 3.20$，$\lambda_{13} = 2.13$，$\lambda_{14} = 1.87$，$\lambda_{15} = 0.17$，$\lambda_{16} = \cdots = \lambda_{88} = 0$. 假设对应于非零特征值 λ_i 的特征向量为 $\boldsymbol{u}_i = (u_{i1}, u_{i2}, \cdots, u_{i,88})^T$，选取前 $k (k \leq r \leq 88)$ 个特征值对应的特征向量 $\boldsymbol{u}_1, \boldsymbol{u}_2, \cdots, \boldsymbol{u}_k$ 作为主成分，每个主成分即为降维后的空间坐标. 这意味着降维后的特征空间为 k 维空间. 如果记降维后的特征矩阵为 $\boldsymbol{F}_1, \boldsymbol{F}_2, \cdots, \boldsymbol{F}_k$，则它们为原始指标的线性组合，即

$$\boldsymbol{F}_i = (\boldsymbol{u}_i)^T X = u_{i1} X_1 + u_{i2} X_2 + \cdots + u_{i,88} X_{88},$$

其中，$X_j (j = 1, 2, \cdots, 88)$ 表示第 j 个指标，且 $\boldsymbol{F}_1, \boldsymbol{F}_2, \cdots, \boldsymbol{F}_k$ 之间相互独立.

表 7-2 某医院肝胆外科治疗的 196 例患者中部分患者的部分数据

患者序号	年龄	BMI	身高	体重	白细胞	红细胞	血红蛋白	血小板	纤维蛋白原	白蛋白	⋯
001	42	42	176	130	8.27	4.98	136	282	3.45	40.9	⋯
002	47	41.9	156	102	8.64	4.99	139	310	3.34	42.1	⋯
003	47	41.9	156	102	8.64	4.99	139	310	3.34	42.1	⋯
004	47	41.9	156	102	8.64	4.99	139	310	3.34	42.1	⋯
005	29	33.1	173	99	4.87	4.35	142	222	4.03	50.2	⋯
006	39	31	174	94	4.76	4.54	139	164	3.66	41	⋯
007	35	35.9	160	92	7.24	4.75	123	340	5.20	39.3	⋯
008	60	28.7	177	90	25.86	4.76	150	186	3.68	35.5	⋯
009	40	28.4	178	90	10.87	5.02	144	281	4.93	45.2	⋯
010	39	29.7	174	90	6.20	4.75	142	210	3.60	45	⋯
011	42	29.1	176	90	8.53	4.38	131	399	2.91	41.5	⋯
012	40	28.4	178	90	10.87	5.02	144	281	4.93	45.2	⋯
013	29	27.5	180	89	7.44	4.43	125	269	6.54	39.5	⋯
014	47	27.8	178	88	3.99	4.71	109	255	3.68	40.7	⋯
015	31	29.8	170	86	4.05	5.15	120	184	3.16	43.9	⋯
016	25	29.8	170	86	8.33	5.39	127	483	4.24	49.5	⋯
017	69	17.1	186	86	4.54	3.91	115	195	5.38	41.7	⋯
018	47	27.8	176	86	3.73	5.48	156	188	2.62	46.1	⋯
019	49	26.8	178	85	11.15	4	92	280	5.10	31.9	⋯
020	62	30.5	167	85	7.30	4.32	133	245	4.37	42.5	⋯
021	55	30.3	166	84	7.58	4.46	144	230	3.16	41.1	⋯
022	55	26.7	173	83	6.07	4.38	140	247	2.82	41	⋯
023	48	27.4	173	82	4.53	3.27	100	380	7.36	34.1	⋯
024	69	30.1	165	82	6.21	4.93	144	140	6.61	37.5	⋯
025	52	26.8	175	82	5.09	5.17	154	211	4.51	43	⋯
026	44	28.4	170	82	5.60	4.92	145	256	3.06	40	⋯
027	69	30.1	165	82	6.21	4.93	144	140	6.61	37.5	⋯
028	54	30.3	164	81.5	13.69	5.03	147	299	5.22	38.9	⋯
⋮	⋮	⋮	⋮	⋮	⋮	⋮	⋮	⋮	⋮	⋮	⋮

当 $k = 3$ 时，即取前 3 个特征值对应的特征向量 u_1, u_2, u_3 作为主成分，则降维后的特征维度为三维，表 7-2 中的数据降维后的特征如表 7-3 所示.

表 7-3 表 7-2 中的数据降维后的特征

患 者 序 号	主成分 1	主成分 2	主成分 3
001	−255.525705508139	−187.263896772441	−133.635558108703
002	34.1002778366132	15.8434950922840	9.02751765808042

患 者 序 号	主成分1	主成分2	主成分3
003	60. 8979754013174	8. 94355724124279	−7. 97144081603452
004	60. 8979754013176	8. 94355724124287	−7. 97144081603453
005	60. 8979754013176	8. 94355724124286	−7. 97144081603453
006	−26. 2801930568595	17. 0319439843668	−9. 30033445343765
007	−84. 5868905507817	13. 4280635615830	−3. 23877934836518
008	90. 9460747275056	−8. 23932062599771	−9. 87412054316044
009	−62. 7636603038177	23. 5334109679903	9. 50011283430740
010	32. 4105582186352	17. 0234959092120	−1. 55806998131818
011	−38. 6591401405906	15. 3748756509543	−4. 40442854268453
012	150. 053717725570	1. 70437315801602	0. 970691864817298
013	32. 4105582186352	17. 0234959092120	−1. 55806998131818
014	20. 4525835166027	−1. 89179945488914	−3. 53154579741319
015	5. 79163609649067	−15. 9810527223635	11. 0735071961796
016	−64. 7230432823816	−6. 67932486744210	−5. 70279036331602
017	234. 126686885321	−4. 90980463827128	−13. 0656051832372
018	−54. 5076085479705	−7. 23368131090535	29. 0400758810445
019	−60. 7700747412143	29. 1007856439715	−2. 72862615713461
020	30. 6217584328582	−34. 1277117248960	16. 5372118679303
021	−4. 57381765687684	4. 50379322384230	7. 30449541735692
022	−19. 3130124623068	14. 1179902533979	−1. 00341819908607
023	−2. 22408331231817	11. 2057170046376	4. 17809377857238
024	130. 373021343215	−29. 9674520955353	9. 24524772512762
025	−109. 630199999304	14. 8413311403650	6. 92594266231143
026	−38. 0590939778171	25. 2258145363153	−1. 11349706131230
027	6. 91305477245494	14. 2897595995121	−7. 45970819573712
028	−109. 630199999304	14. 8413311403650	6. 92594266231143
⋮	⋮	⋮	⋮

上述降维方法就是著名的主成分分析法（Principal Component Analysis，PCA），主成分个数 k 可以基于主成分贡献率 $\left(\dfrac{\sum\limits_{i=1}^{k} \lambda_i}{\sum\limits_{i=1}^{88} \lambda_i} \right)$ 大于某个阈值（如 95%）来确定. 这样的降维方法充分利用了矩阵、向量等相关知识，特别是特征值和特征向量.

习 题 七

1. 计算下列行列式：

$(1)\ \begin{vmatrix} 1 & 2 & -4 \\ -2 & 2 & 1 \\ -3 & 4 & -2 \end{vmatrix}$; $(2)\ \begin{vmatrix} 5 & 3 & -1 & 2 & 0 \\ 1 & 7 & 2 & 5 & 2 \\ 0 & -2 & 3 & 1 & 0 \\ 0 & -4 & -1 & 4 & 0 \\ 0 & 2 & 3 & 5 & 0 \end{vmatrix}$; $(3)\ \begin{vmatrix} 0 & 0 & 0 & a \\ 0 & 0 & a & b \\ 0 & a & b & c \\ a & b & c & d \end{vmatrix}$;

$(4)\ \begin{vmatrix} 2 & 1 & 4 & 1 \\ 3 & -1 & 2 & 1 \\ 1 & 2 & 3 & 2 \\ 5 & 0 & 6 & 2 \end{vmatrix}$; $(5)\ \begin{vmatrix} x & y & x+y \\ y & x+y & x \\ x+y & x & y \end{vmatrix}$;

$(6)\ \begin{vmatrix} 1+x & 1 & 1 & 1 \\ 1 & 1-x & 1 & 1 \\ 1 & 1 & 1+y & 1 \\ 1 & 1 & 1 & 1-y \end{vmatrix}$.

2. 计算下列 n 阶行列式：

$(1)\ \begin{vmatrix} 0 & 1 & 0 & \cdots & 0 \\ 0 & 0 & 2 & \cdots & 0 \\ \vdots & \vdots & \vdots & & \vdots \\ 0 & 0 & 0 & \cdots & n-1 \\ n & 0 & 0 & \cdots & 0 \end{vmatrix}$; $(2)\ \begin{vmatrix} a & b & 0 & \cdots & 0 & 0 \\ 0 & a & b & \cdots & 0 & 0 \\ \vdots & \vdots & \vdots & & \vdots & 0 \\ 0 & 0 & 0 & \cdots & a & b \\ b & 0 & 0 & \cdots & 0 & a \end{vmatrix}$.

3. 解方程组 $\begin{vmatrix} x & -1 & -1 & 1 \\ -1 & x & 1 & -1 \\ -1 & 1 & x & -1 \\ 1 & -1 & -1 & x \end{vmatrix} = 0.$

4. 设 $\boldsymbol{A} = \begin{pmatrix} 1 & 2 \\ -2 & 2 \end{pmatrix}$, $\boldsymbol{B} = \begin{pmatrix} 1 & 2 \\ -1 & -2 \end{pmatrix}$.

求：$(1)\ \boldsymbol{A} + \boldsymbol{B}$ ；$(2)\ 3\boldsymbol{AB} - 2\boldsymbol{A}$ ；$(3)\ \boldsymbol{A}^{\mathrm{T}}\boldsymbol{B}$.

证：$(1)\ \boldsymbol{AB} \neq \boldsymbol{BA}$ ；$(2)\ (\boldsymbol{AB})^{\mathrm{T}} = \boldsymbol{B}^{\mathrm{T}}\boldsymbol{A}^{\mathrm{T}}$.

5. 计算下列乘积：

$(1)\ \begin{pmatrix} 1 & 2 & -4 \\ -2 & 2 & 1 \\ -3 & 4 & -2 \end{pmatrix}\begin{pmatrix} 7 \\ 2 \\ 1 \end{pmatrix}$; $(2)\ (1\ \ 2\ \ 3)\begin{pmatrix} 7 \\ 2 \\ 1 \end{pmatrix}$; $(3)\ \begin{pmatrix} 7 \\ 2 \\ 1 \end{pmatrix}(1\ \ 2\ \ 3)$; $(4)\ \begin{pmatrix} 1 & 0 \\ 2 & 1 \end{pmatrix}^{6}$;

(5) 已知 $\boldsymbol{B} = \begin{pmatrix} 1 & 2 & -4 \\ -2 & 2 & 1 \\ -3 & 4 & -2 \end{pmatrix}$, $\boldsymbol{AB} = \begin{pmatrix} 1 & 2 & 3 \\ -1 & -2 & 4 \\ 0 & 5 & 1 \end{pmatrix}$, 求 $|\boldsymbol{A}|$.

6. 通过伴随矩阵求下列矩阵的逆：

$(1)\begin{pmatrix}1&0\\2&1\end{pmatrix}$; $(2)\begin{pmatrix}\cos\theta&-\sin\theta\\\sin\theta&\cos\theta\end{pmatrix}$; $(3)\begin{pmatrix}2&3&-1\\1&2&0\\-1&2&-2\end{pmatrix}$.

7. 用初等变换求下列矩阵的逆:

$(1)\begin{pmatrix}1&0&0&0\\1&2&0&0\\2&1&3&0\\1&2&1&4\end{pmatrix}$; $(2)\begin{pmatrix}5&2&0&0\\1&2&0&0\\0&0&8&3\\0&0&1&4\end{pmatrix}$; $(3)\begin{pmatrix}3&0&1\\1&2&5\\-1&4&2\end{pmatrix}$.

8. 解下列矩阵方程:

$(1)\begin{pmatrix}1&0\\2&1\end{pmatrix}\begin{pmatrix}x_{11}&x_{12}\\x_{21}&x_{22}\end{pmatrix}=\begin{pmatrix}2&1\\4&-1\end{pmatrix}$; $(2)\,X\begin{pmatrix}2&1&-1\\2&1&0\\1&-1&1\end{pmatrix}=\begin{pmatrix}1&-1&3\\4&3&2\end{pmatrix}$.

9. 求下列矩阵的秩:

$(1)\begin{pmatrix}1&2&-3\\0&1&2\\-1&-1&5\end{pmatrix}$; $(2)\begin{pmatrix}1&2&-3&-3&-1\\0&1&2&1&-3\\-1&4&2&-1&-8\end{pmatrix}$.

10. 判断下列向量的线性相关性:

$(1)\,\boldsymbol{\alpha}_1=\begin{pmatrix}1\\0\\1\end{pmatrix}$, $\boldsymbol{\alpha}_2=\begin{pmatrix}0\\2\\1\end{pmatrix}$, $\boldsymbol{\alpha}_3=\begin{pmatrix}-1\\2\\2\end{pmatrix}$;

$(2)\,\boldsymbol{\alpha}_1=\begin{pmatrix}1\\2\\3\end{pmatrix}$, $\boldsymbol{\alpha}_2=\begin{pmatrix}0\\1\\2\end{pmatrix}$, $\boldsymbol{\alpha}_3=\begin{pmatrix}0\\0\\1\end{pmatrix}$, $\boldsymbol{\alpha}_4=\begin{pmatrix}-1\\1\\1\end{pmatrix}$;

$(3)\,\boldsymbol{\alpha}_1=\begin{pmatrix}1\\1\\1\\1\end{pmatrix}$, $\boldsymbol{\alpha}_2=\begin{pmatrix}0\\1\\1\\1\end{pmatrix}$, $\boldsymbol{\alpha}_3=\begin{pmatrix}0\\0\\1\\1\end{pmatrix}$.

11. 求第 10 题中各向量组的秩及其一个最大无关组,并用最大无关组将其余向量线性表出.

12. 证明:如果向量组 $\boldsymbol{\alpha}_1,\boldsymbol{\alpha}_2,\boldsymbol{\alpha}_3$ 线性无关,则向量组 $2\boldsymbol{\alpha}_1+\boldsymbol{\alpha}_2,\boldsymbol{\alpha}_2+5\boldsymbol{\alpha}_3,4\boldsymbol{\alpha}_3+3\boldsymbol{\alpha}_1$ 也线性无关.

13. 用克拉默法则解下列线性方程组:

$(1)\begin{cases}x_1+x_2+x_3+x_4=5,\\x_1+2x_2-x_3+4x_4=-2,\\2x_1-3x_2-x_3-5x_4=-2,\\3x_1+x_2+2x_3+11x_4=0;\end{cases}$ $(2)\begin{cases}21x+22y+27z=50,\\22x+23y+28z=51,\\23x+24y+25z=52.\end{cases}$

14. 解下列线性方程组:

$(1)\begin{cases}x_1-x_2-x_3+x_4=0,\\x_1-x_2-2x_4=0,\\x_1+x_2+x_3-5x_4=0;\end{cases}$ $(2)\begin{cases}4x_1+2x_2-x_3=2,\\3x_1-x_2+2x_3=10,\\11x_1+3x_2=8;\end{cases}$

(3) $\begin{cases} 2x+3y+\ z=4, \\ x-2y+4z=-5, \\ 3x+8y-2z=13, \\ 4x-\ y+9z=-6. \end{cases}$

15. λ 取何值时，齐次方程组 $\begin{cases} (1-\lambda)x_1-\ 2x_2+\ 4x_3=0, \\ 2x_1+(3-\lambda)x_2+\ x_3=0, \\ x_1+\ x_2+(1-\lambda)x_3=0 \end{cases}$ 有非零解？

16. λ 取何值时，非齐次线性方程组 $\begin{cases} \lambda x_1+\ x_2+\ x_3=1, \\ x_1+\lambda x_2+\ x_3=\lambda, \\ x_1+\ x_2+\lambda x_3=\lambda^2 \end{cases}$

(1) 有唯一解；(2) 无解；(3) 有无穷多个解？

17. 设 $A=\begin{pmatrix} 1 & 7 & -1 \\ 4 & 2 & 3 \\ 2 & 0 & 1 \end{pmatrix}$，$B=\begin{pmatrix} 1 & -3 \\ 2 & 2 \\ 3 & -1 \end{pmatrix}$，求满足 $AX=B$ 的 X.

18. 求下列矩阵的特征值和特征向量：

(1) $\begin{pmatrix} 1 & -1 \\ 2 & 4 \end{pmatrix}$；(2) $\begin{pmatrix} -1 & 1 & 0 \\ -4 & 3 & 0 \\ 1 & 0 & 2 \end{pmatrix}$；(3) $\begin{pmatrix} 1 & 2 & 3 & 4 \\ 0 & 1 & 2 & 3 \\ 0 & 0 & 1 & 2 \\ 0 & 0 & 0 & 1 \end{pmatrix}$.

第八章

MATLAB 入门

20 世纪 50 年代以来，随着科学技术尤其是计算技术的飞速发展，计算机已广泛应用于自然科学、工程技术及医学研究等各个领域．各类数学软件的相继问世，为科研人员、工程技术人员和医学工作者处理数学问题提供了强大的工具．掌握这些工具并将其应用到相关领域已成为当代大学生必备的一项重要能力．这一趋势直接影响着大学数学的教学方式与方法，也对医用高等数学的教学提出了新的要求．

数学实验是介于古典演绎法和古典实验法之间的一种科学研究方法，它既非数学在常规实验中的应用，也非实验在数学研究中的移植，而是随着人类思维、数学理论和计算机等技术发展而形成的独特的研究方法．在大学数学课程中引入数学实验教学的意义在于：它将"讲授+记忆+测验"的传统学习模式转变成"直觉+试探+出错+思考+猜想+证明"的现代教学模式，将信息的单向交流变成多向交流，有利于培养学生的创新能力和实践能力；它将数学直观、形象的思维与逻辑思维结合起来，有利于培养学生运用数学知识、借助计算机手段来解决实际问题的综合能力和素质．运用计算机软件来解决数学问题，属于数学实验的范畴．

本章第一节简要介绍 MATLAB 软件，随后各用一节分别介绍第一章至第七章各章主要内容的 MATLAB 实现．

第一节　MATLAB 概述

一、MATLAB 简介

目前在科学技术、教育科学、工程及管理领域较为通用的数学软件有 MATLAB、Mathematica、LINGO/LINDO 等．

MATLAB 是由美国 The MathWorks 公司开发的商业数学软件，可提供用于算法开发、数据可视化、数据分析及数值计算的高级技术计算语言和交互式环境．除矩阵运算、绘制函数/数据图像等常用功能外，MATLAB 还支持创建用户界面，并调用其他语言（包括 C、C++、Java、Python、FORTRAN）编写的程序．MATLAB 的命令语法简单，并且具有很高的一致性，这一特点使得 MATLAB 易于使用，已成为国内外大学数学实验教学的主流软件．

MATLAB 对输入格式有较严格的要求，用户必须按照系统规定的数学格式输入，系统才能正确处理．例如，

（1）严格区分大小写，一般情况下，内建函数的名称采用全小写；

（2）函数名和自变量之间的分隔符使用圆括号"( )"而非方括号"[ ]"；

（3）句号"."、分号";"、逗号","、感叹号"!"等都有特殊用途，应特别注意；

（4）按 Enter 键（无论是主键盘区还是数字键盘）即可执行命令．

二、MATLAB 基础

1. MATLAB 的启动运行

在 Windows 操作系统下，若已安装好 MATLAB R2019a，待系统启动后，在"开始"菜单的"程序"中单击 ◢ matlab ，即可启动 MATLAB R2019a. 通过新建脚本文件，可以编写和保存一段可重复运行的代码．脚本文件以 .m 为后缀．新建文件后，系统将显示如图 8-1 所示的窗口，并暂时命名为 Untitled，保存文件时可重新命名．

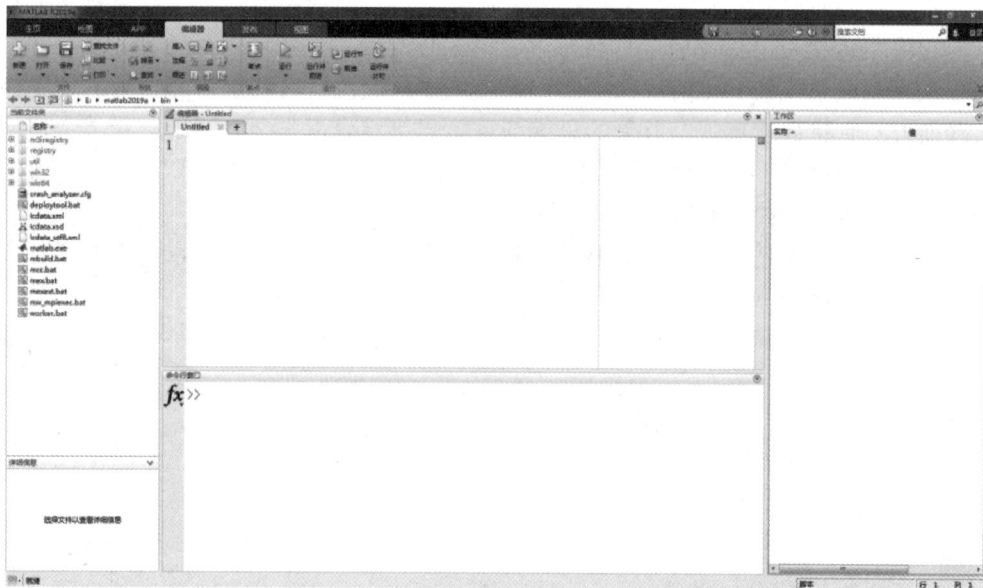

图 8-1

在 MATLAB 命令行窗口中，可以直接输入并执行 MATLAB 的命令和函数．用户可以在命令行窗口中进行变量的赋值、数据计算、绘图等操作．命令行窗口会显示执行结果，并将结果输出到命令行界面中．除了输入和执行命令，命令行窗口还提供其他功能，如

命令历史记录、自动完成、命令提示、搜索帮助等．例如，输入 1+1，按 Enter 键后，系统将开始计算并输出计算结果；再输入第二个表达式，要求系统将二项式 $(x + y)^5$ 展开，按 Enter 键后，系统输出结果如图 8-2 所示．

```
>> 1+1

ans =

     2

>> syms x y
expression = (x + y)^5;
expanded_expression = expand(expression)

expanded_expression =

x^5 + 5*x^4*y + 10*x^3*y^2 + 10*x^2*y^3 + 5*x*y^4 + y^5

fx >>
```

图 8-2

2. 表达式的输入

MATLAB 提供了多种输入数学表达式的方法．除了用键盘输入，还可以使用快捷方式键入运算符、矩阵或数学表达式，例如，

数学运算	数学表达式	按键
分式	$\dfrac{x}{2}$	x/2
n 次方	x^n	x^n

3. 系统常数

pi	3.1415…的无限精度数值
i	复数单位
Inf	无穷大

4. 四则运算

在 MATLAB 中，使用符合"+""-"" * ""/""^"分别表示四则运算中的加、减、乘、除和乘方．它们的优先级为，乘方 > 乘/除 > 加/减；当含有括号时，括号的优先级高于乘方．

例 8-1　计算 $\sqrt[4]{100} \times \left(\dfrac{1}{9}\right)^{-\frac{1}{2}} + 8^{-\frac{1}{3}} \times \left(\dfrac{4}{9}\right)^{\frac{1}{2}} \times \pi$.

解　result = (100^(1/4)) * ((1/9)^(-1/2)) + (8^(-1/3)) * ((4/9)^(1/2)) * pi;
disp(result)
输出：10.5340.

MATLAB 可以根据输入行的数字类型对计算结果做出相应的处理．当有特殊要求时，需要进行数据类型转换：

round(x, n)	将 x 转换成近似实数，精度为 n
rat(x)	给出 x 的有理数近似值

5. 代数运算

expand[expr]　　　　　　　　　　　　展开表达式

factor[expr]　　　　　　　　　　　　因式分解表达式

simplify[expr]　　　　　　　　　　　化简表达式

numden[expr]　　　　　　　　　　　通分

residue[expr]　　　　　　　　　　　部分分式展开

例8-2　①展开多项式 $(2+x)(3+x)$；②因式分解 $5+7x+2x^2$；③化简 $(1+x)(2+x)+$ $(1+x)(3+x)$；④通分 $\dfrac{2}{2+x}+\dfrac{1}{3+x}$；⑤将表达式 $\dfrac{8+3x}{(2+x)(3+x)}$ 展开成部分分式.

解　① 输入 expand$((2+x)*(3+x))$，输出 x^2 + 5 * x + 6；

② 输入 factor$(5+7*x+2*x^2)$，输出 [2 * x + 5, x + 1]；

③ 输入 simplify$((1+x)*(2+x)+(1+x)*(3+x))$，输出 2 * x^2 + 7 * x + 5；

④ 输入 [num, den] = numden $((2/(2+x)+(1/(3+x))))$，输出 num = 3 * x + 8, den = (x + 2) * (x + 3)；

⑤ 输入

%定义分子的系数和分母的系数

num = [3, 8];　　%分子 3 * x + 8 的系数

den = conv（[1, 2], [1, 3]）;%分母 (x + 2) (x + 3) 展开后得到 x^2 + 5x + 6 的系数

%使用 residue 函数进行部分分式展开

[R, P] = residue（num, den）;

输出 R：

　　1. 0000

　　2. 0000

　　P：

　　-3. 0000

　　-2. 0000

6. 函数

1）内部函数

MATLAB 定义了大量的数学函数可以直接调用，这些函数名通常采用英文全称作为函数名，能够直观地表达其功能，便于理解和使用. 下面列举一些常用函数：

floor(x)　　　　　　　　　　　　　　不比 x 大的最大整数

ceil (x)　　　　　　　　　　　　　　不比 x 小的最小整数

sign(x)　　　　　　　　　　　　　　符号函数

round(x)　　　　　　　　　　　　　接近 x 的整数

abs(x)　　　　　　　　　　　　　　x 的绝对值

max (x1, x2, x3, …)　　　　　　　　x_1, x_2, x_3…中的最大值

min (x1, x2, x3, …)　　　　　　　　x_1, x_2, x_3…中的最小值

rand　　　　　　　　　　　　　　　0～1 之间的随机数

rand ＊ xmax	$0 \sim x_{max}$ 之间的随机数
xmin + (xmax − xmin) ＊ rand	$x_{min} \sim x_{max}$ 之间的随机数
exp(x)	指数函数
log(x)	自然对数函数
log(x) ／ log(b)	以 b 为底的对数函数
sin(x),cos(x),tan(x), csc(x),sec(x),cot(x)	三角函数(以弧度为单位)
asin(x),acos(x),atan(x),acsc(x), asec(x),acot(x)	反三角函数

例 8-3　计算表达式 $\dfrac{1}{1 + \ln 2} \sin\left(\dfrac{\pi}{6}\right) - \dfrac{e^{-2}}{2 + 2^{1/3}} \arctan(0.5)$.

解　输入(1/(1+log(2))) ＊ sin(pi/6)−(exp(−2)/(2+2^(1/3))) ＊ atan(0.5)

　　　输出 0.2761

2) 自定义函数

在 MATLAB 中，变量名和函数名均由以字母开头的任意长度的字母数字串构成，其中不能包含空格及其他特殊符号，不得以数字开头．系统函数名以大写字母开头，为了加以区分，建议自定义的变量和函数名以小写字母开头．一般格式为

```
function[ 输出形参表：output1,…, outptn ] = 函数名(输入形参表：input1,… ,inputn)
    注释说明部分
    函数体代码部分
end
```

例 8-4　定义函数 $f(x) = x^3 + \sin x$，并计算 $f(1), f(2), f(\pi)$.

解
```
% 首先定义函数文件 my_function. m
function result = my_function( x )
    result = x^3 + sin( x );
end
% 然后,在主脚本文件调用定义的 my_function 函数
% 计算并显示 f(1)
f_1 = my_function( 1 );
disp( [ 'f( 1 ) = ', num2str( f_1 ) ] );
% 计算并显示 f(2)
f_2 = my_function( 2 );
disp( [ 'f( 2 ) = ', num2str( f_2 ) ] );
% 计算并显示 f( pi)
f_pi = my_function( pi );
disp( [ 'f( pi) = ', num2str( f_pi ) ] );
结果:f( 1 ) = 1. 84147
     f( 2 ) = 8. 90930
     f( pi) = 31. 0063
```

3) 分段函数

使用 if-else 定义分段函数．

例 8-5　定义函数

$$f(x) = \begin{cases} x-1, & x > 0, \\ x^2, & 0 \geqslant x > -1, \\ \sin x, & x \leqslant -1. \end{cases}$$

解　%设置 x 的取值范围

```
x = linspace(-2, 2, 1000);   %从 -10 到 10 取 1000 个点
%初始化 y 的值
y = zeros(size(x));
%使用 if-else 定义分段函数
for i = 1:length(x)
    if x(i) > 0
        y(i) = x(i)-1;              %当 x > 0 时,y = x - 1
    elseif 0<=x(i)<-1
        y(i) = x(i)^2;             %当 0<= x <-1 时,y = x^2
    else
        y(i) = sin(x(i));         %当 x =<-1 时,y = sin(x)
    end
end
%绘制函数图像
plot(x, y, 'LineWidth', 2);
输出:
```

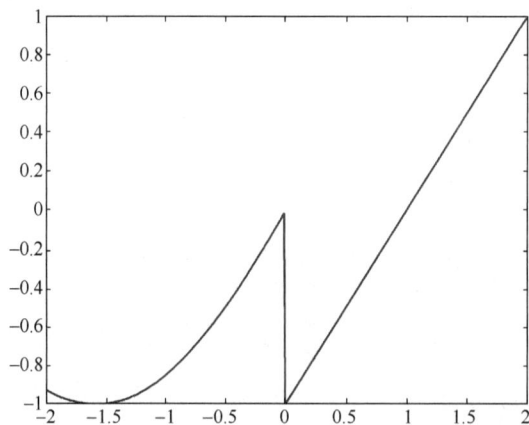

图 8-3

7. 解方程

在 MATLAB 中, 方程中的等号用 " == " 表示. 最基本的求解方程 (组) 的命令为

solve([eqns], [vars]) 或者 roots([eqn]).

例 8-6　求 $x^2 - 3x + 2 = 0$ 的解.

解　
```
syms x;
result = solve(x^2 - 3 * x + 2, x);
disp(result);
输出:1
     2
```

例 8-7 求方程组 $\begin{cases} 2x+\ y\ =0, \\ x-3y-3=0 \end{cases}$ 的解.

解
```
syms x y;                                    %定义符号变量
eqns = [2 * x + y == 0, x + 3 * y == 3];     %方程组
sol = solve(eqns, [x, y]);                   %解方程组
%显示解
disp(['x = ', char(sol. x)]);                %显示 x 的解
disp(['y = ', char(sol. y)]);                %显示 y 的解
输出:x = -3/5
     y = 6/5
```

例 8-8 求方程 $ax^2 + bx + c = 0$ 的所有解.

解
```
syms x a b c;                                %定义符号变量 x, a, b, c
eqn = a * x^2 + b * x + c == 0;              %定义方程 a * x^2 + b * x + c = 0
sol = solve(eqn, x);                         %解方程,解出 x
disp(sol);                                   %显示解
输出: -(b + (b^2 - 4 * a * c)^(1/2))/(2 * a)
      -(b - (b^2 - 4 * a * c)^(1/2))/(2 * a)
```

这显然是不合理的,因为对于不同的 a, b, c,方程的解有不同的情况,而上面仅给出部分解.要解决这个问题,可使用 assume 命令,它可根据 a, b, c 的取值给出全部值.

```
syms x a b c;
%定义方程
eqn = a * x^2 + b * x + c == 0;
%假设 a ≠ 0
assume(a ~= 0);
sol1 = solve(eqn, x);
%假设 a = 0 且 b ≠ 0
assume(a == 0 & b ~= 0);
sol2 = solve(eqn, x);
%假设 a = 0 且 b = 0
assume(a == 0 & b == 0);
sol3 = solve(eqn, x);
%显示结果
disp('Case 1: a ~= 0');
disp(sol1);
disp('Case 2: a = 0, b ~= 0');
disp(sol2);
disp('Case 3: a = 0, b = 0');
disp(sol3);
Case 1: a ~= 0
  -(b + (b^2 - 4 * a * c)^(1/2))/(2 * a)
  -(b - (b^2 - 4 * a * c)^(1/2))/(2 * a)
```

Case 2：a = 0, b ～= 0

-c/b

Case 3：a = 0, b = 0

许多方程本身不能求出准确的解，此时应转而求其近似解．可用两种方法求解：一种是在方程组的系数中使用小数；一种是使用如下命令：

vpa(solve(eqn, x))　　　　　　　　　求代数方程(组)的全部数值解

fsolve(eqn, x0)　　　　　　　　　　　从点(x0)出发找方程(组)的一个近似解

例 8-9　求方程 $x^3 - 1 = 0$ 的近似解．

解　coeffs = [1, 0, 0, -1];　　　　　　% 多项式系数

　　　sol = roots(coeffs);　　　　　　% 解多项式方程

　　　disp(sol);

　　　输出:-0.5000 + 0.8660i

　　　　　 -0.5000 - 0.8660i

　　　　　　1.0000 + 0.0000i

8. 表的使用方法

1）表的概念

表（table）是一种用于存储多个变量或数据的结构化数据类型，它可以包含不同类型的数据．表通过一对花括号"{}"或 table 函数定义，表的成员（列）可以是不同的数据类型，如数值、字符、分类变量等．每一列代表一个变量，这些变量可以是不同类型的，如数值、字符串、逻辑值等．表格中的成员还可以是另一个表格（子表）．表格常用于表示结构化的数据，如数据集、函数组、方程组等．

例 8-10　表的使用实例．

　　　data_table = {1.1, 1.2, 1.3};　　　　　　* 数据表 *

　　　functions_table = {@ sin, @ cos, @ exp};　* 函数表 *

　　　variables_range = {'x', 'a', 'b'};　　　　 * 变量 x 的变化范围 *

　　　matrix = { [a1, a2, a3], [b1, b2, b3] };　 * 2×3 矩阵 *

2）表的建构方法

（1）循环描述．当表中元素较少时，可以采用直接建构方法，格式如下：

　　　表名={元素 1,元素 2,……}

例如，data={{1.1,3.2},5600}，可由键盘逐一输入．当表元素较多时，可以使用表的建构函数来生成表．表的建构可通过循环描述方式实现，其格式如下：

　　　n0 = 1;　　　　　　　　　　　% 循环初值

　　　ni = 10;　　　　　　　　　　 % 循环终值

　　　dx = 2;　　　　　　　　　　　% 步长

　　　data = {};　　　　　　　　　 % 初始化元胞数组

　　　% 循环,按照步长 dx 迭代

　　　for n = n0:dx:ni

```
            data{end+1} = n;                    %将每次迭代的结果添加到元胞数组
        end
    %显示生成的元胞数组
    disp(data);
```

（2）整数表的生成．格式如下：

```
    n1 = 1;                          %初始值
    n2 = 10;                         %终止值
    d = 2;                           %步长
    result = n1:d:n2;                %生成范围[n1, n1+d, n1+2d, ..., n2]
    disp(result);                    %显示结果
    n = 5;                           %终止值
    result = 1:n;                    %生成范围[1, 2, ..., n]
    disp(result);                    %显示结果
```

例 8-11　按要求构建下列数表：

①给出 x 乘 i 的值的表，i 的变化范围为 $[2,6]$；②给出表格 $\{x^2, x^2, x^2, x^2\}$；③给出元素为 $2i+j$，$1 \le i \le 3, 3 \le j \le 5$ 的二维表；④以表格的方式输出以上结果．

解　①
```
        x = sym('x');                %定义符号变量 x
        i = 2:6;                     %定义 i 的变化范围
        result = x * i;              %直接计算 x*i
        disp(result);                %显示结果
        结果:[2*x, 3*x, 4*x, 5*x, 6*x]
```

②
```
        x = sym('x');                %定义符号变量 x
        result = repmat(x^2, 1, 4);  %重复 x^2 四次,生成一个行向量
        disp(result);                %显示结果
        结果:[x^2, x^2, x^2, x^2]
```

③
```
        %初始化行和列的范围
        i_values = 1:3;             %i 从 1 到 3
        j_values = 3:5;             %j 从 3 到 5
        %创建一个空矩阵来存储结果
        data = [];
        %使用嵌套循环来计算每个元素 2i + j
        for i = i_values
            for j = j_values
                data(i,j-2) = 2*i + j;               %计算并存储每个元素
            end
        end
          %将结果转换为表格
        T = array2table(data, 'VariableNames', {'j3', 'j4', 'j5'}, 'RowNames', {'i1', 'i2', 'i3'});
          %显示表格
        disp(T);
```

结果：

	j3	j4	j5
i1	5	6	7
i2	7	8	9
i3	9	10	11

```
④ i = 1:3;                      %定义 i 的取值范围
   j = 3:5;                      %定义 j 的取值范围
   [II, JJ] = meshgrid(i, j);   %创建 i 和 j 的网格
   result = 2 * II + JJ;        %计算 2*i+j
   disp(result);                %显示结果
```

结果：

```
5    7    9
6    8    10
7    9    11
```

(3) 特殊表的生成. 可使用函数 Array，其格式如下：

```
arrayfun(f, 1:n);            %生成长度为 n 的表,表元素为 f[i]
arrayfun(f, n0:n0+n-1)       %生成长度为 n 的表,下标从 n0 开始
arrayfun(f, repmat(1:m, n, 1)', repmat(1:n, m, 1)); %生成长度为{m,n}的二维表,表元素
为 f[i,j]
```

例 8-12 按要求构建下列数表：

①长度为 6 的表，元素为 $C[k]$，即六维向量；②下标从 3 开始，长度为 5 的数表；③3×5 的二维数组，其元素为 $b[i,j]$；④以表格的方式输出以上结果.

解 ①
```
n = 6;
C = @(k) ['C[' num2str(k) ']'];                    %定义一个函数,输出 C[k]
result1 = arrayfun(C, 1:n, 'UniformOutput', false); %生成 C[k] 表
disp(result1);                                       %显示结果
结果:'C[1]'    'C[2]'    'C[3]'    'C[4]'    'C[5]'    'C[6]'
```

②
```
n = 5;
n0 = 3;
a = @(k) ['a[' num2str(k) ']'];                         %定义一个函数,输出 a[k]
result2 = arrayfun(a, n0:n0+n-1, 'UniformOutput', false); %从 3 开始生成长度为 5 的表
disp(result2);                                           %显示结果
结果:'a[3]'    'a[4]'    'a[5]'    'a[6]'    'a[7]'
```

③
```
%使用 meshgrid 生成行列的组合
[i, j] = meshgrid(1:rows, 1:cols);
result3 = arrayfun(b, i, j, 'UniformOutput', false);  %生成二维数组
disp(result3);                                         %显示结果
结果:
    'b[1,1]'    'b[2,1]'    'b[3,1]'
```

'b[1,2]'	'b[2,2]'	'b[3,2]'
'b[1,3]'	'b[2,3]'	'b[3,3]'
'b[1,4]'	'b[2,4]'	'b[3,4]'
'b[1,5]'	'b[2,5]'	'b[3,5]'

④ result3_table = cell2table(result3) ;　　　　　　　%将 cell array 转换为 table

disp(result3_table) ;　　　　　　　　　　　　　　%显示为表格格式

结果：

result31	result32	result33
'b[1,1]'	'b[2,1]'	'b[3,1]'
'b[1,2]'	'b[2,2]'	'b[3,2]'
'b[1,3]'	'b[2,3]'	'b[3,3]'
'b[1,4]'	'b[2,4]'	'b[3,4]'
'b[1,5]'	'b[2,5]'	'b[3,5]'

3) 表的运算

(1) 表的转置. 在 MATLAB 中，转置操作可以使用 " .'" 或 transpose 函数实现.

例 8-13　构建一个 3×3 数据方阵，其元素为 $a[i,j]$，然后将方阵的行列互换.

解　%构建 3x3 数据方阵

n = 3;　　　　　　　　　　　　　　　　　%设置矩阵维度

Matrix = arrayfun(@ (i,j) sprintf('a[%d,%d]', i, j), 1:n, 1:n, 'UniformOutput', false) ;

%显示原矩阵

disp('Original Matrix:') ;

disp(Matrix) ;

%进行转置

TransposedMatrix = Matrix.';　　　　　　　　　　　%或使用 transpose(Matrix)

%显示转置后的矩阵

disp('Transposed Matrix:') ;

disp(TransposedMatrix) ;

结果：

Original Matrix：

　　　　　'a[1,1]'　　'a[2,2]'　　'a[3,3]'

Transposed Matrix：

　　　　　'a[1,1]'

　　　　　'a[2,2]'

　　　　　'a[3,3]'

(2) 表的相互运算. 常用格式如下：

[T1; T2];　　　　　　　　合并表 1、表 2,但不去掉重复元素

union(T1. ID, T2. ID) ;　　　合并表 1、表 2,但去掉重复元算,相当于并集

intersect(T1. ID, T2. ID) ;　　由表 1、表 2 的公共元素组成,相当于交集

setdiff(T1. ID, T2. ID) ;　　　从表 1 中去掉表 2 中的元素

9. 绘制函数图形

在直角坐标系下绘制一元函数图形的基本命令如下:

    fplot(f, [xmin, xmax]);   %绘制 f(x) 在 [xmin, xmax] 区间的图形

    MATLAB 绘图时允许用户通过设置选项来控制图形的细节, 如设置图形的高宽比、添加标题等. 每个选项都有一个确定的名称. 常用的控制命令如下:

axis equal;	%保持 x 轴和 y 轴的单位长度相同
axis([xmin xmax ymin ymax]);	%手动设置坐标轴的范围
xlabel('x-axis label');	%添加 x 轴标签
ylabel('y-axis label');	%添加 y 轴标签
title('Graph Title');	%添加图形标题
xlim([xmin xmax]);	%设置 x 轴的范围
ylim([ymin ymax]);	%设置 y 轴的范围
plot(x, y, 'r-', 'LineWidth', 2);	%红色实线, 线宽为 2
plot(x, y, 'g--', 'LineWidth', 1);	%绿色虚线, 线宽为 1
'r'	%红色
'g'	%绿色
'b'	%蓝色
'-'	%实线
'--'	%虚线
':'	%点线
'-.'	%点画线
fplot(@(x) sin(x), [-pi, pi], 'MeshDensity', 100);	%设置更高的点密度

例 8-14　绘制 $f(x) = \dfrac{\sin x^2}{x + 1}$ 的图形.

解　%定义函数

    f = @(x) sin(x.^2) ./ (x + 1);

    %使用 fplot 绘制函数在 [0, pi] 范围内的图形

    fplot(f, [0, 2 * pi]);

    输出:

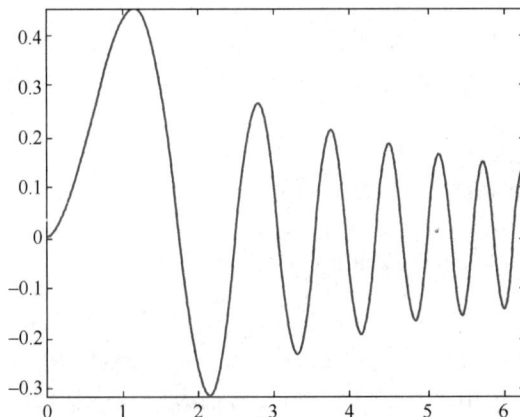

图 8-4

例 8-15 绘制 $\sin x, \cos x^2, |x - 7|$ 的图形.

解 %定义函数

```
f1 = @(x) sin(x);                          %sin[x]
f2 = @(x) cos(x.^2);                        %cos[x^2]
f3 = @(x) abs(x - 7);                       %abs[x - 7]
%绘制区间
x_range = [-5, 15];
%使用 fplot 绘制多个函数
hold on;                                    %保持图像,允许多个函数叠加
fplot(f1, x_range, 'Color', [1, 0, 0]);    %红色曲线 sin[x]
fplot(f2, x_range, 'Color', [0, 0, 1]);    %蓝色曲线 cos[x^2]
fplot(f3, x_range, 'Color', [0, 1, 0]);    %绿色曲线 abs[x-7]
%设置图形属性
ylim([-7, 12]);                             %设置 y 轴范围
```

结果:

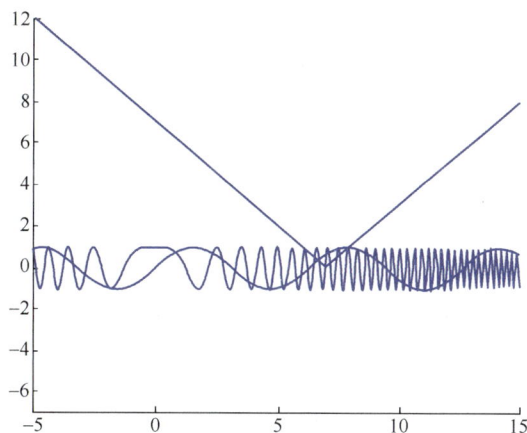

图 8-5

例 8-16 绘制参数方程 $\begin{cases} x = \sin 3t\cos t, \\ x = \sin 3t\sin t \end{cases}$ 的图形.

解 %定义参数范围

```
t = linspace(0, 2 * pi, 1000);             %从 0 到 2π 的均匀分布点
%定义参数方程
x = sin(3 * t) .* cos(t);                  %x = sin[3t] * cos[t]
y = sin(3 * t) .* sin(t);                  %y = sin[3t] * sin[t]
%绘制参数曲线
plot(x, y, 'b', 'LineWidth', 1.5);         %蓝色曲线,线宽 1.5
axis equal;                                 %保持比例
```

输出:

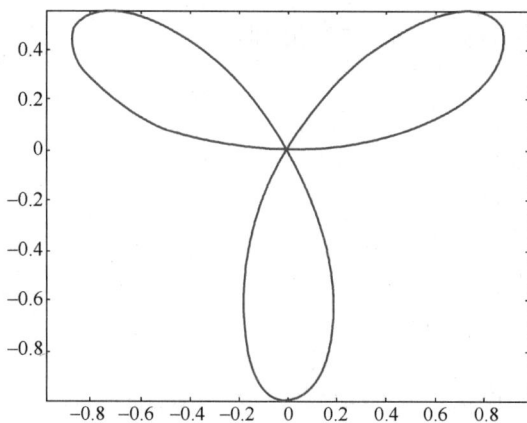

图 8-6

例 8-17　绘制点集 $\{n,(1 + 1/n)^{(n+1)}\}$，$n = 1,5,10,15,\cdots,200$ 的图形.

解　%定义 n 的取值

　　n_values = 1:5:200; %从 1 到 200,步长为 5,n = 0 时分母为 0

　　%计算点集的 y 值:y = (1 + 1/n)^(n + 1)

　　y_values = (1 + 1 ./ n_values).^(n_values + 1);

　　%创建数据表

　　data = [n_values', y_values'];

　　%绘制点集

　　plot(n_values, y_values, 'o', 'MarkerSize', 6, 'MarkerFaceColor', 'b');

　　输出:

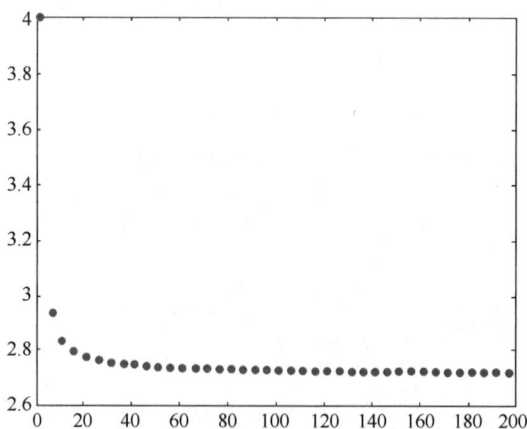

图 8-7

10. 保存和退出

　　需要保存文件时，可打开位于窗口第一行的 File 菜单，单击 Save 按钮打开保存文件的对话框，按要求操作后，即可将所需内容保存为 *.m 文件.

11. 查询与帮助

　　如需查询某个函数（命令）的基本功能，可键入"help 函数名"．若要查看更详细的说明和示例，包括函数的完整文档，可键入"doc 函数名"．例如，

输入:help plot

输出:plot -二维线图

plot 函数用于创建 Y 中数据相对于 X 中对应值的二维线图. 如果 X 和 Y 均为向量, 则它们的长度必须相同. 此时, plot 函数可以绘制 Y 对 X 的二维线图. 如果 X 和 Y 均为矩阵, 则它们必须具有相同的尺寸. 此时, plot 函数绘制 Y 的每一列相对于 X 对应列的图. 如果 X 或 Y 其中之一为向量, 而另一个为矩阵, 则矩阵的各维中必须有一维与向量的长度相等. 如果矩阵的行数等于向量长度, 则 plot 函数绘制矩阵中的每一列相对于向量的图; 如果矩阵的列数等于向量长度, 则 plot 函数绘制矩阵中的每一行相对于向量的图; 如果矩阵为方阵, 则 plot 函数绘制每一列相对于向量的图. 如果 X 或 Y 其中之一为标量, 而另一个为标量或向量, 则 plot 函数绘制离散点. 要查看这些点, 必须指定标记符号, 如 plot(X,Y,'o').

```
plot(X,Y)
plot(X,Y,LineSpec)
plot(X1,Y1,…,Xn,Yn)
plot(X1,Y1,LineSpec1,…,Xn,Yn,LineSpecn)
plot(Y)
plot(Y,LineSpec)
plot(____,Name,Value)
plot(ax,____)
h = plot(____)
```

第二节　极　　限

在 MATLAB 中, 计算极限的命令是 limit, 其使用方法主要有

limit(expr, x, x0)	当 x 趋于 x_0 时求 expr 的极限
limit(expr, x, x0, 'left')	当 x 从左侧趋于 x_0 时求 expr 的左极限
limit(expr, x, x0, 'right')	当 x 从右侧趋于 x_0 时求 expr 的右极限

其中, expr 是数列或函数的表达式. 如果自变量趋于无穷, 则使用 x->Inf.

右极限用减号, 表示自变量减少并趋于 x_0; 同理, 左极限用加号, 表示自变量增加并趋于 x_0.

例 8-18　求 $\lim\limits_{x \to \infty} \dfrac{\sqrt{x^2 + 2}}{3x - 6}$.

解
```
syms x
expr = sqrt(x^2 + 2) / (3 * x - 6);        %定义表达式
result = limit(expr, x, Inf);              %计算 x -> Inf 时的极限
disp(result);
输出:1/3
```

例 8-19 求 $\lim\limits_{x \to 0} \dfrac{\sin^2 x}{x^2}$.

解　syms x

　　expr = sin(x^2) / x^2;　　　　　　%定义表达式

　　result = limit(expr, x, 0);　　　　　%计算 x -> 0 时的极限

　　disp(result);

　　输出:1

例 8-20 求 $\lim\limits_{x \to 0^+} \dfrac{\ln|x|}{x}$.

解　syms x

　　expr = log(abs(x)) / x;　　　　　　%定义表达式

　　result = limit(expr, x, 0, 'left');　　　%计算 x -> 0^- 时的极限

　　disp(result);

　　输出:Inf

第三节　一元函数微积分

一、导数

1. 导数基本命令

在 MATLAB 中，计算函数的微分十分便捷，命令为 diff(f,x)，表示对 x 求函数 f 的导数. 其常用格式有以下几种:

diff(f, x)　　　　　　　　　计算微分 $\dfrac{\partial f}{\partial x}$

diff (diff (f, x1), x2)　　　　计算多重偏微分 $\dfrac{\partial^2 f}{\partial x1\, \partial x2}$

diff (f, x, n)　　　　　　　计算 n 阶微分 $\dfrac{\partial^n f}{\partial x^n}$

例 8-21　求函数 $e^x \sin x$ 的二阶导数.

解　syms x;

　　f = exp(x * sin(x));

　　%求 f(x) 对 x 的二阶导数

　　df_dx = diff(f, x, 2);

　　disp(df_dx)

　　输出:exp(x * sin(x)) * (2 * cos(x) - x * sin(x)) + exp(x * sin(x)) * (sin(x) + x * cos(x))^2

例 8-22　假设 a 为常数，求 $\sin(ax)$ 的导数.

解　syms x a

　　f = sin(a * x);

　　%求 f(x) 对 x 的导数

　　df_dx = diff(f, x);

　　disp(df_dx)

　　输出:a * cos(a * x)

2. 微分的基本命令

在 MATLAB 中，命令 diff(f, x)给出函数 f 关于 x 的偏导数，假定 f 中的其他变量与 x 无关. 当 f 为单变量函数时，diff(f, x)计算 f 关于 x 的导数. 函数 jacobian(f, [x1, x2,…]) * [dx1; dx2; …]给出 f 的全微分形式，并假定 f 中所有变量依赖于 x. 其常用形式及含义如下：

　　jacobian(f, [x1, x2,…]) * [dx1; dx2; …]　　　　　　　　　求全微分 $\mathrm{d}f$

　　diff(f, x)　　　　　　　　　　　　　　　　　　　　　　求全导数 $\dfrac{\mathrm{d}f}{x}$

　　jacobian(f, [x1, x2,…]) * [1; diff(x2, x1); diff(…,x1)] * dx1　　求多重全微分 $\dfrac{\mathrm{d}f^2}{x1x2}$

例 8-23　求 $x^2 + y^2$ 的偏导数.

解　syms x y　　　　　　　　　　　　%定义符号变量

　　f = x^2 + y^2;　　　　　　　　　　%定义函数

　　%计算对 x 的偏导数,y 不依赖于 x

　　df_dx = diff(f, x);

　　disp(df_dx)　　　　　　　　　　　%输出对 x 的偏导数

　　输出:2 * x

　　syms x y(x)　　　　　　　　　　　%定义符号变量,y 是 x 的函数

　　f = x^2 + y(x)^2;　　　　　　　　%定义函数

　　%计算对 x 的偏导数,考虑 y 依赖于 x

　　df_dx = diff(f, x);

　　disp(df_dx)　　　　　　　　　　　%输出对 x 的偏导数

　　输出:2 * x + 2 * y(x) * diff(y(x), x)

由例 8-23 可以看出，第一种情况下 y 与 x 没有关系，第二种情况下 y 是 x 的函数.

例 8-24　求多项式 $x^2 + xy^3 + yz$ 的全微分，其中 z 为常数.

解　syms x y z dx dy　　　　　　　%定义符号变量

　　f = x^2 + x * y^3 + y * z;　　　　　%定义函数

　　%计算全微分 df

　　%计算 f 对于 x, y, z 的雅可比矩阵 (偏导数)

　　J = jacobian(f, [x, y, z]);

　　%定义增量列向量

　　dz = 0; %因为 z 是常数

```
dV = [dx; dy; dz];
%通过矩阵乘法计算全微分
df = J * dV;
disp(df)                        %输出全微分
输出:dy * (3 * x * y^2 + z) + dx * (y^3 + 2 * x)
```

例 8-25 求函数 $x^2 + xy + yz$ 的全微分, 其中 y 是 x 的函数.

解
```
syms x y z dx dy dz             %定义符号变量
f = x^2 + x * y^3 + y * z;       %定义函数
%计算 f 对于 x, y, z 的雅可比矩阵 (偏导数)
J = jacobian(f, [x, y, z]);
%定义增量列向量
dV = [dx; dy; dz];
%通过矩阵乘法计算全微分
df = J * dV;
disp(df)                        %输出多重全微分
输出:dy * (3 * x * y^2 + z) + dx * (y^3 + 2 * x)
```

3. 求隐函数的导数

例 8-26 求由方程 $2x^2 - 2xy + y^2 + x + 2y + 1 = 0$ 确定的隐函数的导数.

解 方法一:

```
syms x y(x)
%定义方程
f = 2 * x^2 - 2 * x * y(x) + y(x)^2 + x + 2 * y(x) + 1 == 0;
%对方程进行求导
deq1 = diff(f, x);
disp(deq1)
%仅通过代数重排得到指定变量的表达式
lhs = isolate(deq1, diff(y(x), x));
disp(lhs)
输出:4 * x - 2 * y(x) + 2 * y(x) * diff(y(x), x) - 2 * x * diff(y(x), x) + 2 * diff(y(x), x) + 1 == 0
diff(y(x), x) == -(4 * x - 2 * y(x) + 1)/(2 * y(x) - 2 * x + 2)
```
第一个输入命令中 y(x) 表示 y 是 x 的函数. 输出结果为对原方程两边求导数后的方程 deq1.
第二个输入命令的输出结果为方程 deq1 的解,即所求的导数 diff(y(x), x).

方法二:

```
syms x y dx dy
%定义方程
f = 2 * x^2 - 2 * x * y + y^2 + x + 2 * y + 1 == 0;
deq2 = jacobian(f, [x, y]) * [dx; dy];
%仅通过代数重排得到指定变量的表达形式
lhs = isolate(deq2, dy)/dx;
disp(lhs)
输出:dy/dx == -(4 * x - 2 * y + 1)/(2 * y - 2 * x + 2)
```

第一个输入命令使用微分命令,输出结果为导数满足的方程 deq2.

第二个输入命令解方程 deq2,输出结果为所求得的导数.

两种方法的区别在于,方法一使用 diff(y(x),x)表示导数,而方法二使用 dy/dx 表示导数.

4. 求函数的单调区间

例 8-27　求函数 $y = 2x^2 - x + 1$ 的单调区间.

解　syms x
　　　% 定义函数 f(x)
　　　f1 = 2 * x^2 - x + 1;
　　　% 计算 f1 的导数
　　　f1_derivative = diff(f1, x);
　　　% 求导数为 0 时的 x 值
　　　x_solutions = solve(f1_derivative == 0, x);
　　　disp('导数为 0 时的 x 值:');
　　　disp(x_solutions);
　　　% 将函数和导数转换为 MATLAB 可计算的匿名函数形式
　　　f1_func = matlabFunction(f1);
　　　f1_deriv_func = matlabFunction(f1_derivative);
　　　% 绘制图像
　　　fplot(f1_func, [-4, 4], 'Color', [0.2, 0.2, 0.2], 'LineWidth', 1.5); hold on;
　　　fplot(f1_deriv_func, [-4, 4], '--', 'Color', [0.5, 0.5, 0.5], 'LineWidth', 1.5);
　　　legend('f1(x)', 'f1''(x)', 'Location', 'Best');
　　　xlabel('x');
　　　ylabel('y');
　　　title('Plot of f1(x) and its derivative');
　　　grid on;
　　　hold off;

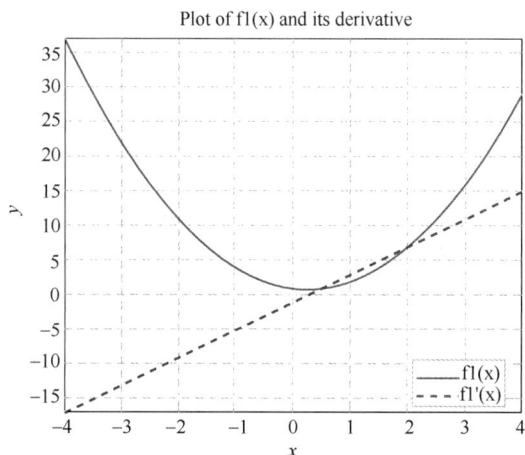

图 8-8

图中的虚线表示导函数的图形. 观察函数的增减与导函数正负之间的关系, 第三个输入命令 solve(f1_derivative == 0, x)解出导函数的零点 $x = 1/4$, 该点将定义域划分为两个区间，在每个区间内导函数保持符号恒定. 再输入：

```
%计算导数在不同点的值
f1_derivative_0 = subs(f1_derivative, x, 0);        %导数在 x = 0
f1_derivative_1 = subs(f1_derivative, x, 1);        %导数在 x = 1

%输出结果
disp(['f1"(0) = ', char(f1_derivative_0)]);
disp(['f1"(1) = ', char(f1_derivative_1)]);
```

输出结果为-1，3. 说明导函数在区间 $(-\infty, 1/4)$ 上单调减少，在区间 $(1/4, -\infty)$ 上单调增加.

5. 求函数的极值

例 8-28 求函数 $y = \dfrac{-2x}{x^2 + 1}$ 的极值.

解
```
syms x
%定义函数 f2
f2 = -2 * x/(x^2 + 1);
%绘制 f2(x) 的图像
fplot(f2, [-10, 10]);
title('Plot of f2(x)');
xlabel('x');
ylabel('f2(x)');
grid on;
%计算导数 f2'(x)
f2_derivative = diff(f2, x);
%求解导数为 0 的点,即找到 f2'(x) = 0 的解
critical_points = solve(f2_derivative == 0, x);
%显示解
disp('The critical points where f2"(x) = 0 are:');
disp(critical_points);
```

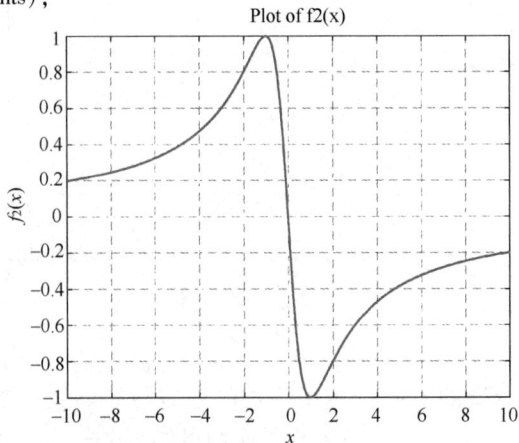

图 8-9

观察图像可知，函数有两个极值．再由第三个输入命令的输出结果［2］可知，驻点为 $x=\pm1$．用二阶导数判断极值，并求出极值：

```
%直接计算二阶导数 f2"(x)
f2_second_derivative = diff(f2, x, 2);
%在 x = 1 和 x = -1 处计算二阶导数和函数值
f2_second_derivative_at_1 = subs(f2_second_derivative, x, 1);
f2_second_derivative_at_neg1 = subs(f2_second_derivative, x, -1);
f2_value_at_1 = subs(f2, x, 1);
f2_value_at_neg1 = subs(f2, x, -1);
%显示结果
disp(['二阶导数 f2""(1): ', char(f2_second_derivative_at_1)]);
disp(['二阶导数 f2""(-1): ', char(f2_second_derivative_at_neg1)]);
disp(['f2(1): ', char(f2_value_at_1)]);
disp(['f2(-1): ', char(f2_value_at_neg1)]);
输出:1,-1,-1,1.
```

由此可知：$f_2''(1)=1>0$，因此 $x=-1$ 是极小值点，极小值为 $f_2(1)=-1$；$f_2''(-1)=-1<0$，因此 $x=1$ 是极大值点，极大值为 $f_2(-1)=1$．

二、积分

1. 基本命令

（1）计算不定积分的基本命令为

int(f, x)

例 8-29　求 $\int \dfrac{u\sqrt{1+u^2}}{2+11u^2}\,\mathrm{d}u$．

解　
```
syms u;
f = u * sqrt(1 + u^2) / (2 + 11 * u^2);
integral_result = int(f, u);
disp(integral_result);
```
输出:(u^2 + 1)^(1/2)/11 - (3 * 11^(1/2) * (log((3 * 11^(1/2) * (u^2 + 1)^(1/2))/11 - (22^(1/2) * u * 1i)/11 + 1) - log(u + (22^(1/2) * 1i)/11)))/242 - (3 * 11^(1/2) * (log((22^(1/2) * u * 1i)/11 + (3 * 11^(1/2) * (u^2 + 1)^(1/2))/11 + 1) - log(u - (22^(1/2) * 1i)/11)))/242

将积分常数 C 省略．对于在函数中出现的除积分变量外的变量，统一当作常数处理，请看下面例子．

例 8-30　计算积分 $\int (ax^2 + bx + c)\,\mathrm{d}x$．

解　
```
syms x a b c
%定义多项式
```

```
f = a * x^2 + b * x + c;
%进行积分
integral_result = int(f, x);
%显示结果
disp(integral_result);
输出:
(a * x^3)/3 + (b * x^2)/2 + c * x
```

（2）计算定积分的基本命令为

```
int(f, x, a, b)
```

其中，a 为积分下限，b 为积分上限.

例 8-31   求 $\int_{-4}^{4} x^2 e^{ax} dx.$

解
```
syms x a
%定义函数
f = x^2 * exp(a * x);
%计算不定积分
indefinite_integral = int(f, x);
%显示不定积分结果
disp(indefinite_integral);
%计算定积分,从 -4 到 4
definite_integral = int(f, x, -4, 4);
%显示定积分结果
disp(definite_integral);
输出:
(exp(a * x) * (a^2 * x^2 - 2 * a * x + 2))/a^3
(exp(4 * a) * (16 * a^2 - 8 * a + 2))/a^3 - (exp(-4 * a) * (16 * a^2 + 8 * a + 2))/a^3
```

此命令也可用于求反常积分，包括无穷区间的反常积分和无界函数的反常积分.

例 8-32   求 $\int_{0}^{-4} \dfrac{1}{(x-2)^2} dx.$

解
```
syms x
%定义函数
f = 1 / (x - 2)^2;
%计算不定积分
indefinite_integral = int(f, x);
%显示不定积分结果
disp(indefinite_integral);
%计算定积分,从 0 到 -4
definite_integral = int(f, x, 0, -4);
%显示定积分结果
disp(definite_integral);
输出:
-1/(x - 2)
-1/3
```

例 8-33　求 $\int_1^{+\infty} \dfrac{1}{x^4}\,\mathrm{d}x$.

解　syms x

%定义函数

f = 1 / x^4;

%计算不定积分

indefinite_integral = int(f, x);

%显示不定积分结果

disp(indefinite_integral);

%计算定积分,从 1 到正无穷

definite_integral = int(f, x, 1, Inf);

%显示定积分结果

disp(definite_integral);

输出:

-1/(3 * x^3)

1/3

如果反常积分的敛散性与某个变量的取值有关, int 命令能够给出不同取值情况下的积分结果.

例 8-34　求 $\int_1^{+\infty} \dfrac{1}{x^p}\,\mathrm{d}x$.

解　syms x p

%定义函数

f = 1 / x^p;

%计算不定积分

indefinite_integral = int(f, x);

%显示不定积分结果

disp(indefinite_integral);

%计算定积分,从 1 到正无穷

definite_integral = int(f, x, 1, Inf);

%显示定积分结果

disp(definite_integral);

piecewise(p == 1, log(x), p ~= 1, -x^(1 - p)/(p - 1))

输出:

piecewise(p == 1, Inf, p < 1, Inf + 1/(p - 1), 1 < real(p), 1/(p - 1), real(p) == 1 & ~ 1 <= p, int(1/x^p, x, 1, Inf), real(p) < 1 & ~ p < 1, 1/(p - 1) - limit(x^(1 - p), x, Inf)/(p - 1))

输出结果的含义是, 当 $p > 1$ 时, 积分值为 $-1 + p$, 否则不收敛.

(3) 积分上限函数. 计算变上限积分的基本命令为

int(f(t), t, a, b(x))

其中, a 为积分下限, b 为积分上限函数. 使用符号 t 作为积分变量, 以帮助 MATLAB 正确处理积分上限的表达式与积分变量之间的关系.

例 8-35　求 $\dfrac{\mathrm{d}}{\mathrm{d}x}\displaystyle\int_0^{\cos^2 x} w(x)\,\mathrm{d}x.$

解　syms x t w(t)

%计算定积分,并将 t 作为积分变量

f = int(w(t), t, 0, cos(x)^2);

%对定积分的结果对 x 求导

dfdx = diff(f, x);

disp(dfdx);

输出:-2 * w(cos(x)^2) * cos(x) * sin(x)

例 8-36　画出变上限函数 $\displaystyle\int_0^x t\sin t^2\,\mathrm{d}t$ 及其导函数的图形.

解　syms t x

%定义 f1(x) 为积分函数

f1(x) = int(t * sin(t^2), t, 0, x);

%计算 f2(x) 为 f1(x) 关于 x 的导数

f2(x) = diff(f1(x), x);

%将 f1(x) 和 f2(x) 绘制在同一图上

fplot(f1(x), [0, 10], 'b', 'LineWidth', 1.5);%绘制 f1(x)

hold on;

fplot(f2(x), [0, 10], 'r', 'LineWidth', 1.5);%绘制 f2(x)

hold off;

%添加图例和标签

legend('f1(x)', 'f2(x)');

xlabel('x');

ylabel('Function value');

title('Plot of f1(x) and its derivative f2(x)');

grid on;

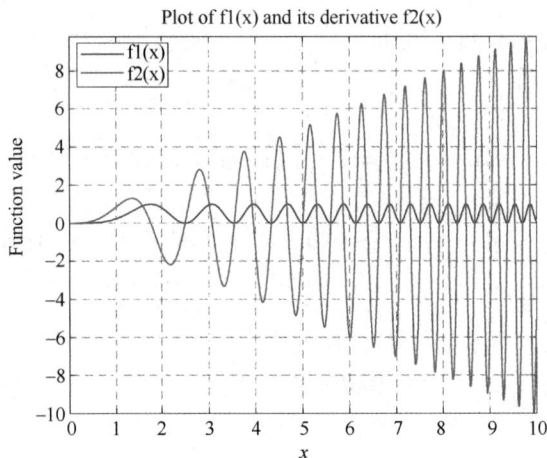

图 8-10

2. 定积分的应用

1）求平面图形的面积

例 8-37　设 $f(x) = e^{-(x-2)^2 \cos \pi x}$ 和 $g(x) = 4\cos(x-2)$，计算区间 $[0,\pi]$ 上两曲线所围成的平面的面积.

解　
```
syms x
%定义函数
f(x) = exp((-(x - 2)^2) * cos(pi * x));
g(x) = 4 * cos(x - 2);
%绘制曲线
fplot(f, [0,4], 'b', 'LineWidth', 1.5);            %绘制 f(x) 曲线
hold on;
fplot(g, [0,4], 'r', 'LineWidth', 1.5);            %绘制 g(x) 曲线
%添加图例和标题
legend('f(x) = e^{-(x-2)^2 \cdot cos(\pi x)}', 'g(x) = 4 \cdot cos(x - 2)');
title('Plot of curves f(x) and g(x) over the interval [0, 4]');
xlabel('x');
ylabel('y');
grid on;
hold off;
```

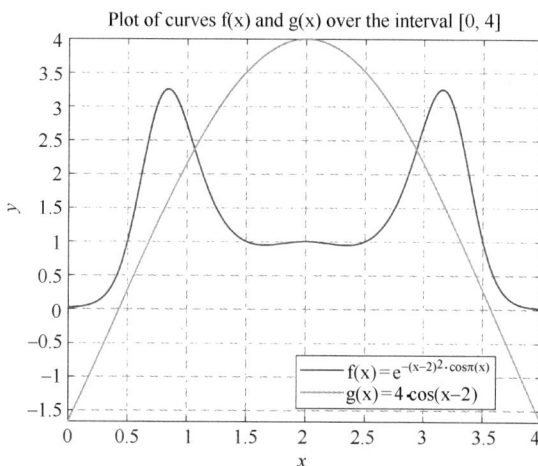

图 8-11

观察图像可知，两曲线的交点约在 $x=1$ 及 $x=3$ 处. 再输入：

```
%使用数值方法求解交点,根据图来确定搜索范围
intersection_points1 = vpasolve(f(x) - g(x), x, [0, 2]);
intersection_points2 = vpasolve(f(x) - g(x), x, [2, pi]);
disp(intersection_points1)
disp(intersection_points2)
```
输出：

1.06258073077179139509405884116

2.93741926922820860490594115884

由此可知，两曲线在 $x = 1.06258$ 及 $x = 2.93742$ 处相交，再作数值积分：

```
%计算两函数之差的绝对值
difference = abs(f(x) - g(x));
%计算积分,即两曲线围成的面积
area = int(difference, x, intersection_points1, intersection_points2);
% 显示精确结果
disp(vpa(area, 6));
输出:4.17413
```

即得所求面积 $s = 4.17413$.

2）求旋转体的体积

例 8-38　求曲线 $g(x) = 4\sin^2 x (0 \le x \le \pi)$ 与 x 轴所围成的图形分别绕 x 轴旋转而成的旋转体体积.

解
```
syms x;                      %定义符号变量 x
g = 4 * sin(x)^2;            %定义符号函数 g(x)
%绘制 g(x) 的曲线
fplot(g, [0, pi]);
title('Plot of g(x) = 4 * sin^2(x)');
xlabel('x');
ylabel('g(x)');
grid on;
```

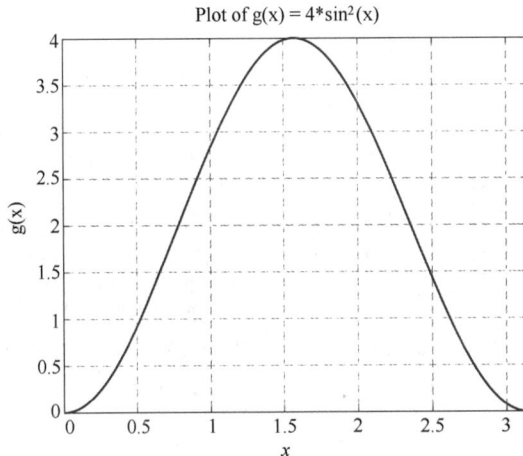

图 8-12

观察曲线可知，只要再输入：

```
%计算符号积分
symbolic_integral = int(pi * g^2, x, 0, pi);
%计算数值积分
g_num = @(x) 4 * sin(x).^2;                %定义数值函数 g(x)
numerical_integral = integral(@(x) pi * g_num(x).^2, 0, pi);
%显示结果
```

```
disp(['符号积分结果：', char(symbolic_integral)]);
disp(['符号积分转换的数值结果：', num2str(double(symbolic_integral))]);
disp(['数值积分结果：', num2str(double(numerical_integral))]);
```

即可输出 $6\pi^2$ 及 59.2176，所以所求体积为 $V = 6\pi^2$，其近似值为 59.2176.

🔬 第四节　多元函数微积分

一、多元函数的微分

（1）求偏导数的命令 D，其基本格式为

diff(diff(diff(diff(f, x1), x2), …), xn)　　　　计算偏导数 $\dfrac{\partial^n f}{\partial x_1 \partial x_2 \cdots \partial x_n}$

diff (f (v1, v2, …), x)　　　　　　　　　　　计算 $\dfrac{\partial f}{\partial x}$，其中 v_i 依赖于 x

例 8-39　①求函数 $\sin(xy^2)$ 对 x 的偏导数；②求函数 $\sin(xy^2)$ 对 x 的二阶偏导数；③求函数 $\sin(xy^2)$ 对 x 的二阶对 y 的一阶混合偏导数.

解　① syms x y;　　　　　　　　　　　　%定义符号变量 x 和 y
　　　%定义函数 f(x, y) = sin(x * y^2)
　　　f = sin(x * y^2);
　　　%一阶偏导数
　　　df_dx = diff(f, x);　　　　　　　　　%对 x 的一阶偏导数
　　　disp(df_dx);
　　　输出：
　　　y^2 * cos(x * y^2)

　　② df_dx21 = diff(diff(f, x), x);　　　%对 x 的二阶偏导数
　　　df_dx22 = diff(f, x, 2);　　　　　　%对 x 的二阶偏导数
　　　disp(df_dx21);
　　　disp(df_dx22);
　　　输出：
　　　-y^4 * sin(x * y^2)
　　　-y^4 * sin(x * y^2)

　　③ %混合偏导数
　　　df_dx2dy1 = diff(diff(diff(f, x), x), y);　　%对 x 的二阶偏导数再对 y 求一阶偏导数
　　　df_dx2dy2 = diff(diff(f, x, 2), y);　　　　%对 x 的二阶偏导数再对 y 求一阶偏导数
　　　disp(df_dx2dy1)
　　　disp(df_dx2dy2)
　　　输出：

$$- 4 * y\char`^3 * \sin( x * y\char`^2) - 2 * x * y\char`^5 * \cos( x * y\char`^2)$$
$$- 4 * y\char`^3 * \sin( x * y\char`^2) - 2 * x * y\char`^5 * \cos( x * y\char`^2)$$

例 8-40　求函数 $x^2 + y^2$ 对 x 的偏导数，其中 y 是 x 的函数.

解　syms x y(x)　　　　　　　　　%定义符号变量 x 和 y(x),表示 y 是 x 的函数

　　　%定义函数 f(x, y)

　　　f = x^2 + y(x)^2;

　　　%对 x 求偏导数

　　　df_dx = diff(f, x);

　　　disp(df_dx);

　　　输出:

　　　2 * x + 2 * y(x) * diff(y(x), x)

（2）求全微分的命令 Dt，其基本格式为

Dt[f]	计算全微分 df
Dt[F[x,y] == 0, x]	计算隐函数的导数
Dt[f, x, Constants->$\{ c_1, c_2, \cdots \}$]	计算全微分 df，其中 c_i 为常数
jacobian(f, [x, y, $\cdots$]) * [dx; dy; $\cdots$]	计算全微分 df
diff(f, x)	计算隐函数的导数
jacobian(f, [x, y, c1, c2, $\cdots$]) * [dx; dy; 0, 0, $\cdots$]	计算全微分 df，其中 c_i 为常数

例 8-41　①计算 d$(x^2 y^3)$；②求函数 $z = x^3 y + x^2 y^2 - 3xy^2$ 的全微分.

解　① syms x y dx dy　　　　　　　　　%定义符号变量 x, y, dx, dy

　　　　%定义函数 f(x, y) = x^2 * y^3

　　　　f = x^2 * y^3;

　　　　%计算全微分 df

　　　　df = jacobian(f, [x, y]) * [dx; dy];

　　　　%显示结果

　　　　disp(df);

　　　　输出:

　　　　3 * dy * x^2 * y^2 + 2 * dx * x * y^3

② syms x y dx dy %定义符号变量 x, y, dx, dy

　　　%定义函数

　　　f = x^3 * y + x^2 * y^2 - 3 * x * y^2;

　　　%计算全微分 df

　　　df = jacobian(f, [x, y]) * [dx; dy];

　　　disp(df);

　　　输出:

　　　dx * (3 * x^2 * y + 2 * x * y^2 - 3 * y^2) + dy * (x^3 + 2 * y * x^2 - 6 * y * x)

例 8-42　计算 $x^2 + y^2 + z^2$ 的导数，其中 z 为常数.

解　syms x y(x) z　　　　　　　　%定义符号变量 x,y(x),其中 y 是 x 的函数,z 为常数

　　　%定义函数 f(x, y, z) = x^2 + y(x)^2 + z^2

```
f = x^2 + y(x)^2 + z^2;
% 对 x 求全导数(假设 z 为常数)
df_dx = diff(f, x);
disp(df_dx);
```
输出：
```
2 * x + 2 * y(x) * diff(y(x), x)
```

二、多元函数的积分

1. 计算重积分

多变量函数的积分与一元函数的积分类似，可以使用 int 函数和 integral 函数来完成. int 函数用于计算符号积分，integral 函数用于计算数值积分. 其基本命令格式如下：

$$\text{int(int(int(int(f,x,a,b),y,c,d),}\cdots\text{)z,m,n)} \qquad \text{计算重积分} \int_a^b \int_c^d \cdots \int_m^n f(x,y,\cdots,z)\,\mathrm{d}z\cdots\mathrm{d}y\mathrm{d}x$$

integral(@ integral(@ (z) integral(@ (y) integral(@ (x)f(x,y,z) ,a,b) ,c,d) ,…,) m, n);　数值积分或重积分的数值解

计算多重积分时，要注意积分变量的顺序.

例 8-43　① 计算二次积分 $\iint \dfrac{1}{x^2 + y + 1}\,\mathrm{d}x\mathrm{d}y$；

② 计算二重积分 $\int_0^a \int_0^b (x^2 + y^2)\,\mathrm{d}y\mathrm{d}x$，其中 a，b 为常数；

③ 计算二重积分 $\int_0^a \int_0^{x^2} (x^2 + y^2)\,\mathrm{d}y\mathrm{d}x$，其中 a 为常数.

解　①
```
syms x y                    % 定义符号变量 x 和 y
% 定义被积函数
f = 1/ (x^2 + y + 1);
result = int(int(f, x), y);
disp(simplify(result));
result = int(int(f, y), x);
disp(simplify(result));
```
输出：
```
int( atan( x/( y + 1)^( 1/2) )/( y + 1)^( 1/2), y)
2 * atan( x/( y + 1)^( 1/2) ) * ( y + 1)^( 1/2) − 2 * x + x * log( x^2 + y + 1)
```

②
```
syms x y a b                % 定义符号变量
% 定义被积函数
f = x^2 + y^2;
% 按积分顺序先对 x 再对 y
result = int(int(f, x, 0, a), y, 0, b);
disp(simplify(result));
```
输出：
```
(a * b * (a^2 + b^2))/3
```

③ syms x y a　　　　　　　　　　%定义符号变量
　　%定义被积函数
　　f = x^2 + y^2;
　　%按积分顺序先对 y 积分,再对 x 积分
　　result = int(int(f, y, 0, x^2), x, 0, a);
　　disp(result) ;
　　输出:
　　(a^5 * (5 * a^2 + 21))/105

在无法求出某个变量的积分值时, MATLAB 会求出可积的部分, 再输出运算结果,例如例 8-44.

例 8-44　　计算二重积分 $\int_0^2 \int_0^{\sqrt{x+2}} \sqrt{x + y}\,\mathrm{d}y\mathrm{d}x.$

解　　syms x y　　　　　　　　　　%定义符号变量
　　%定义被积函数
　　f = sqrt(x + y) ;
　　%先对 y 积分,再对 x 积分
　　result_symbolic = int(int(f, y, 0, sqrt(x + 2)), x, 0, 2) ;
　　disp('符号积分结果(解析解):') ;
　　disp(result_symbolic) ;
　　输出:
　　int((2 * (x + (x + 2) ^(1/2)) ^(3/2))/3 - (2 * x^(3/2))/3, x, 0, 2)

再使用 disp(double(result_symbolic))命令将上式转换为数值解, 将输出 4.6556.

第五节　微分方程

在 MATLAB 中, 使用函数 dsolve( )可以求解线性和非线性微分方程, 以及联立的微分分方程组. 在未给定方程的初值条件下, 所得到的解包括 C1, C2, 均为待定系数. 若微分方程中含有隐函数 y(x), 则其导数用 diff(y(x) , x) , diff(y(x) , x,2)等表示.

一、基市函数

下面给出微分方程 (组) 的求解函数:

　　dsolve(eqn)　　　　　　　　　　求解微分方程 $y(x)$
　　dsolve(eqn)　　　　　　　　　　求解微分方程函数 y
　　dsolve([eqn1, eqn2])　　　　　　求解微分方程组

例 8-45　　解一阶微分方程 $y' = 2y$ 及二阶微分方程 $y'' + 2y' + y = 0.$

解　　syms y(x)
　　%定义一阶微分方程

eqn1 = diff(y, x) == 2 * y;

solution1 = dsolve(eqn1) ;

disp(solution1) ;

%定义二阶微分方程

eqn2 = diff(y, x, 2) + 2 * diff(y, x) + y == 0;

Tsolution2 = dsolve(eqn2) ;

disp(solution2) ;

输出:

C1 * exp(2 * x)

C1 * exp(-x) + C2 * x * exp(-x)

二、求微分方程组

例 8-46　解微分方程组 $\begin{cases} y = -z', \\ z = -y'. \end{cases}$

解　syms y(x) z(x)　　　　　　　　　%定义符号函数 y(x) 和 z(x)

　　%定义方程组

　　eqn1 = diff(z, x) == -y;　　　　　%z' = -y

　　eqn2 = diff(y, x) == -z;　　　　　%y' = -z

　　%求解微分方程组

　　sol = dsolve([eqn1, eqn2]) ;

　　%显示解

　　disp('y(x) = ') ;

　　disp(sol. y) ;

　　disp('z(x) = ') ;

　　disp(sol. z) ;

　　输出:

　　y(x) =

　　C1 * exp(x) + C2 * exp(-x)

　　z(x) =

　　C2 * exp(-x) - C1 * exp(x)

三、带初始条件的微分方程的解

例 8-47　解初值问题 $\begin{cases} y' = y, \\ y(0) = 5 \end{cases}$ 和 $\begin{cases} y'' = y, \\ y'(0) = 0. \end{cases}$

解　syms y(x)　　　　　　　　　　　　%定义符号函数 y(x)

　　%定义微分方程和初值条件

　　eqn = diff(y, x) == y;

　　cond = y(0) == 5;

%求解微分方程

sol = dsolve(eqn, cond);

disp(sol);

%定义微分方程和初值条件

eqn2 = diff(y, x, 2) = = y;

cond2 = subs(diff(y, x), x, 0) = = 0;　　　%初值条件 y'(0) = 0,用 subs 来表示

%求解微分方程

sol2 = dsolve(eqn2, cond2);

disp(sol2);

输出：

5 * exp(x)

C1 * exp(-x) * (exp(2 * x) + 1)

在第二问中只有一个初值条件，所以只能确定 C1，解中还存在一个常数 C2.

第六节　线 性 代 数

一、行列式计算

计算行列式的命令如下：

　　　　　det(A)　　　　　　　　求方阵 A 的行列式

例 8-48　计算行列式 $D = \begin{vmatrix} 2 & 1 & 1 & 1 \\ 4 & 2 & 1 & -1 \\ 201 & 102 & -99 & 98 \\ 1 & 2 & 1 & -2 \end{vmatrix}$.

解　A = [2, 1, 1, 1; 4, 2, 1, -1; 201, 102, -99, 98; 1, 2, 1, -2];

　　D = det(A);

　　disp(D);

　　输出:-1800

例 8-49　计算 n 阶行列式 $D = \begin{vmatrix} x_1 - m & x_2 & \cdots & x_n \\ x_1 & x_2 - m & \cdots & x_n \\ \vdots & \vdots & & \vdots \\ x_1 & x_2 & \cdots & x_n - m \end{vmatrix}$.

解　%定义符号变量

　　syms x1 x2 x3 x4 m;

　　%计算前 4 阶行列式

```
D1 = x1 - m;
C2 = [x1 - m, x2; x1, x2 - m];
D2 = det(C2);
C3 = [x1 - m, x2, x3; x1, x2 - m,x3; x1, x2, x3 - m];
D3 = det(C3);
C4 = [x1 - m, x2, x3, x4; x1, x2 - m,x3, x4; x1, x2, x3 - m, x4; x1, x2, x3,x4 - m];
D4 = det(C4);
% 显示计算结果
disp(['D1 = ', char(D1)]);
disp(['D2 = ', char(D2)]);
disp(['D3 = ', char(D3)]);
disp(['D4 = ', char(D4)]);
```

输出：D1 = x1 - m

　　　　D2 = m^2 - m * x2 - m * x1

　　　　D3 = m^2 * x1 + m^2 * x2 + m^2 * x3 - m^3

　　　　D4 = m^4 - m^3 * x2 - m^3 * x3 - m^3 * x4 - m^3 * x1

通过观察 1 阶、2 阶、3 阶、4 阶行列式的输出表达式并总结规律，得到 n 阶行列式的值为 $(-m)^{n-1} \left(\sum\limits_{i=1}^{n} x_i - m \right)$。

二、向量和矩阵运算

1. 矩阵运算

A'	求矩阵 A 的转置
A . * B	矩阵 A 与矩阵 B 对应元素相乘
A * B	求矩阵 A 与矩阵 B 的乘积
a * b 或 dot(a, b)	向量内积
A \ B	左除，$AX = B$ 的解
B / A	右除，$XA = B$ 的解
inv(A)	求矩阵 A 的逆矩阵
A^n	求矩阵 A 的 n 次幂
rref(A)	将矩阵 A 化为简化行最简形

例 8-50　设矩阵 $A = \begin{pmatrix} 1 & 3 & 2 \\ 0 & -1 & -3 \end{pmatrix}, B = \begin{pmatrix} 1 & -1 \\ 0 & 1 \\ -2 & 0 \end{pmatrix}$，计算 AB 与 BA。

解　A = [1, 3, 2; 0, -1, -3];

　　　B = [1, -1; 0, 1; -2, 0];

　　　disp('AB = ');

　　　disp(A * B);

　　　disp('BA = ');

　　　disp(B * A);

　　　　输出：AB =

　　　　　　　　　-3　　2
　　　　　　　　　 6　 -1
　　　　　　BA =

　　　　　　　　　1　 4　 5
　　　　　　　　　0　-1　-3
　　　　　　　　-2　-6　-4

例 8-51　已知矩阵 $A = \begin{pmatrix} -1 & 2 & 3 & 1 \\ 0 & 3 & -2 & 1 \\ 4 & 0 & 3 & 2 \end{pmatrix}, B = \begin{pmatrix} 4 & 3 & 2 & -1 \\ 5 & -3 & 0 & 1 \\ 1 & 2 & -5 & 0 \end{pmatrix}$，求 $3A-2B$．

解　A = [-1, 2, 3, 1; 0, 3,-2, 1; 4, 0, 3, 2];
　　　B = [4, 3, 2,-1; 5,-3, 0, 1; 1, 2,-5, 0];
　　　fprintf('3A - 2B = \n');
　　　disp(3 * A - 2 * B);
　　　输出：3A - 2B =

　　　　　　　　　-11　　0　　5　　5
　　　　　　　　　-10　 15　-6　　1
　　　　　　　　　 10　 -4　19　　6

例 8-52　设矩阵 $A = \begin{pmatrix} 1 & 2 & 3 \\ 2 & 2 & 1 \\ 3 & 4 & 3 \end{pmatrix}$，求其逆矩阵．

解　A = [1, 2, 3; 2, 2, 1; 3, 4, 3];
　　　% 计算并用 rats 函数将结果以分数形式输出
　　　fprintf('A^(-1) = \n');
　　　disp(rats(A^(-1)));
　　　输出：A^(-1) =

　　　　　　　　　 1　　 3　　-2
　　　　　　　　　-3/2　-3　　5/2
　　　　　　　　　 1　　 1　　-1

例 8-53　矩阵 A 的秩：

$$A = \begin{pmatrix} 1 & -2 & 1 & 0 & -4 \\ 2 & 4 & 6 & 2 & 5 \\ -1 & 2 & 9 & 4 & 7 \\ 3 & 2 & 7 & 2 & 1 \end{pmatrix}.$$

解　A = [1, -2, 1, 0, -4; 2, 4, 6, 2, 5; -1, 2, 9, 4, 7; 3, 2, 7, 2, 1];
　　　fprintf('rank(A) = ');
　　　disp(rank(A));
　　　输出：rank(A) = 3

即 $R(A) = 3$．

例 8-54　计算矩阵的幂 $\begin{pmatrix} 1 & 1 \\ 0 & 1 \end{pmatrix}^7$.

解　A = [1, 1; 0, 1];

　　fprintf('A^7 = \n');

　　disp(A^7);

　　输出：A^7 =

　　　　　　1　7

　　　　　　0　1

即 $\begin{pmatrix} 1 & 1 \\ 0 & 1 \end{pmatrix}^7 = \begin{pmatrix} 1 & 7 \\ 0 & 1 \end{pmatrix}$.

例 8-55　设 $A = \begin{pmatrix} 3 & 1 & 1 \\ 2 & 1 & 2 \\ 1 & 2 & 3 \end{pmatrix}, B = \begin{pmatrix} 1 & 1 & 0 \\ 2 & 0 & 2 \\ 2 & 3 & 1 \end{pmatrix}$, 计算 AB 及 $A * B$.

解　A = [3, 1, 1; 2, 1, 2; 1, 2, 3];

　　B = [1, 1, 0; 2, 0, 2; 2, 3, 1];

　　disp('AB = ');

　　disp(A * B);

　　disp('A * B = ');

　　disp(A . * B);

　　输出：AB =

　　　　　　7　　6　　3

　　　　　　8　　8　　4

　　　　　　11　10　　7

　　A * B =

　　　　　　3　1　0

　　　　　　4　0　4

　　　　　　2　6　3

AB 表示矩阵 A 与矩阵 B 相乘, 而 $A * B$ 表示矩阵 A 与矩阵 B 的对应元素相乘所得到的矩阵.

2. 向量运算

行向量可看作行数为 1 的矩阵, 列向量可看作列数为 1 的矩阵. 因此, 向量的基本运算本质上是特殊形式的矩阵运算. 这里只介绍向量组秩的运算.

例 8-56　求向量组

$$\boldsymbol{\alpha}_1 = (1 \quad 0 \quad 2 \quad -1)^{\mathrm{T}}, \boldsymbol{\alpha}_2 = (-1 \quad 2 \quad 2 \quad 7)^{\mathrm{T}},$$

$$\boldsymbol{\alpha}_3 = (2 \quad 5 \quad 0 \quad -1)^{\mathrm{T}}, \boldsymbol{\alpha}_4 = (3 \quad 8 \quad -1 \quad -2)^{\mathrm{T}}$$

的秩及一个最大无关组, 并将不属于最大无关组的列向量用最大无关组线性表出.

解　将向量作为行构成的矩阵化成上三角矩阵, 从而得出秩及最大无关组.

　　A = [1, 0, 2, -1; -1, 2, 2, 7; 2, 5, 0, -1; 3, 8, -1,-2];

　　disp(rref(A));

输出结果为向量组 $\boldsymbol{\alpha}_1, \boldsymbol{\alpha}_2, \boldsymbol{\alpha}_3, \boldsymbol{\alpha}_4$ 所构成的矩阵经初等行变换后所得的矩阵

$$A = \begin{pmatrix} 1 & 0 & 0 & -3 \\ 0 & 1 & 0 & 1 \\ 0 & 0 & 1 & 1 \\ 0 & 0 & 0 & 0 \end{pmatrix}.$$

由此可知，向量组的秩为 3，$\boldsymbol{\alpha}_1, \boldsymbol{\alpha}_2, \boldsymbol{\alpha}_3$ 是已知向量组的一个最大无关组，且

$$\boldsymbol{\alpha}_4 = -3\boldsymbol{\alpha}_1 + \boldsymbol{\alpha}_2 + \boldsymbol{\alpha}_3.$$

三、线性方程组

利用 MATLAB 函数求解线性齐次方程组的基础解系以及非其次方程组的通解与特解的命令如下：

null(A,'r')　　　　计算方程组 $\boldsymbol{Ax} = \boldsymbol{0}$ 的基础解系，$\boldsymbol{A}$ 为任意矩阵

A \ B　　　　　　用矩阵除法求 $\boldsymbol{Ax} = \boldsymbol{B}$ 的特解

linsolve(A, B)　　当 $\boldsymbol{A}$ 为稀疏矩阵或具有特殊结构时，比 $\boldsymbol{A} \backslash \boldsymbol{B}$ 更高效的求解方法

rref([A,B])　　　用高斯消元法计算增广矩阵 $[\boldsymbol{A} \mid \boldsymbol{B}]$ 的简化行最简形，可求 $\boldsymbol{Ax} = \boldsymbol{B}$ 的特解

例 8-57　求方程组

$$\begin{cases} x_1 + 3x_2 + x_3 & = 0, \\ 2x_1 + 6x_2 + 3x_3 - 2x_4 = 0, \\ -2x_1 - 6x_2 - 4x_4 = 0 \end{cases}$$

的基础解系与通解．

解　A = [1, 3, 1, 0; 2, 6, 3, -2; -2, -6, 0, -4];

disp(null(A,'r'));

输出:-3　　-2

　　　　1　　　0

　　　　0　　　2

　　　　0　　　1

由输出结果可知，方程组的一个基础解系为

$$\boldsymbol{\xi}_1 = \{-2,0,2,1\}, \boldsymbol{\xi}_2 = \{-3,1,0,0\}.$$

所以原方程组的通解为 $\boldsymbol{x} = k_1 \boldsymbol{\xi}_1 + k_2 \boldsymbol{\xi}_2$，其中 k_1, k_2 为任意常数．

例 8-58　求以下非齐次线性方程组的通解：

$$\begin{cases} 2x_1 + 4x_2 - x_3 + 3x_4 = 9, \\ x_1 + 2x_2 + x_3 = 6, \\ x_1 + 2x_2 + 2x_3 - x_4 = 7, \\ 2x_1 + 4x_2 + x_3 + x_4 = 11. \end{cases}$$

解　A = [2, 4, -1, 3; 1, 2, 1, 0; 1, 2, 2, -1; 2, 4, 1, 1];
　　b = [9; 6; 7; 11];
　　u = null(A,'r')
　　v = rref([A,b])
　　输出:u =
　　　　　-2　 -1
　　　　　 1　　0
　　　　　 0　　1
　　　　　 0　　1
　　　　v =
　　　　　1　2　0　 1　5
　　　　　0　0　1　-1　1
　　　　　0　0　0　 0　0
　　　　　0　0　0　 0　0

由输出结果可知，方程组的基础解系为 $\{-2,1,0,0\}, \{-1,0,1,1\}$，一个特解为 $\{5, 0,1,0\}$. 所以原方程组的通解为

　　$x = k_1\{-1,0,1,1\} + k_2\{-2,1,0,0\} + \{5,0,1,0\}$，其中 k_1, k_2 为任意常数.

注意：本例中，若采用 v = A\b 计算特解，MATLAB 将输出警告信息，且结果为 v = [NaN; NaN; 0; -1]. 经验证，$Av \neq b$，这是因为 A 是奇异矩阵，无法通过标准的逆矩阵来求解. MATLAB 使用伪逆来近似求解，但由于矩阵的奇异性导致计算结果可能不准确. 因此，采用高斯消元法更为稳妥.

四、矩阵的特征值与特征向量

在 MATLAB 中，计算矩阵 A 的特征值与特征向量的函数是 eig(A)，其基本语法如下：

$$[V,D] = eig(A)$$

其中，D 为对角矩阵，其对角线上的元素为 A 的特征值. V 是由矩阵 A 的特征向量组成的矩阵，其每一列对应于 D 中相应位置的特征值的特征向量.

例 8-59　求矩阵 $A = \begin{pmatrix} -2 & 1 & 1 \\ 0 & 2 & 0 \\ -4 & 1 & 3 \end{pmatrix}$ 的特征值和特征向量.

解　A = [-2, 1, 1; 0, 2 ,0; -4, 1, 3];
　　[V, D] = eig(A)
　　输出：V =
　　　　　-0.7071　 -0.2425　 0.3015
　　　　　　0　　　　　0　　　 0.9045
　　　　　-0.7071　 -0.9701　 0.3015
　　　　D =
　　　　　-1　 0　 0
　　　　　 0　 2　 0
　　　　　 0　 0　 2

由输出结果可以看出，矩阵有 3 个特征值：-1，2，2. 对应的 3 个特征向量分别为 $\{-0.7071, 0, -0.7071\}, \{-0.2425, 0, -0.9701\}, \{0.3015, 0.9045, 0.3015\}$.

例 8-60 已知 2 是方阵 $A = \begin{pmatrix} 3 & 0 & 0 \\ 1 & t & 3 \\ 1 & 2 & 3 \end{pmatrix}$ 的特征值，求 t.

解　syms t;
A = [3, 0, 0; 1, t, 3; 1, 2, 3];
B = [1, 0, 0; 0, 1, 0; 0, 0, 1];
q = det(2 * B − A);
t = solve(q == 0, t)
输出：t = 8

🔬 第七节　概　率　论

概率统计是计算机应用最为广泛的数学领域之一，传统的统计计算主要依靠计算器完成，随着计算机技术的普及，统计分析方法已实现全面升级．MATLAB 统计工具箱功能强大，可与专业统计软件相媲美，其功能覆盖从基础的描述性统计到复杂的多元分析、回归分析、假设检验等领域．

一、数据统计

MATLAB 提供了一些简单的内置函数可用于计算常见的描述性统计量，常用的有：

median(data)	求中值
mean(data)	求平均值 $\dfrac{1}{n}\sum\limits_{i=1}^{n} x_i$
var(data)	求方差（无偏估计）$\dfrac{1}{n-1}\sum\limits_{i=1}^{n}(x_i - \bar{x})^2$
std(data)	求标准差（无偏估计）$\sqrt{\dfrac{1}{n-1}\sum\limits_{i=1}^{n}(x_i - \bar{x})^2}$
var(data, 1)	求方差 $\dfrac{1}{n}\sum\limits_{i=1}^{n}(x_i - \bar{x})^2$
std(data, 1)	求标准差 $\sqrt{\dfrac{1}{n}\sum\limits_{i=1}^{n}(x_i - \bar{x})^2}$

这里只列出了几种常用的函数，其他计算函数如峰度、偏度等可以通过"help"命令浏览．

例 8-61　给出一组样本值：6.5，3.8，6.6，5.7，6.0，6.4，5.3，计算样本个数、最大值、最小值、均值、方差、标准差．

解　data = [6.5, 3.8, 6.6, 5.7, 6.0, 6.4, 5.3];

```
n = length(data);
max_value = max(data);
min_value = min(data);
median_value = median(data);
mean_value = mean(data);
variance_unbiased = var(data);              %默认为无偏估计（分母为 n−1）
std_dev_unbiased = std(data);               %默认为无偏估计（分母为 n−1）
variance_population = var(data, 1);         %分母为 n
std_dev_population = std(data, 1);          %分母为 n
%输出结果
fprintf('样本个数：%d\n', n);
fprintf('最大值：%.2f\n', max_value);
fprintf('最小值：%.2f\n', min_value);
fprintf('中值：%.2f\n', median_value);
fprintf('均值：%f\n', mean_value);
fprintf('方差(无偏估计)：%f\n', variance_unbiased);
fprintf('标准差(无偏估计)：%f\n', std_dev_unbiased);
fprintf('总体方差：%f\n', variance_population);
fprintf('总体标准差：%f\n', std_dev_population);
```

输出：样本个数：7

最大值：6.60

最小值：3.80

中值：6.00

均值：5.757143

方差(无偏估计)：0.962857

标准差(无偏估计)：0.981253

总体方差：0.825306

总体标准差：0.908464

二、随机变量及其概率分布

MATLAB 的统计与机器学习工具箱（Statistics and Machine Learning Toolbox）提供了分布拟合工具（dfittool），支持多种常见的分布类型，包括二项分布、泊松分布、正态分布等．相关函数的命名通常由分布名称和功能（如概率密度函数、累积分布函数等）两部分组成，其中分布名称作为前缀，功能作为后缀．例如，norm 表示正态分布，pdf 表示概率密度函数，因此 normpdf 用于计算正态分布的概率密度函数．以下是常见分布和功能的缩写．

分布：

bino	二项分布
poiss	泊松分布

unid	离散均匀分布
unif	连续均匀分布
norm	正态分布
exp	指数分布
t	t 分布
chi2	χ^2 分布

功能：

pdf	概率密度函数（Probability Density Function）
cdf	累积分布函数（Cumulative Distribution Function）
inv	累积分布函数的逆函数（Inverse Cumulative Distribution Function）
rnd	随机数生成器函数（Random Number Generation Function）
stat	统计特性（均值和方差）函数（Statistical Function）

例 8-62 观察下列二项分布的各种基本计算.

解
```
n = 10;
p = 0.3;
b = makedist('Binomial', 'N', n, 'p', p);
mean_b = mean(b);
disp(['Mean: ', num2str(mean_b)]);
variance_b = var(b);
disp(['Variance: ', num2str(variance_b)]);
syms t;
char_function = (1 - p + p * exp(1i * t))^n;
disp('Characteristic function:');
disp(char_function);
domain_b = 0:n;
disp('Domain of b:');
disp(domain_b);
pdf_b_4 = pdf(b, 4);
disp(['PDF at x = 4: ', num2str(pdf_b_4)]);
cdf_b_3_9 = cdf(b, 3.9);
disp(['CDF at x = 3.9: ', num2str(cdf_b_3_9)]);
cdf_b_4 = cdf(b, 4);
disp(['CDF at x = 4: ', num2str(cdf_b_4)]);
variance_b_2 = var(b);
```

输出：Mean: 3

Variance: 2.1

Characteristic function:

$((3 * \exp(t * 1i))/10 + 7/10)^{10}$

Domain of b:

0	1	2	3	4	5	6	7	8	9	10

PDF at x = 4: 0.20012

CDF at x = 3.9: 0.64961

CDF at x = 4: 0.84973

例 8-63 ① $\xi \sim N(0,1)$，求：$P(\xi \leqslant 1.96)$，$P(\xi \leqslant -1.96)$，$P(-1 < \xi \leqslant 2)$.

　　　　② $\xi \sim N(8, 0.5)$，求：$P(\xi \leqslant 10)$，$P(7 < \xi \leqslant 9)$.

解　① P1 = normcdf(1.96, 0, 1);

　　　disp(['P($\xi \leqslant$ 1.96) = ', num2str(P1)]);

　　　P2 = normcdf(-1.96, 0, 1);

　　　disp(['P($\xi \leqslant$ -1.96) = ', num2str(P2)]);

　　　P3 = normcdf(2, 0, 1) - normcdf(-1, 0, 1);

　　　disp(['P(-1 <$\xi \leqslant$ 2) = ', num2str(P3)]);

　　　输出：P($\xi \leqslant$ 1.96) = 0.975

　　　　　P($\xi \leqslant$ -1.96) = 0.024998

　　　　　P(-1 <$\xi \leqslant$ 2) = 0.81859

　　② P1 = normcdf(10, 8, 0.5);

　　　disp(['P($\xi \leqslant$ 10) = ', num2str(P1)]);

　　　P2 = normcdf(9, 8, 0.5) - normcdf(7, 8, 0.5);

　　　disp(['P(7 <$\xi \leqslant$ 9) = ', num2str(P2)]);

　　　输出：P($\xi \leqslant$ 10) = 0.99997

　　　　　P(7 <$\xi \leqslant$ 9) = 0.9545

例 8-64　绘制 χ^2 分布在 n 分别为 1，5，15 时的分布函数图.

解　figure;　　　　　　　　　%创建一个新的图形窗口

　　　x = linspace(0, 30, 1000);

　　　plot(x, chi2pdf(x, 1), 'r', 'LineWidth', 2);

　　　hold on;　　　　　　　　　%保持当前图形,允许后续绘制多条曲线

　　　plot(x, chi2pdf(x, 5), 'g', 'LineWidth', 2);

　　　plot(x, chi2pdf(x, 15), 'b', 'LineWidth', 2);

　　　legend({'n = 1', 'n = 5', 'n = 15'});

　　　ylim([0, 0.2]);

得到的分布函数图如图 8-13 所示.

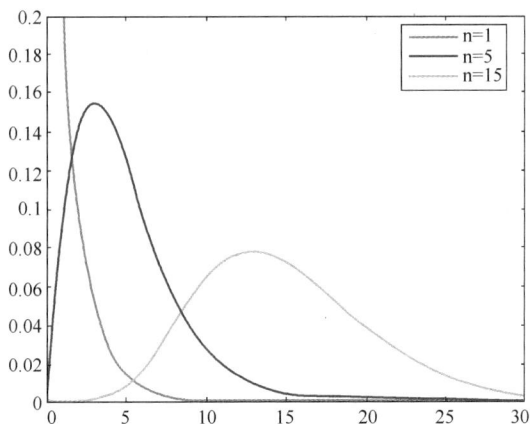

图 8-13　χ^2 分布的分布函数图

习　题　八

1. 作函数 $f(x) = x^3 - 3x^2 + 4x - 5, x \in [-10, 10]$ 的图形.

2. 用 MATLAB 计算下列极限.

(1) $\lim\limits_{x \to 0} \dfrac{e^x - e^{-x}}{\cos x}$; (2) $\lim\limits_{x \to 1} \left(\dfrac{x}{x-1} - \dfrac{1}{\ln x} \right)$; (3) $\lim\limits_{x \to 0} \dfrac{x^2}{1 - \cos x}$; (4) $\lim\limits_{x \to 0} \dfrac{\tan x - \sin x}{\sin x^3}$.

3. 利用 MATLAB 求下列函数的一阶导数.

(1) $y = \ln(x^3 - x)$; (2) $y = e^{\arcsin x}$; (3) $y = \arctan \dfrac{x^2}{1 - \cos x}$;

(4) $y = f(f(\sin x))$.

4. 作函数 $y = \dfrac{x^2 - x + 4}{x - 1}$ 及其导函数的图形, 并求出函数的单调区间和极值.

5. 利用 MATLAB 求下列不定积分.

(1) $\int (x^3 - x) \, dx$; (2) $\int \sin(\ln x) \, dx$; (3) $\int \dfrac{dx}{\sqrt{2\cos^2 x - 1}}$;

(4) $\int f'(x) f^2(x) \, dx$; (5) $\int \dfrac{12x^5 - 7x^3 - 13x^2 + 8}{100x^6 - 80x^5 + 116x^4 - 80x^3 + 41x^2 - 20x + 4} \, dx$.

6. 利用 MATLAB 计算下列定积分.

(1) $\int_0^{2\pi} |\sin x| \, dx$; (2) $\int_0^1 x e^{x^2} \, dx$.

7. 利用 MATLAB 计算下列数值积分.

(1) $\int_0^1 e^{x^2} \, dx$; (2) $\int_0^{\pi} \sqrt{x + \cos x} \, dx$.

8. 设 $f(x) = e^{-(x-3)^2} \cos 4(x-3), 1 \leqslant x \leqslant 5$, 求由曲线 $y = f(x)$ 与 x 轴在 $x = 1$ 到 $x = 5$ 所围成的曲边梯形的面积, 及其绕 x 轴旋转所成旋转体的体积, 并作出该旋转体的图形.

9. 利用 MATLAB 计算下列函数的偏导数或全微分.

(1) $z = \sin(xy) + \ln(x + y)$, 求 $\dfrac{\partial z}{\partial x}, \dfrac{\partial^2 z}{\partial x \partial y}, \dfrac{\partial^2 z}{\partial y^2}$; (2) $z = e^{\arcsin x}(x + y)$, 求 $\dfrac{\partial z}{\partial x}, \dfrac{\partial^2 z}{\partial x \partial y}$,

$\dfrac{\partial^4 z}{\partial x^2 \partial y^2}$; (3) $z = 3x^3 + 2xy + y^3$, 求 dz; (4) $w = \ln \sqrt{x^2 + y^2 + z^2}$, 求 dw.

10. 利用 MATLAB 计算下列多重积分.

(1) $\iint\limits_{D} x \sin y \, dx \, dy$, 其中 $D: 1 \leqslant x \leqslant 2, 0 \leqslant y \leqslant \dfrac{\pi}{2}$; (2) $\int_1^2 dy \int_0^{\ln y} e^x \, dx$;

(3) $\iint\limits_{D} xy \cos xy \, dx \, dy$, 其中 $D: 1 \leqslant x \leqslant \dfrac{\pi}{2}, 0 \leqslant y \leqslant 2$;

(4) $\iint\limits_{D} \cos(x + y) \, dx \, dy$, 其中 D 由直线 $x = 0, y = \pi, y = x$ 围成;

(5) $\iint\limits_{D} (6 - 2x - 3y) \, dx \, dy$, 其中 $D: x^2 + y^2 \leqslant R^2$.

11. 利用 MATLAB 计算下列微分方程的通解．

(1) $xy' - y\ln y = 0$；(2) $y'' + y' + y = 0$；(3) $y'' - y = e^x$；(4) $y' = P(x)y + Q(x)$．

12. 利用 MATLAB 计算下列微分方程满足初始条件的解．

(1) $y' = e^{2xy}, y(0) = 0$；　　　　(2) $xy' + y - e^x = 0, y(1) = 2e$．

13. 利用 MATLAB 计算下列行列式．

$$(1)\ D = \begin{vmatrix} 1 & 2 & -4 \\ 3 & 2 & 1 \\ -3 & 0 & -2 \end{vmatrix}; \qquad\qquad (2)\ D = \begin{vmatrix} 1 & 2 & -3 & 5 \\ 2 & 3 & -7 & 0 \\ -2 & 4 & 8 & -5 \\ 4 & 6 & -1 & 2 \end{vmatrix}.$$

14. 设 $A = \begin{pmatrix} 1 & 1 & 1 \\ 1 & 1 & -1 \\ 1 & -1 & 1 \end{pmatrix}, B = \begin{pmatrix} 1 & 2 & 3 \\ -1 & -2 & 4 \\ 0 & 5 & 1 \end{pmatrix}$．

利用 MATLAB 求：(1) $A + B$；(2) $3AB - 2A$；(3) $A^T B$；(4) A^{-1}；(5) $A * B$．

15. 利用 MATLAB 求下列方程组的解．

$$(1)\ \begin{cases} 2x_1 + x_2 - 5x_3 + x_4 = 8, \\ x_1 - 3x_2 - \quad 6x_4 = 9, \\ \quad 2x_2 - x_3 + 2x_4 = -5, \\ x_1 + 4x_2 - 7x_3 + 6x_4 = 0; \end{cases} \qquad (2)\ \begin{cases} x + y + z = 0, \\ x - z = 1, \\ y = 6. \end{cases}$$

16. 利用 MATLAB 求矩阵 $A = \begin{pmatrix} 1 & -3 & 1 \\ 3 & -5 & 1 \\ 3 & -3 & -1 \end{pmatrix}$ 的特征值和相应的特征向量．

17. 利用 MATLAB 求矩阵 $\begin{pmatrix} 1 & 2 & -3 \\ 1 & 0 & 2 \\ -1 & 4 & 4 \end{pmatrix}$ 的秩．

18. 利用 MATLAB 构造一个 3 阶方阵，其元素为 $a[i, j]$，然后将方阵的行列互换，即求转置．

19. 从某厂生产的某种型号的细轴中任取 20 个，测得其直径数据如下（单位：mm）：

13.26, 13.63, 13.13, 13.47, 13.40, 13.56, 13.35, 13.56, 13.38, 13.20,

13.48, 13.58, 13.57, 13.37, 13.48, 13.46, 13.51, 13.29, 13.42, 13.69.

利用 MATLAB 计算样本个数、最大值、最小值、均值、方差、标准差．

20. 设 $X \sim N(1.0, 0.6^2)$，求：$P(X > 1.96)$ 和 $P(0.2 < X < 1.8)$．

各章习题详解

附　表

附表 1　泊松分布 $P(\xi = k) = \dfrac{\lambda^k}{k!}\, e^{-\lambda}$ 的数值表

$k \diagdown \lambda$	0.1	0.2	0.3	0.4	0.5	0.6	0.7	0.8	0.9	1.0	1.5	2.0	2.5	3.0	3.5	4.0	4.5	5.0
0	0.9048	0.8187	0.7408	0.6703	0.6065	0.5488	0.4966	0.4493	0.4066	0.3679	0.2231	0.1353	0.0821	0.0498	0.0302	0.0183	0.0111	0.0067
1	0.0905	0.1637	0.2222	0.2681	0.3033	0.3293	0.3476	0.3595	0.3659	0.3679	0.3347	0.2707	0.2052	0.1494	0.1057	0.0733	0.0500	0.0337
2	0.0045	0.0164	0.0333	0.0536	0.0758	0.0988	0.1217	0.1438	0.1647	0.1839	0.2510	0.2707	0.2565	0.2240	0.1850	0.1465	0.1125	0.0842
3	0.0002	0.0011	0.0033	0.0072	0.0126	0.0198	0.0284	0.0383	0.0494	0.0613	0.1255	0.1804	0.2138	0.2240	0.2158	0.1954	0.1687	0.1404
4	0.0000	0.0001	0.0003	0.0007	0.0016	0.0030	0.0050	0.0077	0.0111	0.0153	0.0471	0.0902	0.1336	0.1680	0.1888	0.1954	0.1898	0.1755
5		0.0000	0.0000	0.0001	0.0002	0.0004	0.0007	0.0012	0.0020	0.0031	0.0141	0.0361	0.0668	0.1008	0.1322	0.1563	0.1708	0.1755
6				0.0000	0.0000	0.0000	0.0001	0.0002	0.0003	0.0005	0.0035	0.0120	0.0278	0.0504	0.0771	0.1042	0.1281	0.1462
7						0.0000	0.0000	0.0000	0.0000	0.0001	0.0008	0.0034	0.0099	0.0216	0.0385	0.0595	0.0824	0.1044
8								0.0000	0.0000	0.0000	0.0001	0.0009	0.0031	0.0081	0.0169	0.0298	0.0463	0.0653
9										0.0000	0.0000	0.0002	0.0009	0.0027	0.0066	0.0132	0.0232	0.0363
10											0.0000	0.0000	0.0002	0.0008	0.0023	0.0053	0.0104	0.0181
11												0.0000	0.0000	0.0002	0.0007	0.0019	0.0043	0.0082
12													0.0000	0.0001	0.0002	0.0006	0.0016	0.0034
13													0.0000	0.0000	0.0001	0.0002	0.0006	0.0013
14														0.0000	0.0000	0.0001	0.0002	0.0005
15														0.0000	0.0000	0.0000	0.0001	0.0002
16															0.0000	0.0000	0.0000	0.0000
17																0.0000	0.0000	0.0000

附表 2　标准正态分布 $\Phi(x) = \dfrac{1}{\sqrt{2\pi}}\displaystyle\int_{-\infty}^{x} e^{-\frac{t^2}{2}}\,dt$ 数值表

x	0.00	0.01	0.02	0.03	0.04	0.05	0.06	0.07	0.08	0.09
0.0	0.5000	0.5040	0.5080	0.5120	0.5160	0.5199	0.5239	0.5279	0.5319	0.5359
0.1	0.5398	0.5438	0.5478	0.5517	0.5557	0.5596	0.5636	0.5675	0.5714	0.5753
0.2	0.5793	0.5832	0.5871	0.5910	0.5948	0.5987	0.6026	0.6064	0.6103	0.6141
0.3	0.6179	0.6217	0.6255	0.6293	0.6331	0.6368	0.6404	0.6443	0.6480	0.6517
0.4	0.6554	0.6591	0.6628	0.6664	0.6700	0.6736	0.6772	0.6808	0.6844	0.6879
0.5	0.6915	0.6950	0.6985	0.7019	0.7054	0.7088	0.7123	0.7157	0.7190	0.7224
0.6	0.7257	0.7291	0.7324	0.7357	0.7389	0.7422	0.7454	0.7486	0.7517	0.7549
0.7	0.7580	0.7611	0.7642	0.7673	0.7703	0.7734	0.7764	0.7794	0.7823	0.7852
0.8	0.7881	0.7910	0.7939	0.7967	0.7995	0.8023	0.8051	0.8078	0.8106	0.8133
0.9	0.8159	0.8186	0.8212	0.8238	0.8264	0.8289	0.8355	0.8340	0.8365	0.8389
1.0	0.8413	0.8438	0.8461	0.8485	0.8508	0.8531	0.8554	0.8577	0.8599	0.8621
1.1	0.8643	0.8665	0.8686	0.8708	0.8729	0.8749	0.8770	0.8790	0.8810	0.8830
1.2	0.8849	0.8869	0.8888	0.8907	0.8925	0.8944	0.8962	0.8980	0.8997	0.9015
1.3	0.9032	0.9049	0.9066	0.9082	0.9099	0.9115	0.9131	0.9147	0.9162	0.9177
1.4	0.9192	0.9207	0.9222	0.9236	0.9251	0.9265	0.9279	0.9292	0.9306	0.9319
1.5	0.9332	0.9345	0.9357	0.9370	0.9382	0.9394	0.9406	0.9418	0.9430	0.9441
1.6	0.9452	0.9463	0.9474	0.9484	0.9495	0.9505	0.9515	0.9525	0.9535	0.9535
1.7	0.9554	0.9564	0.9573	0.9582	0.9591	0.9599	0.9608	0.9616	0.9625	0.9633
1.8	0.9641	0.9648	0.9656	0.9664	0.9672	0.9678	0.9686	0.9693	0.9700	0.9706
1.9	0.9713	0.9719	0.9726	0.9732	0.9738	0.9744	0.9750	0.9756	0.9762	0.9767
2.0	0.9772	0.9778	0.9783	0.9788	0.9793	0.9798	0.9803	0.9808	0.9812	0.9817
2.1	0.9821	0.9826	0.9830	0.9834	0.9838	0.9842	0.9846	0.9850	0.9854	0.9857
2.2	0.9861	0.9864	0.9868	0.9871	0.9874	0.9878	0.9881	0.9884	0.9887	0.9890
2.3	0.9893	0.9896	0.9898	0.9901	0.9904	0.9906	0.9909	0.9911	0.9913	0.9916
2.4	0.9918	0.9920	0.9922	0.9925	0.9927	0.9929	0.9931	0.9932	0.9934	0.9936
2.5	0.9938	0.9940	0.9941	0.9943	0.9945	0.9946	0.9948	0.9949	0.9951	0.9952
2.6	0.9953	0.9955	0.9956	0.9957	0.9959	0.9960	0.9961	0.9962	0.9963	0.9964
2.7	0.9965	0.9966	0.9967	0.9968	0.9969	0.9970	0.9971	0.9972	0.9973	0.9974
2.8	0.9974	0.9975	0.9976	0.9977	0.9977	0.9978	0.9979	0.9979	0.9980	0.9981
2.9	0.9981	0.9982	0.9982	0.9983	0.9984	0.9984	0.9985	0.9985	0.9986	0.9986
3	0.9987	0.9990	0.9993	0.9995	0.9997	0.9998	0.9998	0.9999	0.9999	1.0000

参 考 文 献

[1] 同济大学数学科学学院. 高等数学 [M]. 8 版. 北京：高等教育出版社，2023.

[2] 刘莹. 高等数学 [M]. 2 版. 北京：电子工业出版社，2021.

[3] 雷强，李晓华. 高等数学习题与解析 [M]. 北京：电子工业出版社，2022.

[4] 乐经良，祝国强. 医用高等数学 [M]. 3 版. 北京：高等教育出版社，2019.

[5] 滕吉红，鲁志波. 高等数学辨析与精练 [M]. 北京：电子工业出版社，2024.

[6] 梁猛. 医学影像应用数学 [M]. 北京：人民卫生出版社，2022.

[7] 李宗学，曹莉等. 医用高等数学 [M]. 2 版. 北京：北京大学出版社，2022.

[8] 吕丹. 李林. 医用高等数学学习指导与习题集 [M]. 5 版. 北京：人民卫生出版社，2025.

[9] 罗亚玲，姚莉. 医用高等数学 [M]. 北京：科学出版社，2018.

[10] 姜启源，谢金星等. 数学模型 [M]. 6 版. 北京：高等教育出版社，2024.

[11] 彭翕成. 从初等数学到高等数学 [M]. 合肥：中国科学技术大学出版社. 2017.

[12] 同济大学数学科学学院. 工程数学线性代数 [M]. 7 版. 北京：高等教育出版社，2023.

[13] 王志刚，徐芳. 线性代数 [M]. 6 版. 北京：电子工业出版社，2018.

[14] 黄廷祝，蒲和平. 线性代数与空间解析几何 [M]. 6 版. 北京：高等教育出版社，2021.

[15] 刘建亚，吴臻. 线性代数 [M]. 3 版. 北京：高等教育出版社，2018.

[16] 同济大学数学科学学院. 概率论与数理统计 [M]. 北京：高等教育出版社，2023.

[17] 齐淑华，刘强. 概率论与数理统计 [M]. 北京：清华大学出版社，2019.

[18] 盛骤，谢式千等. 概率论与数理统计 [M]. 5 版. 北京：高等教育出版社，2019.

[19] 李文林. 数学史概论 [M]. 4 版. 北京：高等教育出版社，2021.

[20] [美] 史蒂夫·斯托加茨. 任烨译. 微积分的力量 [M]. 北京：中信出版集团，2021.

[21] [美] 佛洛里安·卡约里. 邵曙光，梁东红译. 数学史：从古至今数学的起源与发展 [M]. 北京：中国大地出版社，2022.